# 孤独症康复训练师资培训完整教程
# 社交及游戏训练 设计与指导

主编 贾美香 白雅君

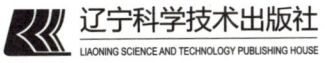
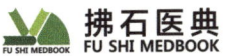

## 图书在版编目(CIP)数据

社交及游戏训练设计与指导 / 贾美香，白雅君主编
-- 沈阳：辽宁科学技术出版社，2018.4
孤独症康复训练师资培训完整教程
ISBN 978-7-5591-0225-6

Ⅰ.①社… Ⅱ.①贾… ②白… Ⅲ.①孤独症－康复－训练－师资培训－教材 Ⅳ.①R749.940.9

中国版本图书馆CIP数据核字(2017)第088892号

出版发行：辽宁科学技术出版社
　　　　　北京拂石医典图书有限公司
地　　址：北京海淀区车公庄西路华通大厦B座15层
联系电话：010-57262361/024-23284376
E－mail：fushimedbook@163.com
印　刷　者：北京时尚印佳彩色印刷有限公司
经　销　者：各地新华书店

幅面尺寸：285mm×210mm
字　　数：364千字
出版时间：2018年4月第1版

印　　张：22.75
印刷时间：2018年4月第1次印刷

策划编辑：李俊卿
责任编辑：李俊卿
封面设计：咏　潇
版式设计：咏　潇

责任校对：梁晓洁
封面制作：咏　潇
责任印制：丁爱军

如有质量问题，请速与印务部联系　联系电话：010-88019750

定　　价：112.00元

版权所有　侵权必究

# 社交及游戏训练设计与指导

## 编委会

**主　编：** 贾美香　白雅君

**副主编：** 董丹凤　刘　堃　刘冬梅　彭旦媛　魏青云　侯燕妮　杨智然

**编　委：** 胡慧萍　周　娟　沈　琪　范晓娇　崔蒙蒙　孙　琪　张晓燕　杨　轲
　　　　　赵　泓　曾　刚　邓丽丽　方丽娟　张　妮　徐振弟　程献莹　初晓菲
　　　　　代恒双　刁凤菊　杜丽源　纪志伟　贾慧锋　金浩然　柯黎颖　梁艳林
　　　　　林　恒　刘桂赞　罗立晖　牟效玲　倪明明　谭筑霞　陶　煜　王丽琴
　　　　　王晓武　谢裴风　杨　洋　张兆惠　赵　芳　赵水林　祝贺荣　陈素云
　　　　　于　涛　李　东　张家翾　孙石春　王　玉　齐丽娜　张　楠　王红微
　　　　　刘艳君　何　影　张黎黎　董　慧　孙丽娜　李　瑞　刘　星　吕文静
　　　　　于婷婷　陈晓芳　隋晓玉　于秋霞　李　雪　孙　艳　肖丽媛　刘　欢
　　　　　邵　沫　李红伟　侯丽丽　马志红　魏秀敏　李伟江

# 前言

本套孤独症康复训练师资培训完整课程的内容均基于应用行为分析（简称ABA）的理论和实践。我们一方面借鉴国内外研究成果作为指导，另一方面将进阶训练代入行为分析中，两相融合，撰写了这本"如何做"的工作手册，通过特定的任务分析去指导孤独症患者训练。项目中的每项能力都是通过任务分析教学来实现的，每项任务分析就是将复杂任务分解成简单步骤的过程。为了使本书能以最新、最全面、最实用的面貌呈现在读者面前，作者倾注了大量的心力。所有参加撰写本书的作者，都是多年从事孤独症研究和教学工作的医生和教师，他们将在这一领域中长期积累的丰富的临床及教学经验总结出来，得以完成本书。如果没有他们对孤独症患者及其家庭的爱心和社会责任感，就不会有那么多真实的案例。

另外，为了增加本书的实用性，大连万卷科技有限公司为本书开发了专门的配套表格打印软件，读者扫描每个技能项下的二维码，便可方便地打印该技能训练所用的配套表格。

最后，愿孤独症孩子的父母和训练教师能够带着欣赏的眼光走近他们，不断挖掘和培养他们的潜力、天赋，使他们能在大家的帮助下像普通人一样快乐地生活！

# 目录

## 第一章
### 孤独症患者社交及游戏训练 / 1

第一节　孤独症患者的社交游戏训练 / 2
第二节　以同伴为中介的社交游戏技能训练 / 7
第三节　以录像示范为中介的社交游戏技能训练 / 11

## 第二章
### 孤独症患者的个案研究 / 14

## 第三章
### 社交游戏基础训练项目 / 23

01　友善地与伙伴游戏或接触 / 24
02　玩球 / 28
03　假装游戏（单一动作）/ 33
04　吹东西 / 38
05　用积木搭塔 / 43
06　玩封闭式玩具 / 48
07　玩封闭式粗大运动类玩具 / 53
08　玩封闭式电子玩具 / 58
09　使用功能性物品 / 63
10　把物品交给指定的人 / 68
11　按照计划表独立地玩游戏 / 73
12　关注游戏 / 77
13　玩开放式的玩具 / 82
14　玩开放式的粗大运动玩具 / 87
15　玩开放式电子玩具 / 92
16　平行游戏 / 97
17　听音乐做游戏 / 102
18　沙盘游戏 / 112
19　玩橡皮泥 / 117
20　将液体从一个容器倒入另一个容器 / 122

## 第四章
### 社交游戏初级训练项目 / 126

01　丢手绢 / 127
02　按照计划独立游戏 / 131
03　参与复杂游戏 / 136
04　爬梯游戏 / 141
05　骑旋转木马 / 145
06　双杠 / 149
07　滑梯 / 153
08　秋千 / 157
09　跷跷板 / 162
10　钻隧道 / 167
11　假装游戏：生日聚会 / 171
12　角色扮演：大侦探 / 176
13　角色扮演：医生 / 181

14 角色扮演：厨师 / 186

15 角色扮演：妈妈／爸爸 / 190

16 角色扮演：在学校 / 194

17 角色扮演（不用道具）/ 198

18 角色扮演：跳舞者 / 202

19 角色扮演：海盗 / 207

20 角色扮演：公主 / 211

21 角色扮演：赛车手 / 216

22 角色扮演：火车司机 / 221

23 游泳：1 级 / 226

24 象征性游戏 / 230

25 轮流游戏 / 234

## 第五章
### 社交游戏中级训练项目 / 239

01 纸牌游戏 / 240

02 五子棋游戏 / 245

03 桌面游戏：蜜糖世界 / 249

04 桌面游戏：降落伞和梯子 / 254

05 桌面游戏：饥饿的河马 / 259

06 桌面游戏：飞行棋 / 263

07 优诺纸牌游戏 / 267

08 抽出相同花色的两张牌 / 271

09 抽出相同数字的两张牌 / 274

10 发表见解 / 277

11 合作游戏 / 282

12 角色扮演游戏 / 287

13 一起做运动 / 292

14 邀请同伴玩游戏 / 297

15 模拟游戏：去野营 / 302

16 模拟游戏：去海滩 / 307

17 模拟游戏：警察抓小偷 / 312

18 模拟游戏：超人和怪兽 / 317

19 模拟游戏：侍者和客人 / 322

20 骑自行车 / 327

21 游泳：2 级 / 332

22 游泳：3 级 / 337

23 理解表情和肢体语言 / 341

24 电子游戏：赛跑 / 345

25 看电视 / 350

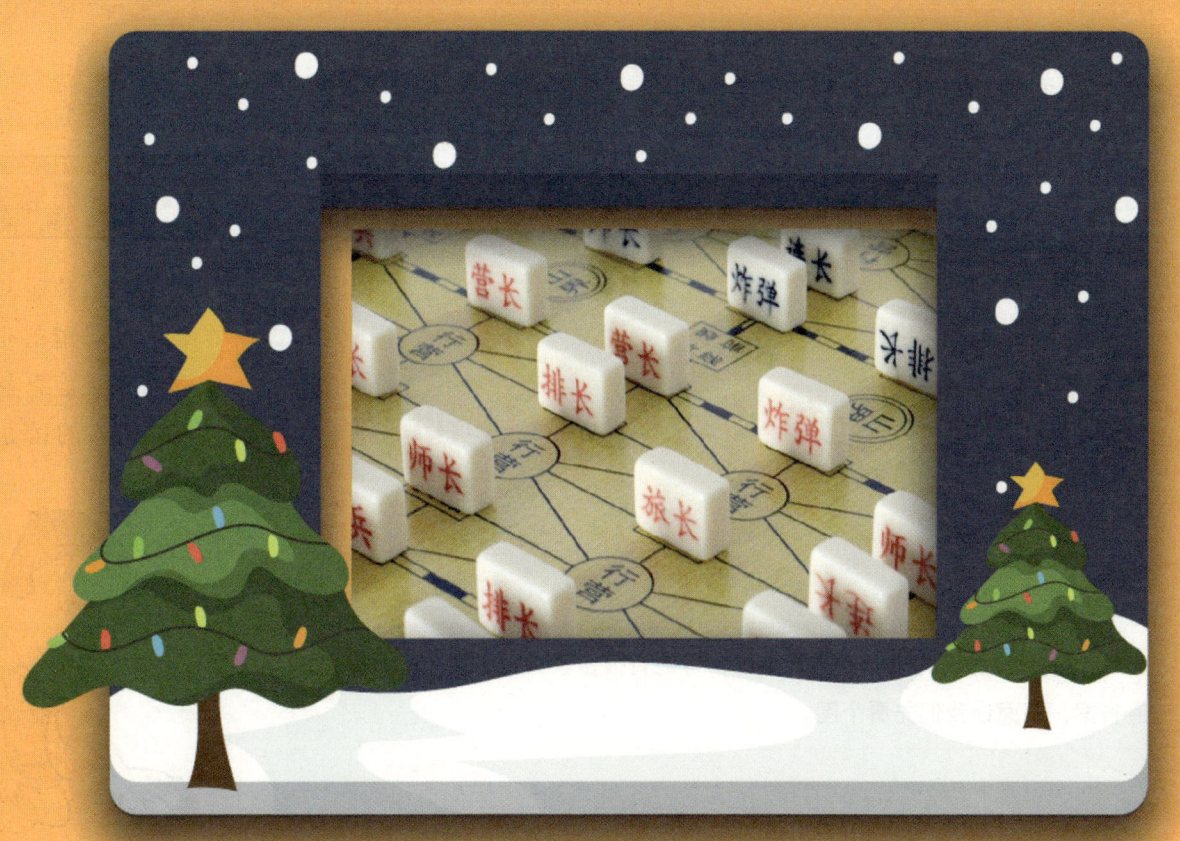

## 第一章

# 孤独症患者社交及游戏训练

社交及游戏训练设计与指导

# 第一节
## 孤独症患者的社交游戏训练

什么是孤独症儿童社交游戏训练,可能有很多家长对于这个问题都想知道答案,下面让我们先看个图。

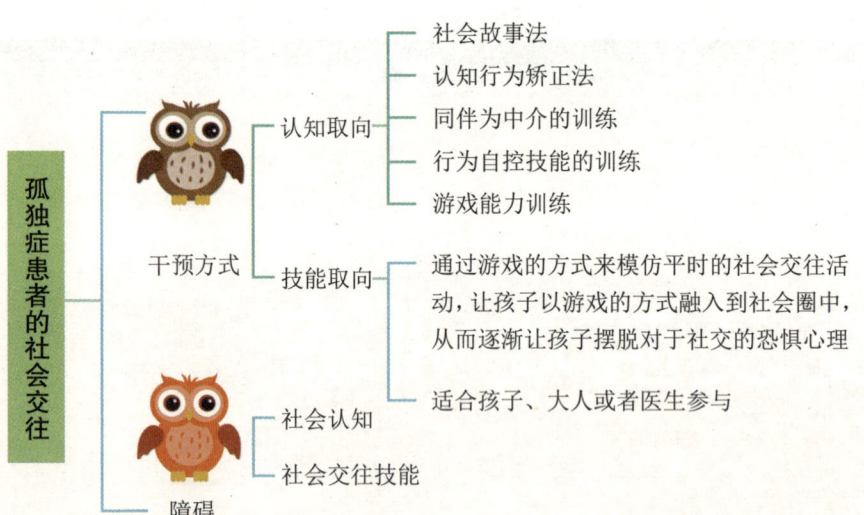

### 一、孤独症患者的社交互动特征

有些孤独症患者是非常聪明的,他们善于观察和记忆内容,但是他们的社交技能却非常低,也可以说最主要的特征是社会互动困难,虽然有部分孤独症患者会主动说话,但是大多与自身需求有关,并不能与他人形成有效的互动。在社会行为上孤独症患者表现为:

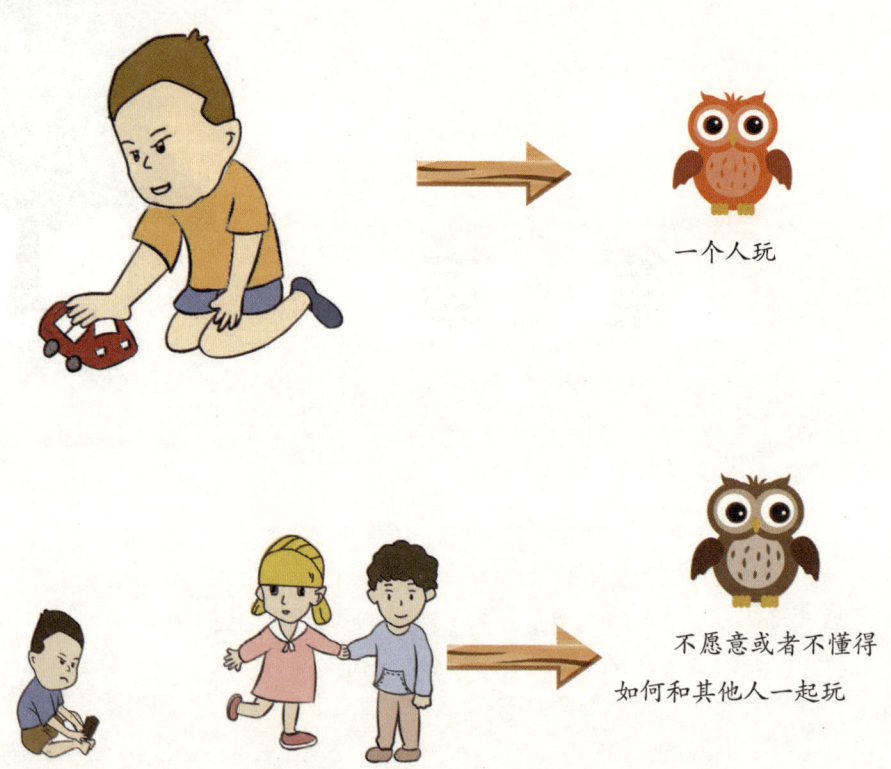

# 第一章
## 孤独症患者社交及游戏训练

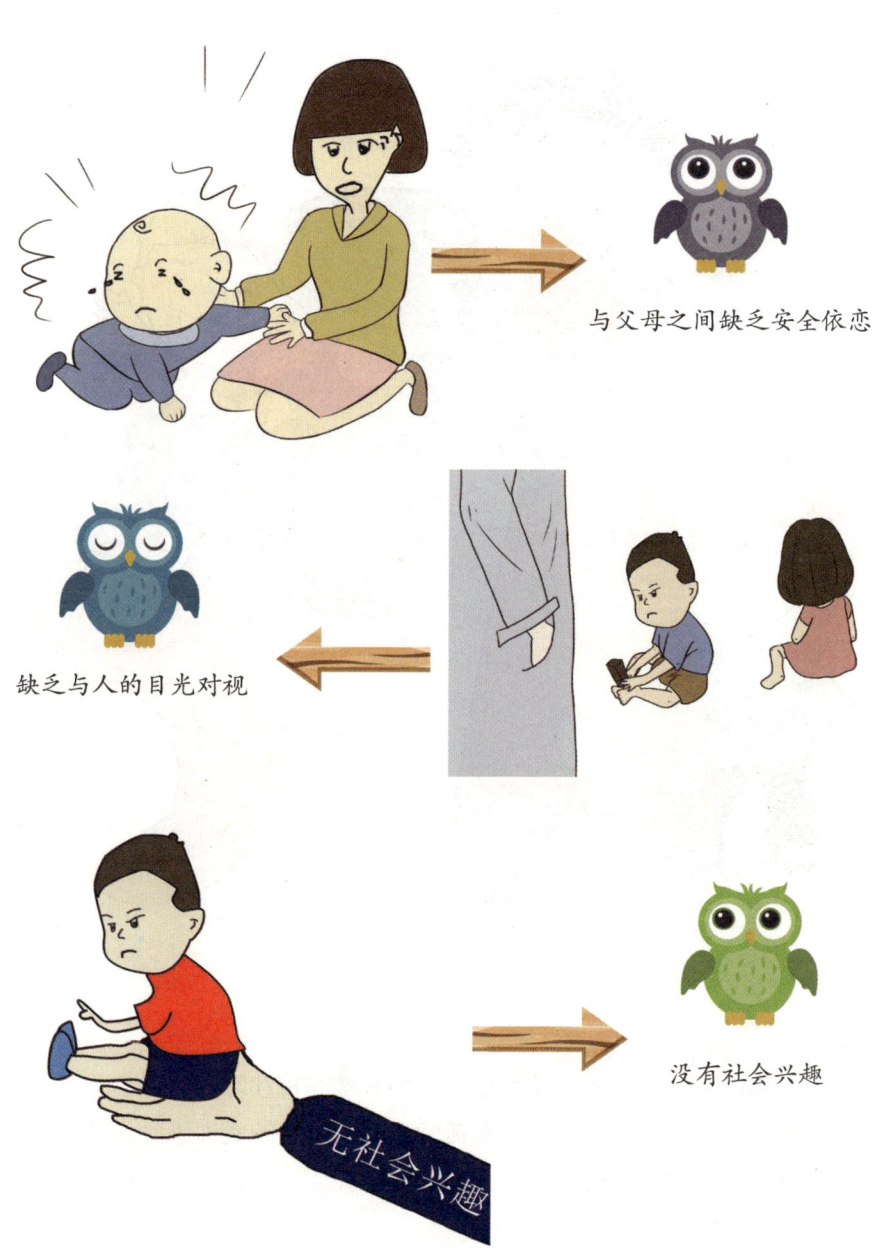

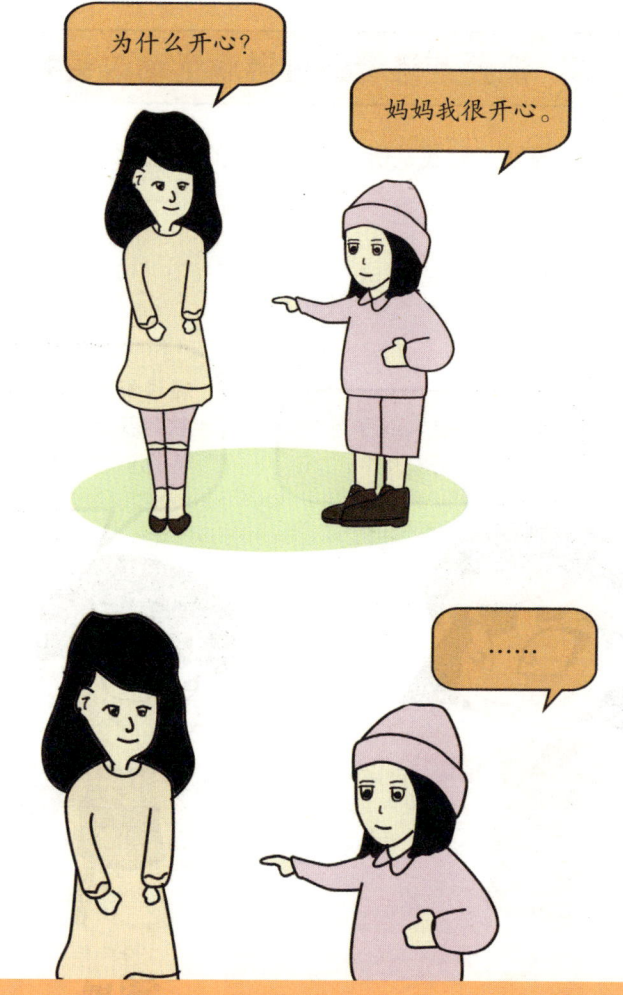

孤独症患者心智理论的缺陷，社交技能和人际互动技能的障碍，使得他们明显落后于一般同龄人。除此之外，孤独症患者常在社交场合做出让人觉得怪异或者不恰当的行为，并且在和别人说话时，无法倾听别人谈话的内容，同时他们也缺乏一般谈话时一来一往、一问一答的互动沟通特质。

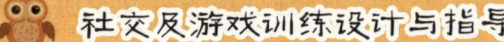

## 二、孤独症患者通过游戏活动改善社交能力

众所周知，游戏是所有孩子喜爱的活动之一，当然这里也包括了患有孤独症的孩子。

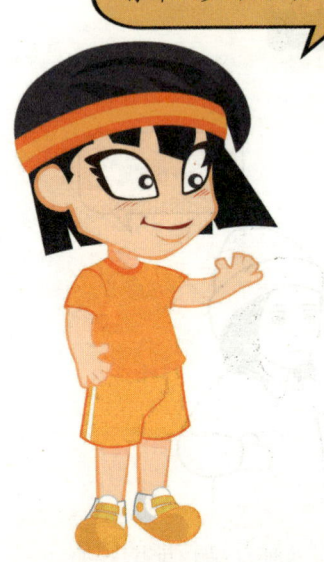

游戏对孤独症孩子真的有那么多好处吗？

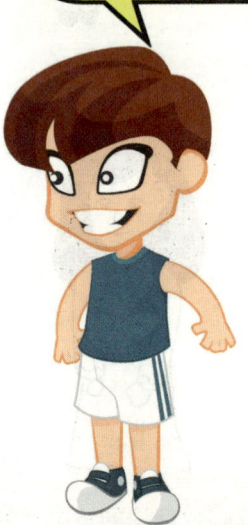

通过游戏，孤独症孩子能慢慢接触到社会中的各种角色，能改善他们的人际交往能力。

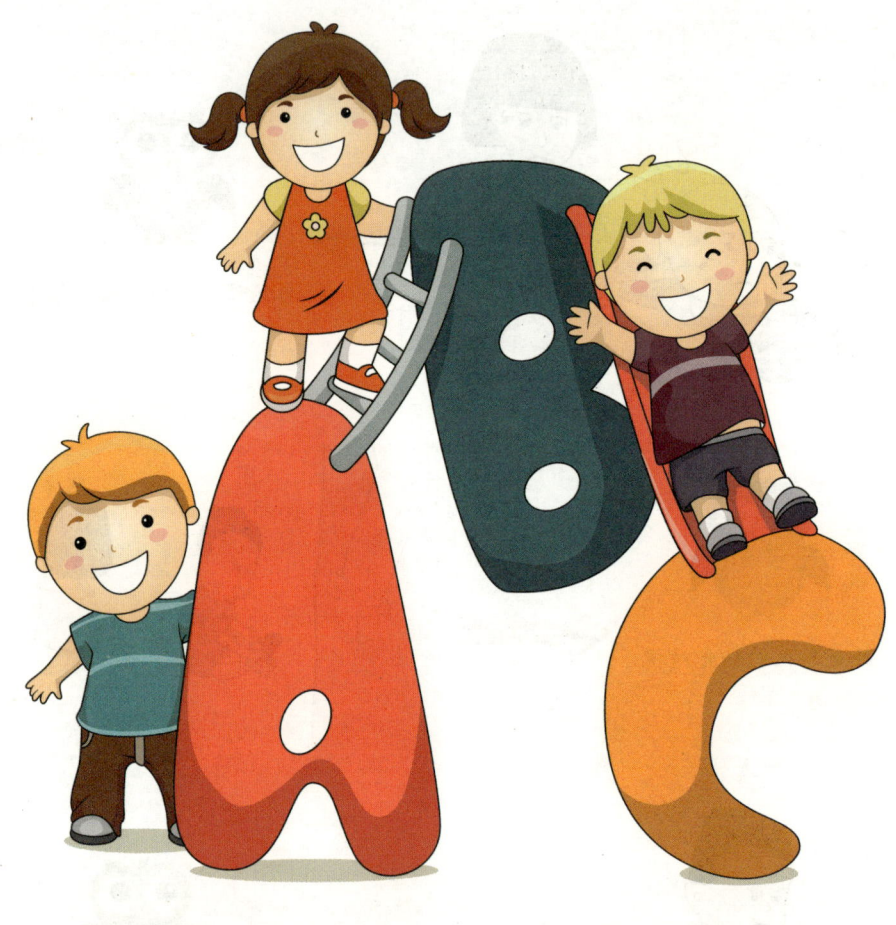

孤独症患者对于一个新的事物的兴趣和持续时间与正常儿童有较大的差异。因此，老师在对孤独症患者进行游戏训练时，要投入更多的精力来明确游戏的主题、组织形式的安排、时间的控制以及活动人数。

# 第一章 孤独症患者社交及游戏训练

## 1. 首先注意明确游戏主题

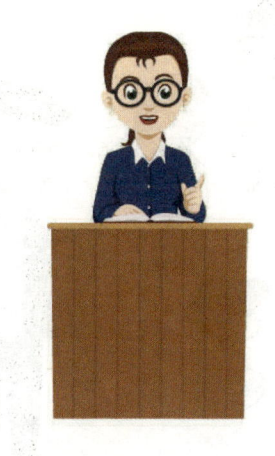
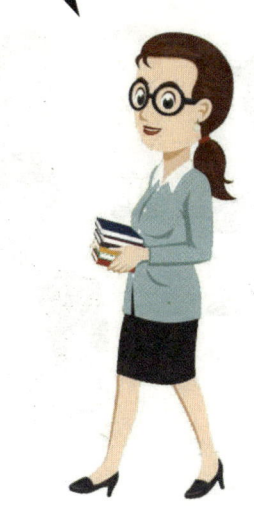

给孩子选择什么样的游戏呢？

这孩子头一次进行训练，先选择内容和形式简单点的吧，等孩子熟悉了，再逐渐增加内容和难度。

这里还得注意对孤独症患者进行游戏训练时，游戏的内容不宜太多，精选1～2个主题即可。通过游戏，可以很好地促使孤独症患者与其他个体产生互动，弥补个训在人际交往方面训练的不足，改善孤独症患者人际交往的能力。

## 2. 其次要安排好组织和时间上的控制

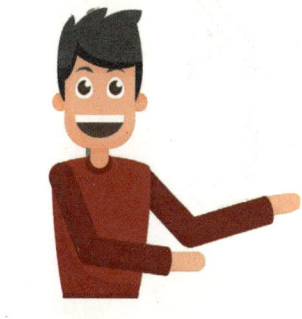
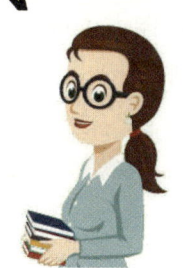

老师，你们这一个游戏要持续多长时间啊？

针对孤独症患者我们这一个游戏大概会控制在30分钟之内。然后我们会通过游戏活动过程中孩子的反应，调整游戏的活动内容、方式和进程。

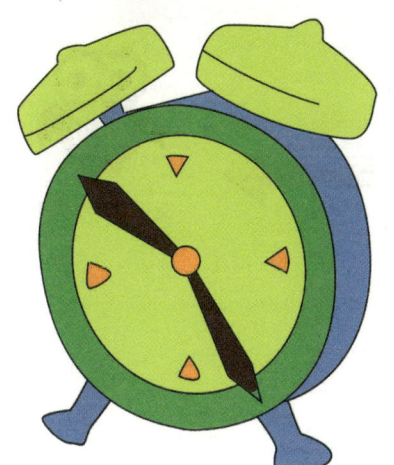

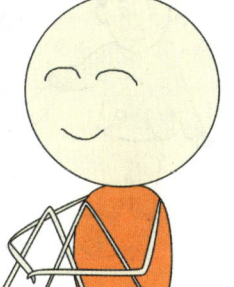

安排间隔休息时间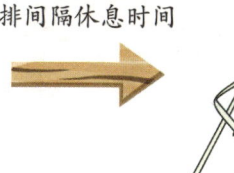

## 社交及游戏训练设计与指导

如果游戏由两个游戏组成，或者更多，那么就应该注意每个小游戏的活动时间以15分钟为宜，或者中间安排间隔的休息时间。教师在选择游戏的时候，要根据孤独症患者的特性来组织安排一些富有结构性和连贯性的游戏。经过一系列条理清晰的人际游戏活动的深入开展，孤独症患者的人际交往能力也可以相应地得到提升。

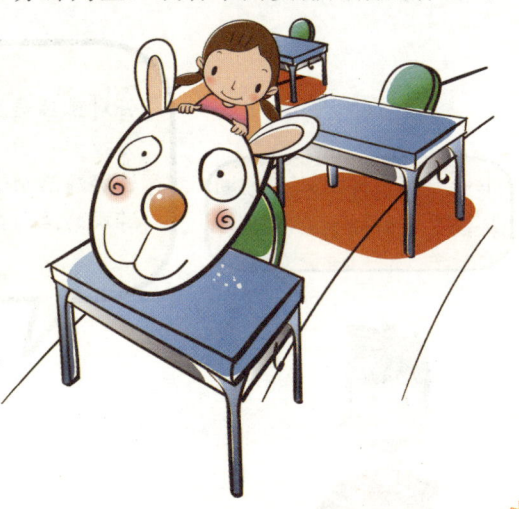

交往能力提升

### 3. 游戏活动参与人数的控制

老师：2名

正常儿童：8名

孤独症儿童：2名

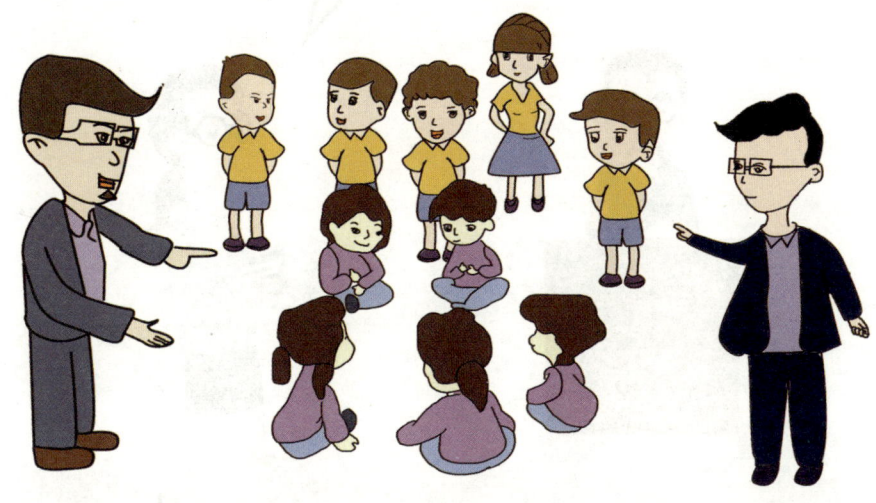

如果孤独症患者在游戏训练中占的比例过大，将不利于他们与其他人之间产生很好的互动关系，易导致游戏训练效果不佳。

# 第二节 以同伴为中介的社交游戏技能训练

## 一、孤独症患者社交训练同伴介入的作用

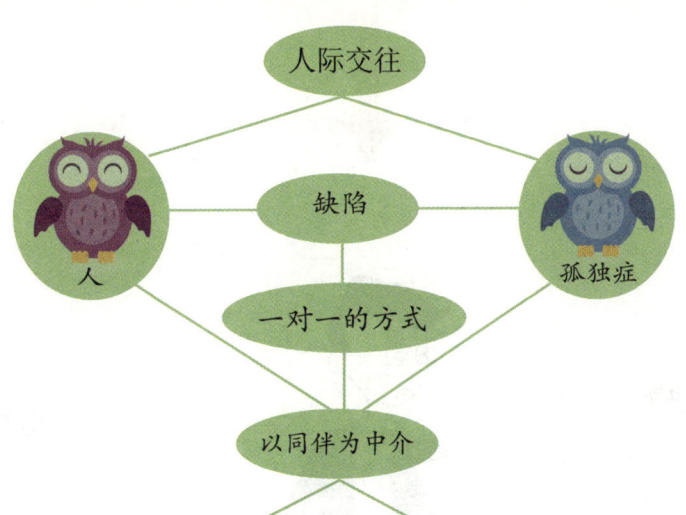

训练同伴对孤独症患者的社会交往行为积极反馈,并强化孤独症患者的社交行为与意向

训练同伴教会孤独症患者新的社会交往技能,以提高其社会交往能力

## 二、孤独症患者社交训练同伴介入的方式

### 1. 同伴辅导和同伴榜样

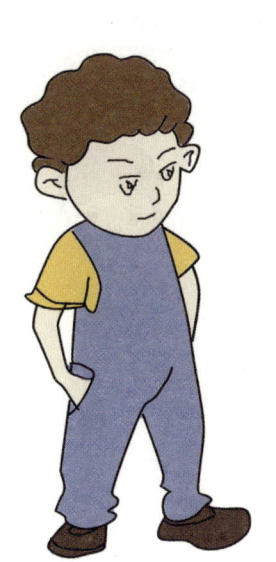

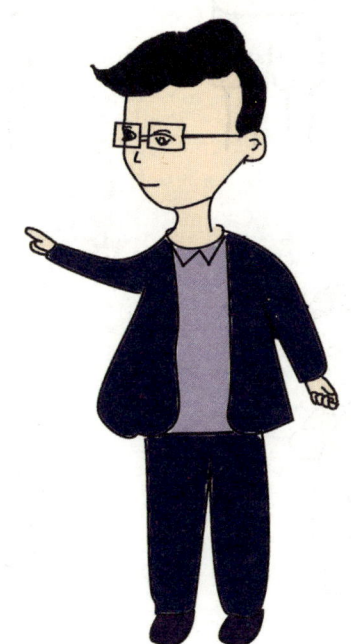

好。

你邀请果果过来一起玩游戏,你教他怎么玩好吗?

社交及游戏训练设计与指导

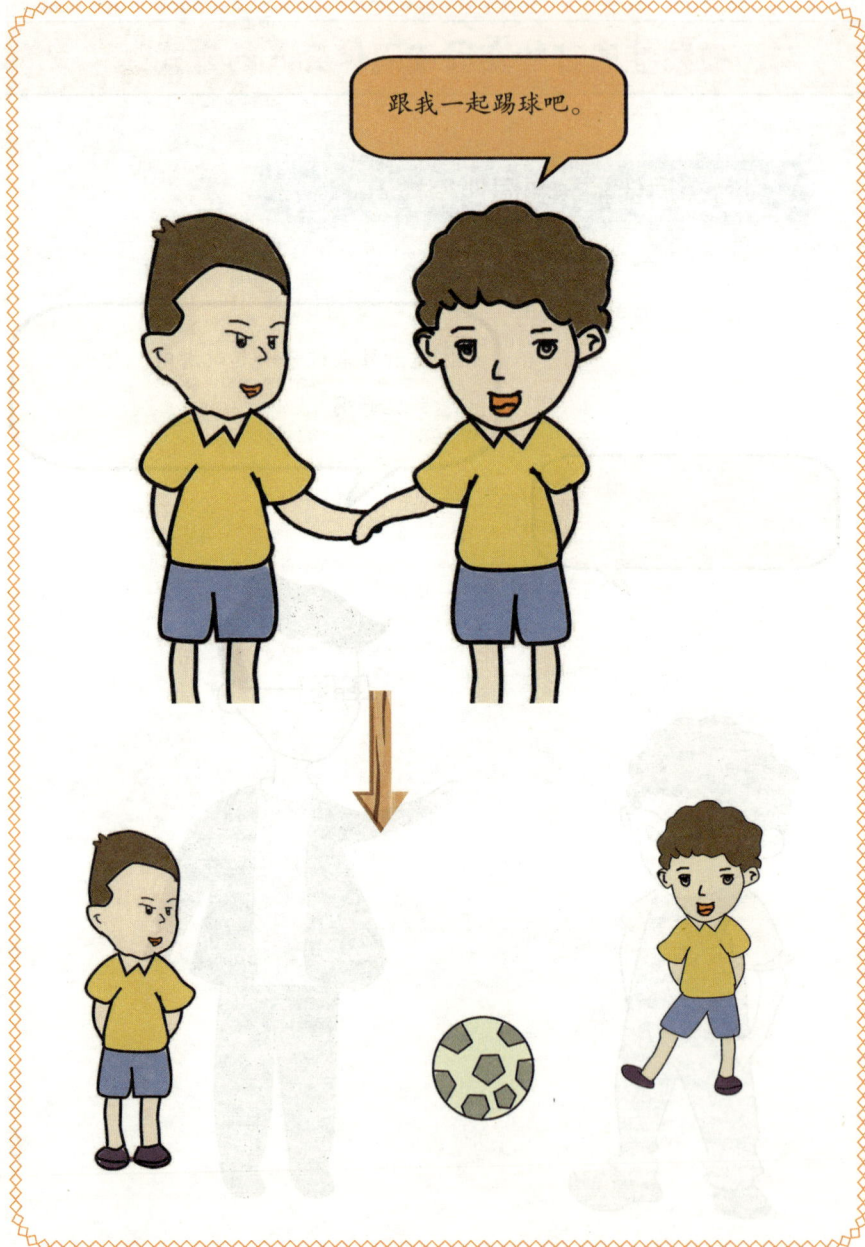
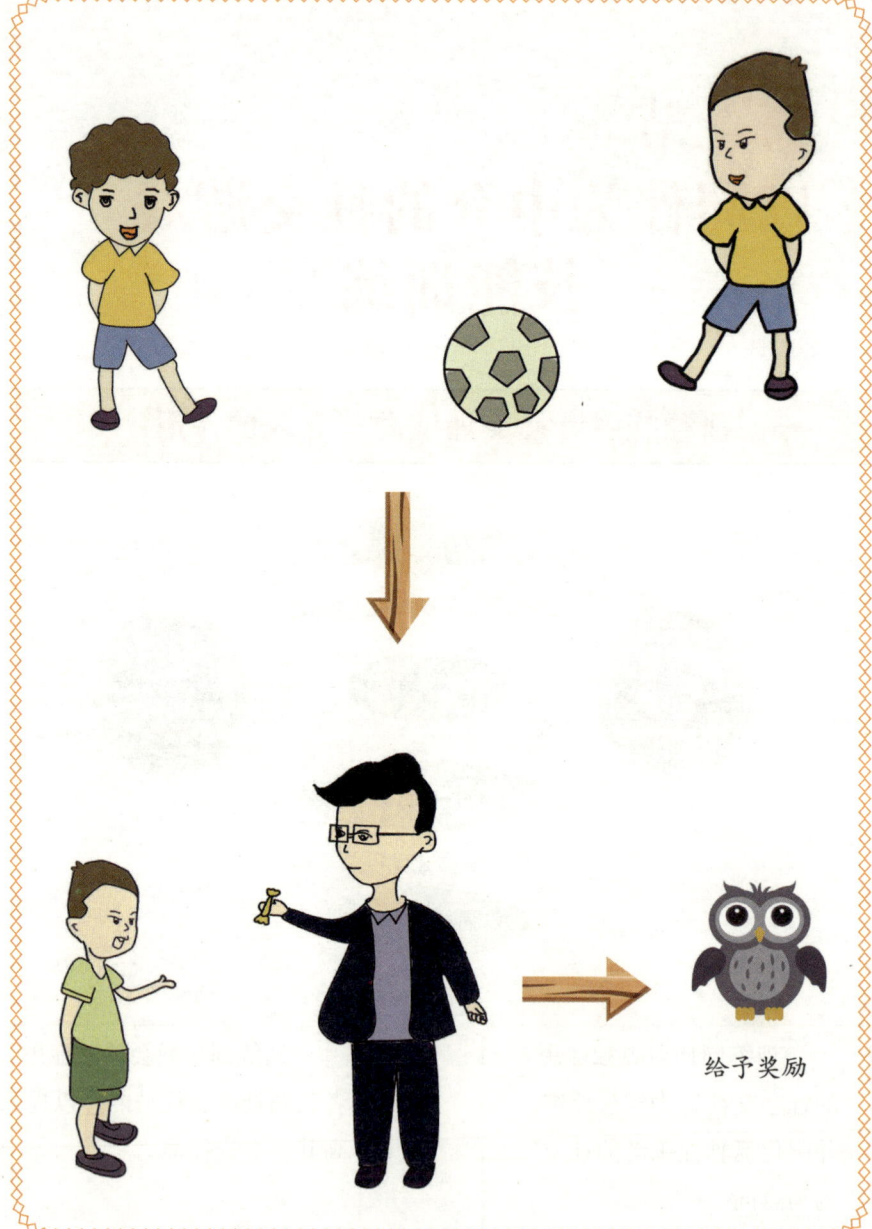

给予奖励

# 第一章
## 孤独症患者社交及游戏训练

这种方法是指1名同伴与1名孤独症患者进行社会交往与互动，让他们一起游戏，一起说话，来促进孤独症患者社会交往技能的发展。同伴为孤独症患者提供辅导与反馈，当孤独症患者进行了正确的社会互动行为时，老师就给予他喜欢的奖励物品，以增加孤独症患者的社交行为。

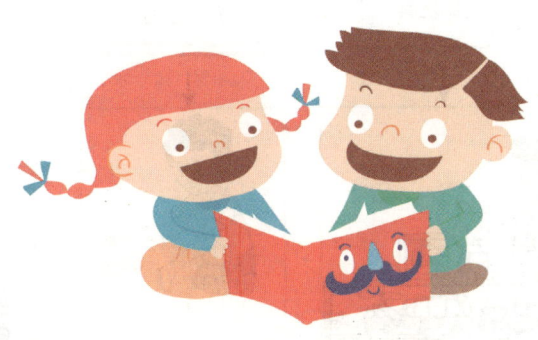

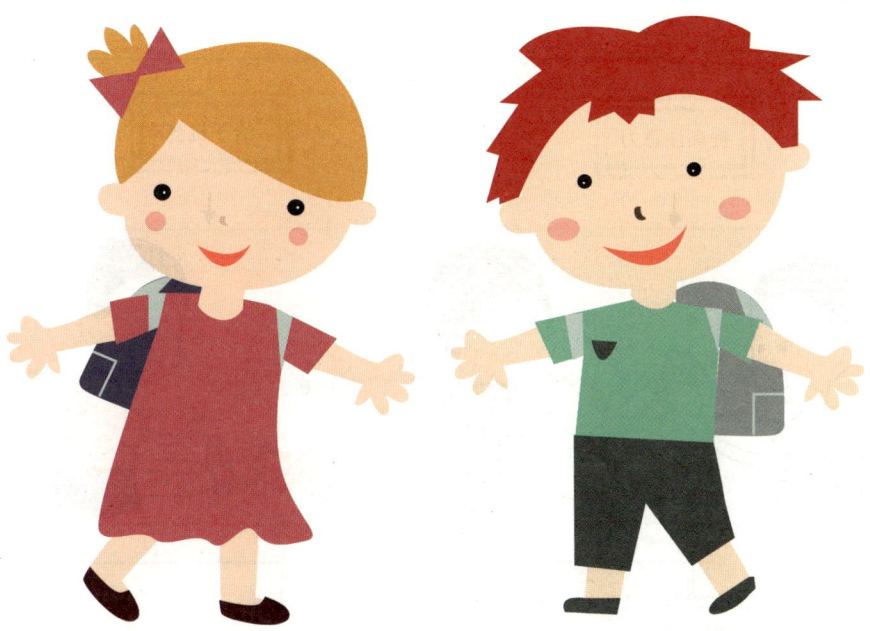

### 2. 融合游戏

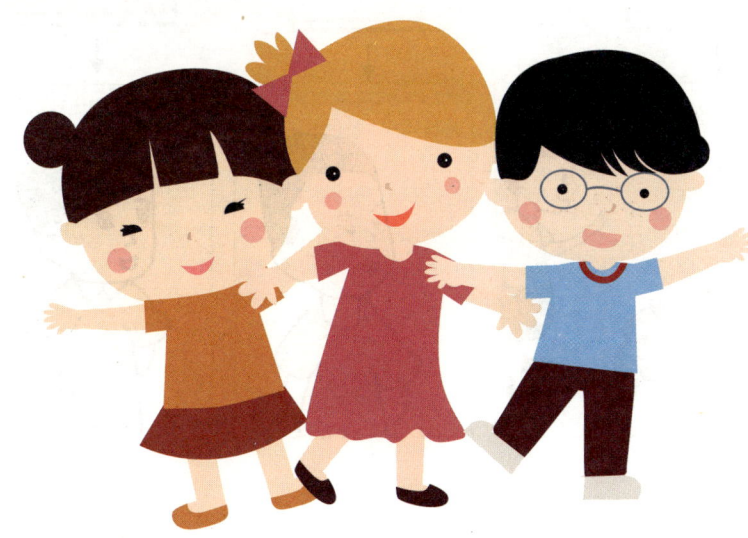

玩游戏是孤独症患者最佳的学习方式，游戏能提供给孤独症患者更多的互动机会。孤独症患者通过与同伴游戏，能够最大程度地发展自身潜能，是进行社会交往互动的有效方法之一。老师在进行游戏的时候，首先应选择孤独症患者感兴趣、适合他们的团体游戏。对于一些年龄较小的患者，应当由易到难地选择一些动态性或者是感官性的游戏。孤独症患者能融合到同伴游戏中，也是让他们参与社会交往与互动的过程。

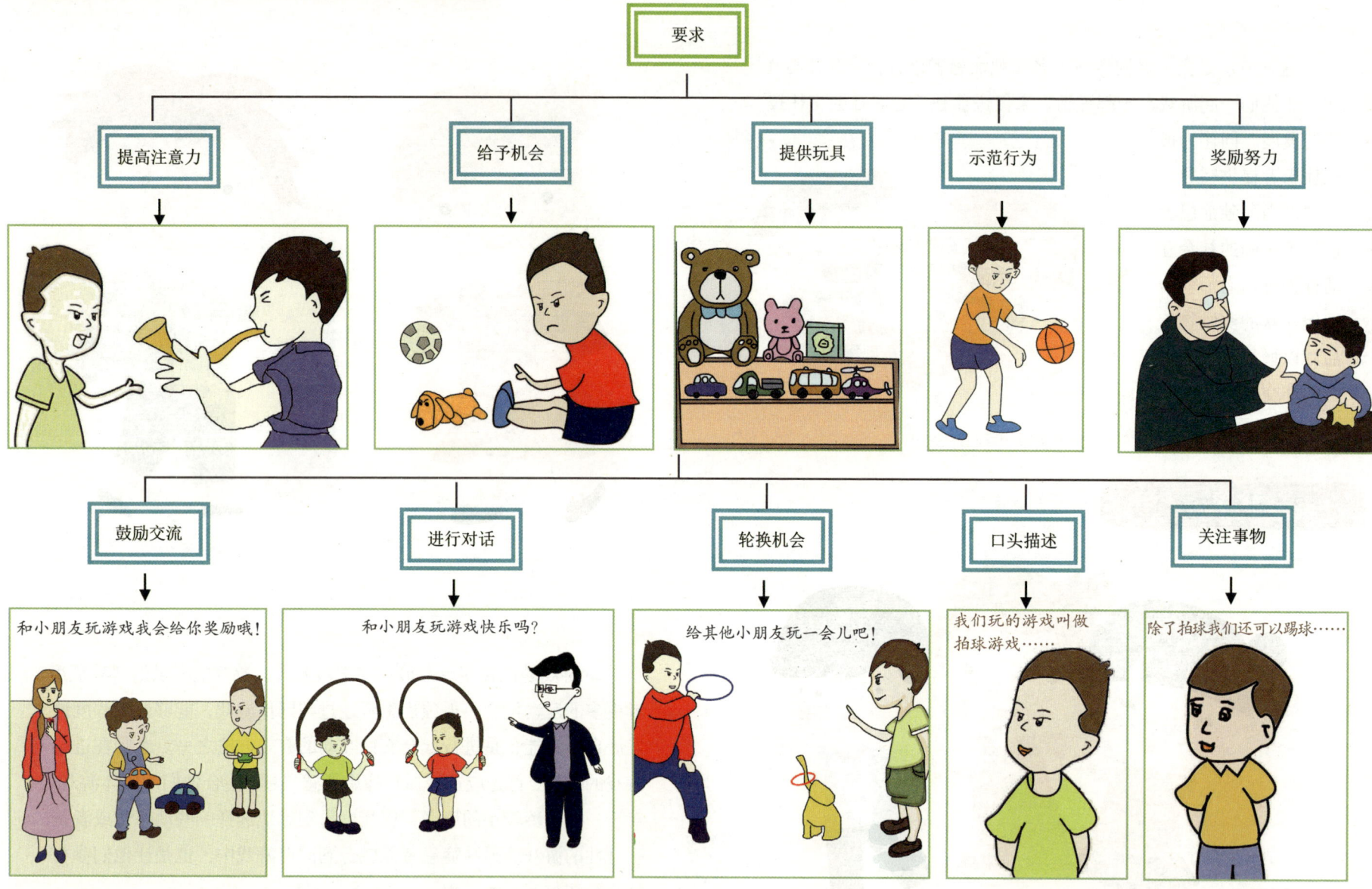

## 第三节 以录像示范为中介的社交游戏技能训练

### 一、录像示范法

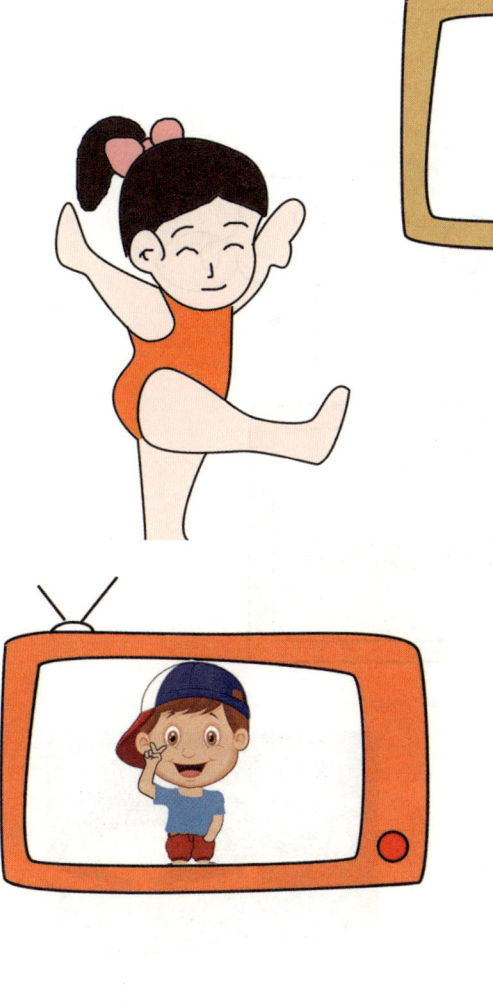
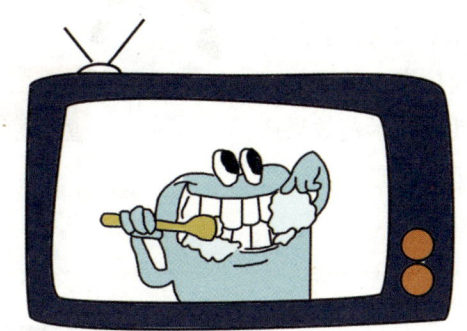
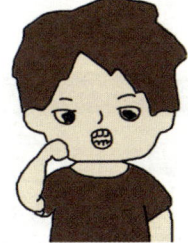
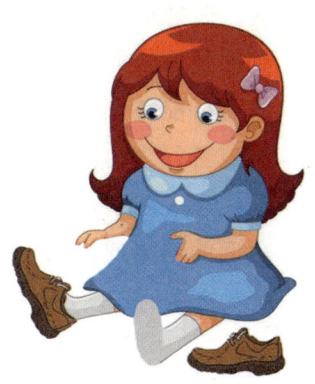

孤独症患者普遍具有比较好的视觉接受与学习能力，以及一些机械记忆能力，所以，录像示范法对他们的行为形成具有明显的作用。

社交及游戏训练设计与指导

## 二、影响示范效果的因素

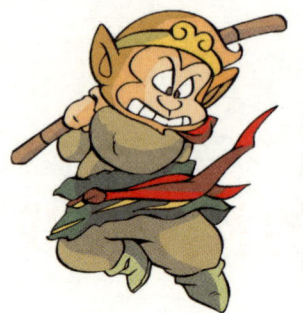

示范者如果对孤独症患者吸引性大、相似性多,那么示范效果就会更好。所以,所选用的示范者一般都是孤独症患者比较喜欢的人,或者在年龄与兴趣上与他们有共同点的人,例如,孤独症患者的父母、好朋友或者所喜欢的动画人物等。

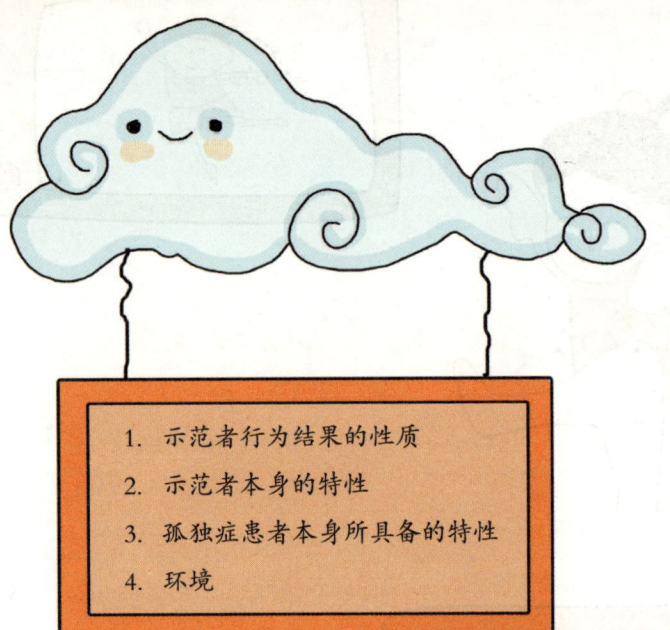

1. 示范者行为结果的性质
2. 示范者本身的特性
3. 孤独症患者本身所具备的特性
4. 环境

要根据孤独症患者的实际情况来决定对什么行为进行示范,以提高模仿产生的可能性。在使用示范法时,孤独症患者的行为基线水平与所示范的行为不能相差太大,如果太大,会降低模仿产生的可能性,对示范效果产生负面影响。

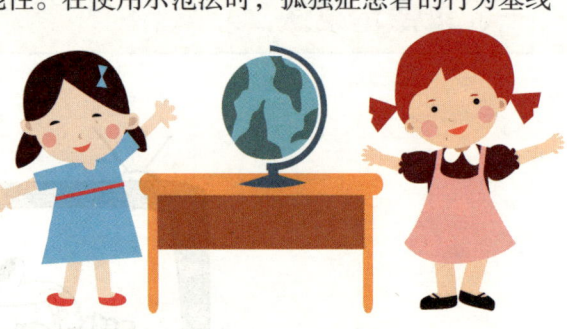

当示范者的行为结果是积极的,孤独症患者观察该行为体验到的是愉快的情绪,那么该行为就有可能持续下去;相反,如果示范者行为的结果是消极的,孤独症患者观察该行为体验到的是负面的结果或情绪,那么该示范行为产生的干预效果就比较小。

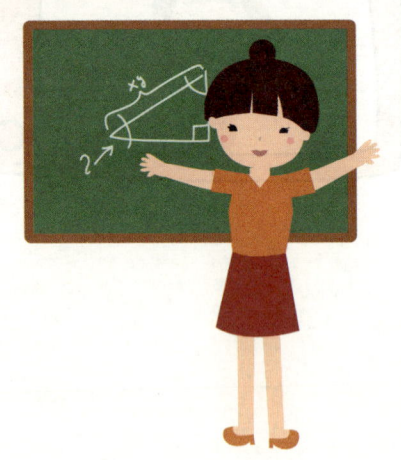

不同的环境适合示范不同的行为,教育者要根据示范行为的性质、特点选择合适的环境。

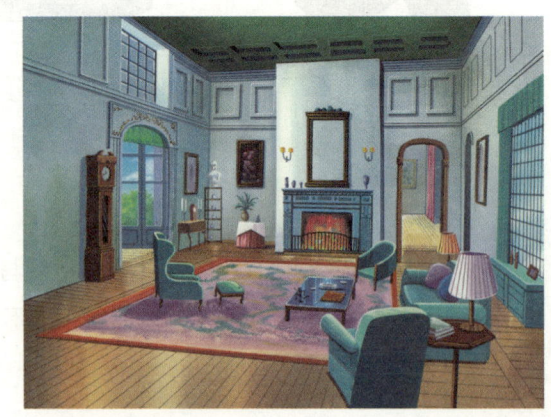

# 第一章 孤独症患者社交及游戏训练

## 三、录像示范法的干预优势

录像示范法作为孤独症患者干预方式之一,不同于以往任何自然情境下的真人教学,它利用多媒体信息建立了固定的行为习得框架,具有其他诸多方法不可替代的优势。

在录像示范干预中,对孤独症患者没有过高的要求,患者只需保持对一小块空间区域的注视以及听取少量的言语即可。

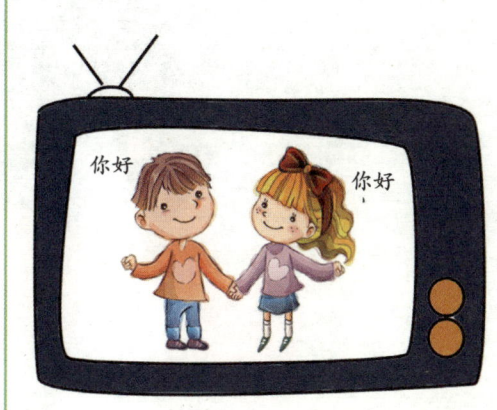

孤独症患者在信息存储方面存在困难,而录像示范中大量的示例和情景为孤独症患者提供了形象、具体的表象信息,促进了孤独症患者目标行为的习得和泛化。

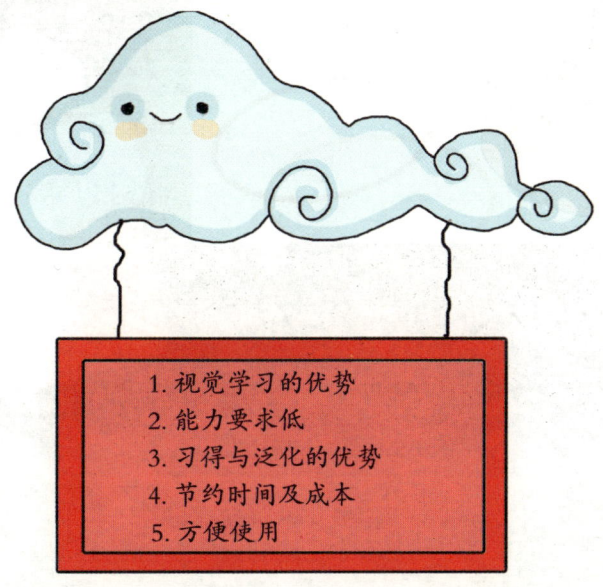

1. 视觉学习的优势
2. 能力要求低
3. 习得与泛化的优势
4. 节约时间及成本
5. 方便使用

录像示范与现场示范相比,要节省将近三分之一的时间和一半的成本花费。

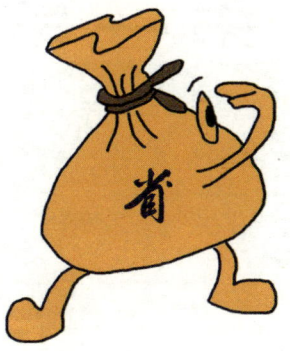

孤独症患者偏爱视频电话或者是录像这类呈现画面的形式,这些画面在视觉加工的相关脑区表现出功能性资源分配的增强。因此,录像示范法能够吸引孤独症患者注意画面,提高他们学习并观看的动机,从而以视觉输出的方式传递信息,还避免了面对面给孤独症患者带来的消极反应。

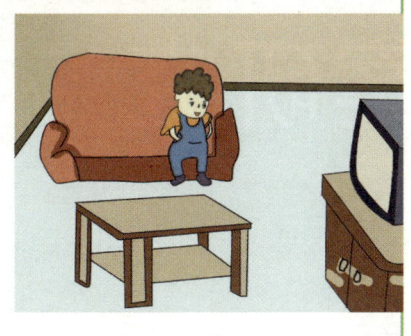

科学技术的不断发展,为录像示范提供了更广阔的资源空间,不仅是研究者和老师,家长也能更好地对孤独症患者进行干预。

# 第二章

# 孤独症患者的个案研究

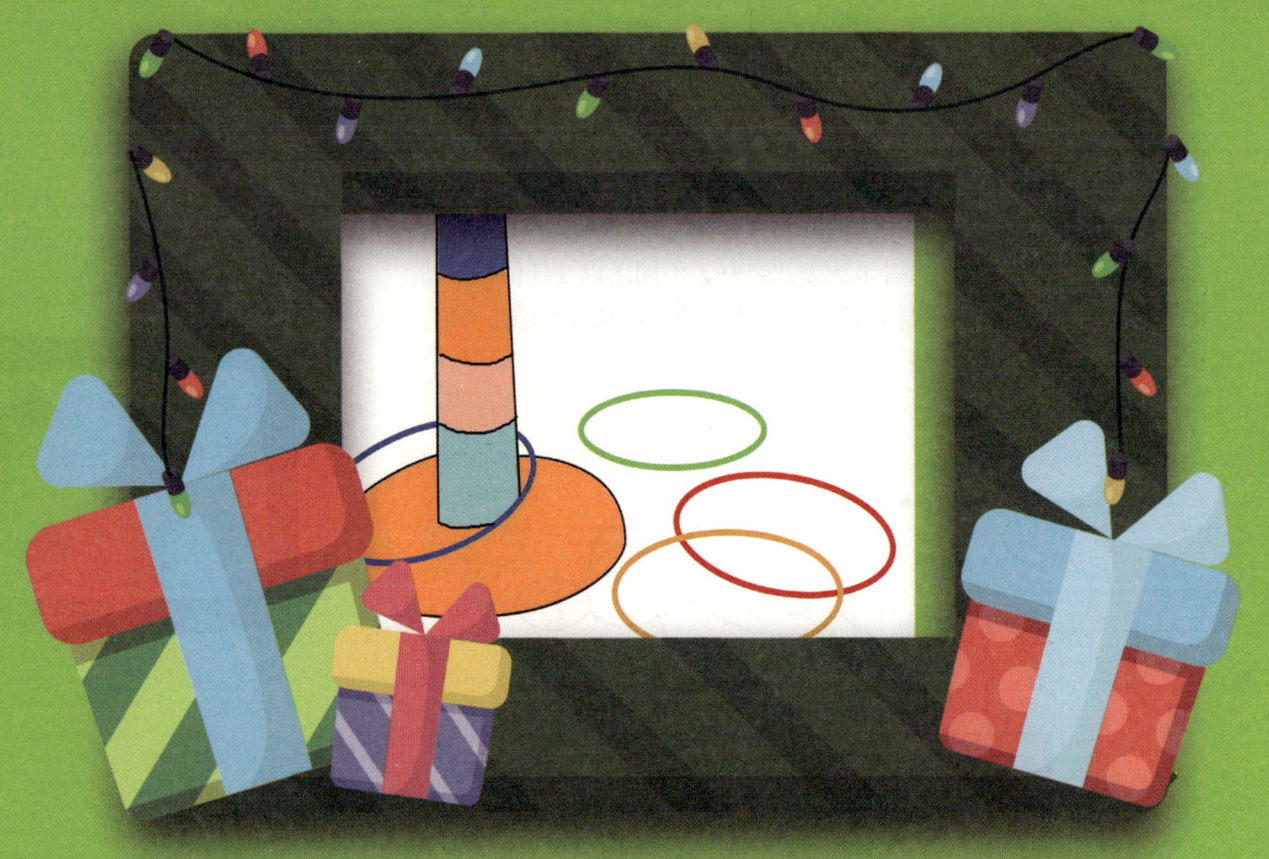

# 第二章 孤独症患者的个案研究

## 案例 1　明明的游戏课

### 问题行为描述

明明是一个3岁的男孩,他是一个特别招人喜欢的孩子,但是通过几天的接触,发现他不愿意开口说话,只对数字感兴趣,会说"1、2、3";几乎不会看人,只是自己自娱自乐,对于模仿和指令更是不理解,也不配合,脾气很大,稍不如意肯定是躺在地上打滚(他知道爸爸妈妈会去抱他);生活中还有些刻板,进集体游戏室不脱鞋子,穿衣服不穿新的;对于集体性活动的参与更是抵触,不愿意接触陌生人,让人很难接近。上过一段时间的幼儿园,上课坐不住,基本上不会与其他孩子接触,只是自己单独地进行一些没有意义的活动。

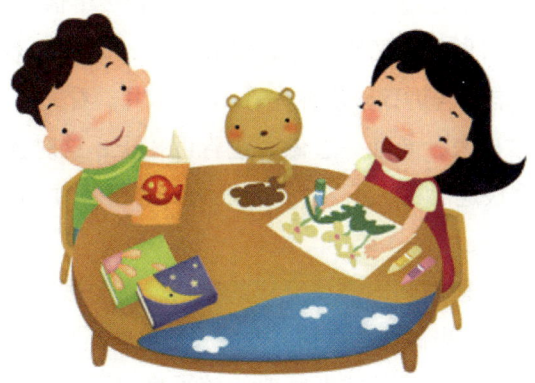

### 3个月游戏课后明明的变化

初次上游戏课,明明整节课就是在哭闹、乱跑中度过,对于老师的指令更是听不进去,根本离不开家长的辅助,但是每当放音乐的时候,明明会很安静。老师针对孩子的特点,在课堂中设计了更多的音乐游戏,在音乐游戏的同时偶尔穿插集体游戏与静态的RDI游戏,尽量减少他与其他孩子有身体接触的游戏。通过音乐游戏的实施,明明的模仿能力慢慢地提升了,在之后的1个多月时间里他甚至可以自己跟着音乐做动作。由于明明喜欢飞高高、挠痒痒等身体上的触觉刺激,利用这一点老师设计了静态的RDI游戏,每当明明完成一个指令,老师会奖励他,让他更愿意参与游戏。随着明明的慢慢适应,他会在妈妈或老师的提示下,仿说"高高",意思是要求老师给他飞高高。老师随时抓住明明的特点及强化物以及兴趣点,及时地调整课堂内容以及所使用的社会强化物,在随后的时间里明明的仿说能力也慢慢地提高,动机也明显增强了。

在大概上了3个月之后,明明的仿说能力提高了,偶尔会主动要求强化物或喜欢的游戏,在游戏课上的开场舞环节,明明基本可以独立地跟随,只是动作还不是很标准而已。现在明明不只是选择参与音乐游戏,而是对游戏喜欢的面越来越广,在热身游戏中也会参与,对于理解不了的游戏明明也会跟随其他的小朋友,对于集体性的游戏明明也不再那么抗拒与小朋友的接触,甚至会主动地拉其他小朋友的手画圈圈。

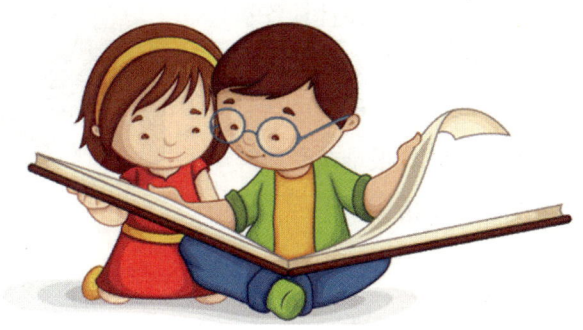

### 9个月游戏课后明明的变化

通过这9个月的进一步干预,明明又有了很大的进步,后来妈妈逐

## 社交及游戏训练设计与指导

渐撤出了课堂，他甚至能一个人上完整节课，完全能按照老师的指令去完成任务；而且动机明显加强，语言表达更多了，甚至能主动地要求玩游戏，遇到有互动的游戏明明会主动地参与进去，还会像个小班长一样地提醒其他小朋友。对于非语言的理解越来越流畅，还时不时地跟老师用非语言方式沟通。眼神分享的机会增多，对于游戏输赢的概念建立得很好，一直想争取赢得比赛，在每次表现好的时候还会主动与老师分享，说"我得了第一"之类的话语。

## 案例2 凡凡的游戏课

### 问题行为描述

凡凡是一个4岁男孩。有语言，有时会出现自言自语，多为仿说广告词或者动画片中的台词，并且具备基本的认知能力。但不愿意与他人接触，不喜欢和同伴一起玩，与他人说话时害怕直视对方的眼睛。很难接受新鲜的事物，不愿意被表扬。

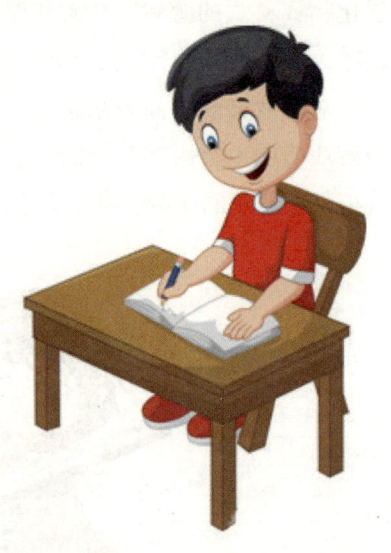

### 行为原因分析

凡凡表现出的状况反映了他的身上存在着一定的社交障碍，究其原因主要有如下几个方面。

1. **缺乏安全感**　对接触到的人（物）产生恐慌感，不知道即将会发生什么事情。

2. **受挫感强烈。**

3. **做事情的耐性差。**

4. **家人的娇惯**　家长因害怕孩子发脾气而忍让，轻易满足孩子的需求。

### 训练内容及方法

老师针对凡凡在社交中存在的上述特征，结合他的实际情况对他的训练确立了这样的目标：先消除凡凡的紧张心理，根据他的兴趣爱好设计相应的活动；再练习他的分享意识、配合意识，让他与不同的老师和孩子接触，最终可以减少发脾气的次数，并能与小朋友玩简单的互动游戏。

#### 1. 预告法，示范法

在做一件事情之前先告诉孩子我们要做什么事情，给予相应的示范，让孩子知道即将做的事情很安全，没有危险，同时也不必因突发事件而大发雷霆。如老师告诉孩子现在先看10张卡片，看完卡片后要来套套杯，同时把套杯拿出来，老师一边做一边告诉孩子，这时孩子的兴趣很浓，于是可以很爽快地回答"好"，并能很认真地和老师一起看卡片套套杯。

#### 2. 视觉提示法

将孩子在一段时间内需要完成的事情或者要去的地方、场景拍成照片，并告知孩子要去做什么事情，做完一件事情后可以用此照片和老师、家长换强化物，同时家长或老师要给孩子呈现下一张照片中要去做的事情，这样坚持一段时间后，孩子在情绪上有了明显的改善。

#### 3. 串联行为教学技术

孩子不愿去人多的地方，也不愿意到公共场合，家长如果总是强行将孩子带到某地或强行坐在某个位置上，这样反而使孩子更加反抗。针对这一点，老师将链接法和塑造法结合起来，经过一段时间的练习，孩子已经对人多的地方不是特别排斥了。例如：孩子不愿意去饭店吃饭，而老师希望孩子能在餐厅用餐，具体策略如下。

（1）孩子站在饭店附近观察屋内的情况。
（2）孩子在饭店门口观察。
（3）孩子自行在饭店里面走动。
（4）孩子听指令站到指定餐桌旁。
（5）孩子能主动坐到餐桌旁玩玩具。
（6）孩子坐到餐桌旁用餐。

#### 4. 游戏引导法

鉴于孩子不愿意与人主动打招呼、不愿意与他人拉手及拥抱等行为，老师从他感兴趣的方面入手——给他人分食品。在做此项任务之前，首先要建立孩子的分享意识，之后孩子很愿意把自己的食品分给他人吃；其次，让孩子把食物放到老师的个训室（个训室里没有人）或到某个个训室去拿自己喜欢的玩具（事先放好的）；再次，要求孩子把食物分给熟悉的老师，并与老师完成打招呼、握手、抱抱等动作。类似的游戏还有很多，孩子现在不仅愿意将自己的好吃的分给不同的老师和小朋友，同时还可以主动找小朋友一起玩，进行简单的互动游戏。

#### 5. 社交故事

孩子很喜欢看动画片《大耳朵图图》，但对于社会规则不理解，所以，老师利用看动画片的机会提问孩子一些问题，并将里面的一些情境作为教学内容让孩子来表演。做的次数多了，孩子就能明白一点规则了，而且比较听话了，对老师或家长说的话也没那么抗拒了。

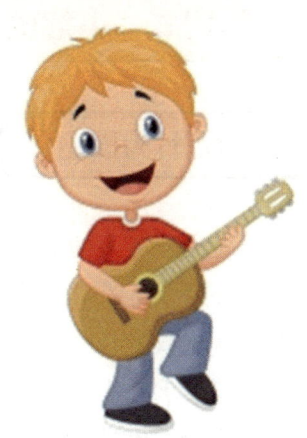

## 案例 3　和小爽"玩"出来的语言

### 问题行为描述

小爽是个 5 岁的男孩，喜欢玩麻将、纸牌和电子数码设备，方式方法刻板和重复。不被打断和不被要求的时候能够很安静地玩自己喜欢的"玩具"，一旦被改变和被要求就会有很大的情绪反应，表现为大哭大闹和到处乱跑。偶尔有无意识单音节出现，表达不清楚。对常见指令不理解。

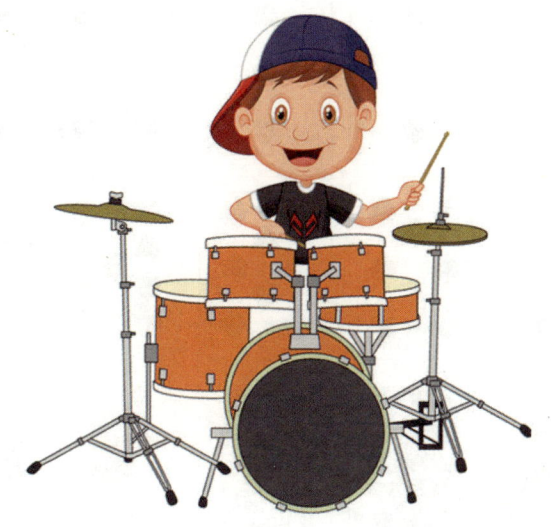

### 训练内容及方法

1. 从儿童的兴趣点出发，创设良好的环境

与小爽初期接触时，教师在教室准备了大量的麻将和扑克牌（他只

喜欢麻将和扑克牌)。小爽进入教室关注到"玩具",适应环境很快,独自开始享有。同时教师也在一旁兴致勃勃地玩麻将和扑克牌,加入一些语言刺激,如"三万""四个二""抢地主"。一段时间后小爽开始关注也在玩麻将的教师,慢慢开始和老师有更多接触。当和教师配合度良好的时候,小爽曾多次出现无意识的语言,如"不抢""幺鸡""八万"等等。虽然这些词语只是无意识的,但是为了更好地刺激小爽出现更多的发音量和做好相应的语言刺激,教师会将小爽出现的语音记录下来,然后设置相应的自然情境促使他更多地有意地发出这些语音来,以至于小爽在玩扑克牌或者麻将的情景下可以达到80%说出这些词语。

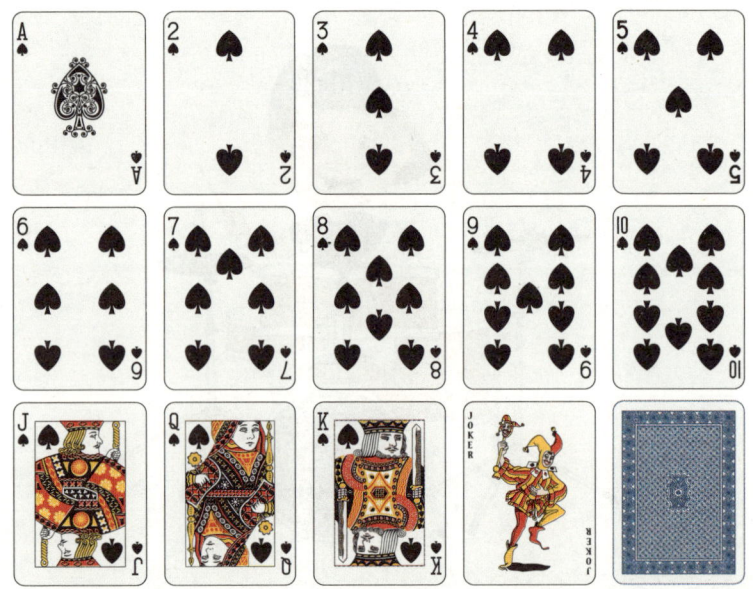

2. 增加和教师的互动,培养对其他玩具的兴趣

由于和小爽的共同行为和语言增多,小爽开始对老师关注得越来越多。这时,教师开始呈现其他的玩具以及夸张的方式方法,几次后,小爽开始尝试接触教师手中的玩具,玩麻将和扑克牌的时间逐渐减少。与此同时,教师给予一些身体上的接触,如"抓痒痒"等小互动游戏,小爽慢慢地和老师增加了简单的互动。与此同时,教师也给予更多其他玩具和玩法的语言刺激,渐渐地小爽开始出现"开车""挠挠"等语音。

3. 选择适合的强化物,建立模仿和听指令意识

制作强化物的效能表,结合自然教学方法建立模仿意识,从大动作模仿到操作模仿再到嘴部的模仿。同时给予简单的指令的理解,从最简单的扔垃圾、关门、捡起来等常见的活动指令开始干预,同时增加对小爽的认知训练。

4. 给予简单的语言刺激

将小爽无意识的语音记录下来,然后转化成有意义的音节反复练习。同时,在孩子喜欢的强化物上给予更多适时的语音刺激,小爽开始有意识地模仿出现双音节和词组。

5. 干预教师与家长的共同合作来保证训练效果

小爽干预训练需要两方面的力量支持,除了干预教师外,对于家长也提出了更大的要求,家长应该配合教师完成所需要的干预内容,对于小爽的行为问题也要采取一致的干预策略,还要尽量配合教师在适当的其他环境泛化学习。

## 案例4 小旭的强化物

### 问题行为描述

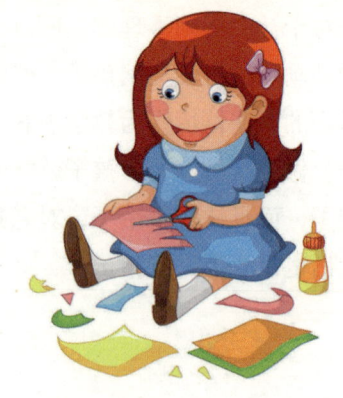

小旭是个6岁的女孩,她对环境适应能力很差,有哭闹,不配合。强化物单一,喜欢数字卡片,不喜欢其他玩具。对行为有要求,就会减弱动机。无模仿,不听从指令。小旭对叫名字无反应,有

语言，但是无仿说。语言理解能力差，认知差。

### 训练内容及方法

1. 前期免费提供给小旭各种各样的强化物，与她建立了亲密关系。现在小旭可以愉快地进入课堂，在楼道里看见老师，还会主动过来拉老师的手，一同进入个训室。

2. 强化物方面：从小旭喜欢的数字入手，扩展和数字有关的其他强化物，如数字卡片、数字变形金刚、数字橡皮、数字食物、数字电子琴、计时器等。此外，从听觉、触觉、视觉、嗅觉、感知觉多方面入手寻找小旭的强化物，小旭由单纯地喜欢数字，扩展到喜欢音乐类玩具，喜欢声光电刺激的玩具。现在可以正确地玩多种玩具、照相机、音乐鼓、计时器、电子琴、各种拼版、形状房屋等，而且持续时间在 5 分钟左右。

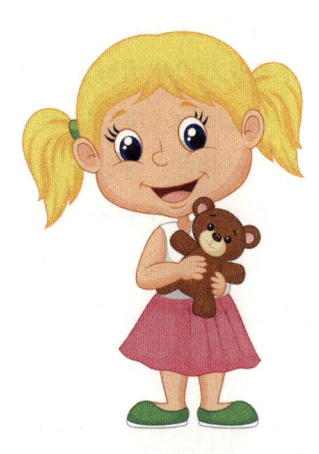

3. 掌握了小旭的大量强化物，对强化物进行管理。与家长紧密联系，进行训练的时候才会出现强化物，强化物效能很高。采取"3+2-"的教学方法，采用刺激控制的促进与转移，从最简单的模仿即"拍手"开始教，中心教，家里练，同时泛化。同时依从 ABA 原理，小旭只要有好的行为就会伴随强化物出现，她的配合度提高了。动作模仿先从简单的一步动作模仿开始，学会了"举手""挥手""拍肚子""摸头"等大量模仿，再从感兴趣的儿歌入手，教连续的儿歌动作模仿，学会了《小猪操》《打电话》《小手拍拍》《手儿开手儿合》等儿歌。现在除了基本动作模仿和物品操作模仿外，特别令人欣喜的是小旭出现了自发动作模仿，生活中观察妈妈，模仿妈妈擦脸油，课堂中观察教师，模仿教师把水倒在纸巾上擦手。

指令方面，能听从基本的指令，如"起立""坐下""扔垃圾""开灯""回来"等，可以指认身体基本部位，执行与日常生活相关的基本指令，如"开门""穿鞋子""吃饭"等。

4. 现在叫名字可以大声应答"哎"，并与教师有眼神对视。可以跟着仿说短语，仿说 6～8 个字的短句，如"我要吃一根葱"。强化物在眼前，可以用词语来提要求，如"薯片""干吃面""巧克力""彩虹糖""好多鱼"等。可以要求活动，如"转圈圈""大飞一个""抱一抱"。可以回答简单的个人信息，如"叫什么名字""几岁了""是男孩还是女孩"。认识了红、黄、蓝、绿、黑、白等基本颜色，认识了基本的水果与蔬菜、日常生活用品、基本的电器。视觉任务完成较好，可以完成 10 组物品的配对。

## 案例 5  好胜心强的方方

### 问题行为描述

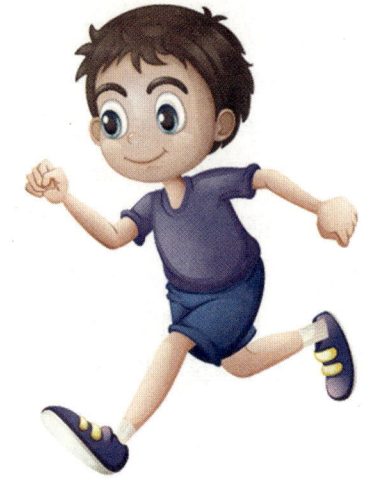

方方是一个 6 岁的男孩。方方上过一段一年级，但是在课堂上老师表扬其他学生而没有表扬他时便会叫起来，当进行项目比赛时没有取得第一名也会哭闹叫喊，影响其他同学上课，因此被劝退。方方语言表达能力很好，有一定的认知水平，好表现，好胜心太强，总想争第一。

社交及游戏训练设计与指导

### 功能假设

老师对方方的这种行为进行了功能分析,假设方方说"为什么还不给我",其强化物是获取实物。为了验证这一假说,当方方这样说时老师马上给他一个星星,方方立即不喊不闹,如果不给他也不理他,方方就一直说。因此,老师推断出方方的喊叫行为是为了得到小星星。

### 训练内容及方法

方方现在所在的班级是大班,老师准备了小星星作为代币,到下课时得到星星最多的就是本节课的班长,班长可以得到他最喜欢的强化物。在什么情况下送小星星呢?一般遵守3条基本规则:请坐好,看老师,请安静或举手回答问题。基于对方方的分析,老师除了让他遵守3条规则外,还会在他稍微等待一两个人回答完问题再叫他,以提高他的耐心。老师也让他先得到一次当班长的机会(当然那节课他确实表现好),让他有满足感。

1. 当方方在集体环境下说"为什么还不给我"时,老师出示"安静卡片"示意他安静,教导其替代行为——有事情举手告诉老师,并告诉他遵守大班的3条规则,能保持3分钟(经测评这是出现此行为时他能坚持的时间)就能得到1颗小星星。当然,如果继续喊叫老师不会给小星星(老师用行为告诉他)。

2. 为了让方方保持良好的课堂秩序,得到更多的小星星,喊叫的行为较不可能发生,老师需前提控制。上课之前老师先向大家询问:如果这节课得到的小星星不是最多、不是班长就可以大喊大叫吗?引导方方说出正向的行为,并且告知如何做(即遵守上面的3条规则且积极回答问题等等)能得到小星星。当方方遵守集体课堂秩序老师就给其小星星以作强化。

3. 从行为的结果进一步分析,当老师送给其他人小星星,他人又比方方的小星星多时而方方不再喊叫,则立即送与他1个,反之,有喊叫的行为不会得到。当方方看到他人小星星数目多时,举手表达想要小星星时老师同样会送给他1个,以强化他举手的行为。下课前老师宣布班长所属,而方方不是班长却没有大喊大叫时老师立即给予强化(经测评最有效能的小贴画)。

4. 为了塑造方方良好的课堂秩序,老师增加方方等待的时间再给予小星星。经测试,开始让方方连续遵守规则3分钟(计时器一响)便强化,慢慢延长时间到5分钟、8分钟……直到整节课时间。在举手回答问题时,能安静等待2个或3个人回答完毕再叫他回答,慢慢延长等待时间,直到能出现举手却没有被老师叫到依然能安静等待的行为,此时老师也要给出大大的强化。

## 案例6 边玩边说的天天

### 问题行为描述

天天是一名7岁的孤独症男孩,他的模仿、感觉、手眼协调、粗大动作的通过领域相对多,中间反应相对较少,在精细、认知表现、口语认知方面通过领域较少,中间反应偏多,整体年龄与实际年龄相差2岁,可以看出天天以后

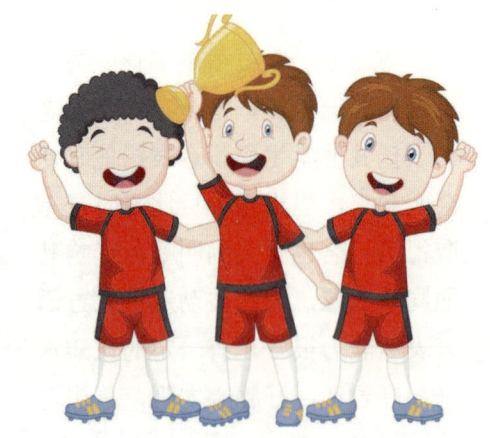
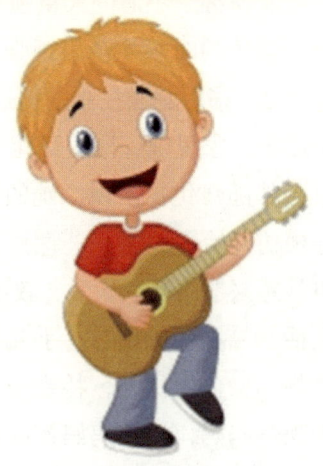

的进步空间会很大。生活中的天天表现的问题是社交困难、接受性语言的犹豫与回应性语言的欠缺、口语表达严重匮乏、语言结构混淆；而且还伴有自我刺激、玩具的刻板操作、安坐时间短、常打断课堂、自我语言刺激；在老师与同伴面前感到焦虑没有自信，说话看人总是感觉不自在。

### 训练内容及方法

掌握这些情况后，老师对天天进行干预时首先从与天天建立友好的感情着手，给予更多的鼓励，培养并满足天天大量玩具和活动的需求，在玩的过程中每天做出稍稍的变化使其生动有趣，慢慢地进行天天的兴趣点开拓，由起初喜欢的音乐玩具和游戏，到拼板、汽车、电话，再到积木拼插组合、积木搭建、摆不同的造型与假扮角色。在玩耍中老师不断地提出需求，然后紧密围绕天天的教学项目渐入较少的指令，逐渐过度到接受语言的泛化、认知范围的扩大，发起较少的语言沟通与社交互动，把社交语言放在游戏中，泛化不同的游戏、不同的同伴和老师，直到能适应参与集体同伴中的简单游戏。再加上天天本有的模仿、粗大动作、感知觉较好，加入游戏活动中变得更加自信与自然，开始关注老师的行为与语言，并能对老师提要求说"我要……""我们玩……""我是老师你是学生""我当XXX，你来当XXX"，来让老师执行指令。

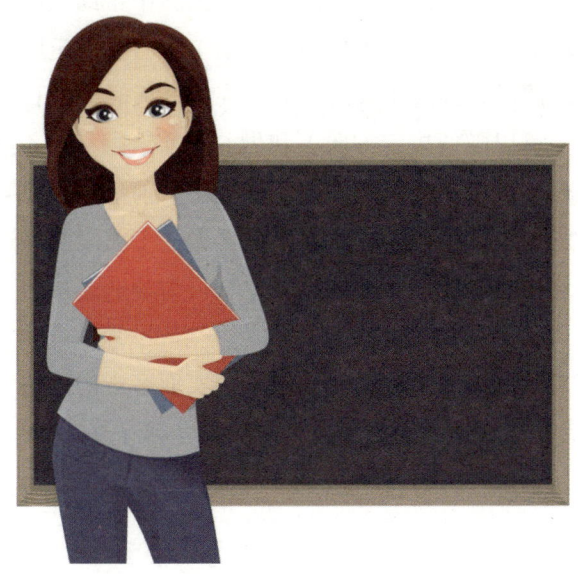

经过半年坚持不懈的努力干预，天天在各个领域都取得了很大的进步，尤其在语言理解上的口语表达与互动和起初时的状态截然不同。妈妈也更加坚定长期干预的希望。当然，现在天天在同伴中沟通还会遇到很多的问题，受挫时明显感觉无助，但是天天已经有很大的自信去面对、去学习、去改变，开始有很多不同的变化，相信今后天天会更快地成长。

## 案例7　思思的完美主义

### 问题行为描述

思思是一个"完美主义"的孩子，无论是在家里还是在学校，不能忍受生活中一点点的"小瑕疵"。当他面前出现了"小瑕疵"而没有被及时纠正时，就会出现哭闹和伤人行为。尤其是哭，持续时间很长。

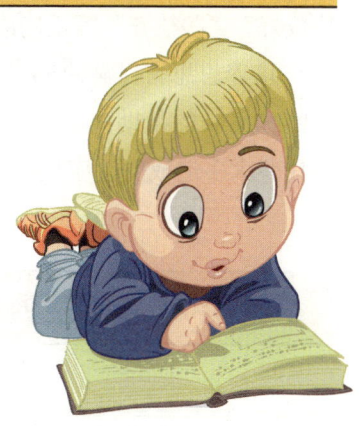

### 功能假设

老师通过对思思行为的详细观察和记录分析，得出结论：假设思思哭闹和伤人行为的前提是"小瑕疵"，强化是老师和家长及时修补他不能忍受的小瑕疵。老师故意在他面前出示一些带有小瑕疵的东西并在他爆发之前及时修补，思思的问题行为就不会出现。由此可见老师的及时修补是思思这些问题行为的强化物。

### 训练内容及方法

首先，创设课堂教学情境。在思思面前多次反复出示"小瑕疵"，并及时修补，不给思思爆发的机会。让思思适应不经过爆发过程直接修补的流程，弱化思思的爆发冲动。

然后，在思思适应之后逐渐增加"小瑕疵"与"修补"之间的间隔时间，对思思进行脱敏，加强其对"小瑕疵"的忍受力。

经分析，思思之所以遇到"小瑕疵"就爆发，是因为他不会使用正确的语言来表达自己的想法。所以老师要教会思思用"老师帮我""老师快放好""摆整齐"等正确语言表达来代替问题行为。

培养思思自己解决问题的意识与能力。思思的问题行为是为了得到老师和家长的帮助，从而解决他面临的困难。这是因为家长在教养过程中代劳太多造成的，应让孩子习惯有小困难自己解决。

## 案例 8 欣欣爱耍赖

### 问题行为描述

欣欣在课堂上需要完成 3 项任务，分别是沿线跑、接抛球、前滚翻，每次在做接抛球和前滚翻时会有倒地上的行为。老师让其起来时轻则耍赖，重则会踢打抓挠老师。

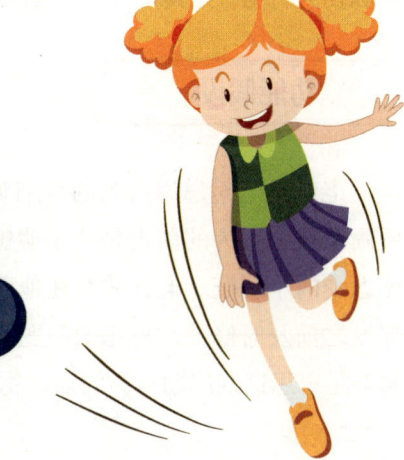

### 功能假设

老师对欣欣的这种行为进行了功能分析，假设欣欣躺在地上或跑开等行为的前提是训练任务，其强化物是逃避任务。为了验证这一假设，当欣欣在躺在地上或跑开时老师不予理会或放任自由时，没有任何情绪的出现；老师让其做任务时会有情绪的出现。由此可以推断出逃避任务是欣欣这一行为的强化物。

### 训练内容及方法

1. 经过对欣欣完成感觉统合任务的评估，发现欣欣自身较为懒惰及身体原因导致有些运动量会让他疲惫，从而逃避。首先从调整任务目标着手，一节课中他可以完成每项任务的 1/3 即可（或和老师配合传球），降低了任务目标后，欣欣整节课都没有出现情绪问题。

2. 为了训练欣欣可以跟随课堂进度，这时候除了家庭中帮助欣欣改善大运动，老师会逐渐增加任务。以周为单位，在第 1 天时会设定欣欣只要能接住球和做 5 个前滚翻，经过 1 天的过渡，在第 3 天时会把目标制订为接住球并扔出来（可以随便决定方向）和做 6 个前滚翻，第 4 天目标变为接住球并扔出来（可以随便决定方向）和做 7 个前滚翻，在第 5 天会在前一天的目标完成以后让其休息，下课前再做 3 个前滚翻。这个过程中老师给他的强化物是躺在垫子上休息。遵从行为塑造逐步让其完成整节课的训练。

3. 如果老师在课前对欣欣的粗大运动领域做了翔实而客观的评估，给其提交适当的教学任务，就会避免因为任务难而出现逃避行为。

第三章

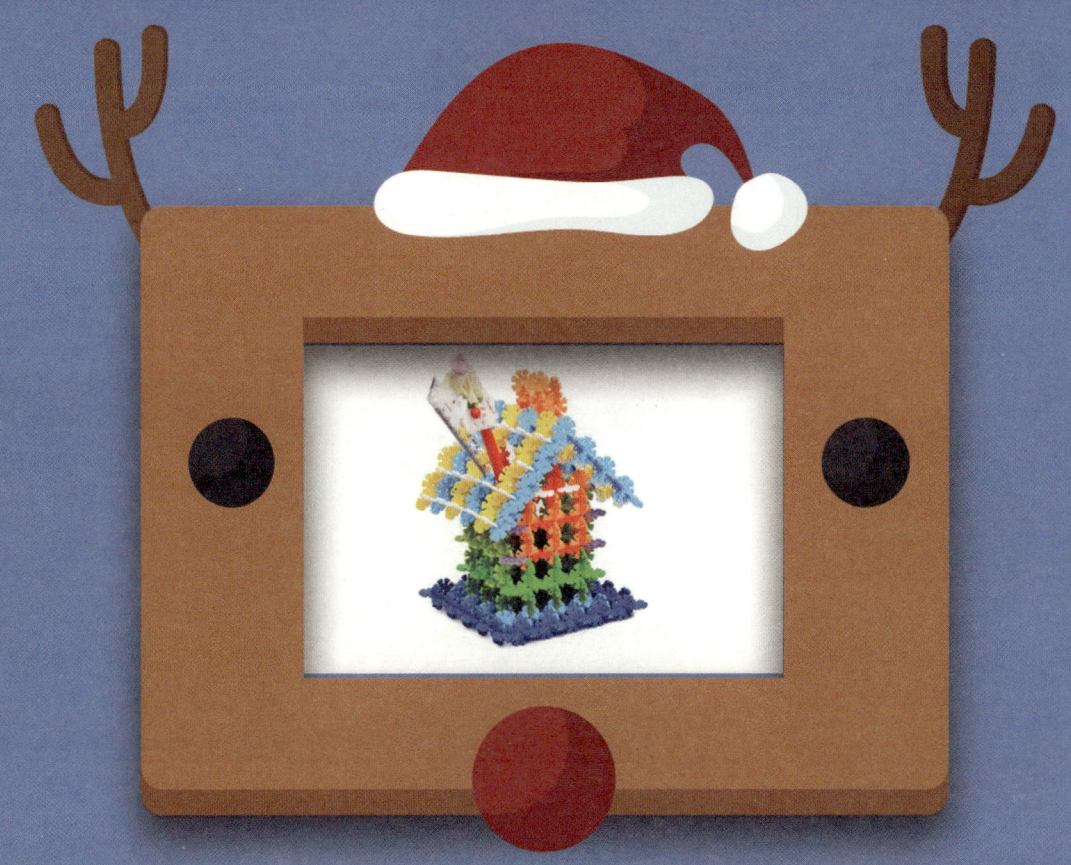

# 社交游戏基础训练项目

社交及游戏训练设计与指导

# 01 友善地与伙伴游戏或接触

该技能的训练目的是提高患者的社交能力。通过该技能的训练，患者应该能达到这样一种水平，即：第一阶段给患者玩具娃娃，并说"好好和娃娃玩吧"，患者将会适当地抚摸娃娃或和娃娃玩耍，并会泛化到适当地和伙伴玩耍；第二阶段给患者娃娃和玩具，并说"和娃娃分享"，患者可以适当地和娃娃分享玩具或把玩具递给娃娃，并泛化为与伙伴分享玩具。

扫描二维码，打印本技能训练配套表格

# 第三章
## 社交游戏基础训练项目

**教学材料**

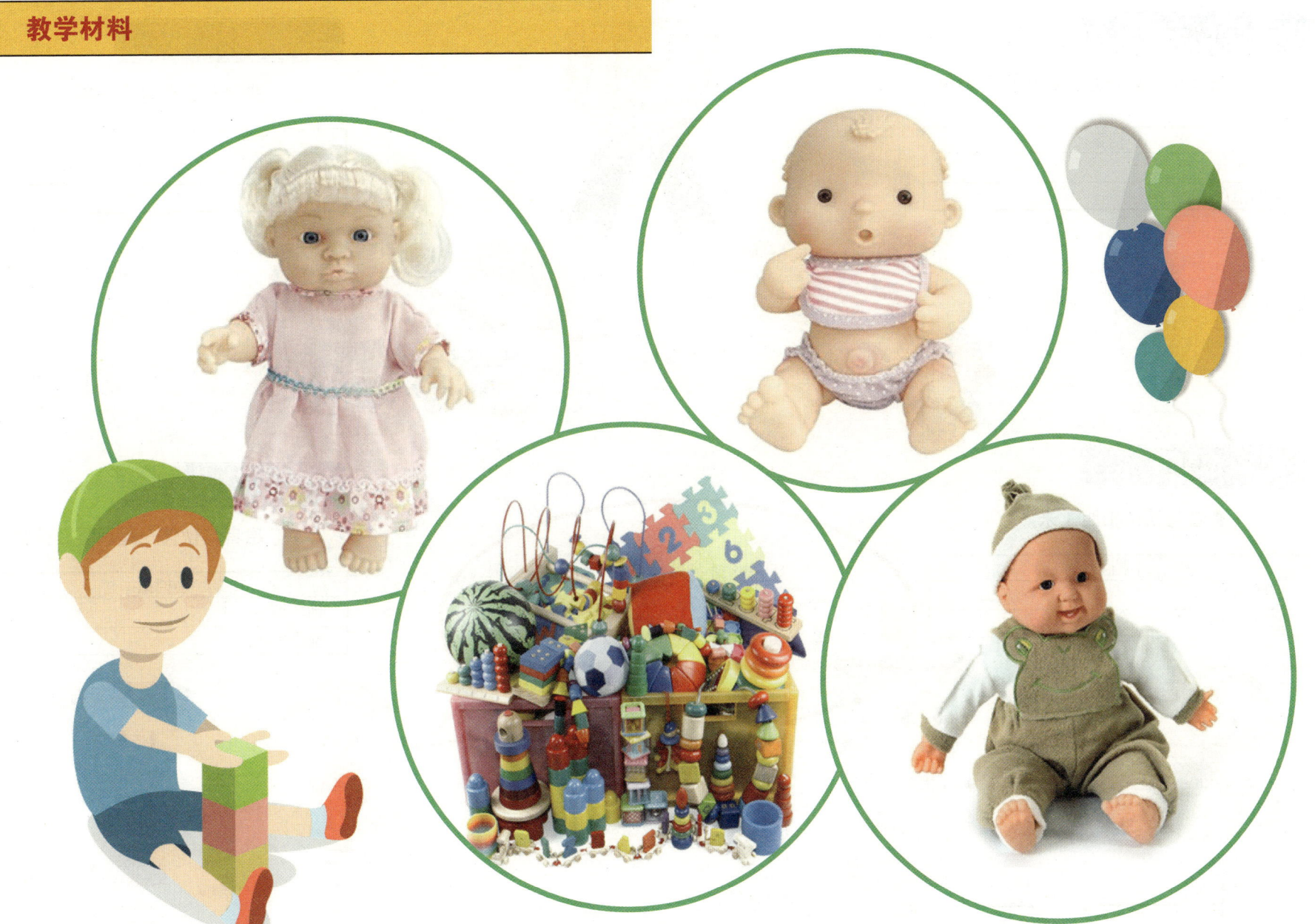

社交及游戏训练设计与指导

## 训练方法示例

### 示例 1

患者与玩具娃娃一起玩耍 5 分钟。

| 小档案 | |
|---|---|
| 训练时长 | |
| 辅助情况 | |

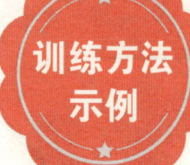

### 示例 3

患者与伙伴坐在一起。

| 小档案 | |
|---|---|
| 训练时长 | |
| 辅助情况 | |

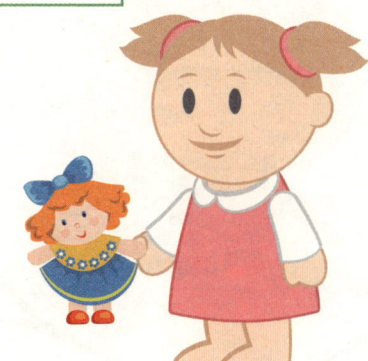

### 示例 2

患者与伙伴相距 1 米。

| 小档案 | |
|---|---|
| 训练时长 | |
| 辅助情况 | |

### 示例 4

患者与伙伴一起玩耍 2 分钟。

| 小档案 | |
|---|---|
| 训练时长 | |
| 辅助情况 | |

Tips：进行该项目时，需要另外一名教师在场，以便在患者变得具有攻击性时抱走他的伙伴。

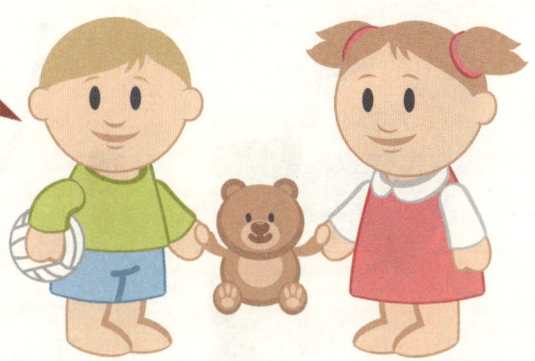

 1 米

第三章
社交游戏基础训练项目

**泛化为**在幼儿园一起和伙伴玩耍

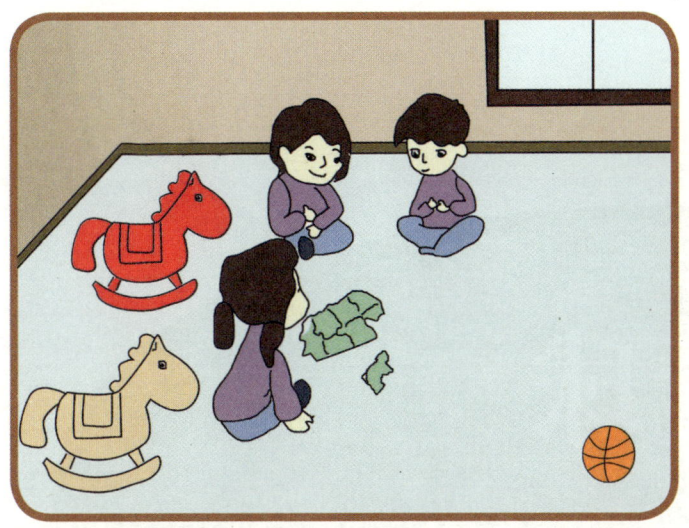

**泛化为**在家与熟悉的伙伴一起玩玩具

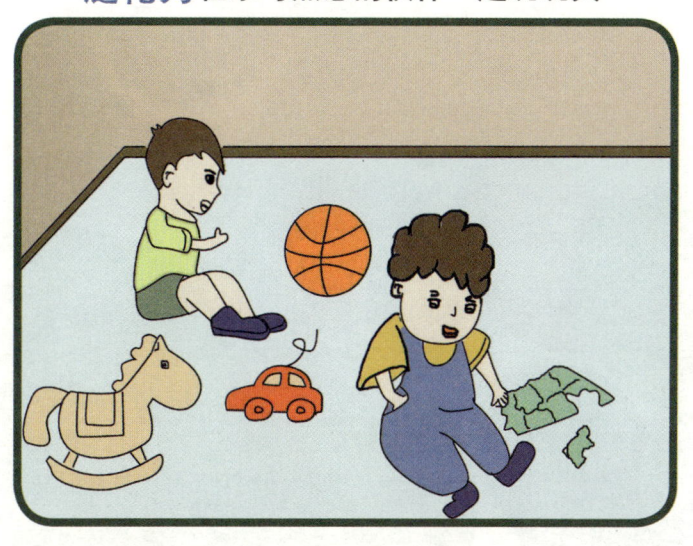

**泛化为**在操场与伙伴玩游戏

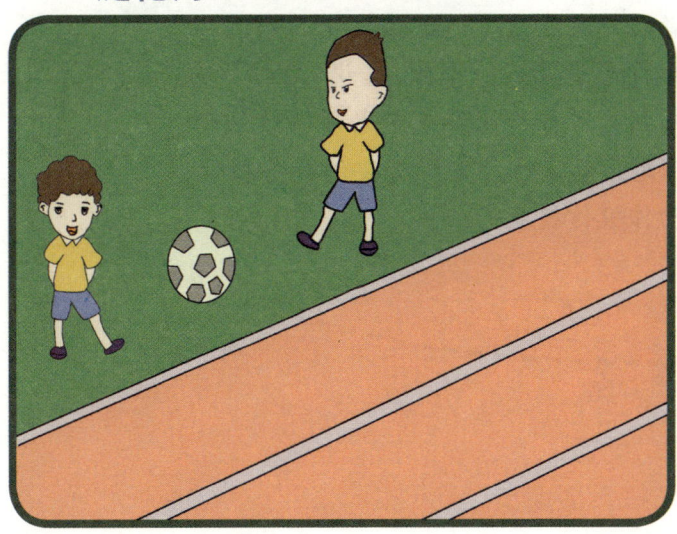

**泛化为**到公园和伙伴玩耍

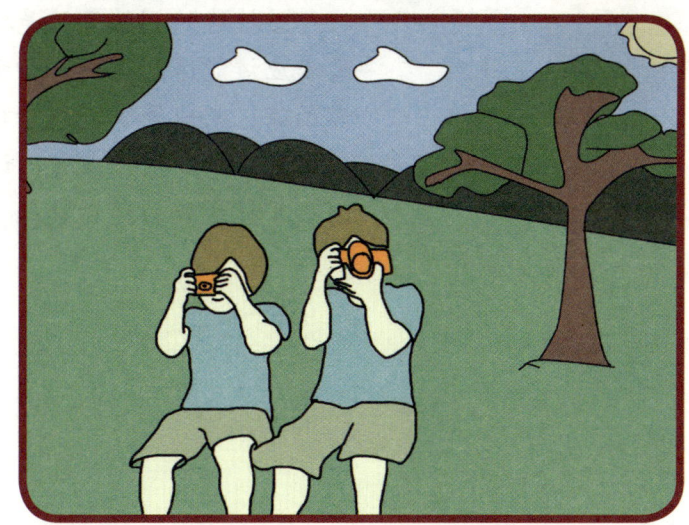

# 02 玩球

该技能的训练目的是提高患者的社交能力。通过该技能的训练，患者应该能达到这样一种水平，即：向患者呈现一个球，并说"踢球"（或者拍球、扔球等），患者会踢球或拍球，并和同伴或者老师持续互动玩球3分钟。确保在进行该项训练时，患者已经掌握必要的先备技能，例如掌握良好的运动技能、粗大动作模仿技能等。

扫描二维码，打印本技能训练配套表格

第三章
社交游戏基础训练项目

**教学材料**

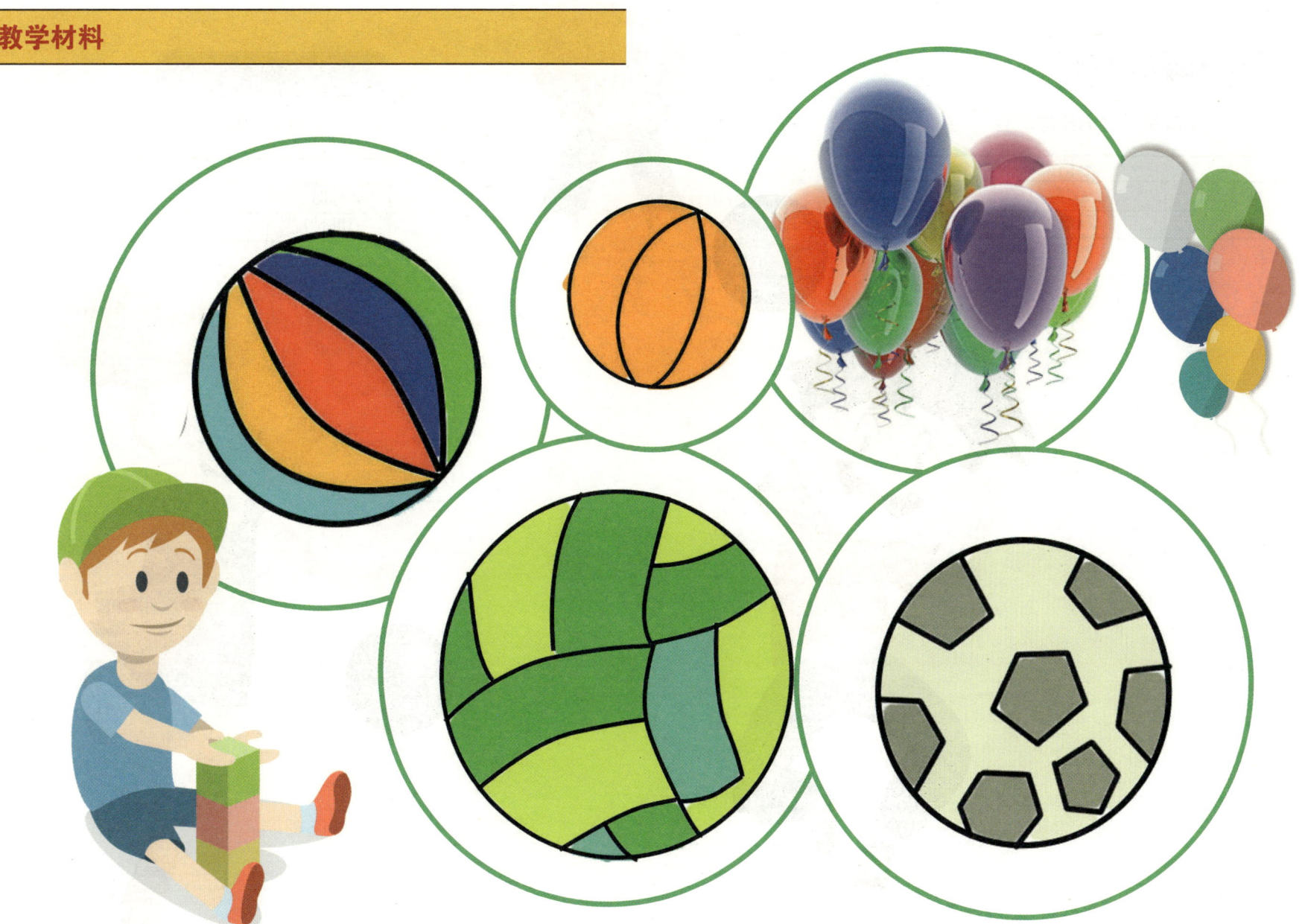

29

社交及游戏训练设计与指导

训练方法示例

### 示例 1

患者举手过肩投球。

| 小档案 | |
|---|---|
| 训练时长 | |
| 辅助情况 | |

### 示例 2

患者拍球。

| 小档案 | |
|---|---|
| 训练时长 | |
| 辅助情况 | |

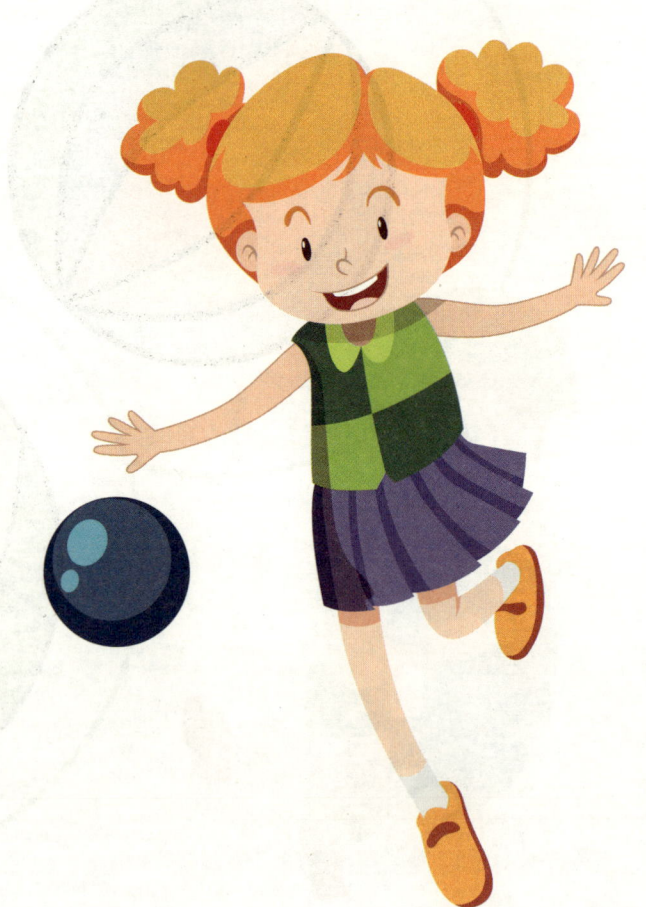

第三章
社交游戏基础训练项目

训练方法示例

## 示例 3

患者与伙伴互动玩球 2 分钟。

| 小档案 | |
|---|---|
| 训练时长 | |
| 辅助情况 | |

## 示例 4

患者与伙伴互动玩球 5 分钟。

| 小档案 | |
|---|---|
| 训练时长 | |
| 辅助情况 | |

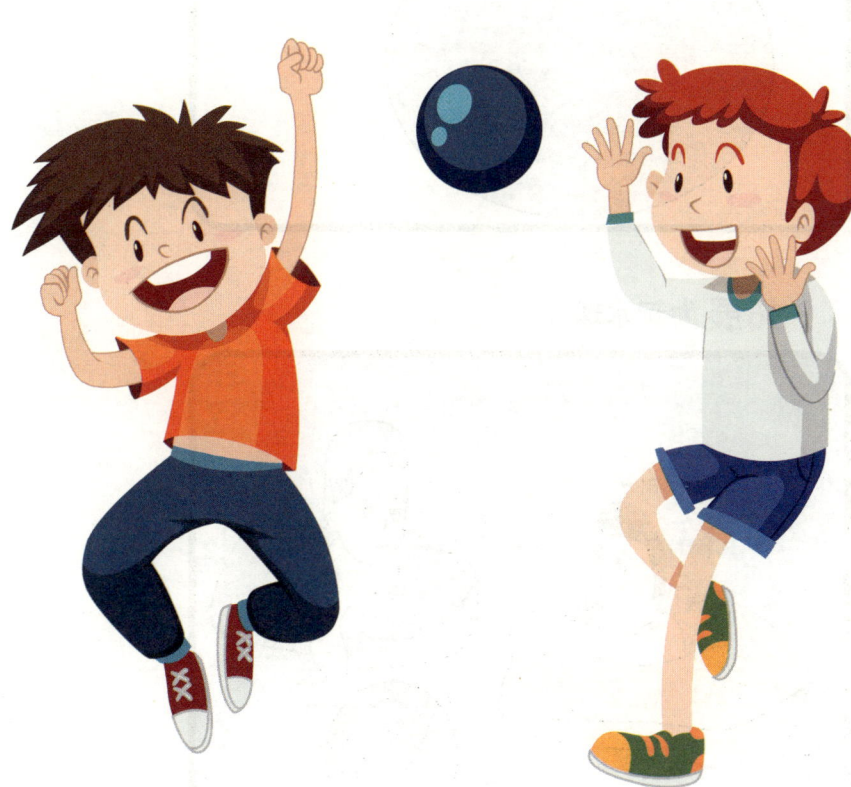

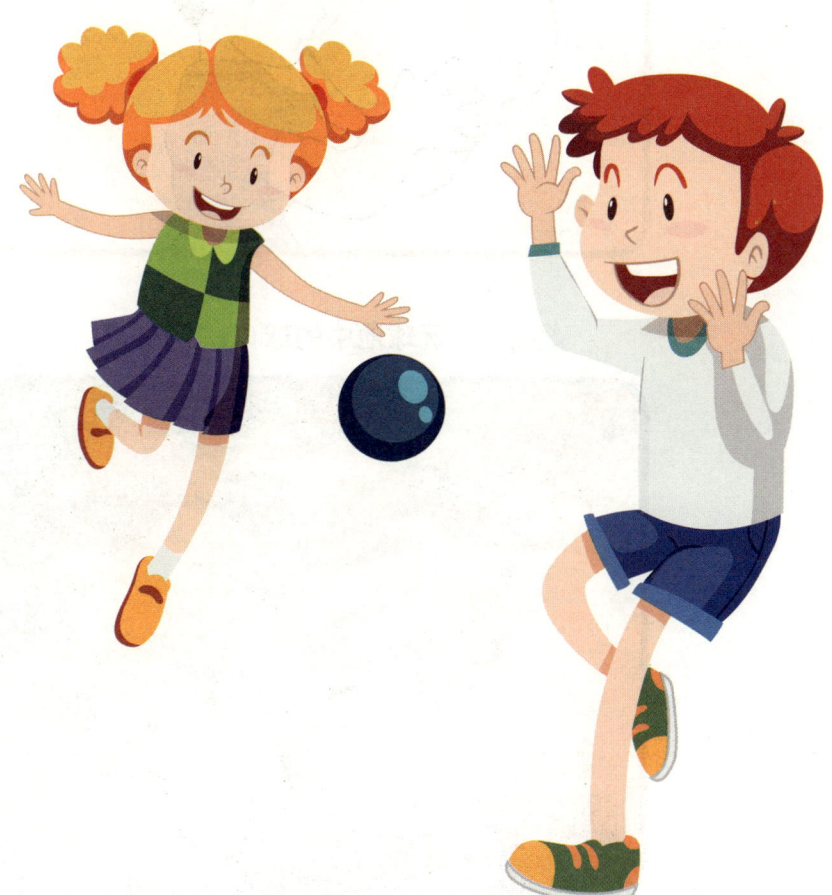

31

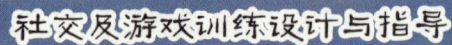社交及游戏训练设计与指导

**拓展为吹气球**

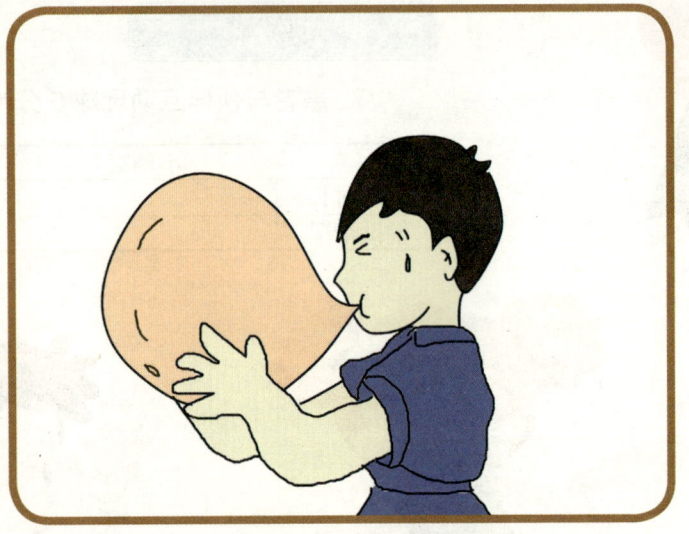

**拓展为玩健身球**

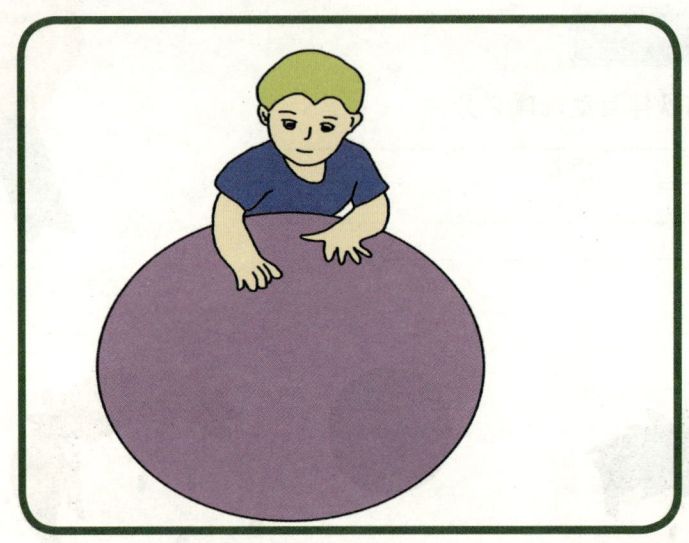

**拓展为玩球池中的球**

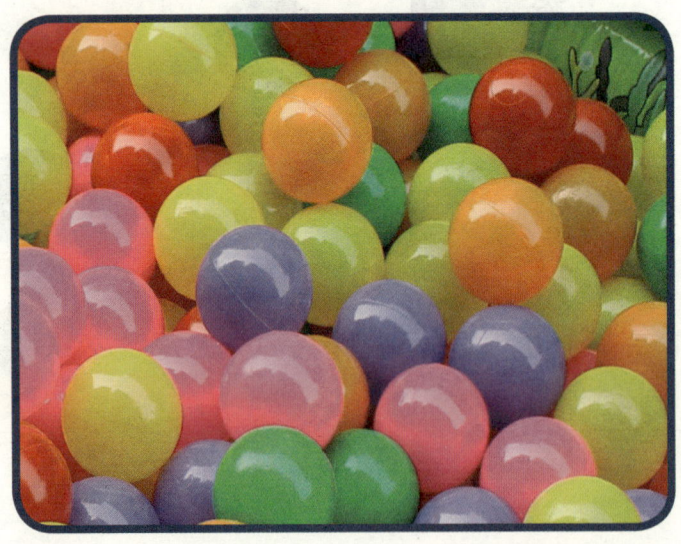

**拓展为玩水球**

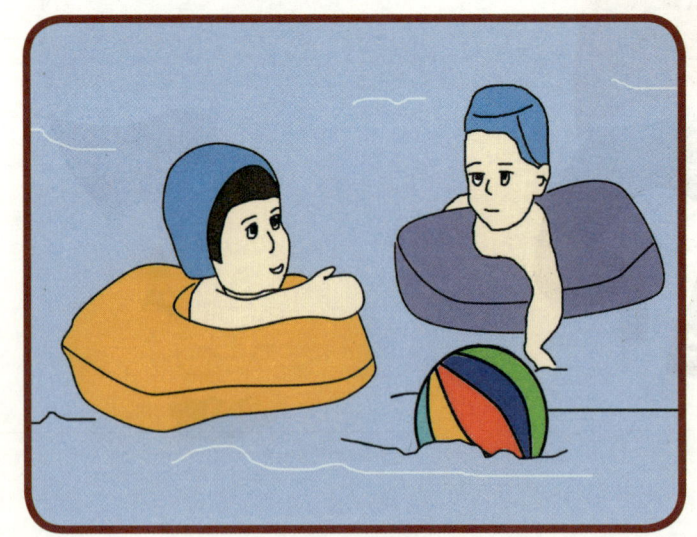

# 第三章 社交游戏基础训练项目

## 03 假装游戏（单一动作）

该技能的训练目的是提高患者的模仿与游戏能力。通过该技能的训练，患者应该能达到这样一种水平，即：用物体示范假装动作，并对患者说"做这个"；用物体示范假装动作，并对患者说"假装［动作］［物体］"（例如"假装喂小狗""假装放飞小鸟"）；不给示范动作，直接对患者说"假装［动作］［物体］"，患者在上述3种情形下能够正确做出一系列假装动作。

扫描二维码，打印本技能训练配套表格

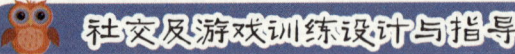

## 教学材料

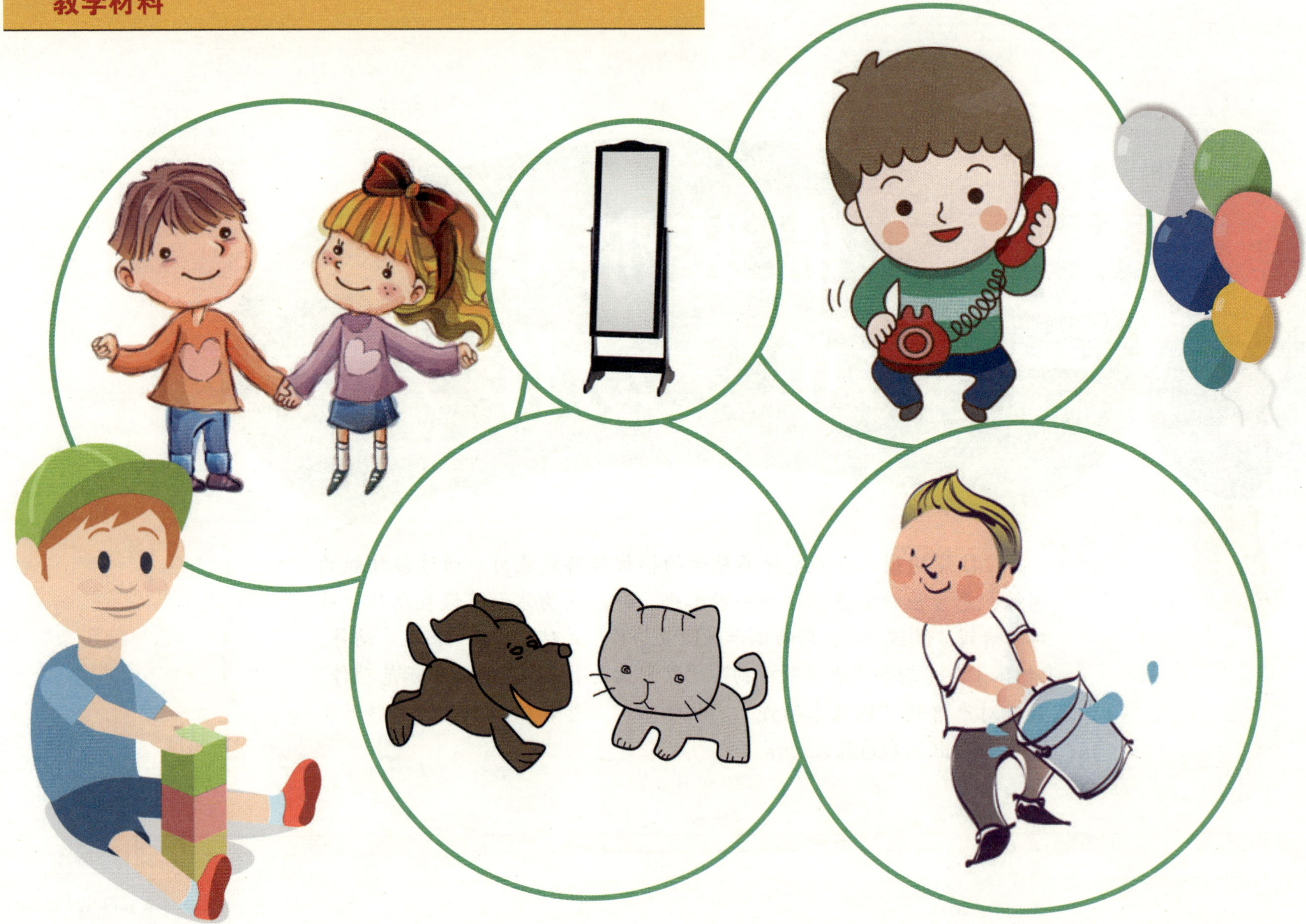

第三章
社交游戏基础训练项目

训练方法
示例

### 示例 1

假装睡觉。

| 小档案 | |
|---|---|
| 训练时长 | |
| 辅助情况 | |

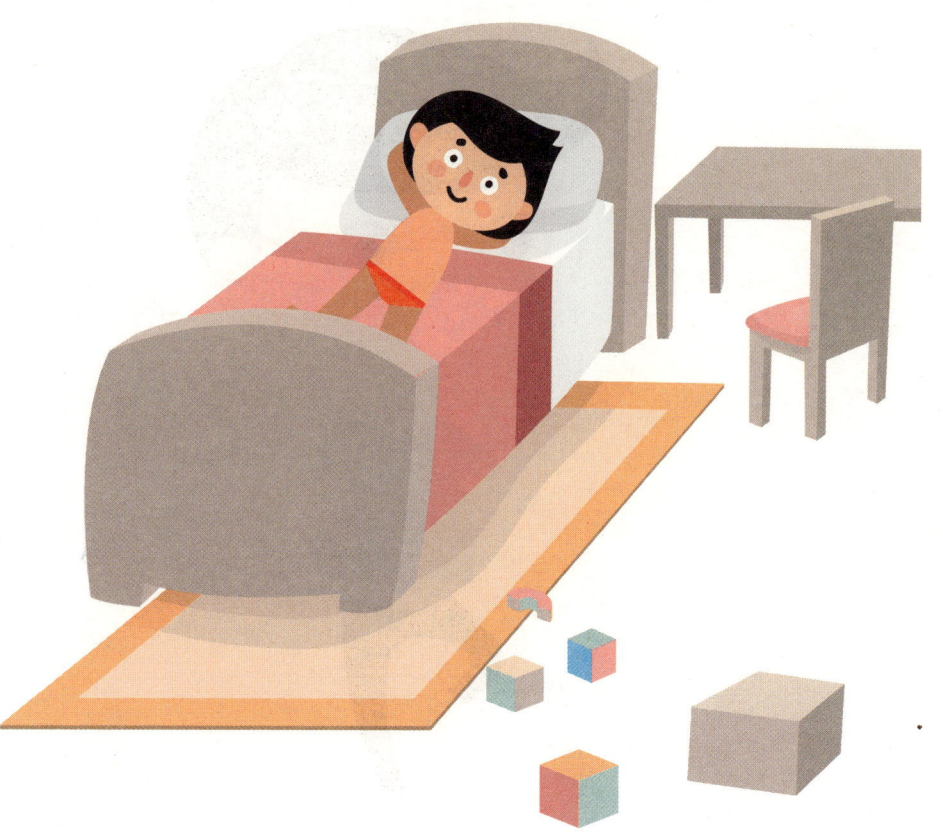

### 示例 2

假装喂小狗。

| 小档案 | |
|---|---|
| 训练时长 | |
| 辅助情况 | |

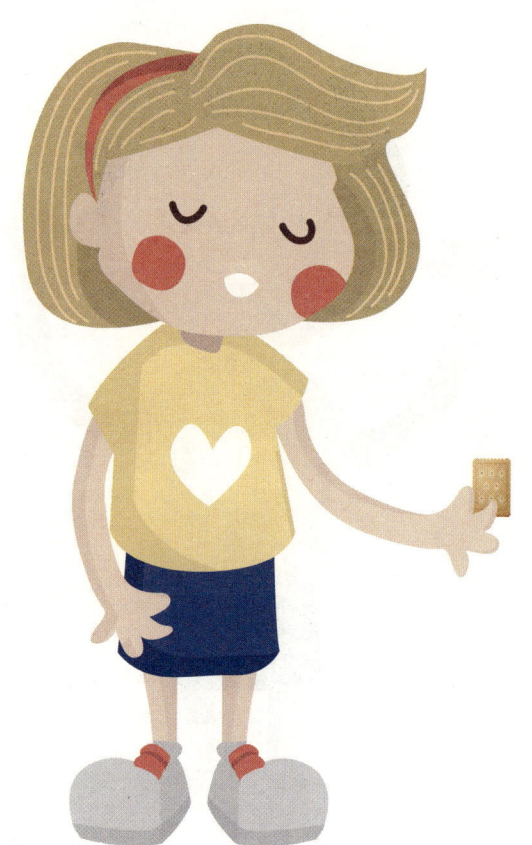

社交及游戏训练设计与指导

**训练方法示例**

### 示例 3

假装吹泡泡。

| 小档案 | |
|---|---|
| 训练时长 | |
| 辅助情况 | |

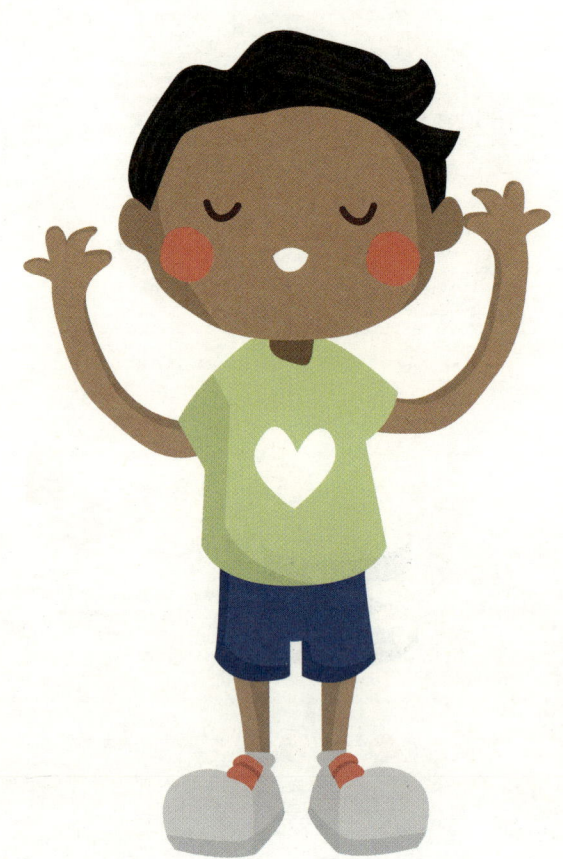

### 示例 4

假装小鸟飞。

| 小档案 | |
|---|---|
| 训练时长 | |
| 辅助情况 | |

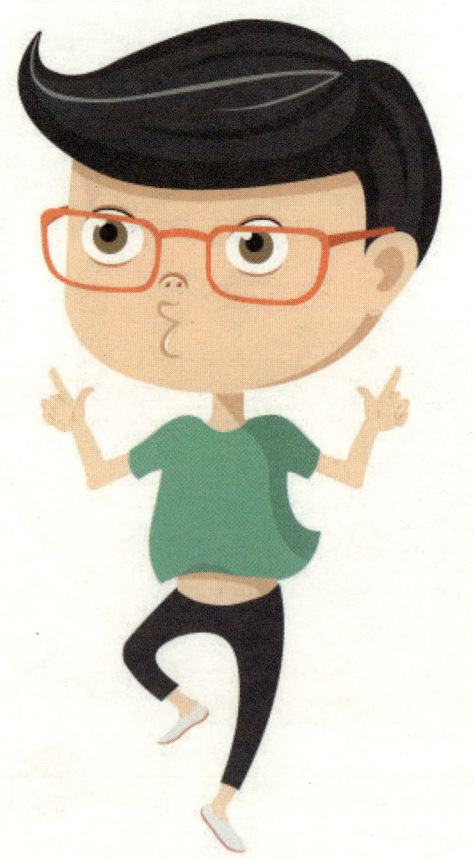

第三章
社交游戏基础训练项目

**拓展为**假装吃东西

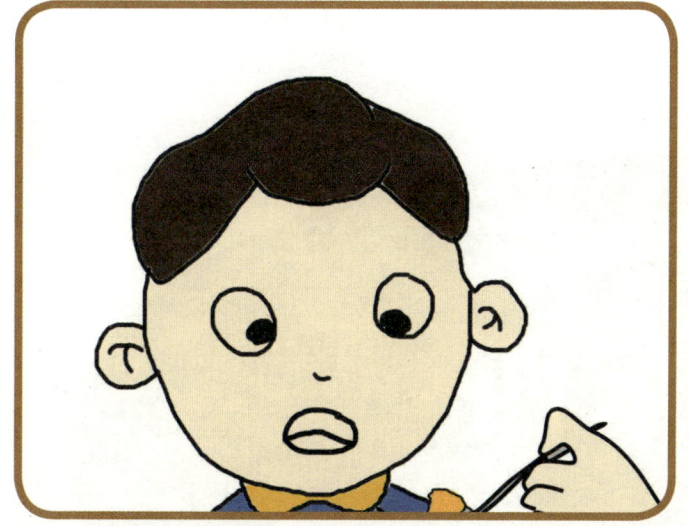

**拓展为**假装扔球

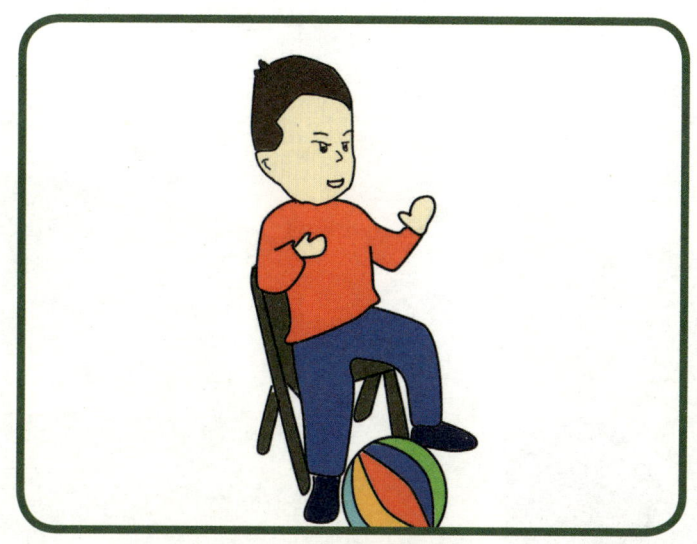

**拓展为**假装找东西

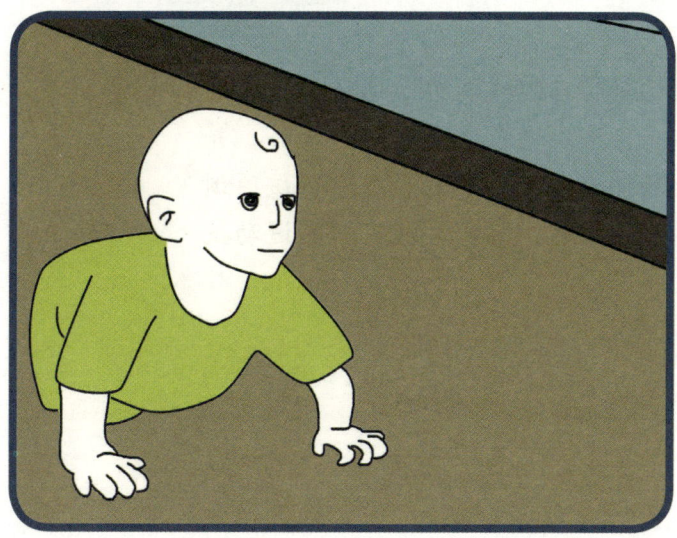

**拓展为**假装打电话

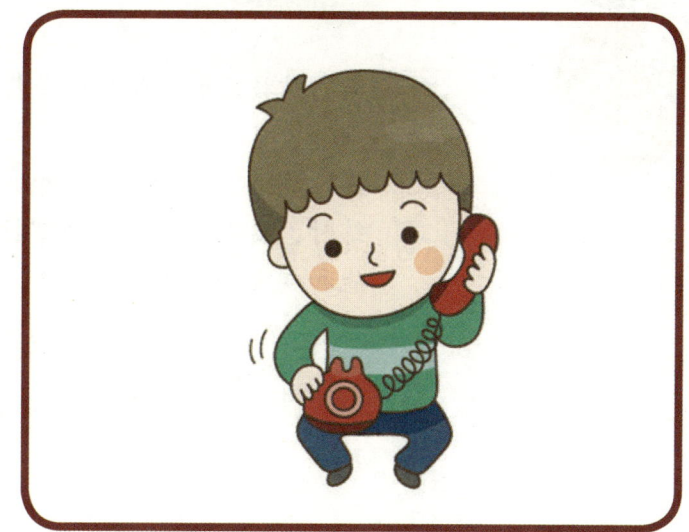

# 04 吹东西

该技能的训练目的是提高患者的模仿与游戏能力。通过该技能的训练，患者应该能达到这样一种水平，即：向患者呈现一个物品，并说"吹"，患者会用嘴吹物体，使物体有一定的变化。在进行该项训练时，要确保患者已经掌握必要的先备技能，例如掌握良好的运动技能和粗大动作模仿技能等。

扫描二维码，打印本技能训练配套表格

# 第三章
## 社交游戏基础训练项目

**教学材料**

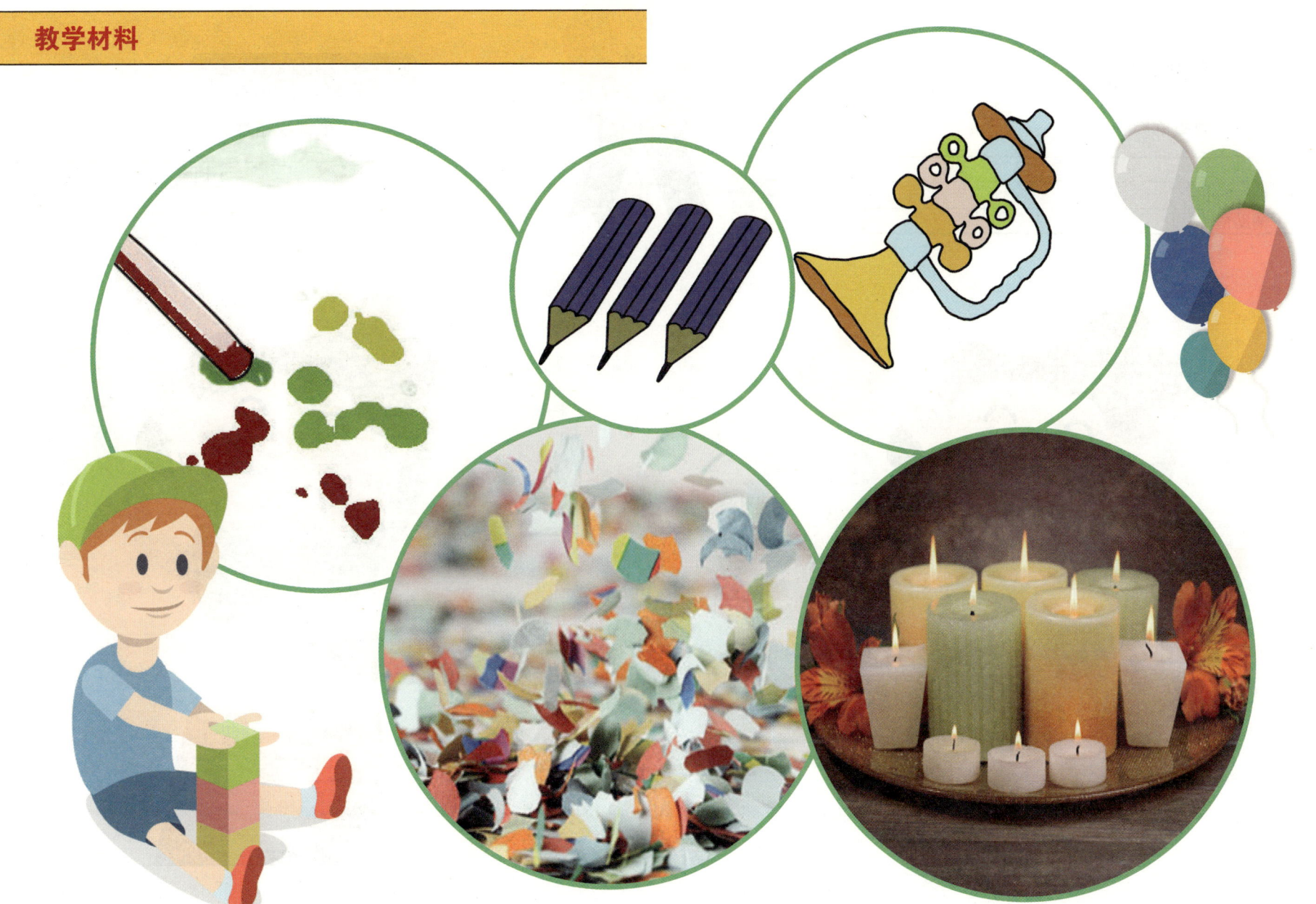

社交及游戏训练设计与指导

### 示例 1

患者吹气。

| 小档案 | |
|---|---|
| 训练时长 | |
| 辅助情况 | |

训练方法示例

### 示例 2

患者吹蜡烛。

| 小档案 | |
|---|---|
| 训练时长 | |
| 辅助情况 | |

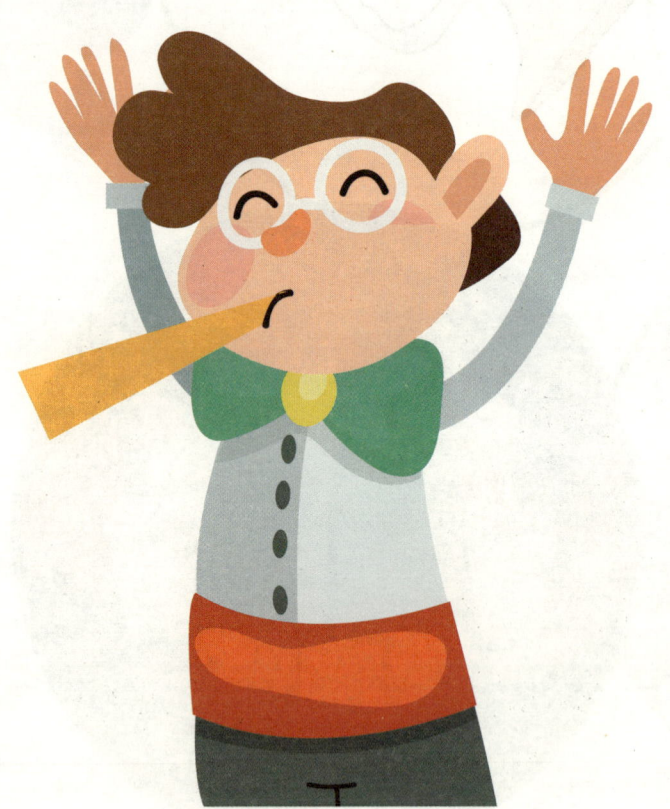

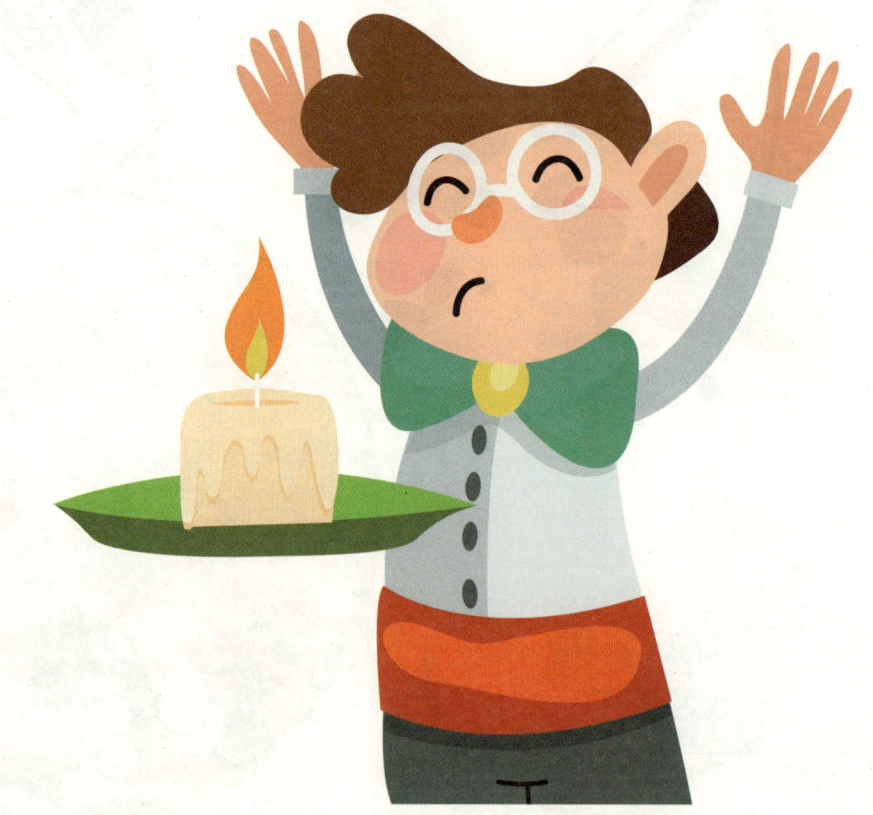

第三章
社交游戏基础训练项目

示例 3

患者吹纸屑。

| 小档案 | |
|---|---|
| 训练时长 | |
| 辅助情况 | |

训练方法示例

示例 4

患者吹乐器。

| 小档案 | |
|---|---|
| 训练时长 | |
| 辅助情况 | |

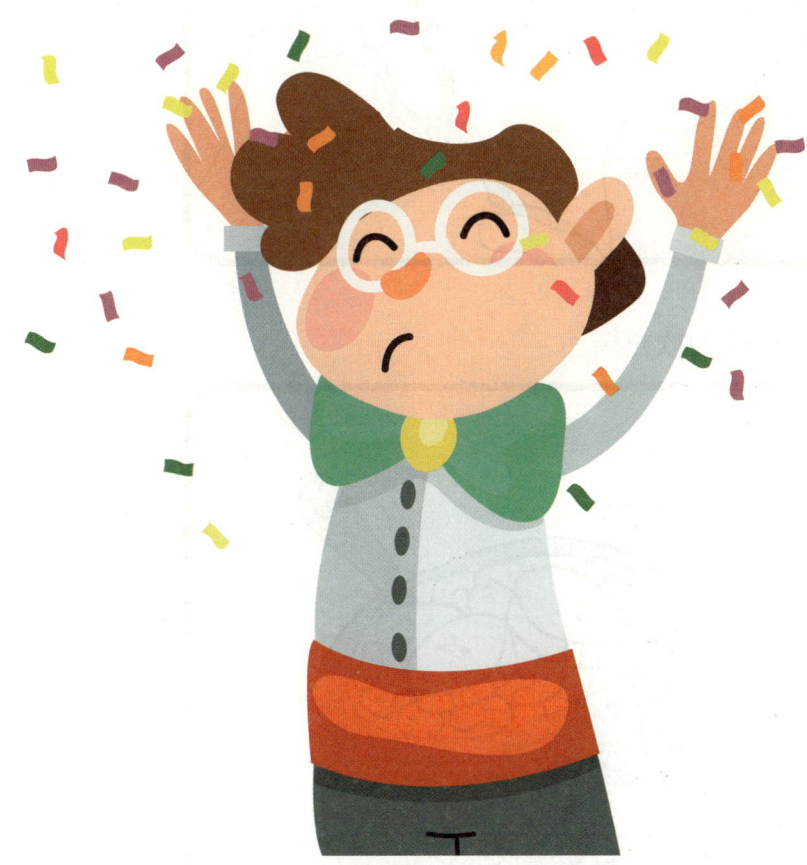

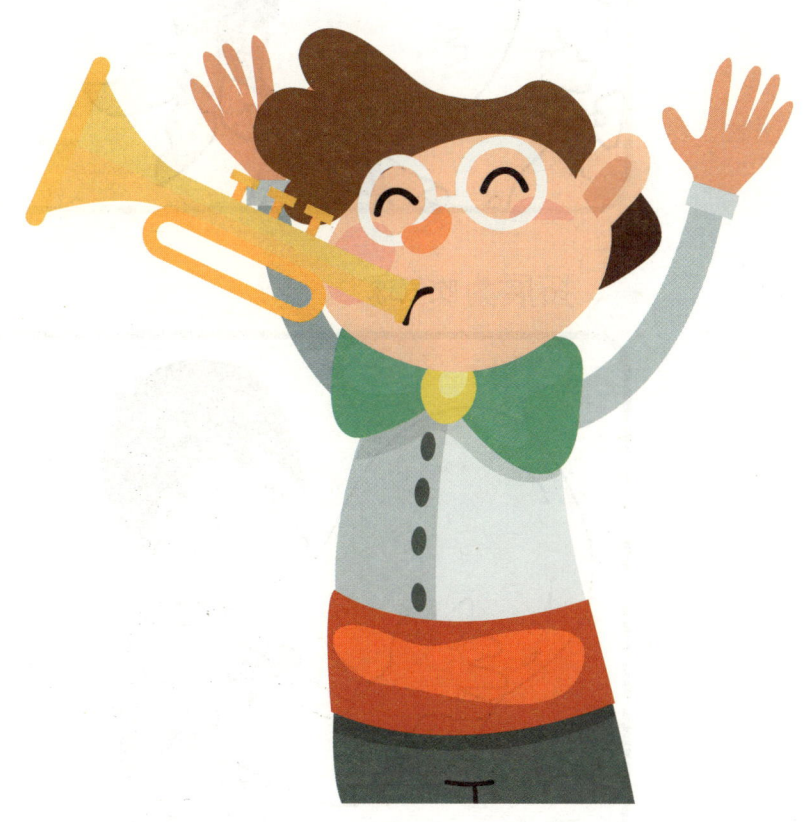

**拓展为吹蒲公英**

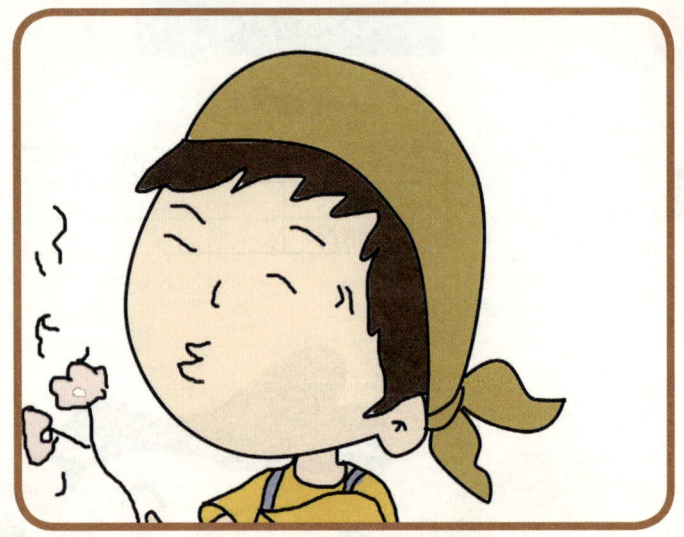

**拓展为吹泡泡**

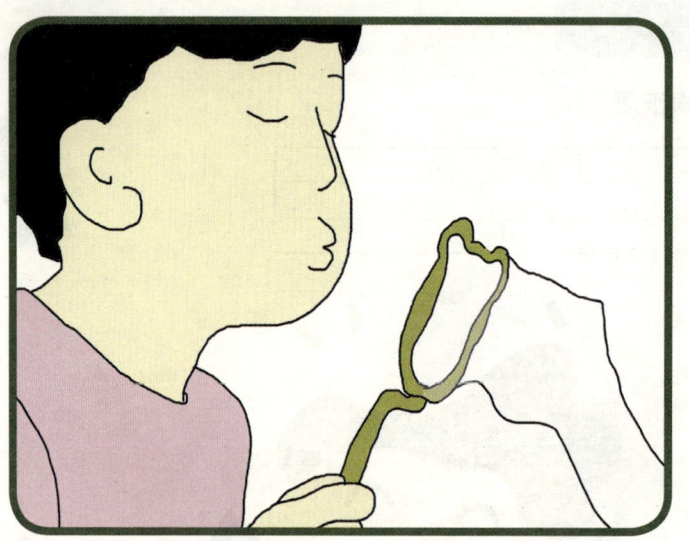

**拓展为吹气球**

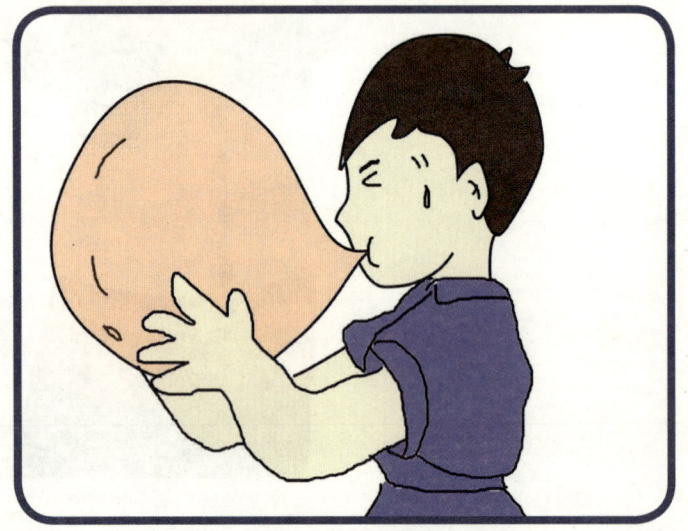

**拓展为吹热汤**

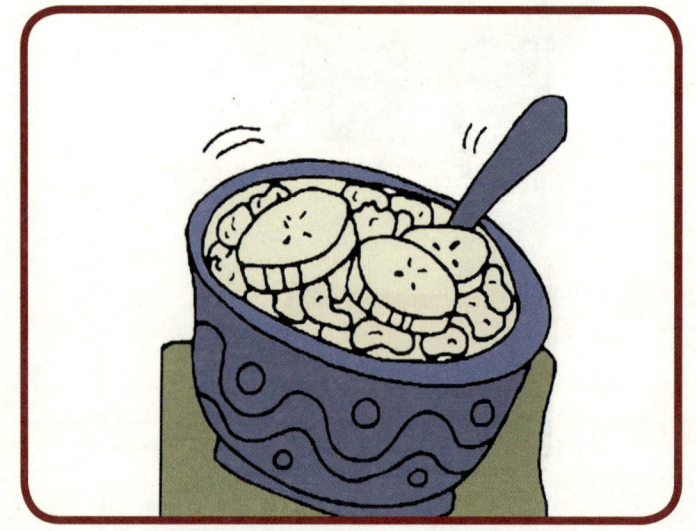

# 05 用积木搭塔

该技能的训练目的是提高患者的动手与游戏能力。通过该技能的训练，患者应该能达到这样一种水平，即：向患者呈现一套积木，并说"搭一座塔"，患者能够搭一座塔。训练过程中一旦患者理解了如何使用积木，言语指令即可消退。

扫描二维码，打印本技能训练配套表格

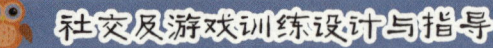

## 教学材料

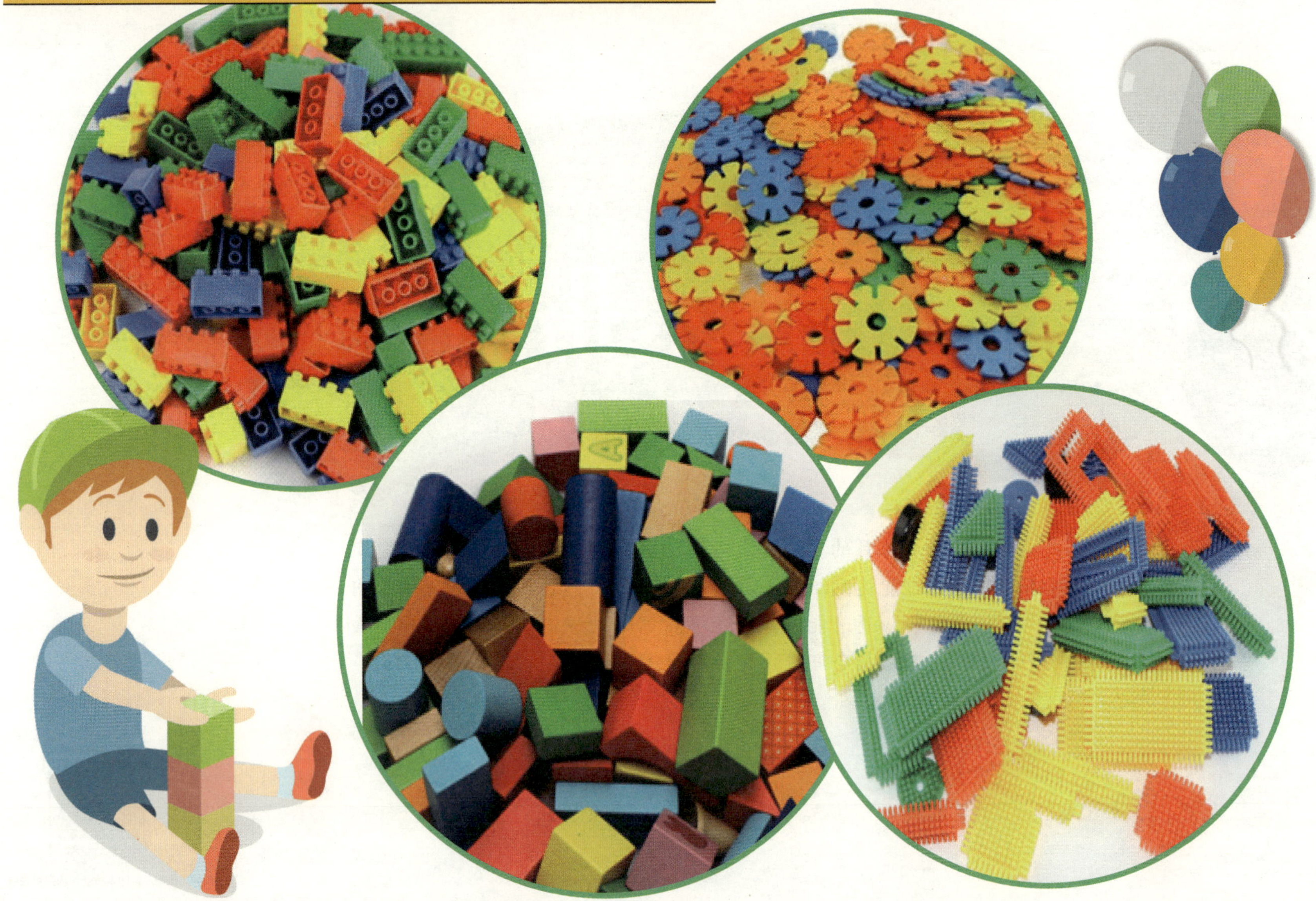

第三章
社交游戏基础训练项目

训练方法示例

### 示例 1

用 2 块积木搭塔。

| 小档案 | |
|---|---|
| 训练时长 | |
| 辅助情况 | |

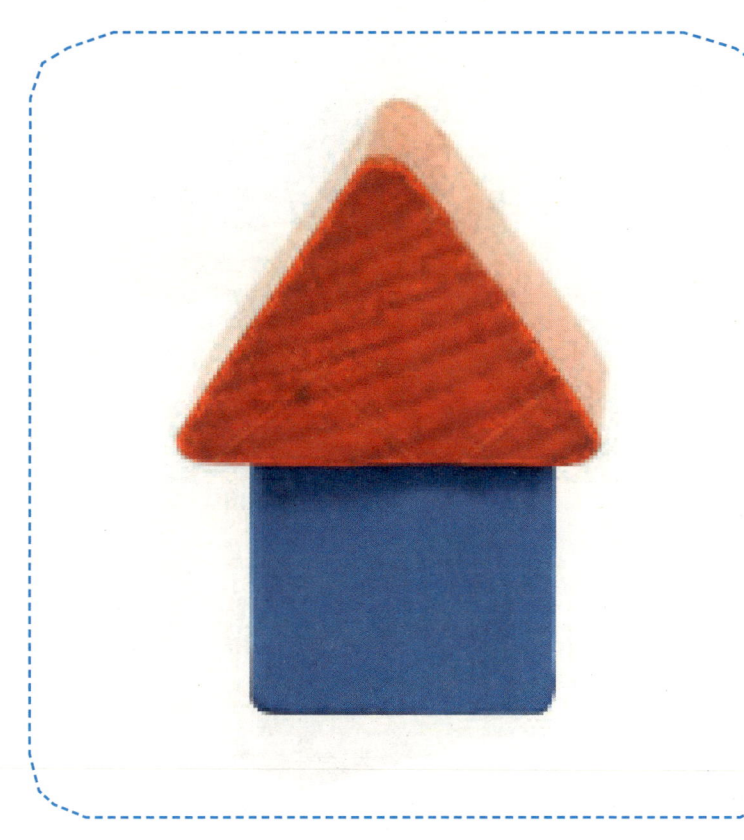

### 示例 2

用 4 块积木搭塔。

| 小档案 | |
|---|---|
| 训练时长 | |
| 辅助情况 | |

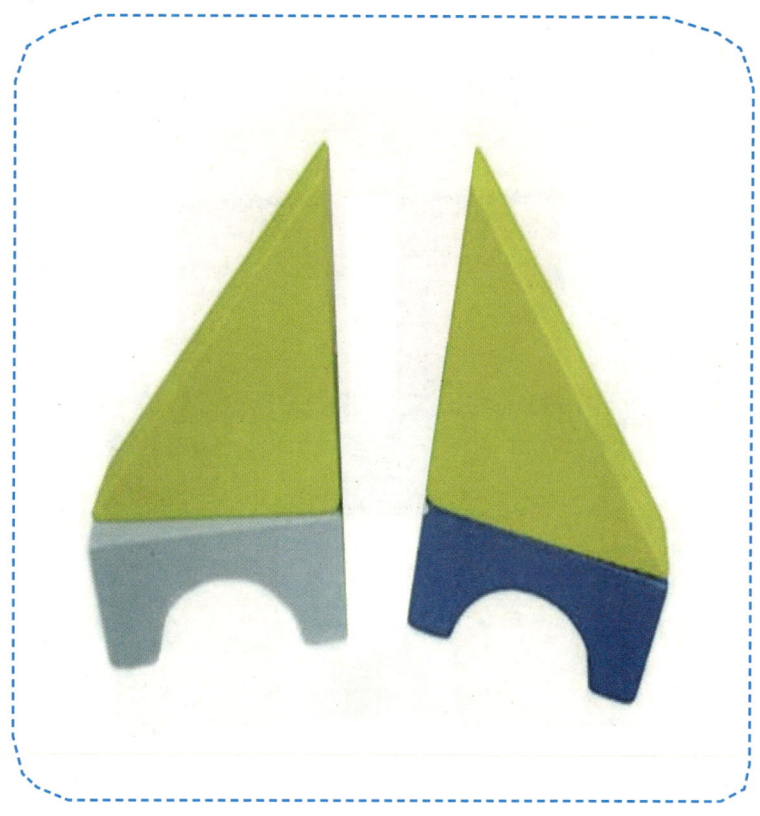

社交及游戏训练设计与指导

**训练方法示例**

### 示例 3

用 6 块积木搭塔。

| 小档案 | |
|---|---|
| 训练时长 | |
| 辅助情况 | |

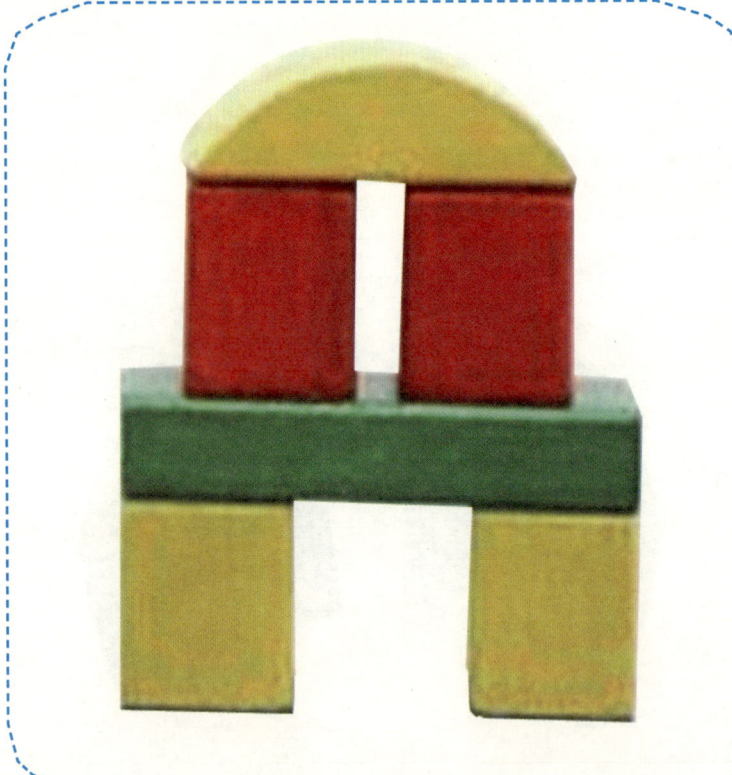

### 示例 4

用 8 块积木搭塔。

| 小档案 | |
|---|---|
| 训练时长 | |
| 辅助情况 | |

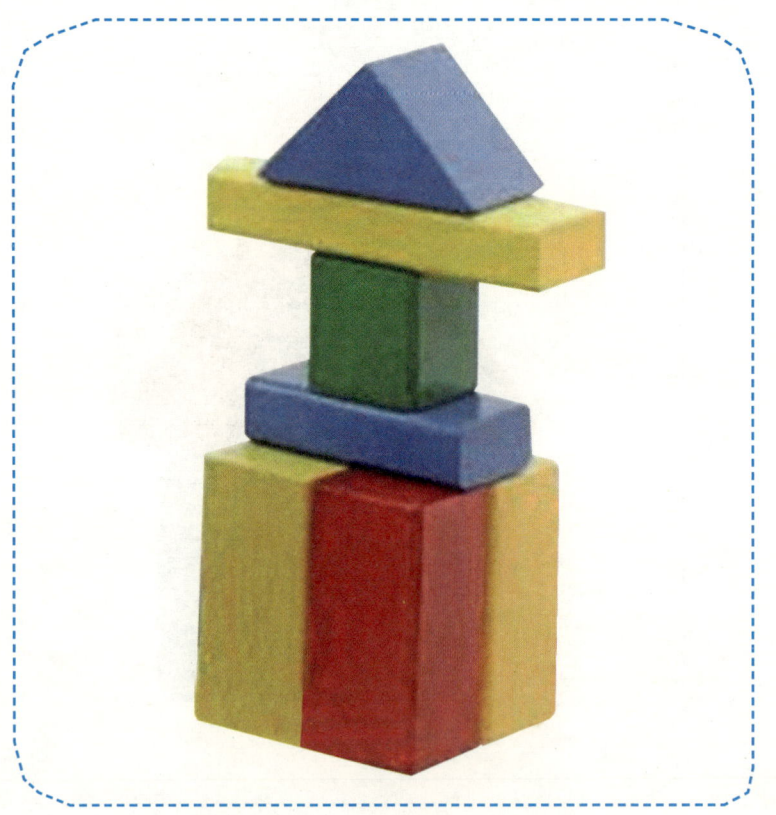

第三章
社交游戏基础训练项目

**泛化为**在幼儿园用积木搭塔

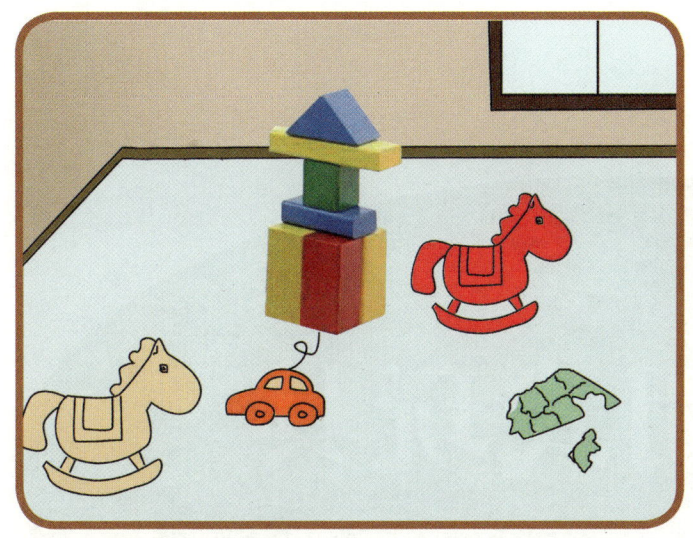

**泛化为**在客厅用积木搭塔

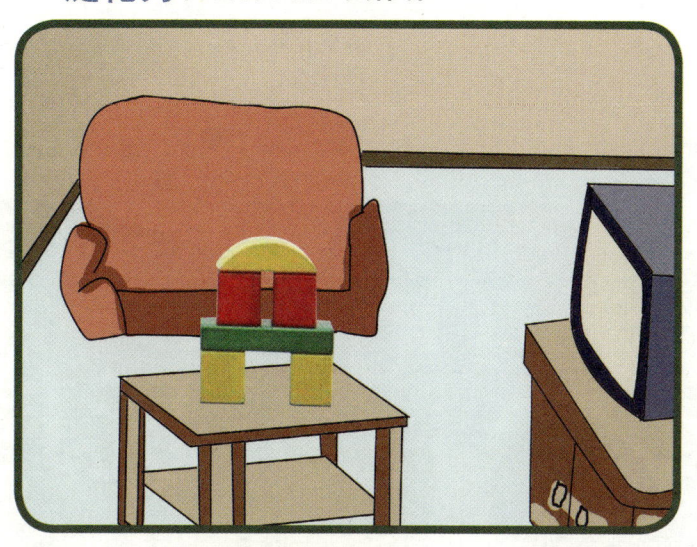

**泛化为**在教室用积木搭塔

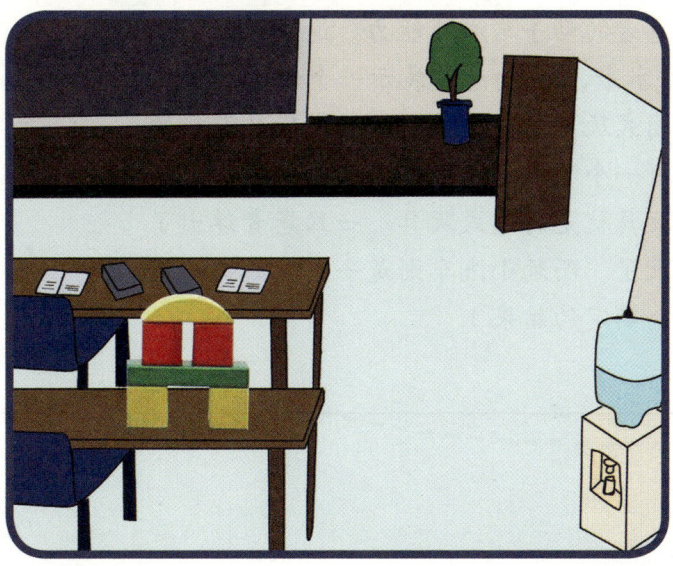

**泛化为**在商场积木玩具区搭塔

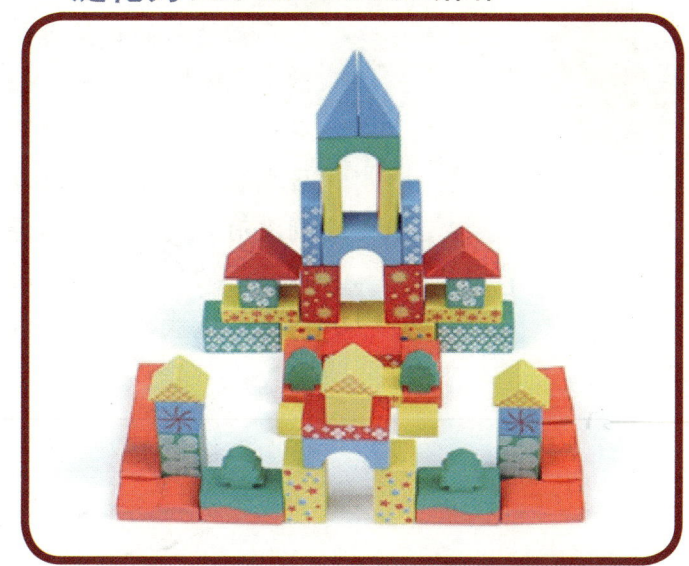

# 06 玩封闭式玩具

该技能的训练目的是提高患者的动手与游戏能力。通过该技能的训练，患者应该能达到这样一种水平，即：向患者展示一个封闭式玩具，并说"玩吧"，患者会玩耍封闭式玩具（封闭式和开放式玩具游戏的区别在于，封闭式玩具游戏具有一个明确的结果，而开放式玩具游戏则没有。例如，一个弹出式的玩具就是封闭式玩具。一旦患者弹出了玩具上的按键，这个游戏就结束了。而玩小汽车则是一个开放式结果的玩具游戏，这个游戏没有一个确定的结果）。

扫描二维码，打印本技能训练配套表格

第三章
社交游戏基础训练项目

教学材料

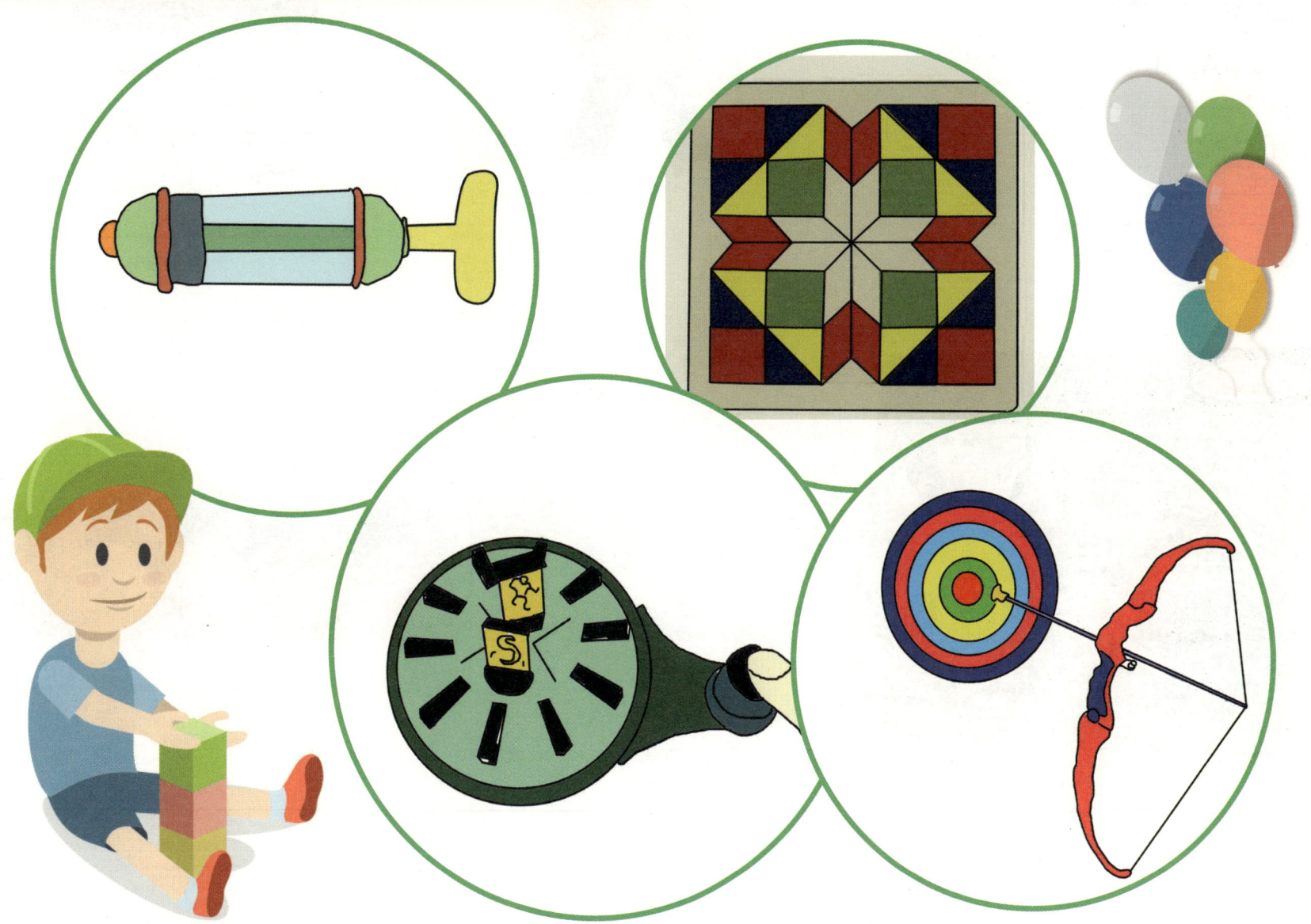

社交及游戏训练设计与指导

### 示例 1

玩有声拼图。

| 小档案 | |
|---|---|
| 训练时长 | |
| 辅助情况 | |

训练方法示例

### 示例 2

玩弹小玩具。

| 小档案 | |
|---|---|
| 训练时长 | |
| 辅助情况 | |

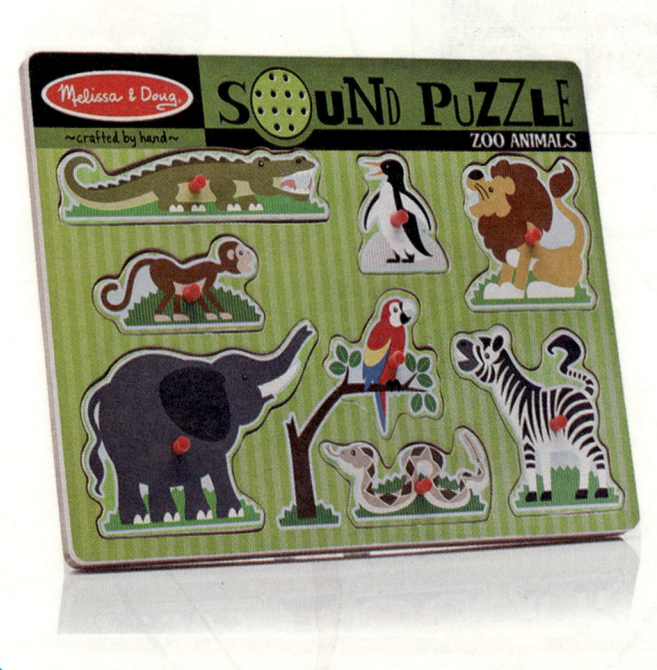

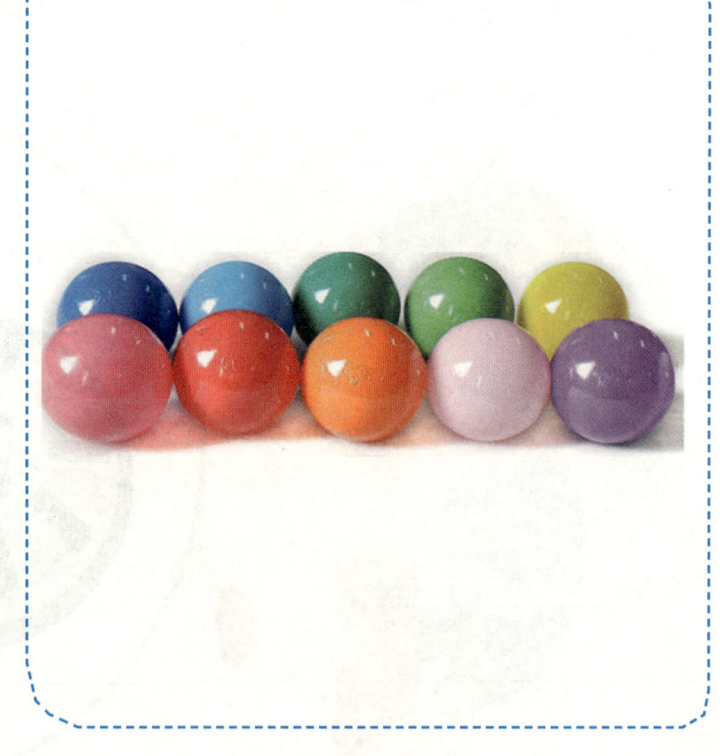

第三章
社交游戏基础训练项目

训练方法
示例

### 示例 3

玩魔方。

| 小档案 | |
|---|---|
| 训练时长 | |
| 辅助情况 | |

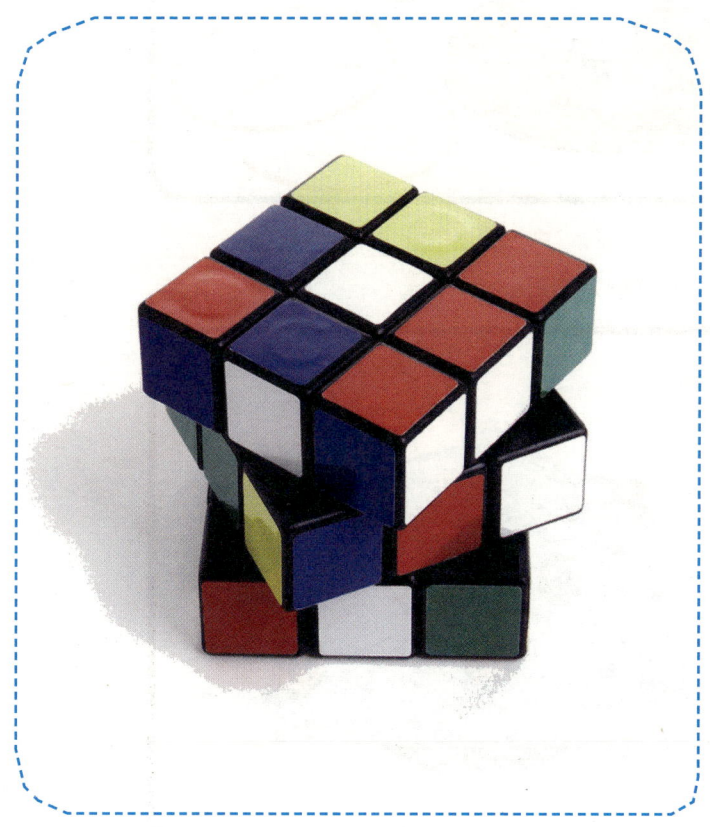

### 示例 4

玩有按键的玩具。

| 小档案 | |
|---|---|
| 训练时长 | |
| 辅助情况 | |

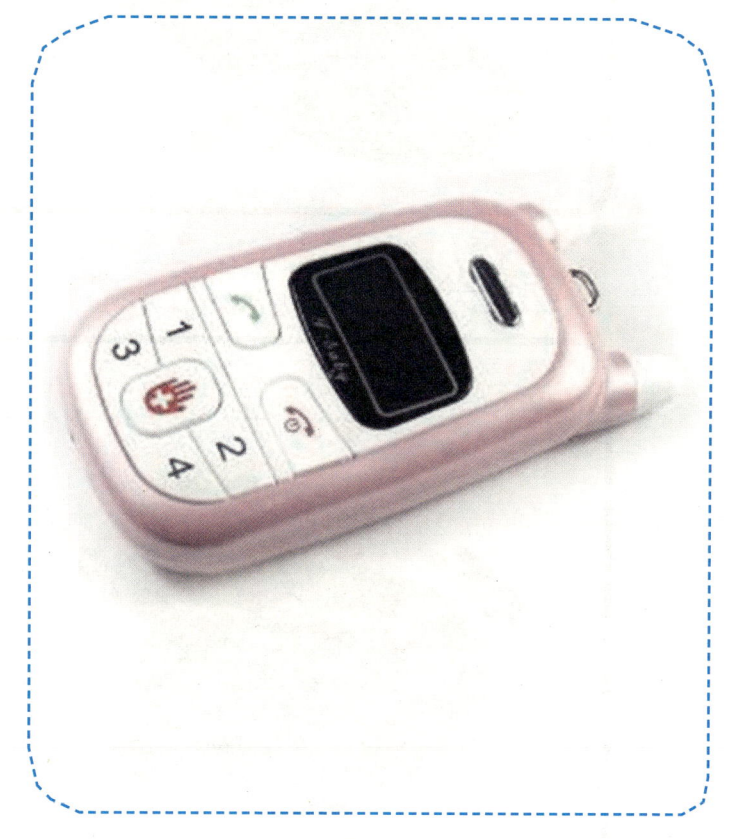

**拓展为投篮玩具**

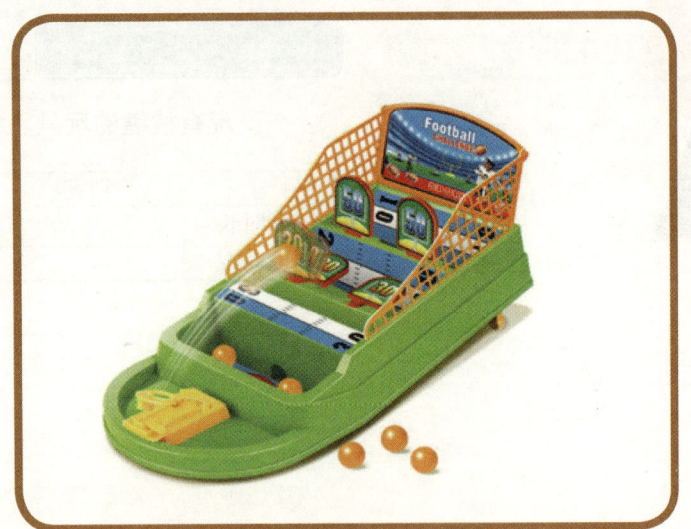

**拓展为套圈玩具**

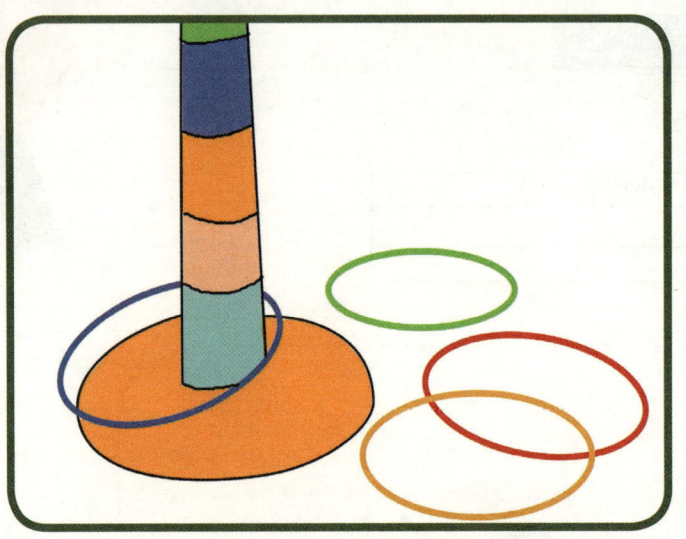

**拓展为夹球玩具**

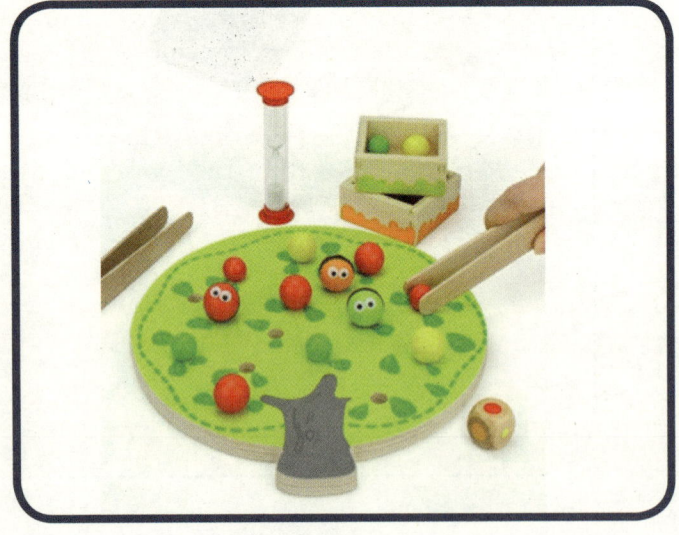

**拓展为弹珠玩具**

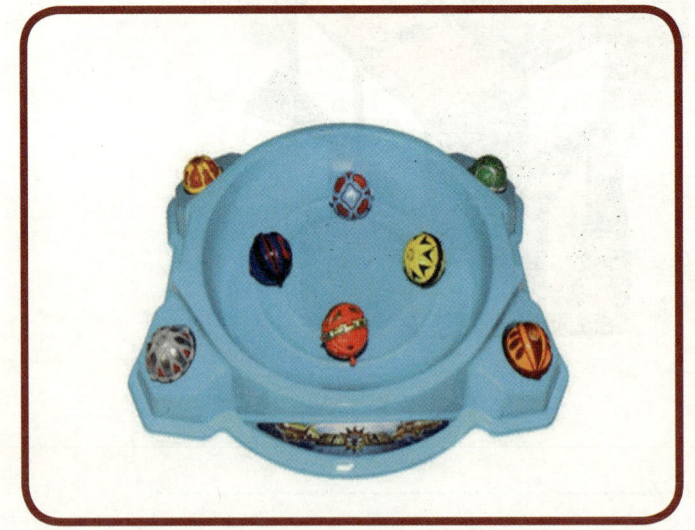

# 第三章 社交游戏基础训练项目

## 07 玩封闭式粗大运动类玩具

该技能的训练目的是提高患者的社交游戏能力。通过该技能的训练，患者应该能达到这样一种水平，即：向患者呈现一个封闭式粗大运动类玩具，并说"玩吧"，患者会玩这个封闭式粗大运动类玩具（封闭式游戏和开放式游戏的区别在于，封闭式游戏具有一个明确的结果，而开放式游戏没有。例如，一次滑滑梯就是封闭结果玩具游戏。一旦患者从滑梯上滑下来，这个游戏就结束了。蹦跳床则是一个开放式结果类游戏，这个游戏没有一个确定的结果）。

扫描二维码，打印本技能训练配套表格

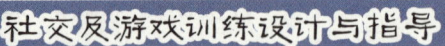

## 教学材料

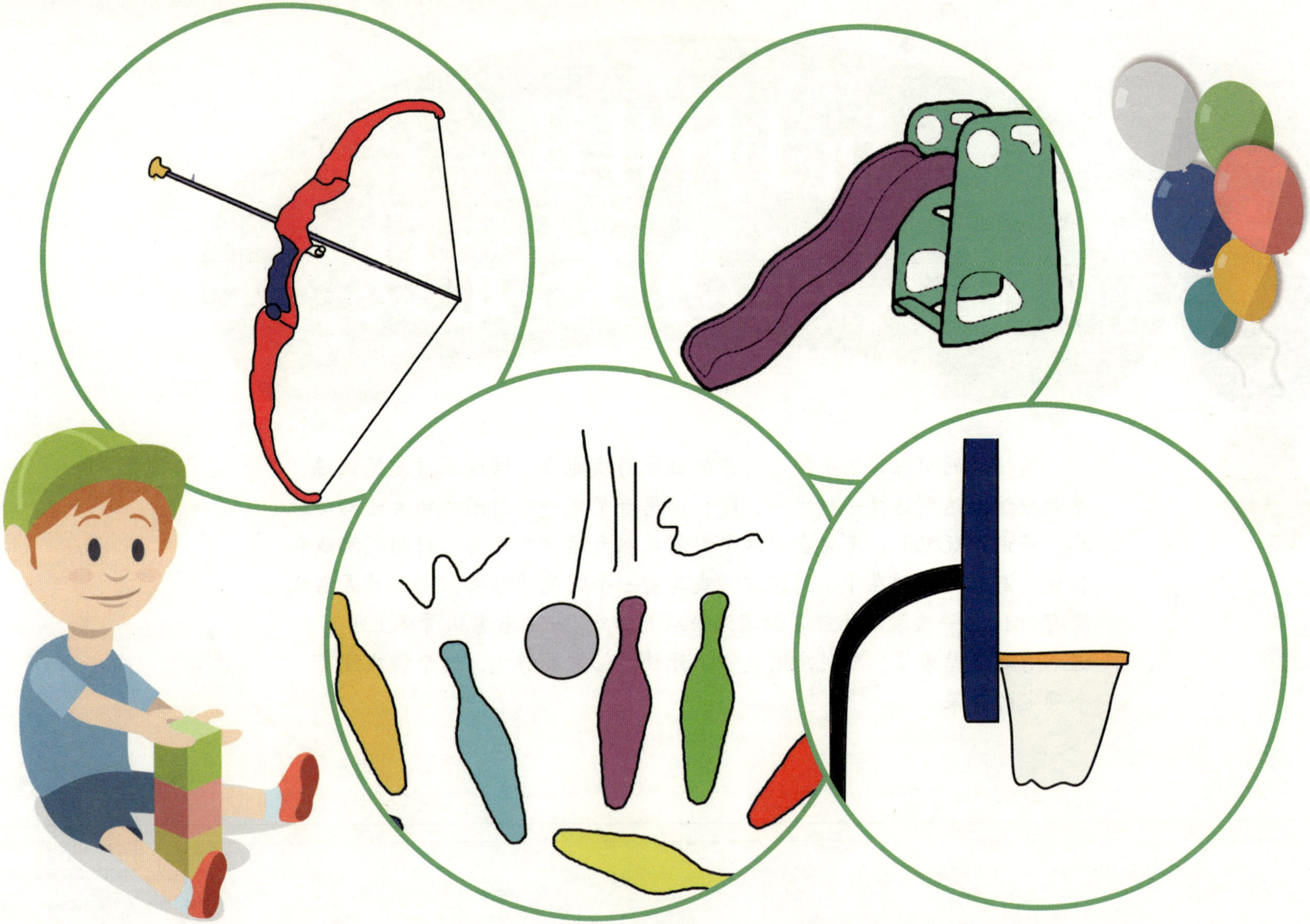

第三章
社交游戏基础训练项目

训练方法示例

## 示例 1

滑滑梯。

| 小档案 | |
|---|---|
| 训练时长 | |
| 辅助情况 | |

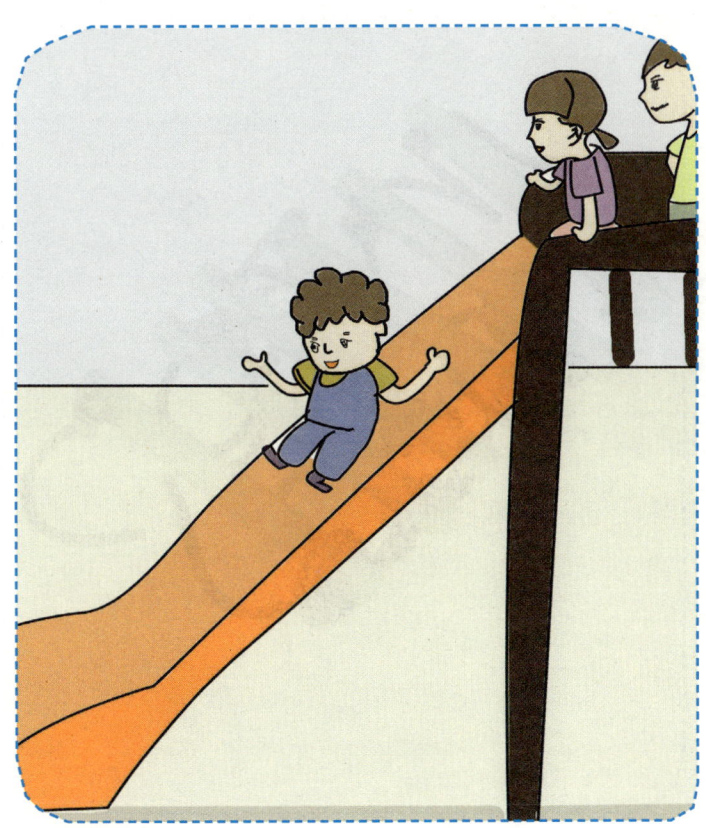

## 示例 2

玩保龄球。

| 小档案 | |
|---|---|
| 训练时长 | |
| 辅助情况 | |

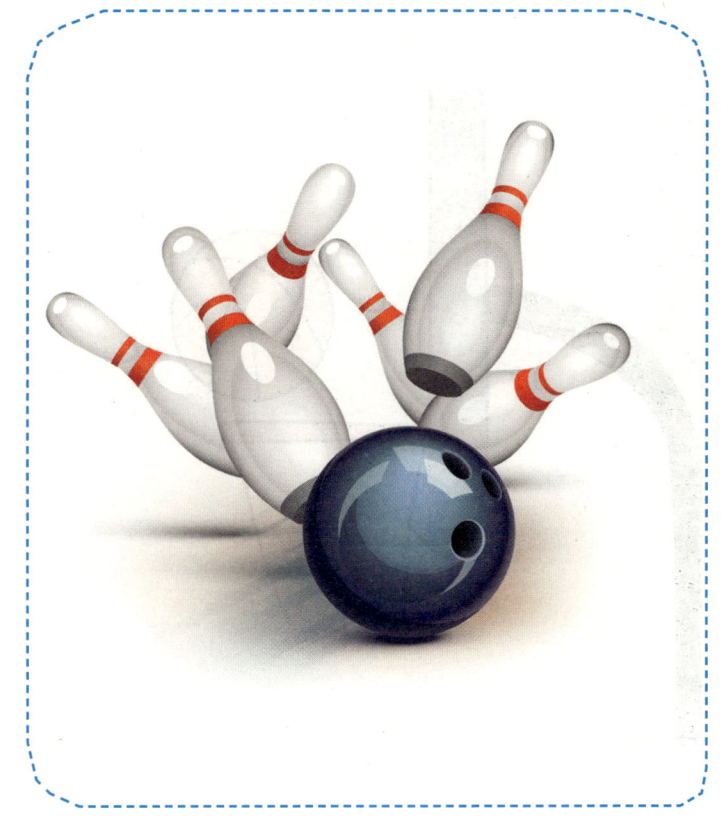

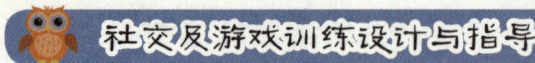
社交及游戏训练设计与指导

## 示例 3

投篮。

| 小档案 | |
|---|---|
| 训练时长 | |
| 辅助情况 | |

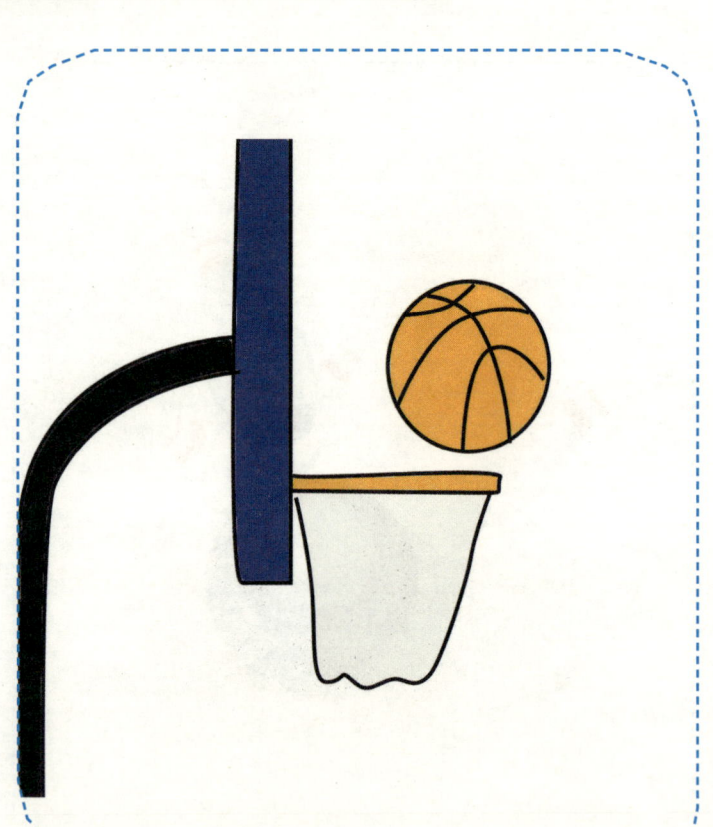

训练方法示例

## 示例 4

爬绳梯。

| 小档案 | |
|---|---|
| 训练时长 | |
| 辅助情况 | |

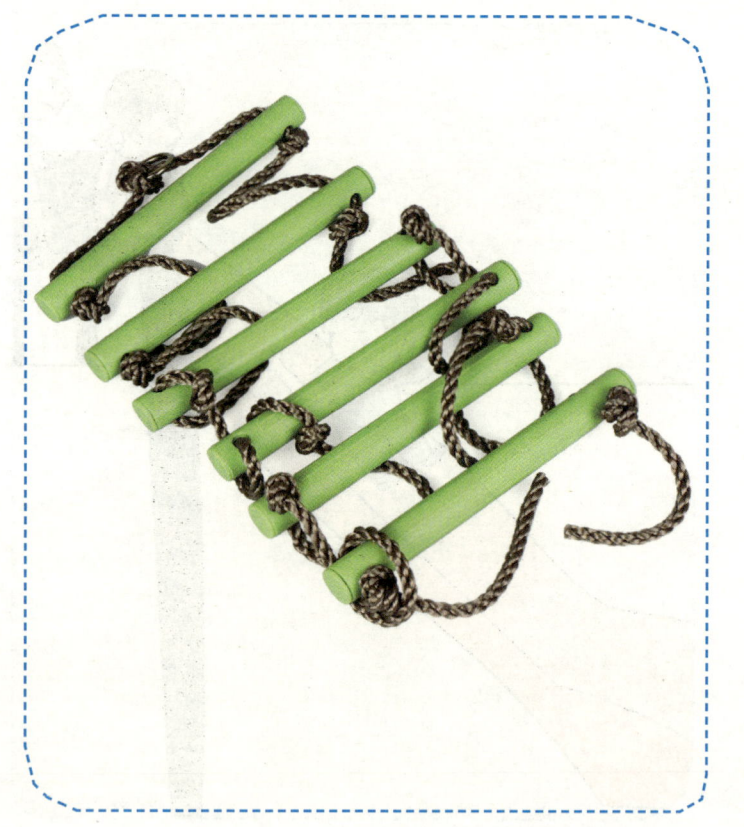

第三章
社交游戏基础训练项目

**拓展为玩具 1**

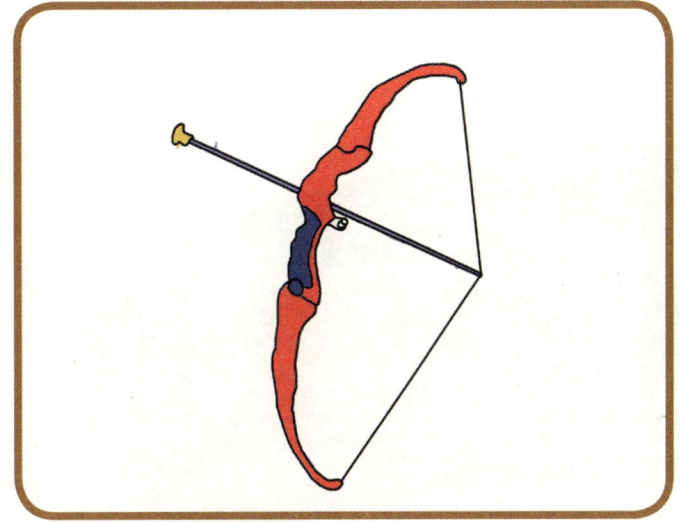

**拓展为玩具 2**

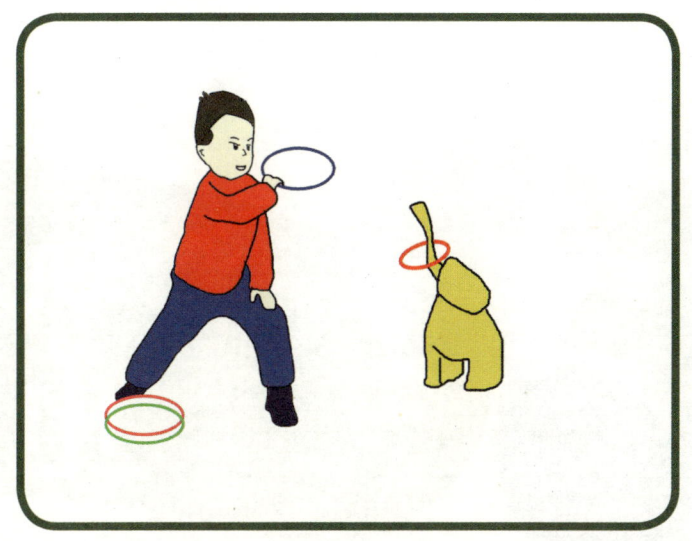

**拓展为玩具 3**

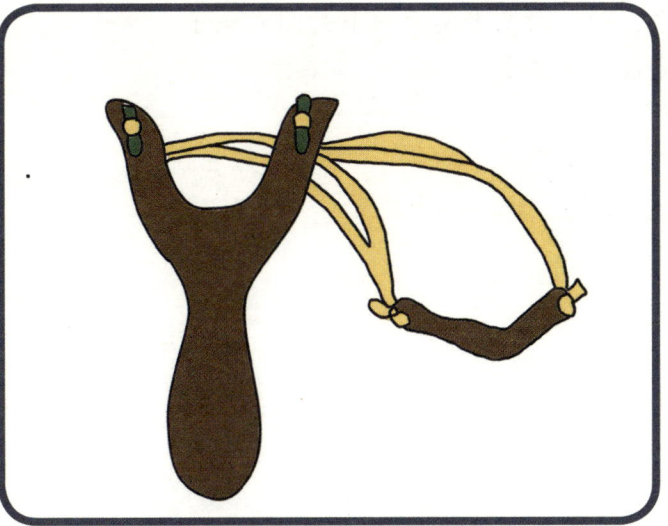

**拓展为玩具 4**

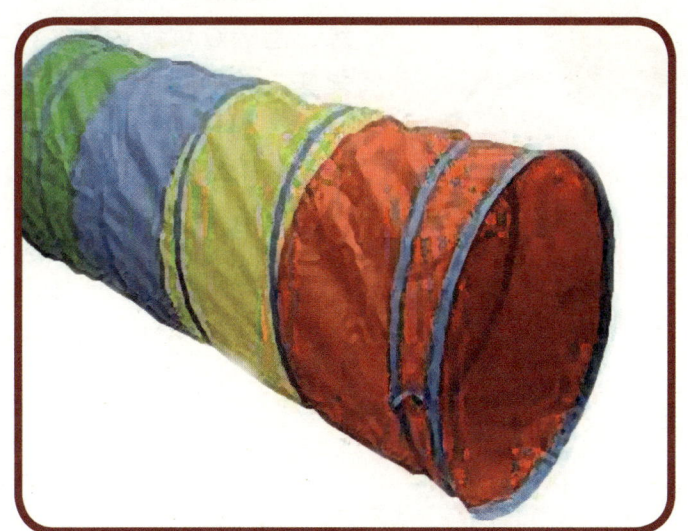

## 08 玩封闭式电子玩具

该技能的训练目的是提高患者的社交游戏能力。通过该技能的训练，患者应该能达到这样一种水平，即：向患者展示一个封闭式电子玩具，并说"玩吧"，患者可以完成电子游戏。

扫描二维码，打印本技能训练配套表格

# 第三章
## 社交游戏基础训练项目

**教学材料**

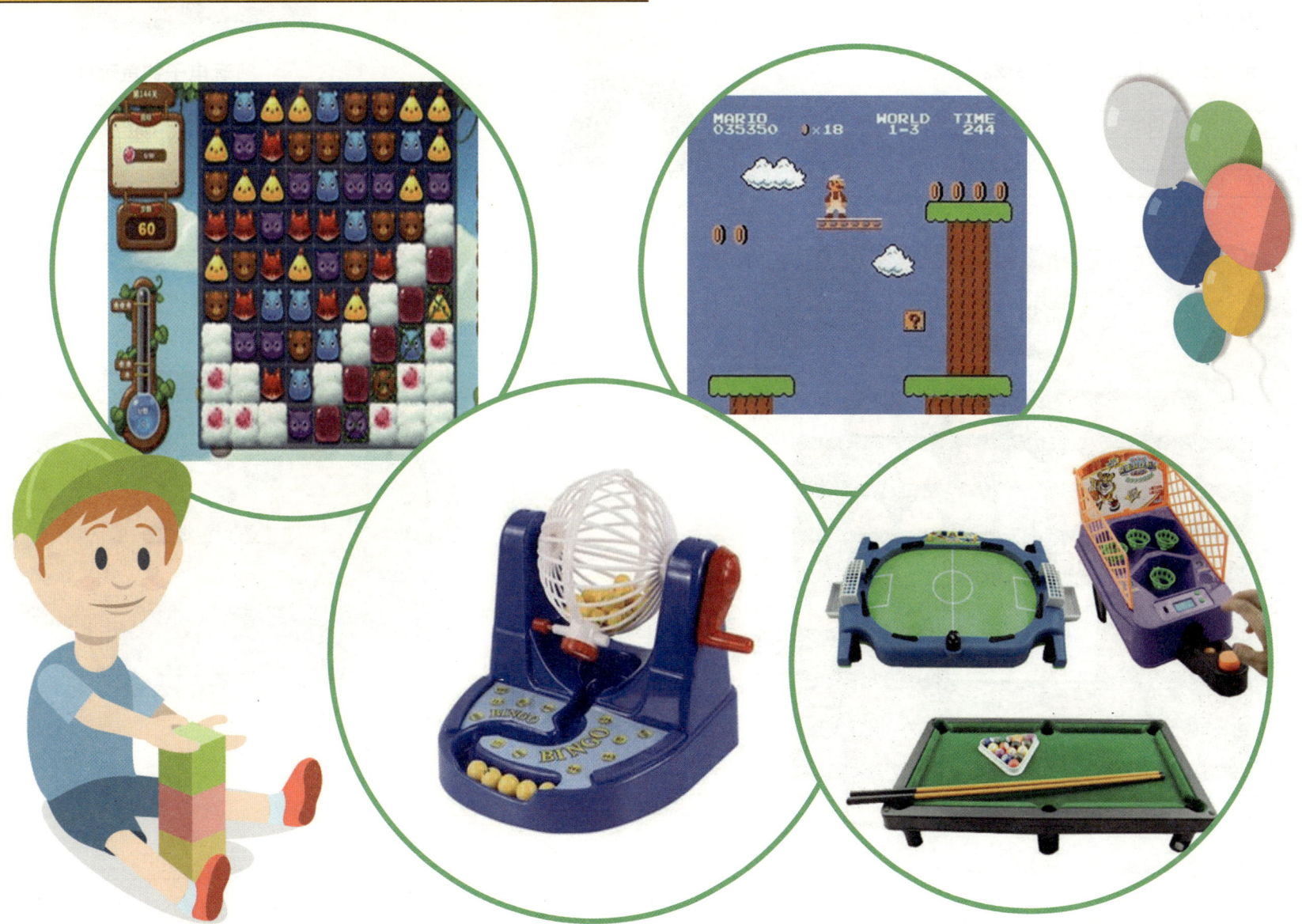

社交及游戏训练设计与指导

## 训练方法示例

### 示例 1

玩平板电脑上的消消乐游戏。

| 小档案 | |
|---|---|
| 训练时长 | |
| 辅助情况 | |

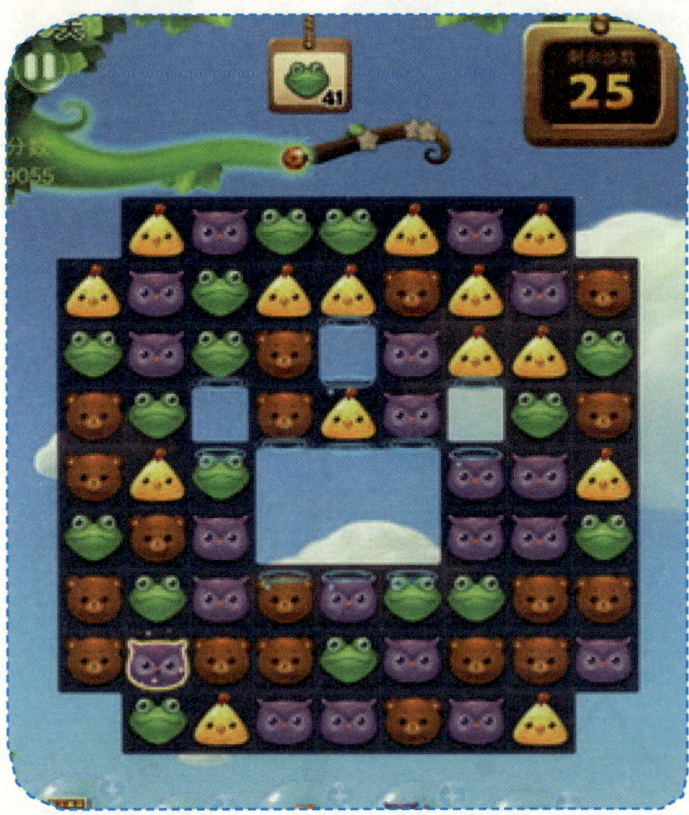

### 示例 2

玩电子钓鱼玩具。

| 小档案 | |
|---|---|
| 训练时长 | |
| 辅助情况 | |

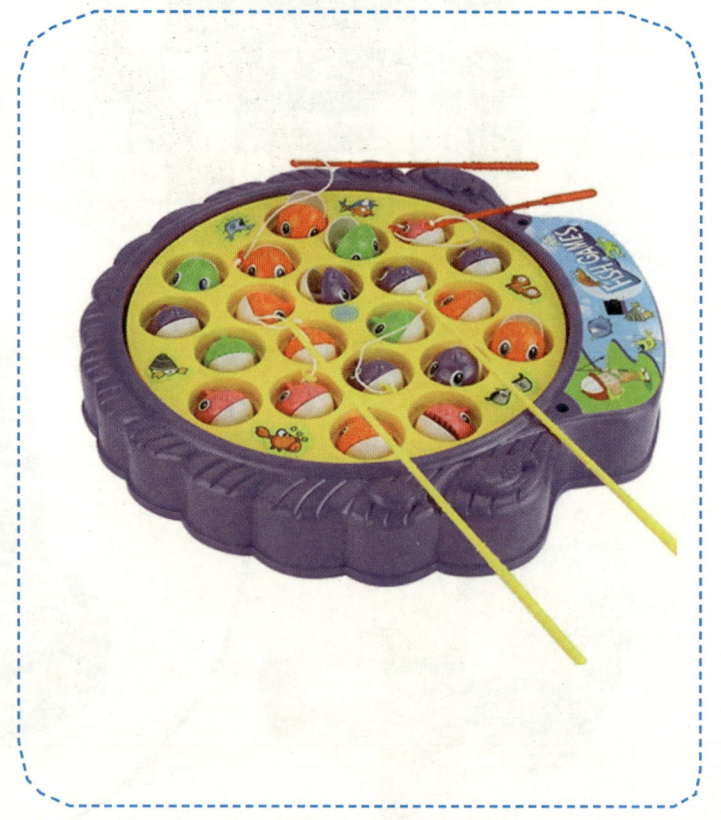

第三章
社交游戏基础训练项目

训练方法示例

| 示例 3 |
|---|

玩打地鼠游戏。

| 小档案 | |
|---|---|
| 训练时长 | |
| 辅助情况 | |

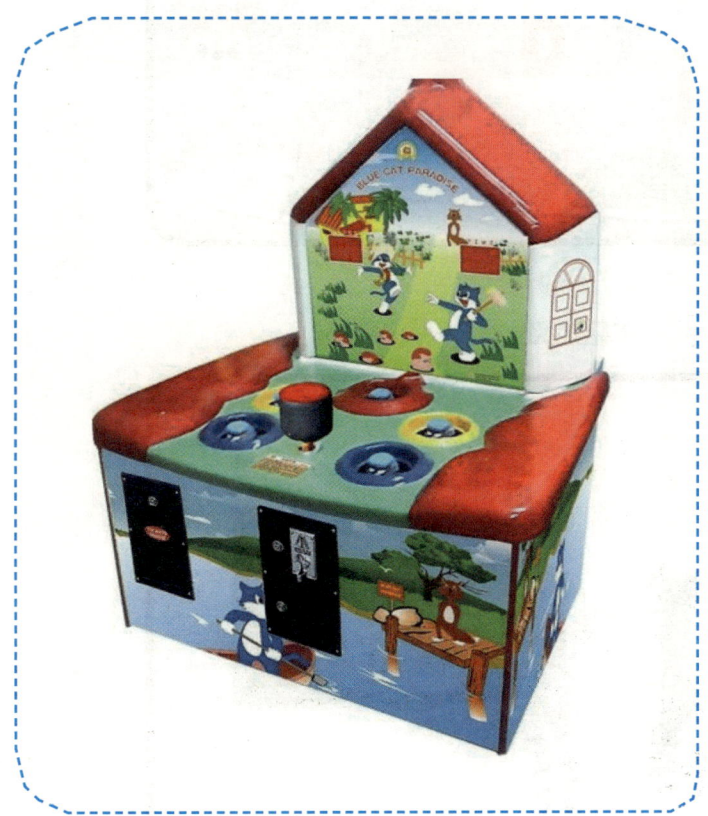

| 示例 4 |
|---|

玩电子计数器。

| 小档案 | |
|---|---|
| 训练时长 | |
| 辅助情况 | |

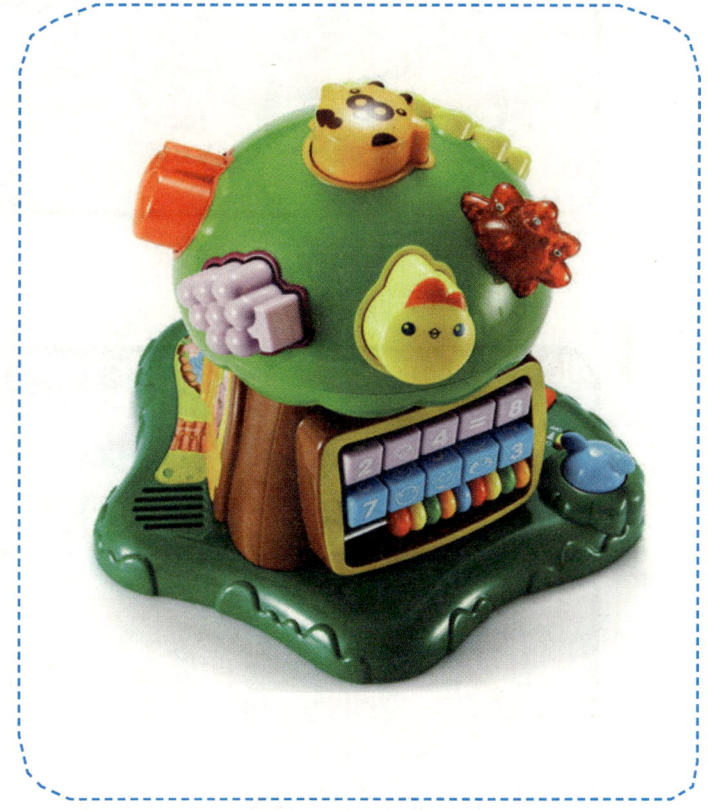

61

**拓展为平板电脑游戏**

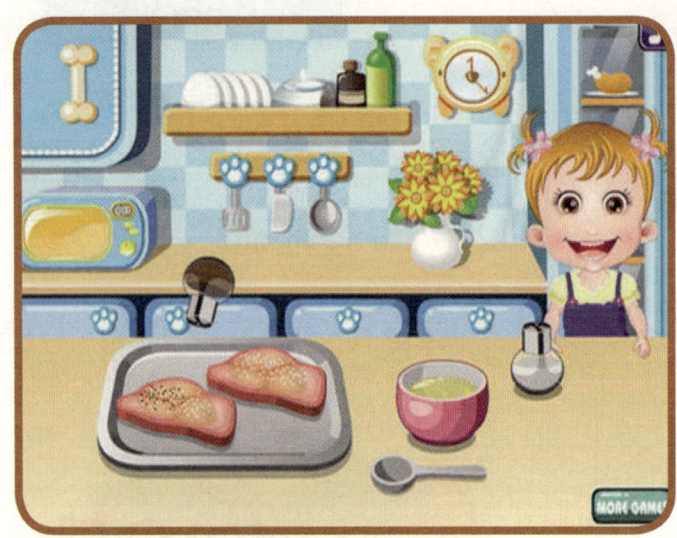

**拓展为电脑游戏**

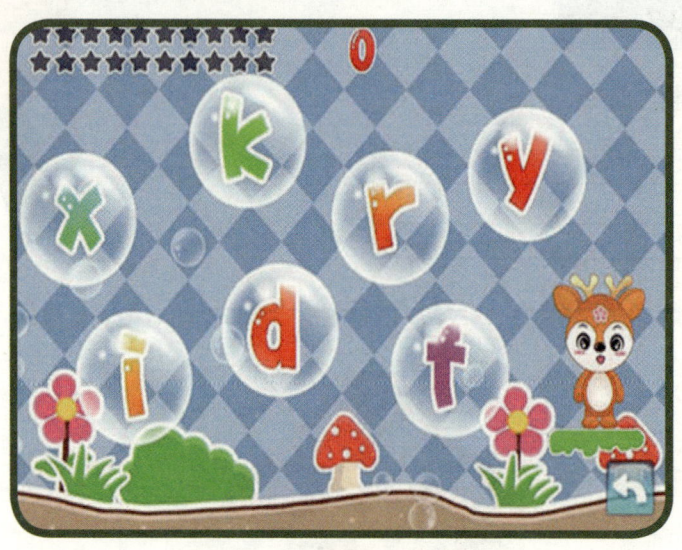

**拓展为手机游戏**

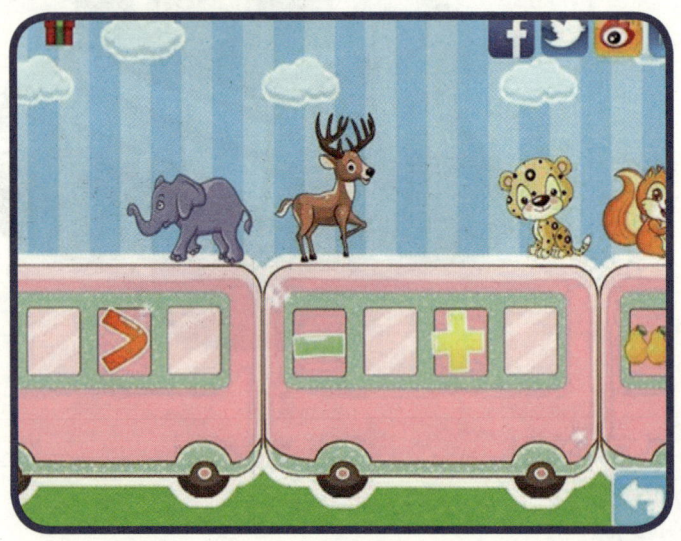

**拓展为体感游戏**

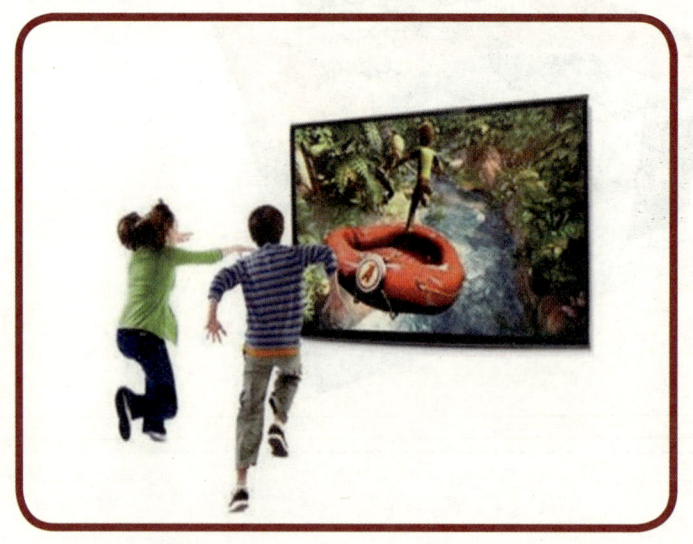

第三章 社交游戏基础训练项目

# 09 使用功能性物品

该技能的训练目的是提高患者的社交与适应能力。通过该技能的训练，患者应该能达到这样一种水平，即：给患者一个物品（无语言指令），患者会正确使用物品。

扫描二维码，打印本技能训练配套表格

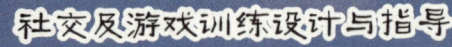

**教学材料**

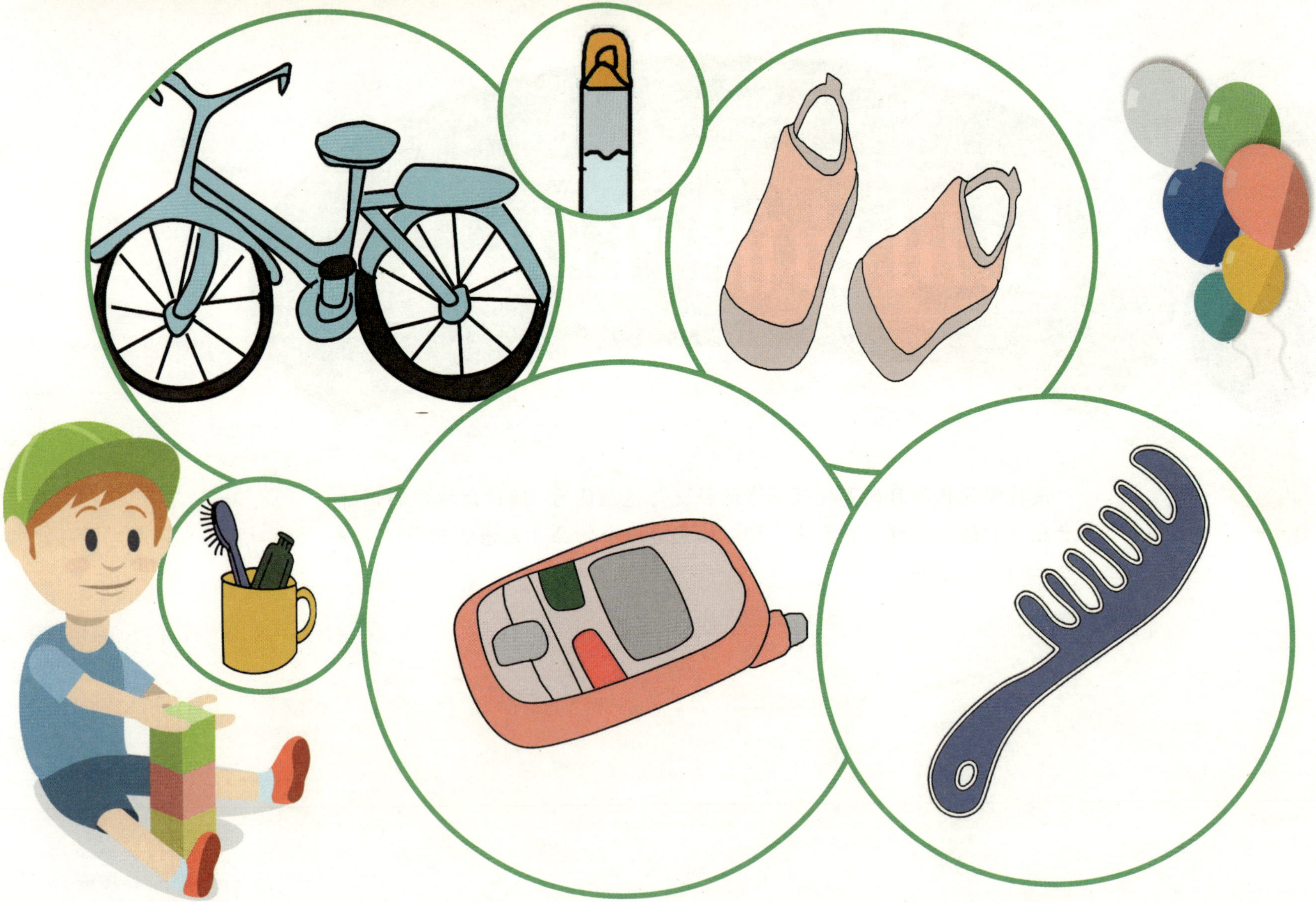

第三章
社交游戏基础训练项目

训练方法示例

**示例 1**

拿起电话贴近耳朵。

| 小档案 | |
|---|---|
| 训练时长 | |
| 辅助情况 | |

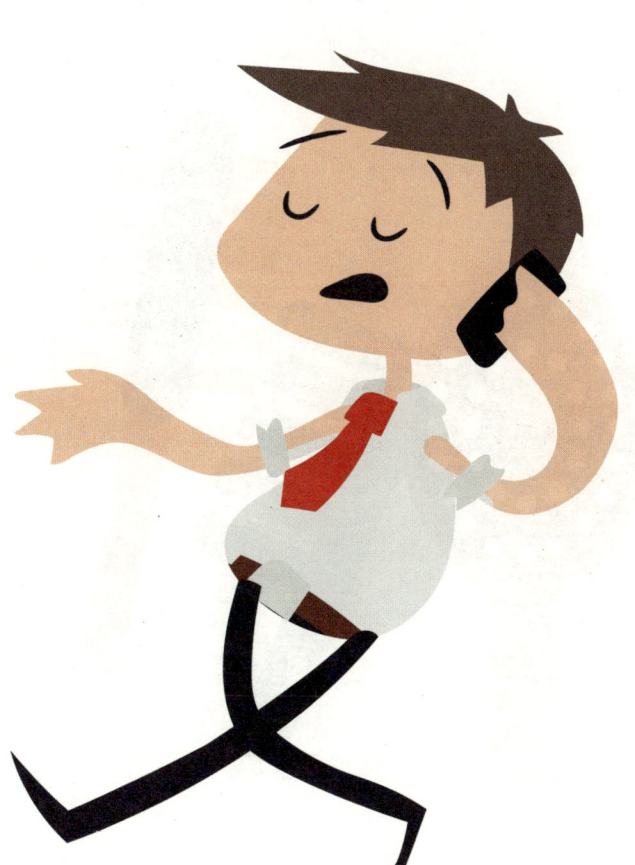

**示例 2**

用杯子喝水。

| 小档案 | |
|---|---|
| 训练时长 | |
| 辅助情况 | |

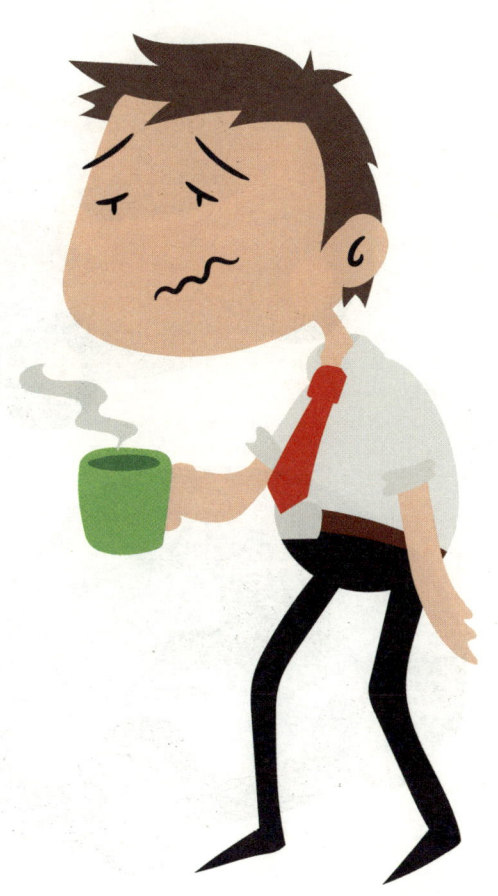

社交及游戏训练设计与指导

## 示例 3

让玩具小汽车行驶。

| 小档案 | |
|---|---|
| 训练时长 | |
| 辅助情况 | |

训练方法示例

## 示例 4

用梳子梳头发。

| 小档案 | |
|---|---|
| 训练时长 | |
| 辅助情况 | |

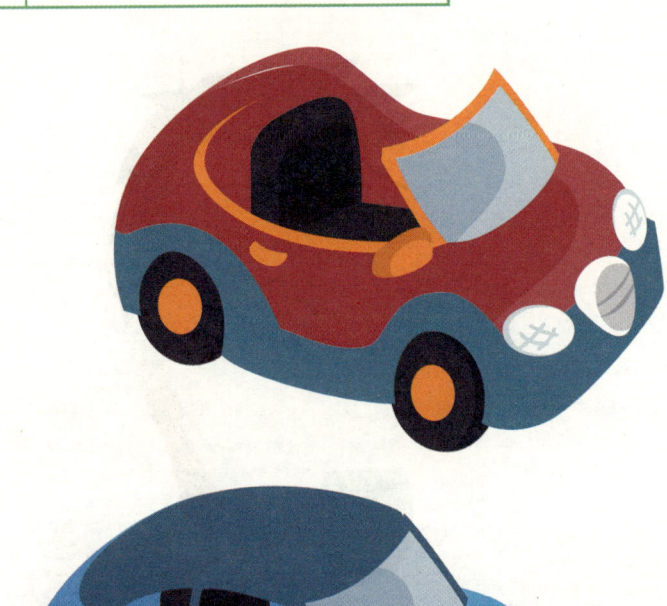

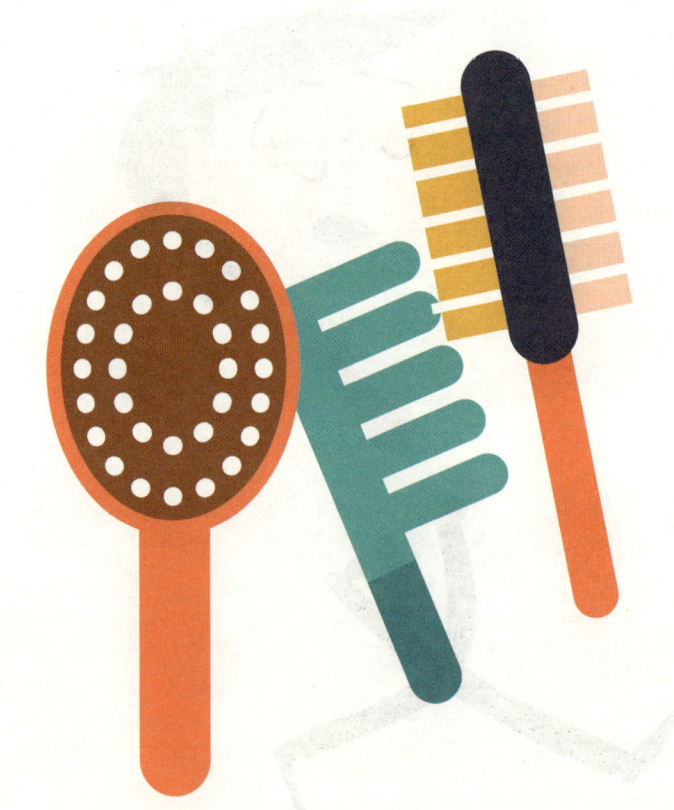

# 第三章
## 社交游戏基础训练项目

拓展为牙具

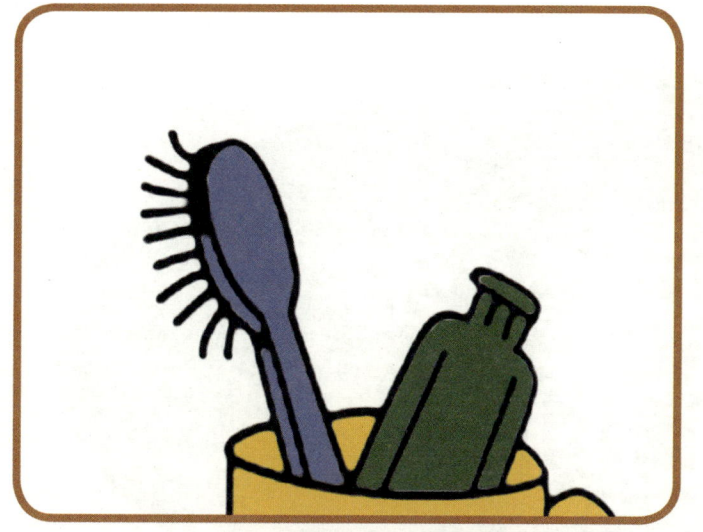

拓展为桌椅

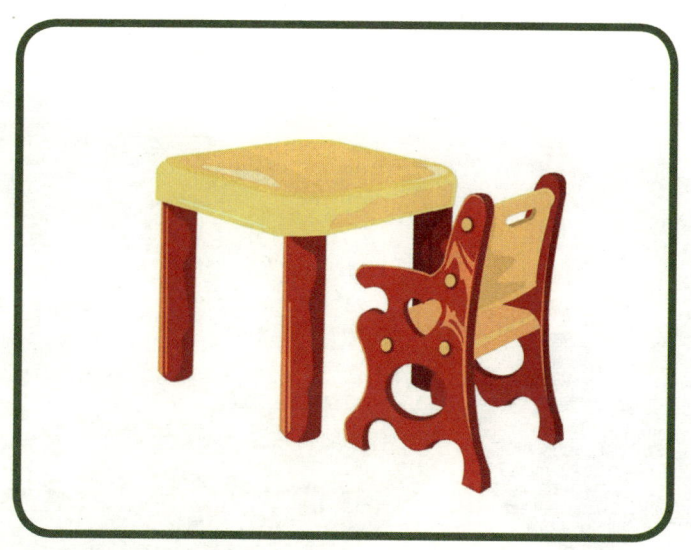

拓展为学习用品

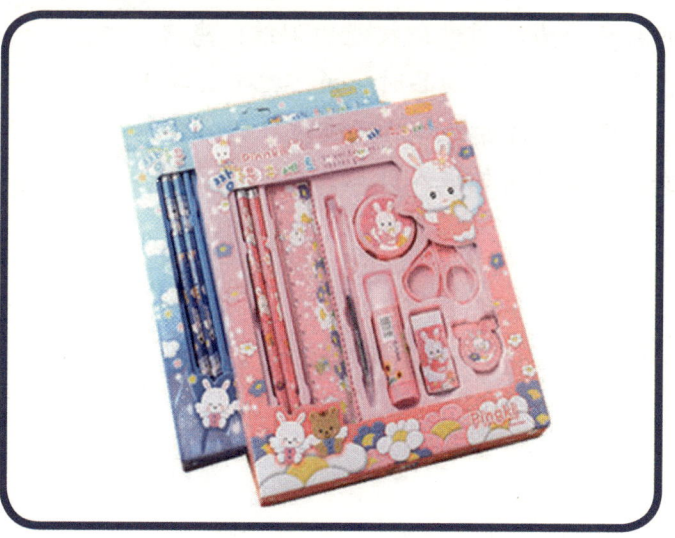

拓展为餐具

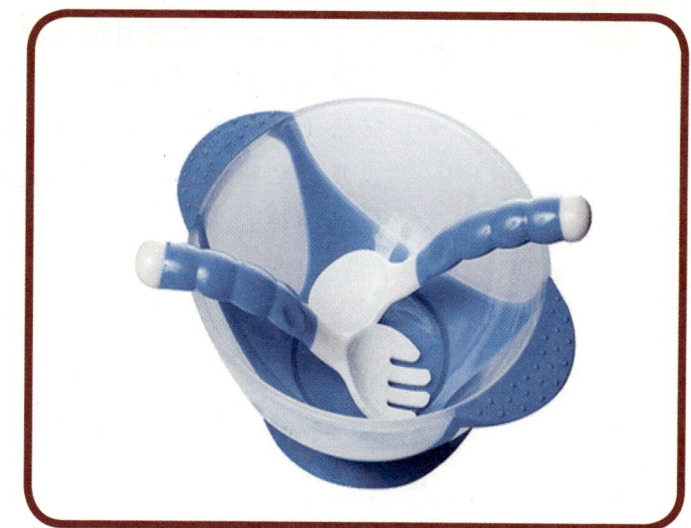

# 10 把物品交给指定的人

该技能的训练目的是提高患者的社交能力。通过该技能的训练，患者应该能达到这样一种水平，即：当患者手上有多个物品时，说"把（某物）交给（某人）"，患者会把物品给指定的人。患者要知道交流对象的名字，以及要给出物品的名字。交流对象要从患者熟悉的成人开始，然后泛化到他的同伴。

扫描二维码，打印本技能训练配套表格

第三章
社交游戏基础训练项目

**教学材料**

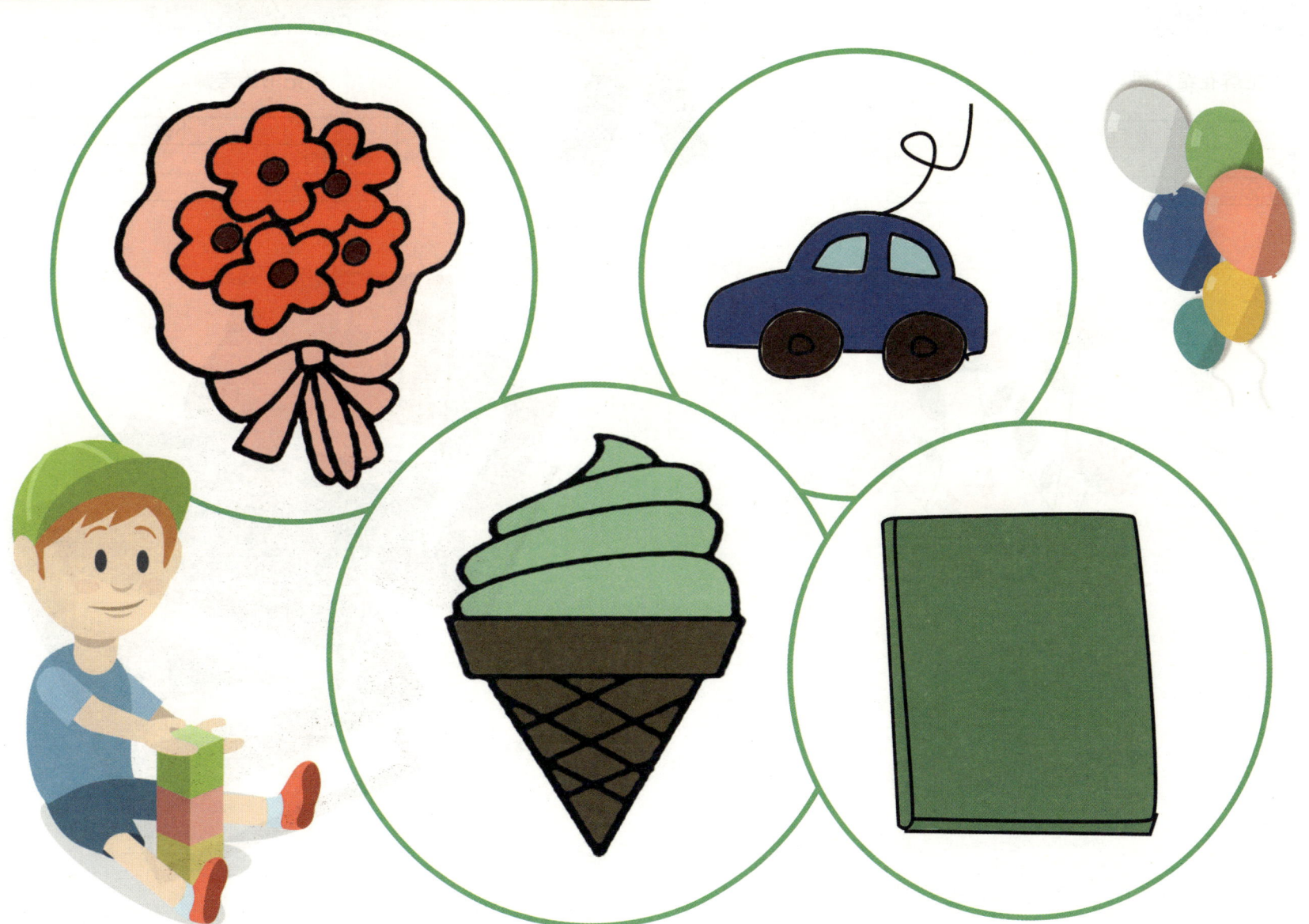

社交及游戏训练设计与指导

### 示例 1

把鲜花给妈妈。

| 小档案 | |
|---|---|
| 训练时长 | |
| 辅助情况 | |

训练方法示例

### 示例 2

把书给老师。

| 小档案 | |
|---|---|
| 训练时长 | |
| 辅助情况 | |

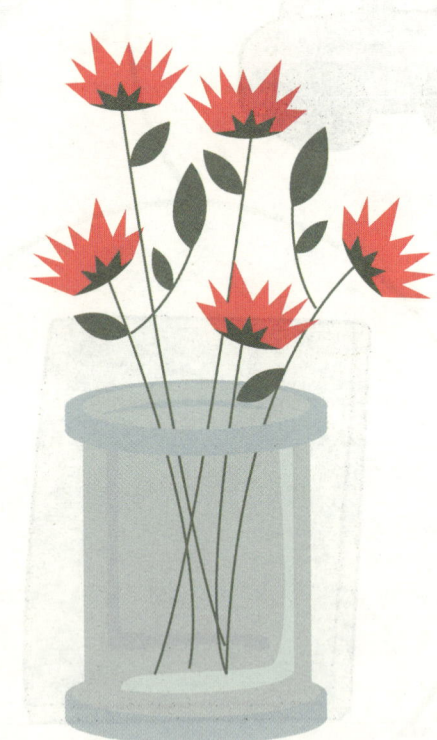

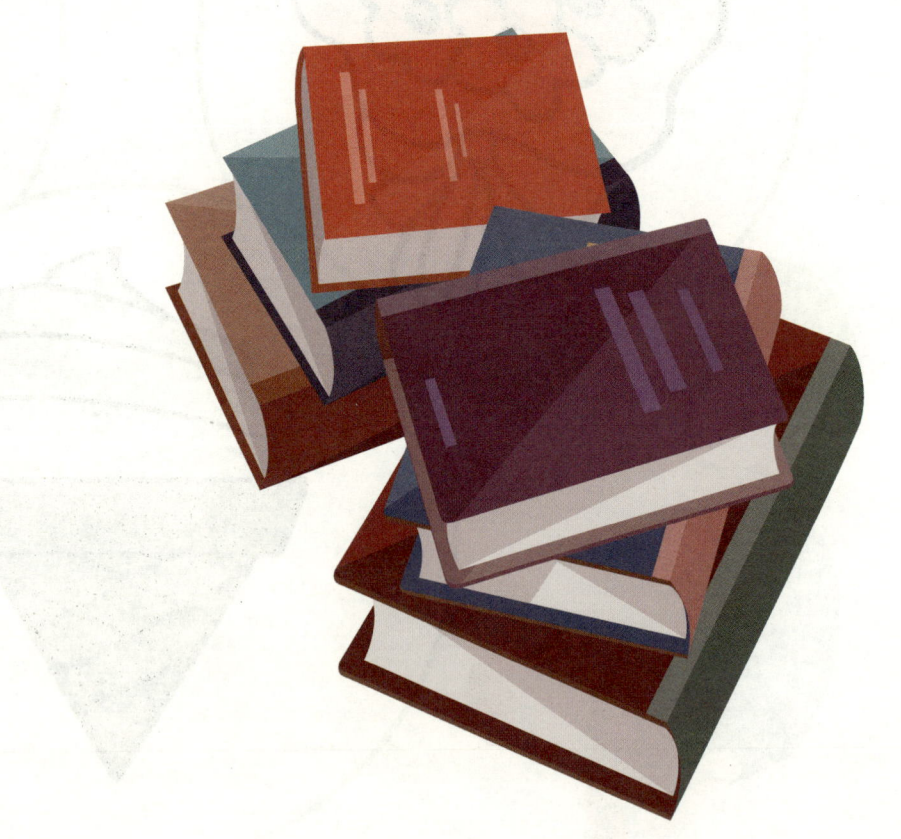

第三章
社交游戏基础训练项目

## 示例 3

把玩具车给另一个伙伴。

| 小档案 | |
|---|---|
| 训练时长 | |
| 辅助情况 | |

训练方法示例

## 示例 4

把冰激凌给另一个伙伴。

| 小档案 | |
|---|---|
| 训练时长 | |
| 辅助情况 | |

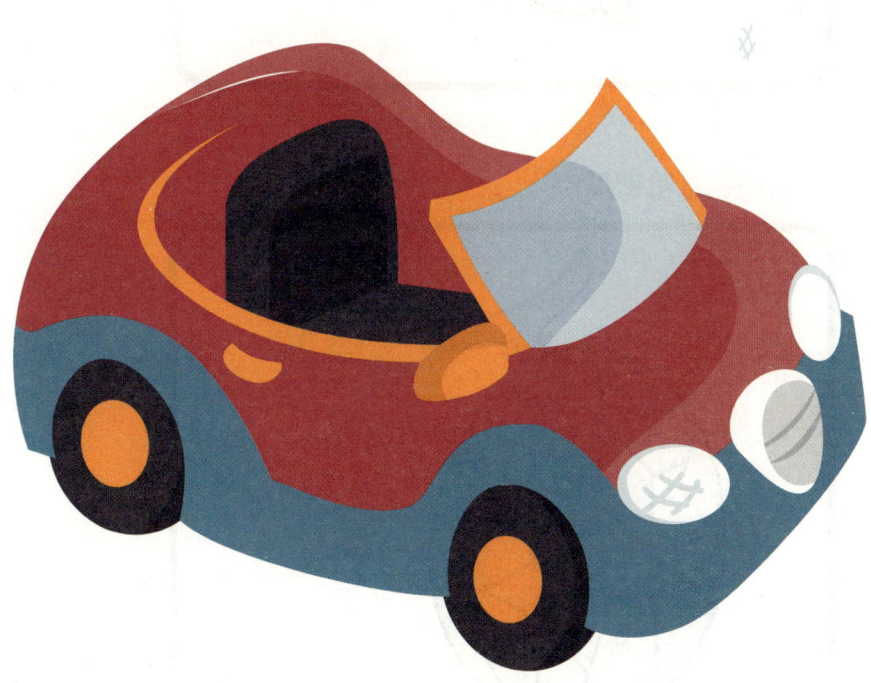

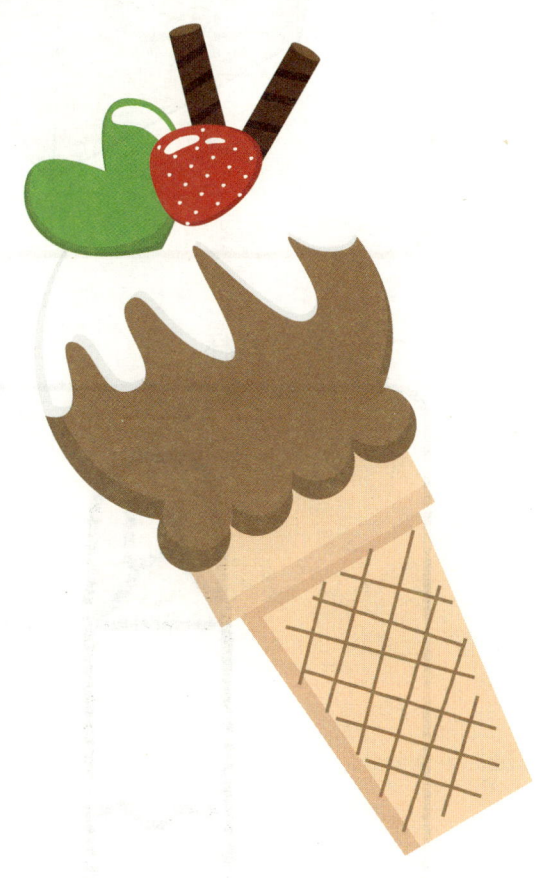

**拓展为餐巾纸**

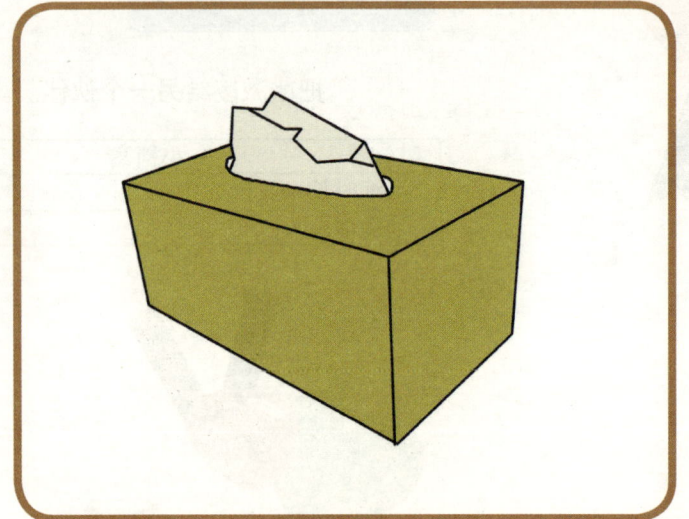

**拓展为毛巾**

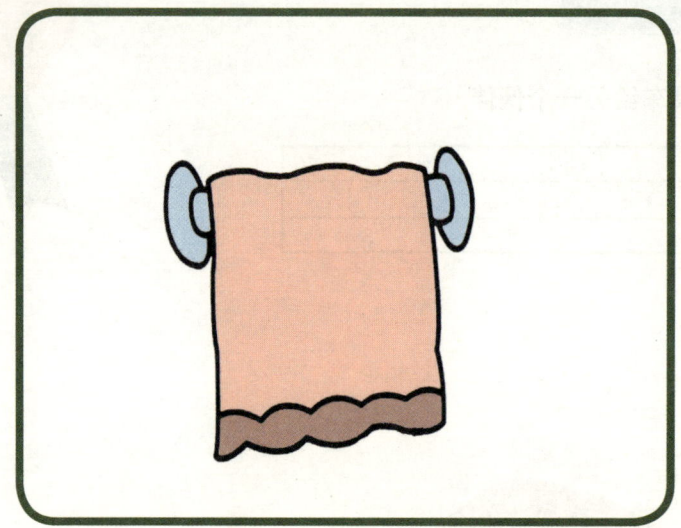

**拓展为水杯**

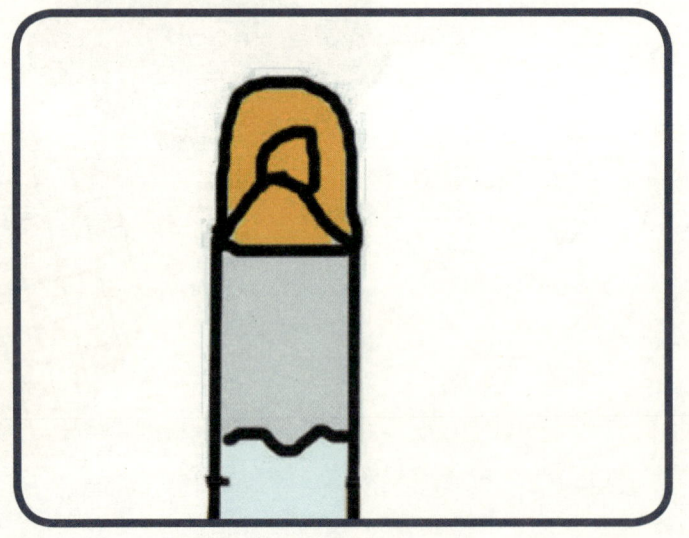

**拓展为哈密瓜**

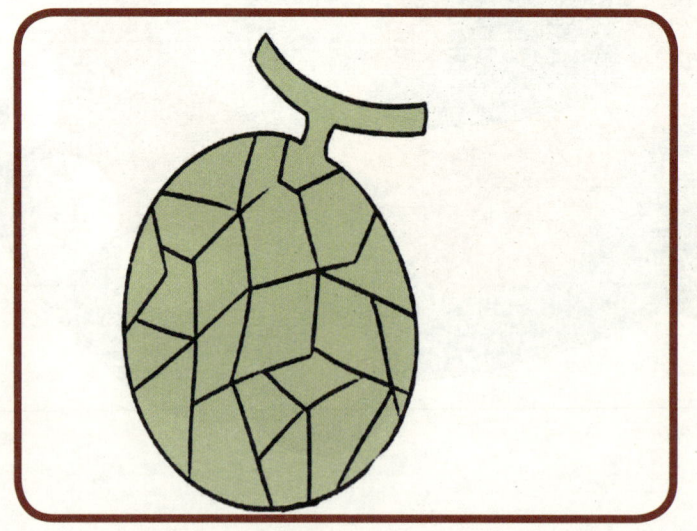

第三章 社交游戏基础训练项目

# 11 按照计划表独立地玩游戏

该技能的训练目的是提高患者的动手与游戏能力。通过该技能的训练,患者应该能达到这样一种水平,即:向患者展示制作游戏时间表的材料,并说"制作你的游戏时间表",患者会制作游戏时间表;向患者展示他们制作的时间表,并说"去玩吧",患者会独立完成游戏时间表上的游戏活动。

扫描二维码,打印本技能训练配套表格

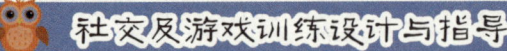

**教学材料**

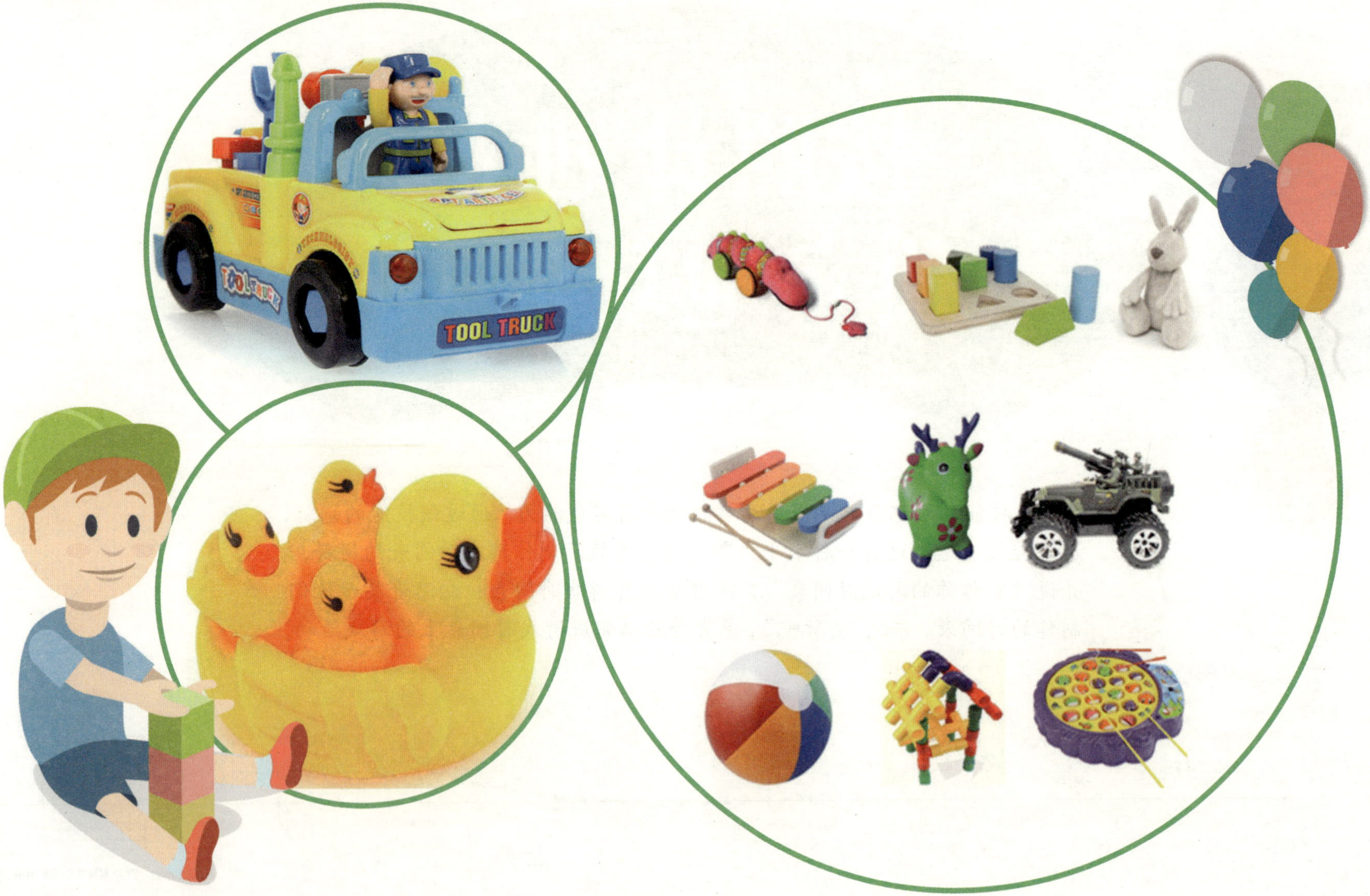

# 第三章
## 社交游戏基础训练项目

**训练流程**

| 小档案 | |
|---|---|
| 训练时长 | |
| 辅助情况 | |

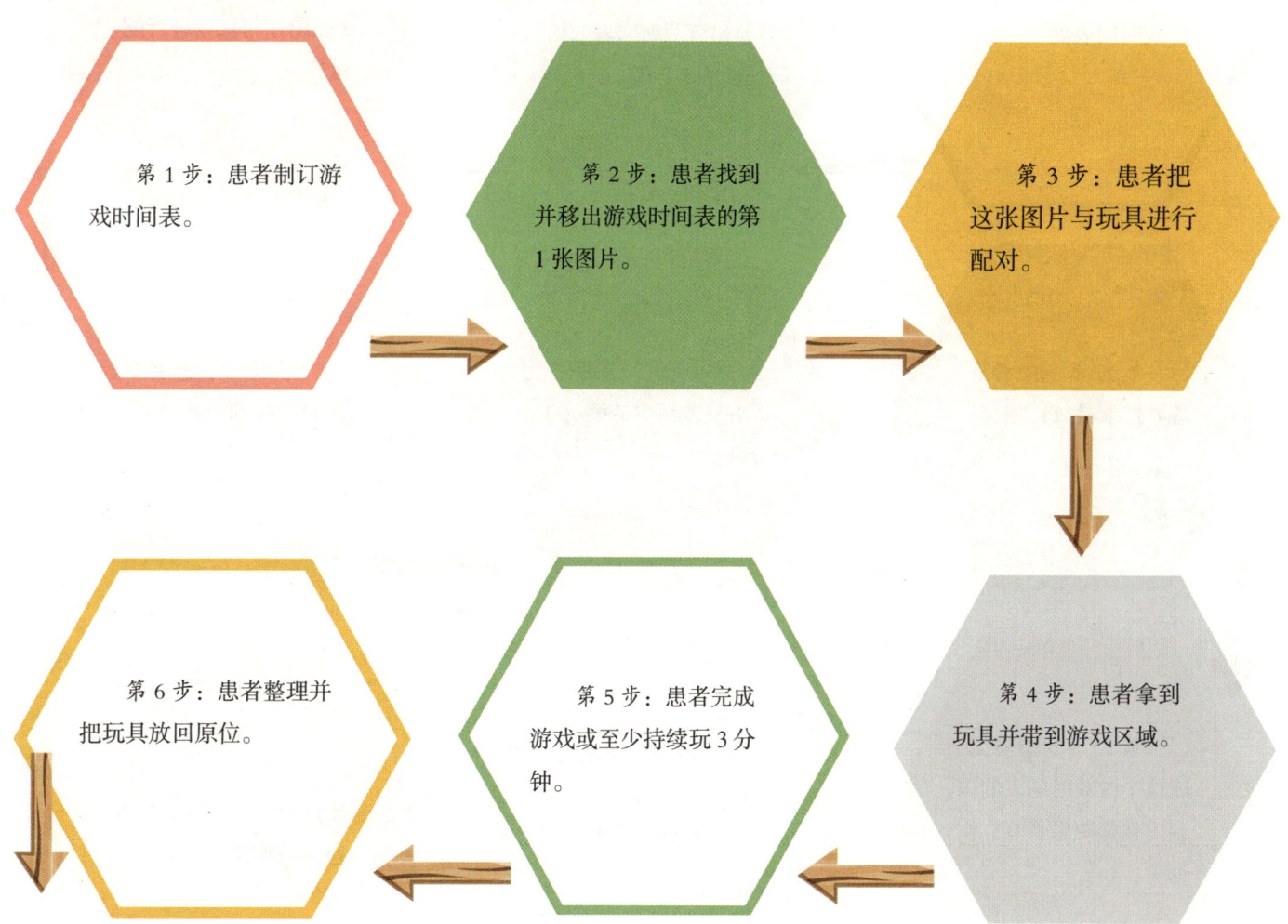

社交及游戏训练设计与指导

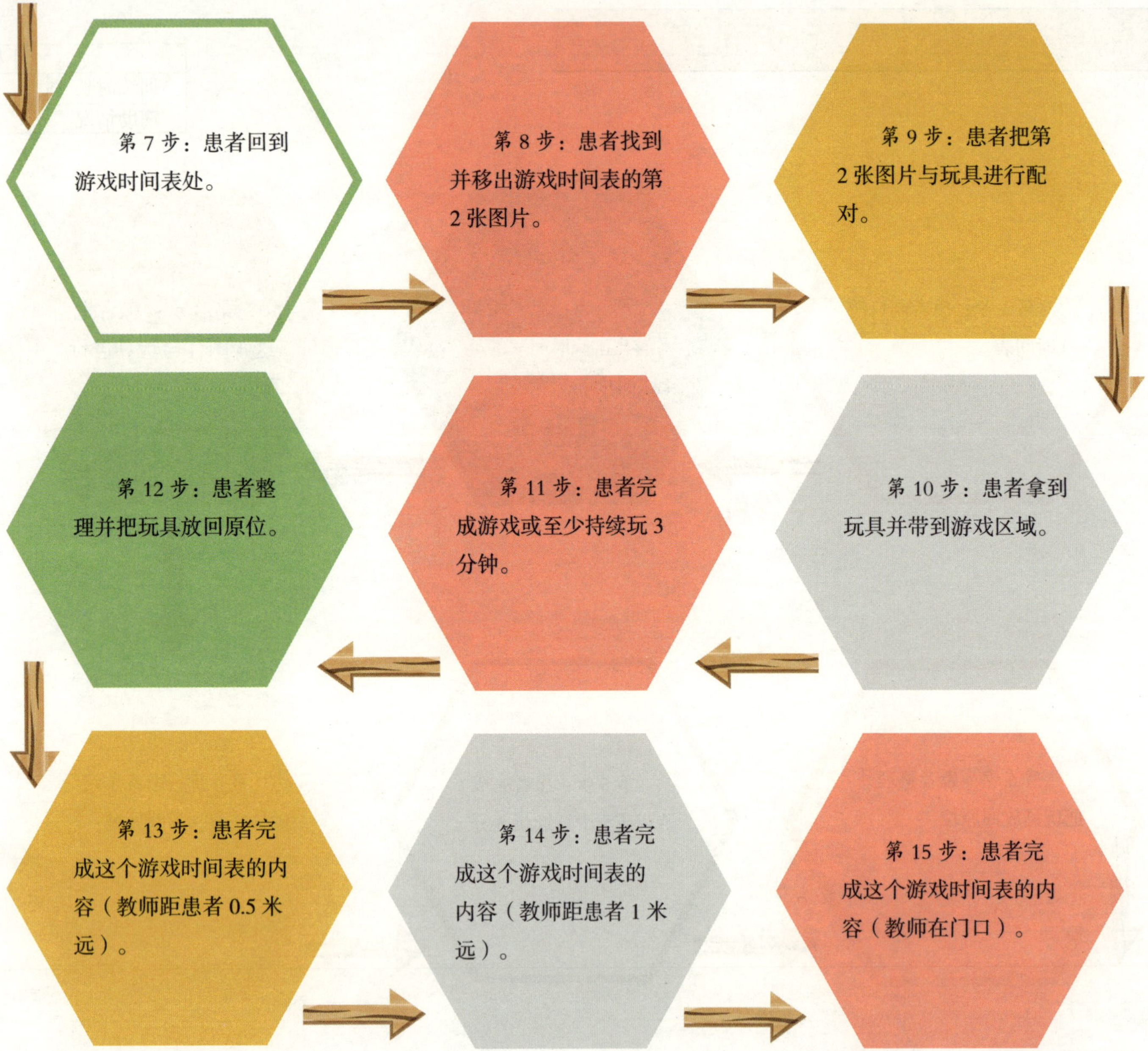

第7步：患者回到游戏时间表处。

第8步：患者找到并移出游戏时间表的第2张图片。

第9步：患者把第2张图片与玩具进行配对。

第12步：患者整理并把玩具放回原位。

第11步：患者完成游戏或至少持续玩3分钟。

第10步：患者拿到玩具并带到游戏区域。

第13步：患者完成这个游戏时间表的内容（教师距患者0.5米远）。

第14步：患者完成这个游戏时间表的内容（教师距患者1米远）。

第15步：患者完成这个游戏时间表的内容（教师在门口）。

# 12 关注游戏

该技能的训练目的是提高患者的视觉与游戏能力。通过该技能的训练，患者应该能达到这样一种水平，即：第一阶段指向某物体，并对患者说"看"，患者会顺着老师指的方向看物体；第二阶段指向某物体，并问患者"XX在哪"，患者指向特定物体的方向；第三阶段把要强化的物体给患者，患者接过物体，观察并返还给老师；第四阶段对患者说"把XX给XX"，患者走向指定的那个人，并把物体交给他；第五阶段把强化物给患者，并说"把XX给XX看"，患者拿着物体向目标人物展示，目光从物体转移到对方，然后再移回物体上。

社交及游戏训练设计与指导

**教学材料**

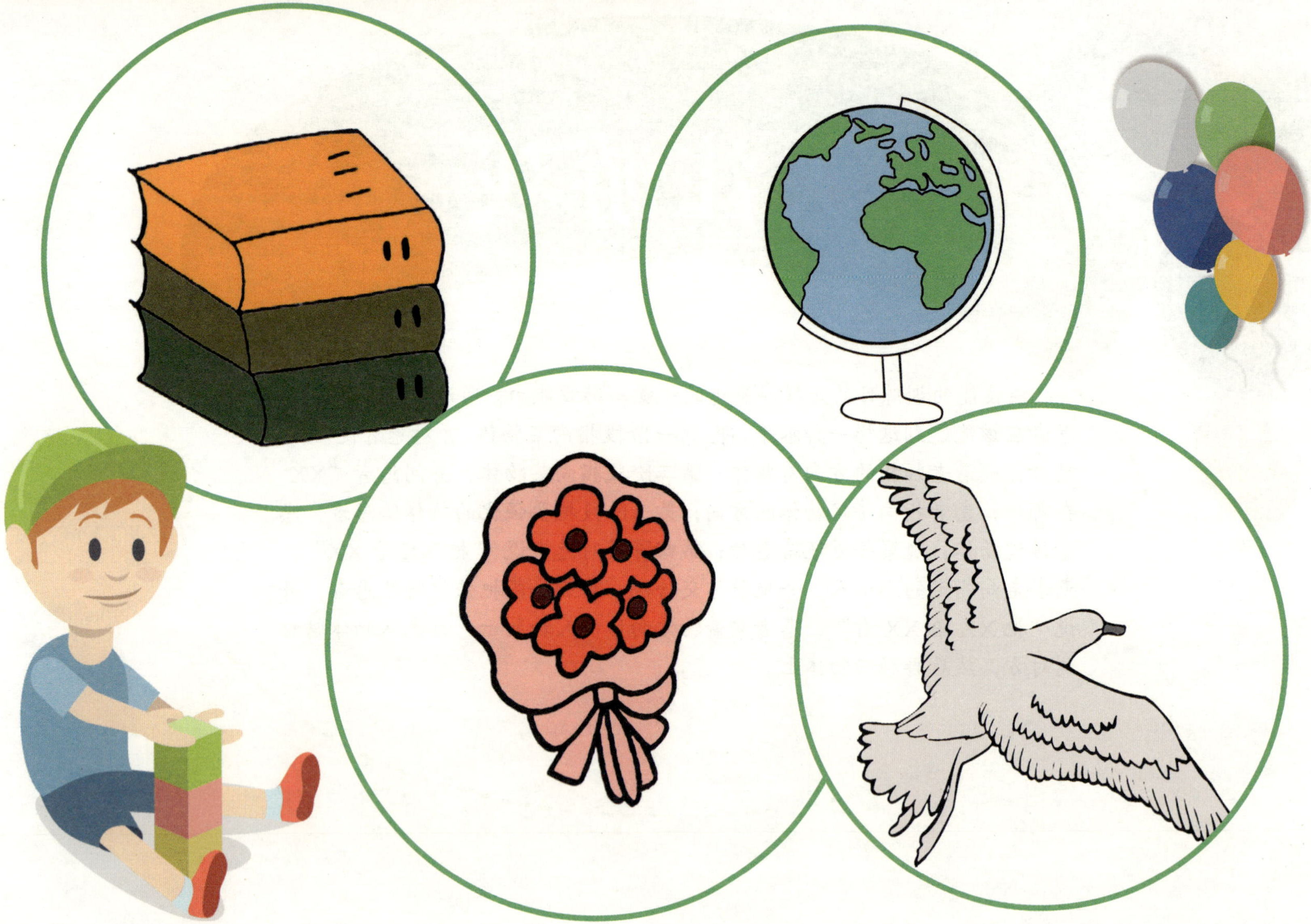

第三章
社交游戏基础训练项目

### 示例 1

指向空中的鸟,说"看"。

| 小档案 | |
|---|---|
| 训练时长 | |
| 辅助情况 | |

### 示例 2

指向花盆,并问患者:"花盆在哪里?"

| 小档案 | |
|---|---|
| 训练时长 | |
| 辅助情况 | |

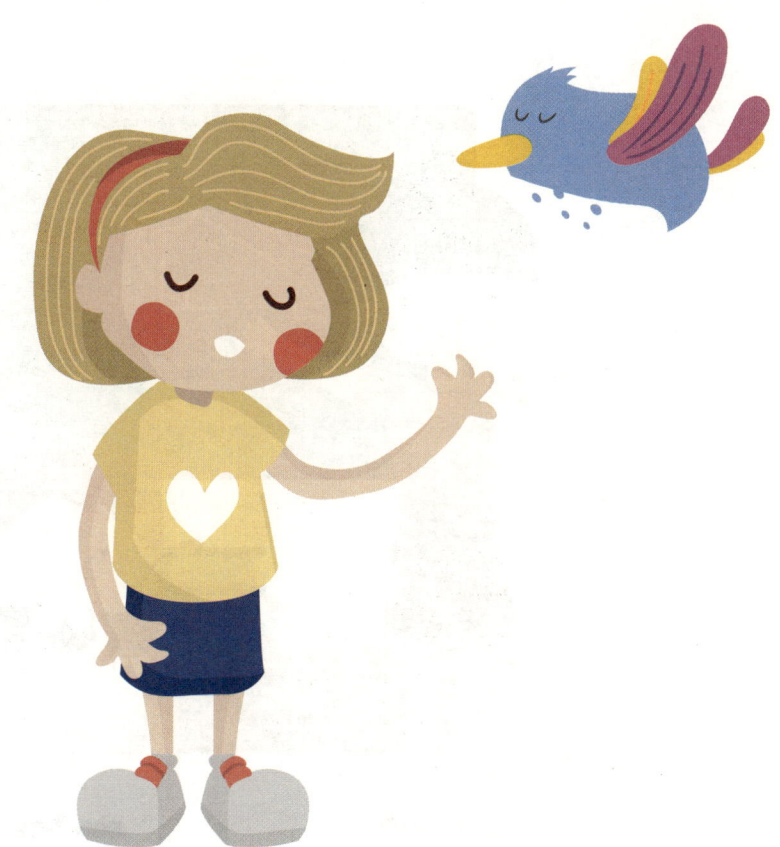
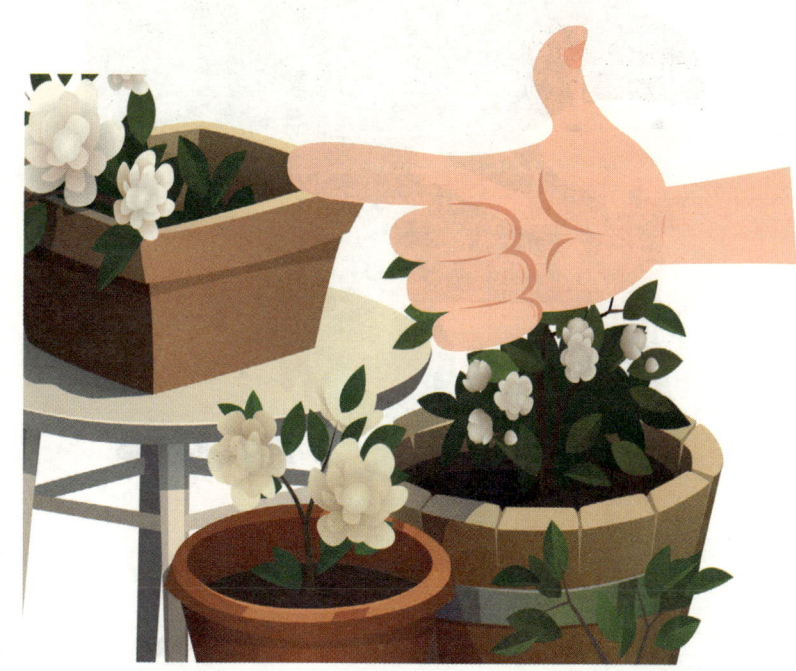

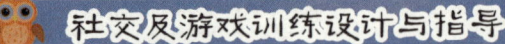

### 示例 3

老师给患者地球仪，患者接过地球仪，观察并返还给老师。

| 小档案 | |
|---|---|
| 训练时长 | |
| 辅助情况 | |

### 示例 4

把书给老师看。

| 小档案 | |
|---|---|
| 训练时长 | |
| 辅助情况 | |

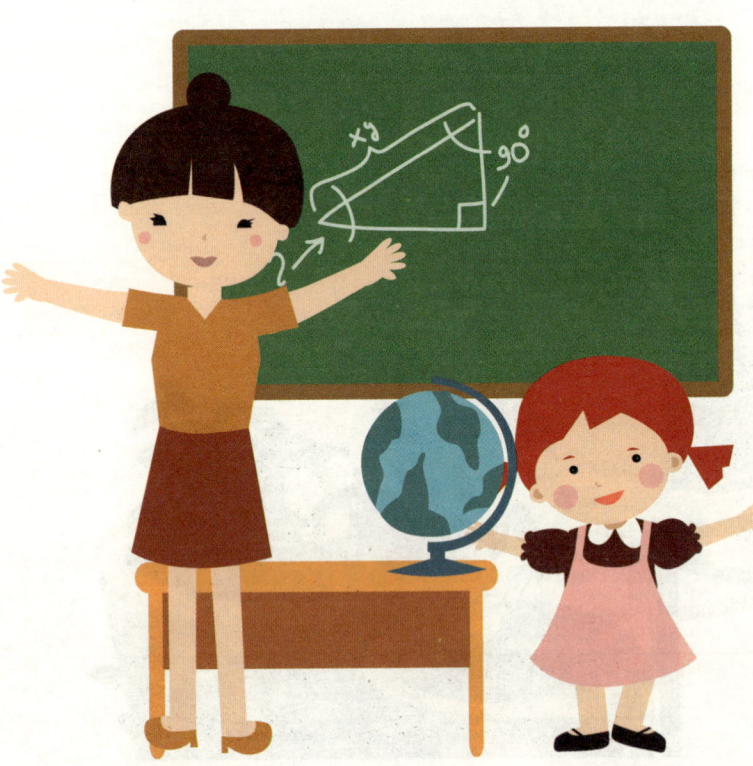

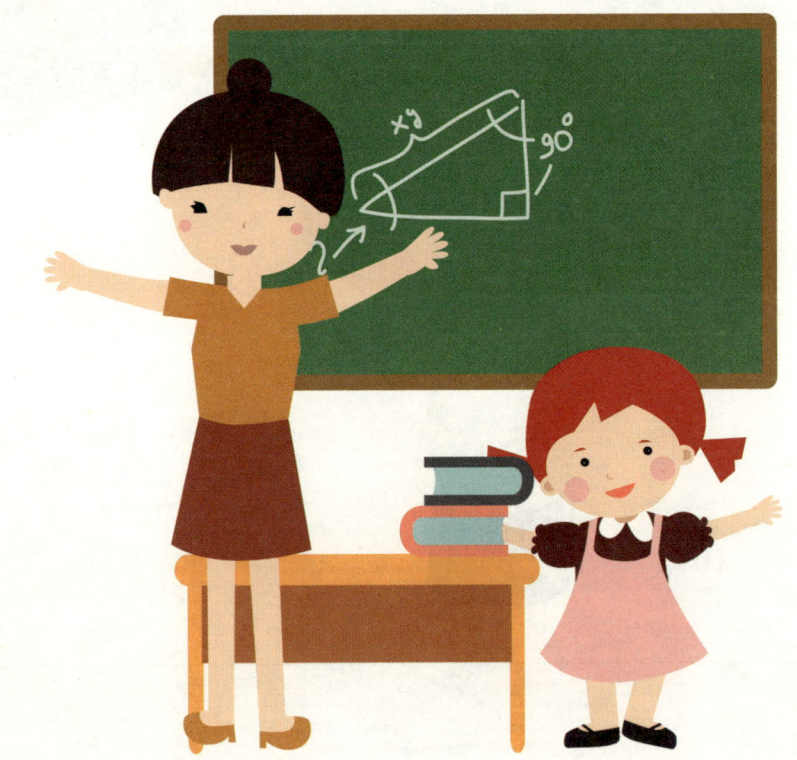

# 第三章
## 社交游戏基础训练项目

泛化到**教室**

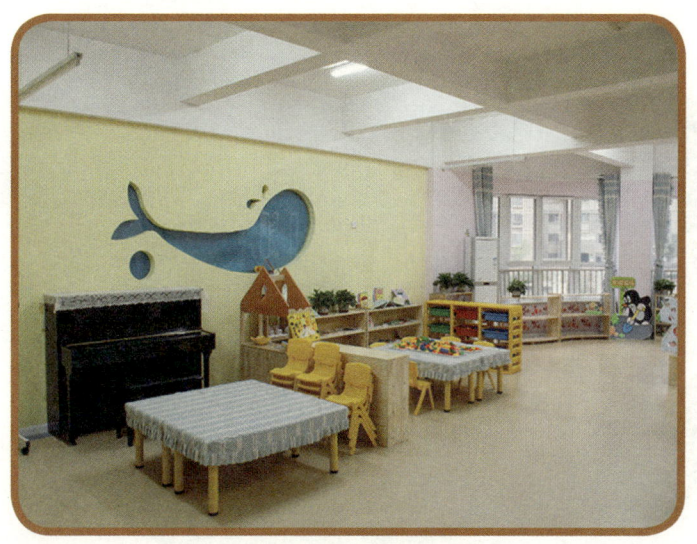

泛化到**卧室**

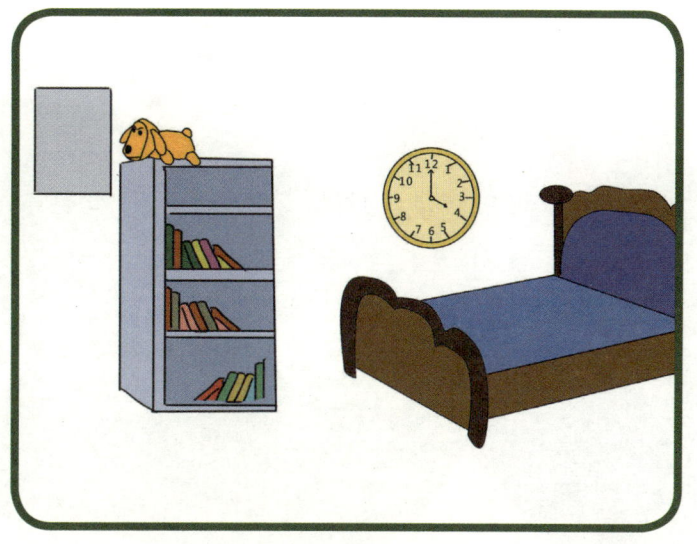

泛化到**客厅**

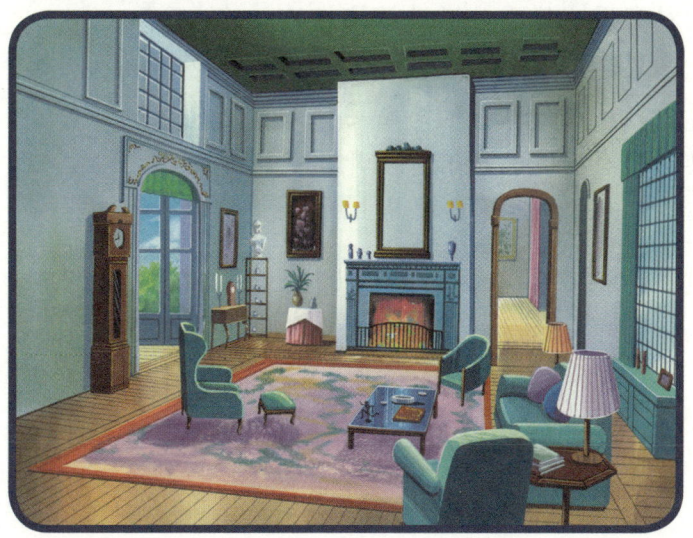

泛化到**室外**

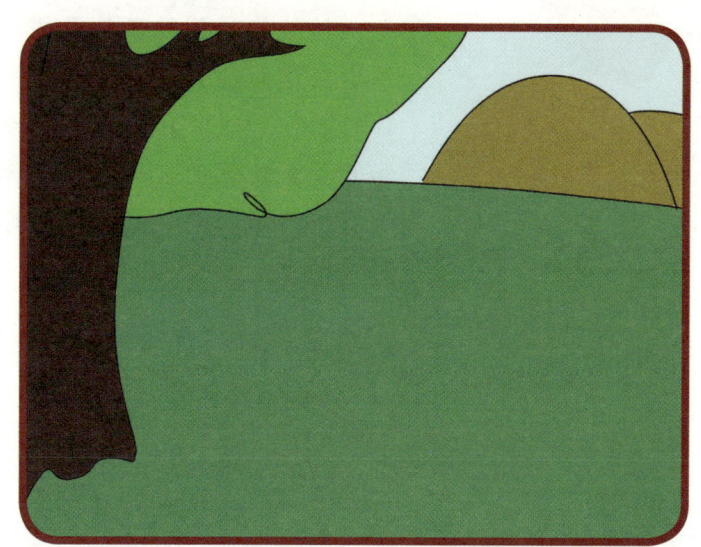

## 13 玩开放式的玩具

该技能的训练目的是提高患者的社交游戏能力。通过该技能的训练，患者应该能达到这样一种水平，即：向患者展示一个开放式玩具，如一个计时器，并说"玩吧"，患者会玩开放式玩具并且时间不断延长（封闭式和开放式玩具的区别在于封闭式玩具游戏有确定的结果，而开放式玩具则没有。例如，弹出式玩具是封闭式玩具，一旦患者弹出玩具上所有的按键，游戏结束）。

扫描二维码，打印本技能训练配套表格

# 第三章
## 社交游戏基础训练项目

**教学材料**

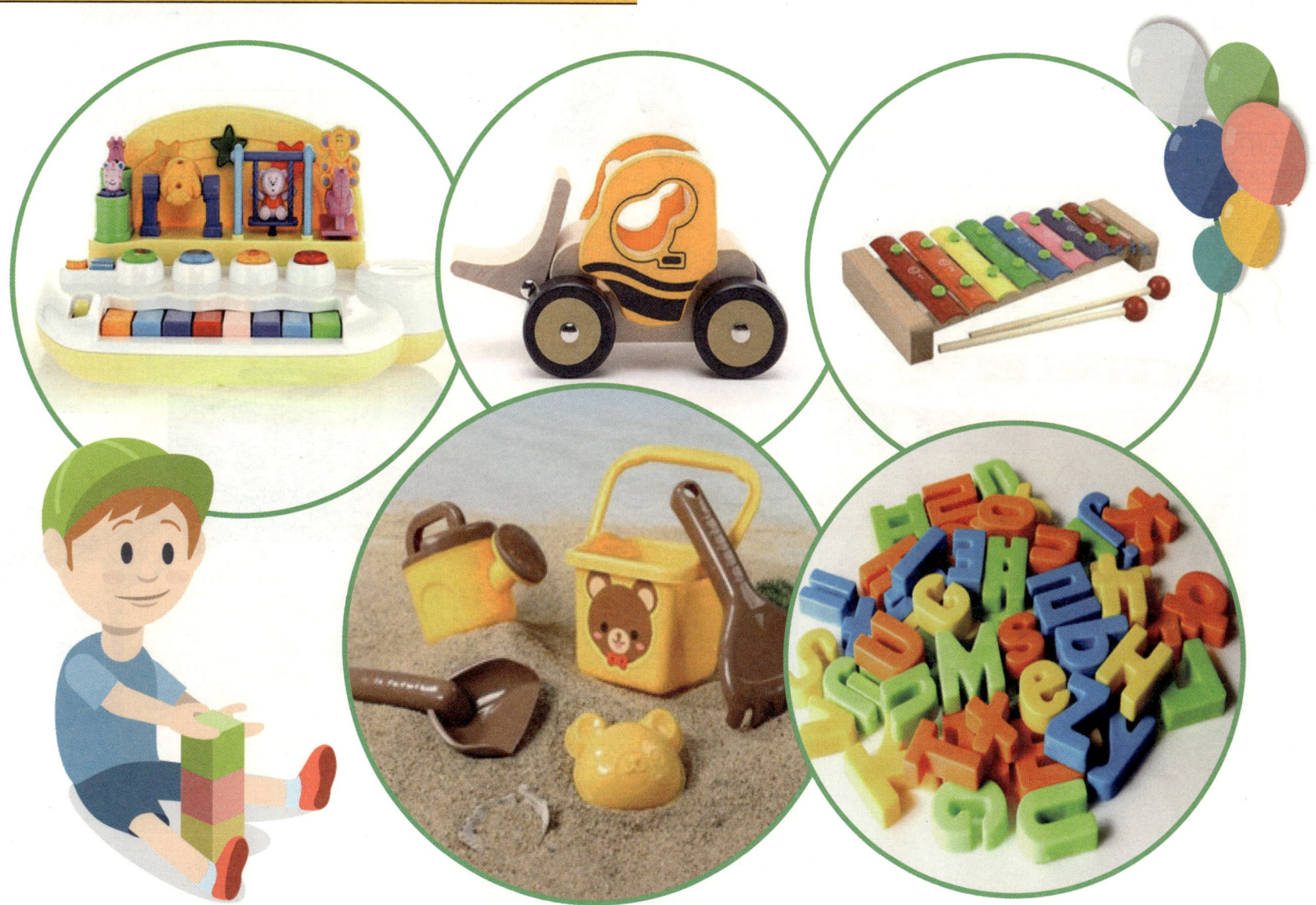

## 社交及游戏训练设计与指导

### 示例 1

玩乐器。

| 小档案 | |
|---|---|
| 训练时长 | |
| 辅助情况 | |

训练方法示例

### 示例 2

玩积木。

| 小档案 | |
|---|---|
| 训练时长 | |
| 辅助情况 | |

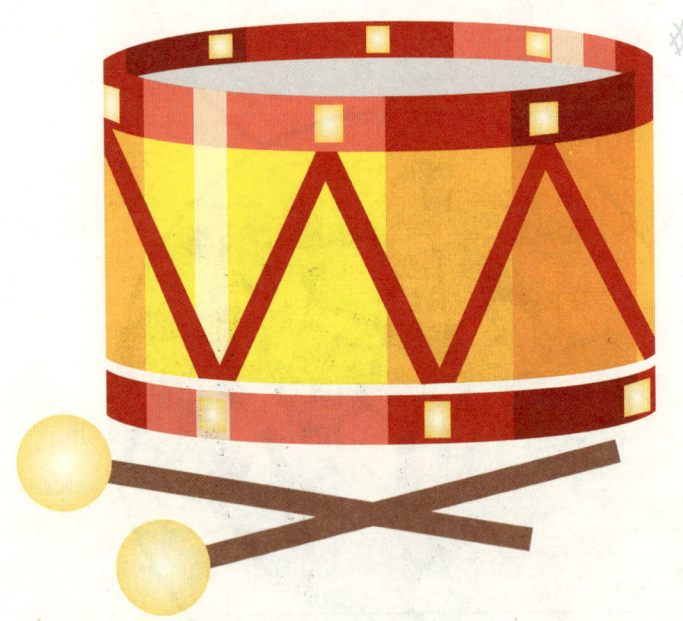

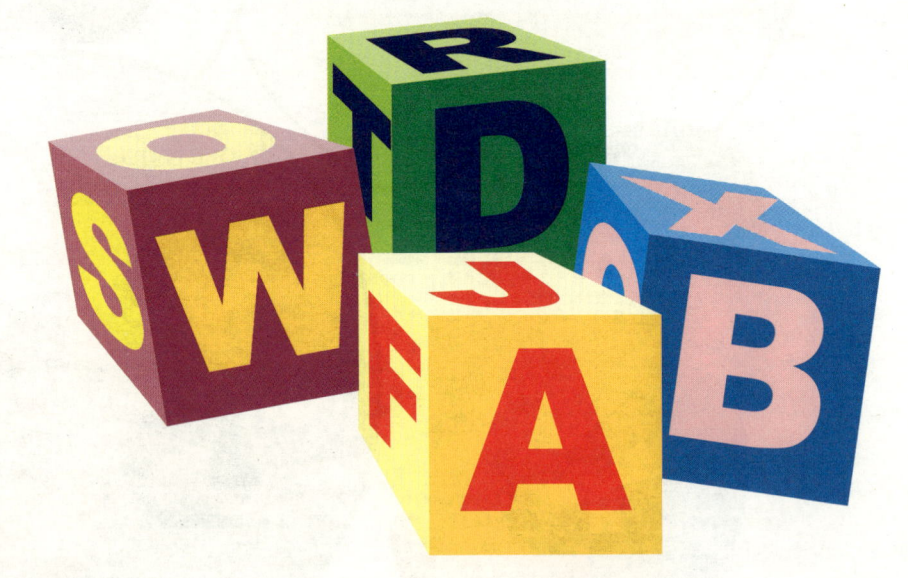

第三章
社交游戏基础训练项目

## 示例 3

玩小汽车。

| 小档案 | |
|---|---|
| 训练时长 | |
| 辅助情况 | |

## 示例 4

玩沙堆。

| 小档案 | |
|---|---|
| 训练时长 | |
| 辅助情况 | |

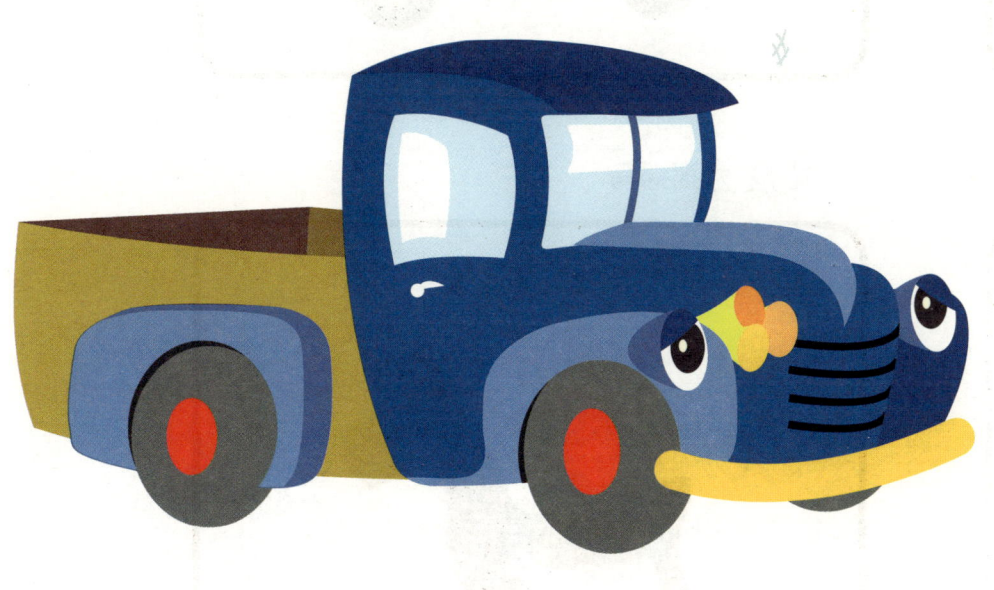

拓展为玩偶

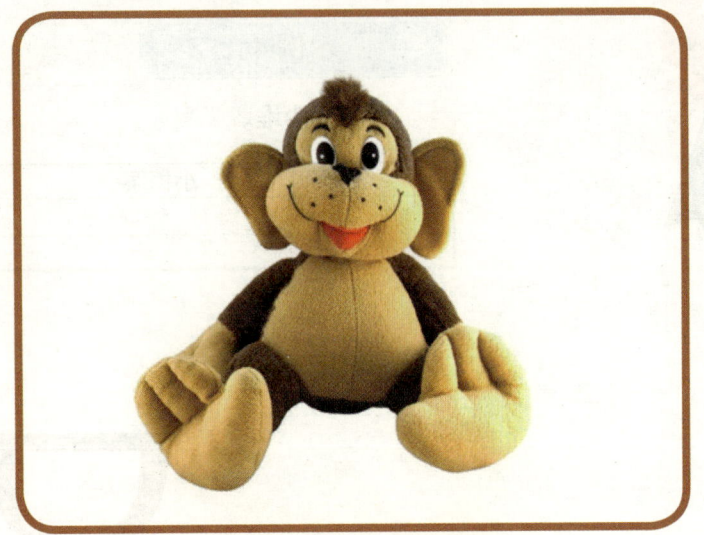

拓展为自行车

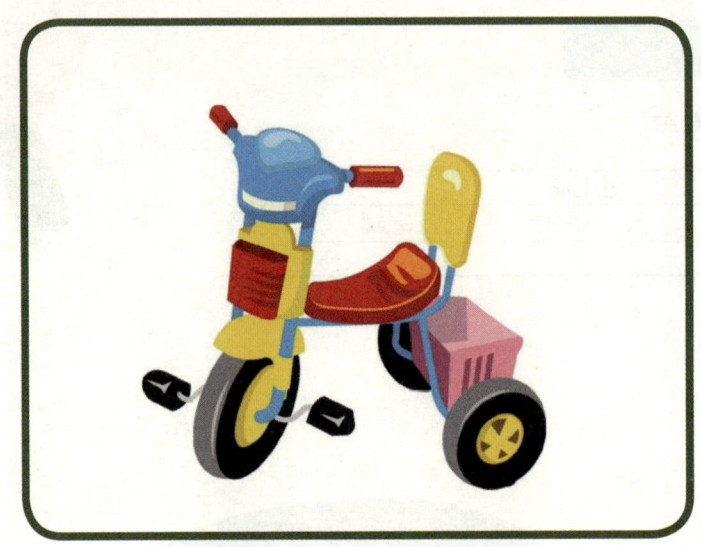

拓展为风车

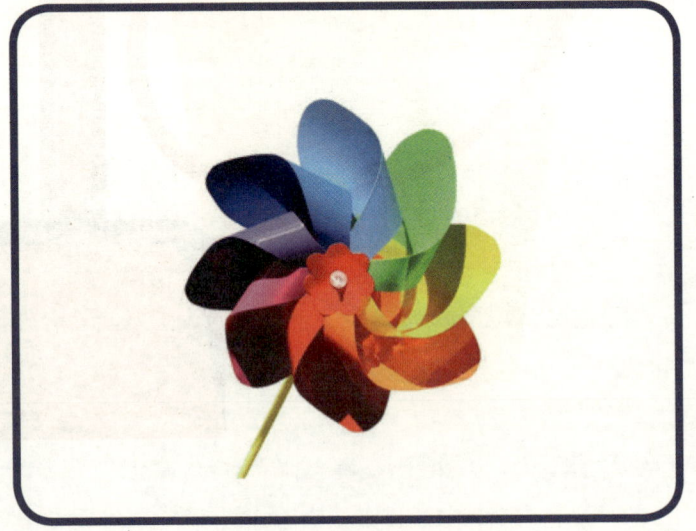

拓展为摇摇马

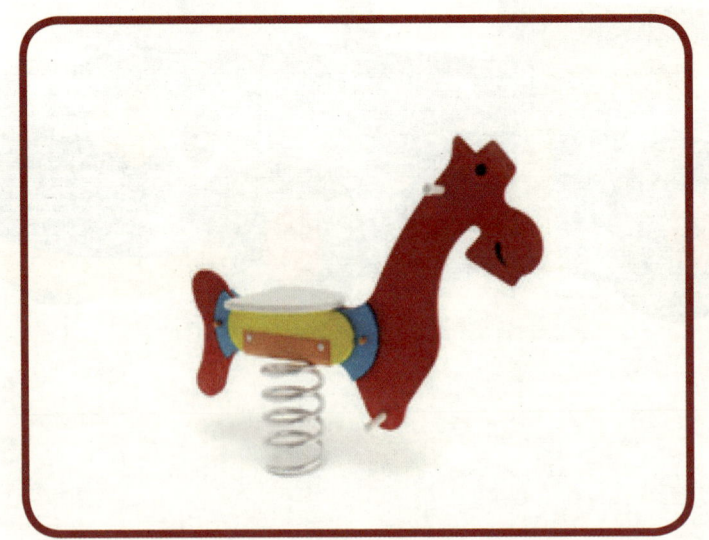

# 第三章 社交游戏基础训练项目

## 14 玩开放式的粗大运动玩具

该技能的训练目的是提高患者的社交游戏能力。通过该技能的训练，患者应该能达到这样一种水平，即：向患者呈现一个粗大动作类玩具，并说"玩吧"，患者玩粗大动作玩具的时间不断增加。一旦患者理解了用玩具干什么，言语指令部分就可以消退，只把玩具呈现出来即可。

扫描二维码，打印本技能训练配套表格

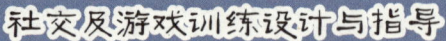

## 教学材料

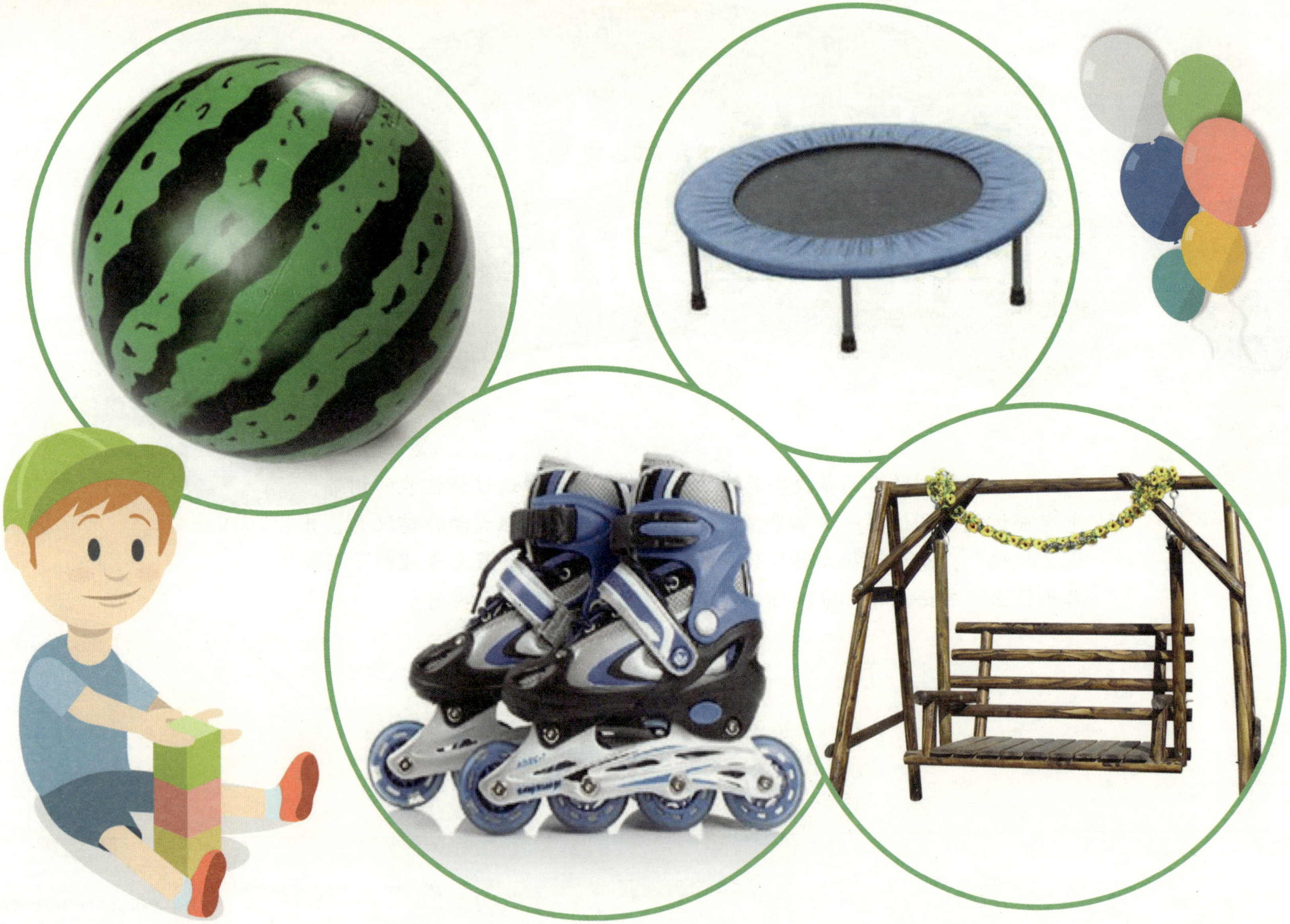

第三章
社交游戏基础训练项目

### 示例 1

玩球。

| 小档案 | |
|---|---|
| 训练时长 | |
| 辅助情况 | |

### 示例 2

呼啦圈。

| 小档案 | |
|---|---|
| 训练时长 | |
| 辅助情况 | |

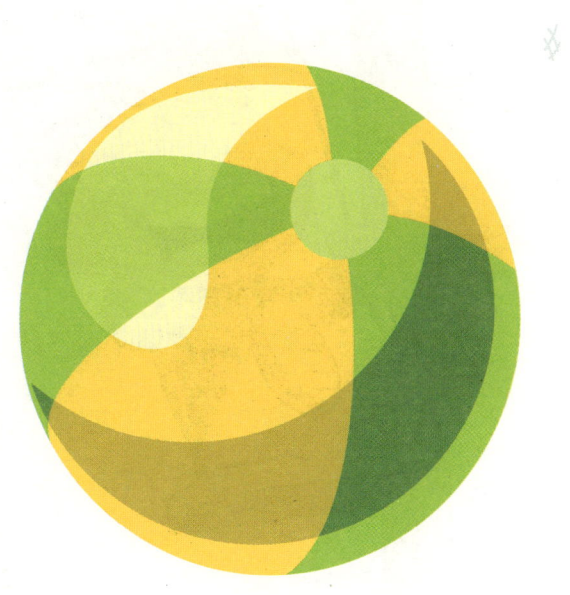

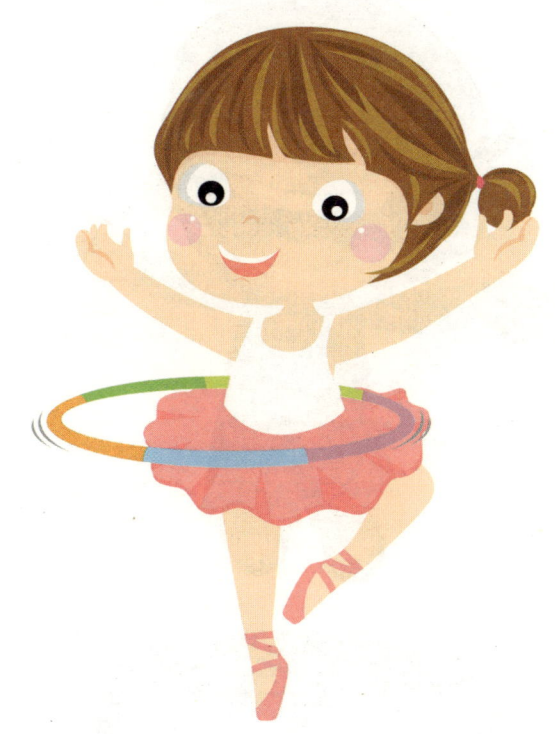

## 社交及游戏训练设计与指导

**训练方法示例**

### 示例 3

玩蹦蹦床。

| 小档案 | |
|---|---|
| 训练时长 | |
| 辅助情况 | |

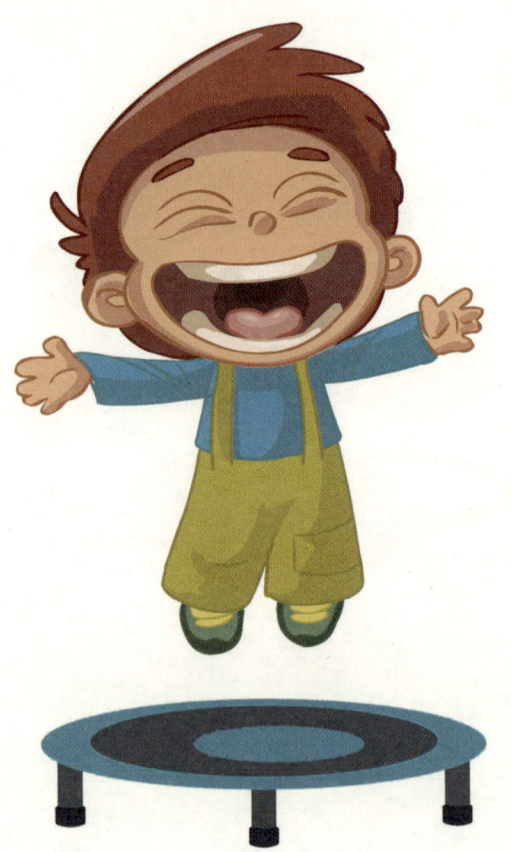

### 示例 4

玩秋千。

| 小档案 | |
|---|---|
| 训练时长 | |
| 辅助情况 | |

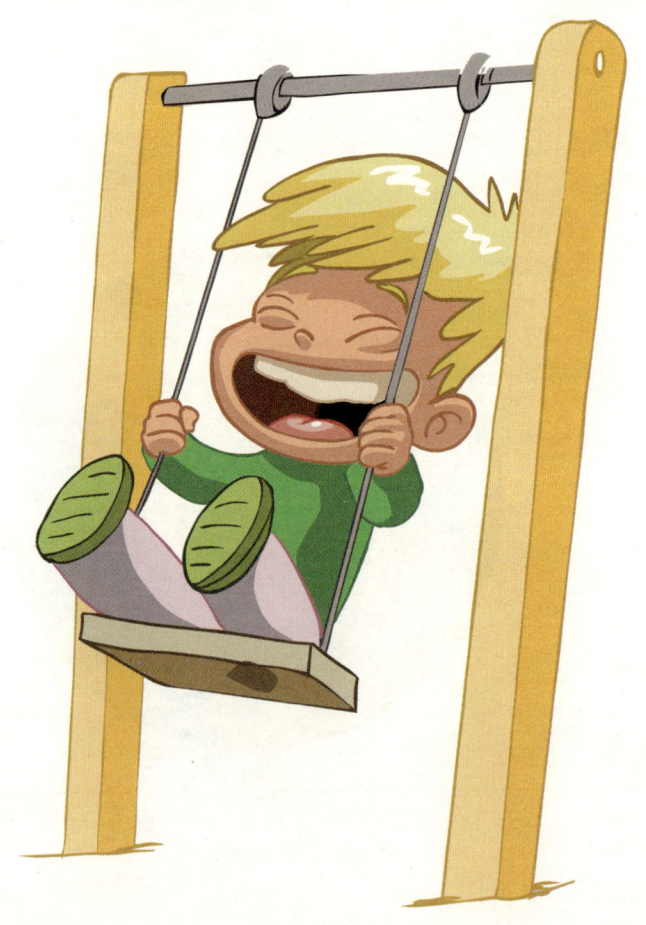

## 第三章 社交游戏基础训练项目

**拓展为摇摇车**

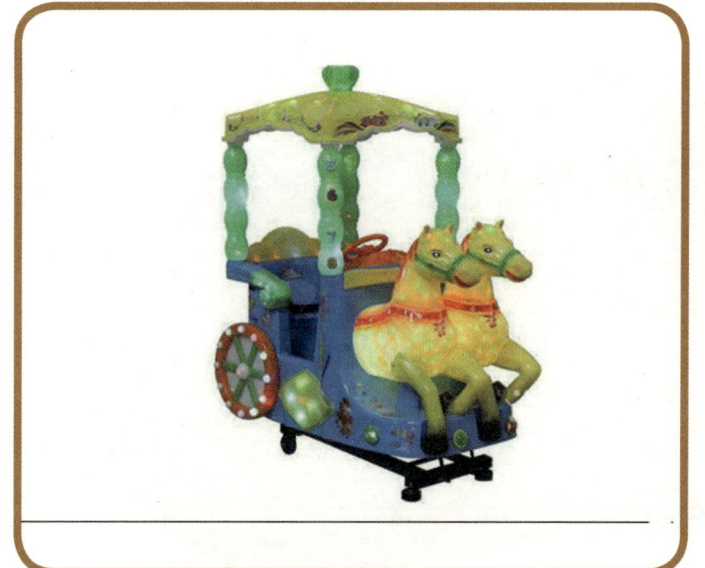

**拓展为扭扭车**

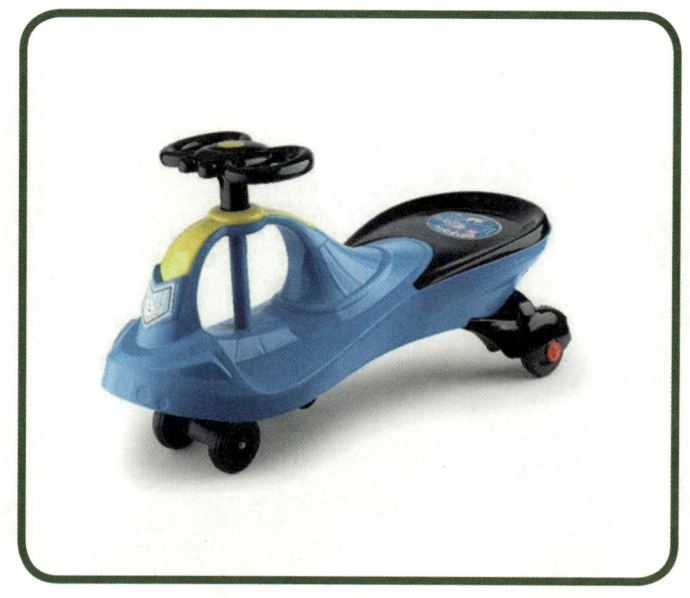

**拓展为自行车**

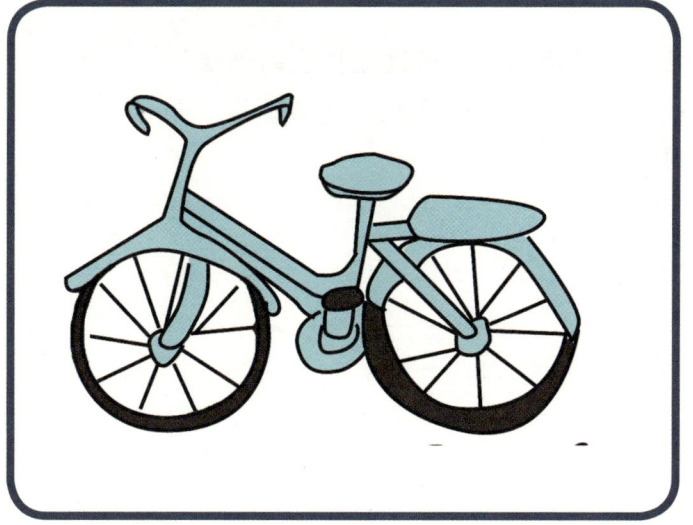

**拓展为足球**

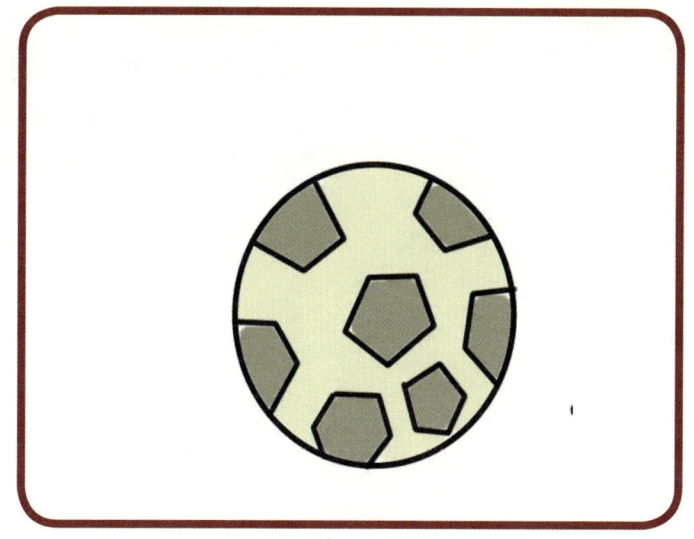

# 15 玩开放式电子玩具

　　该技能的训练目的是提高患者的社交游戏能力。通过该技能的训练，患者应该能达到这样一种水平，即：向患者呈现一个开放式电动玩具，并说"玩吧"，患者玩电动玩具的时间不断增加。

扫描二维码，打印本技能训练配套表格

# 第三章 社交游戏基础训练项目

**教学材料**

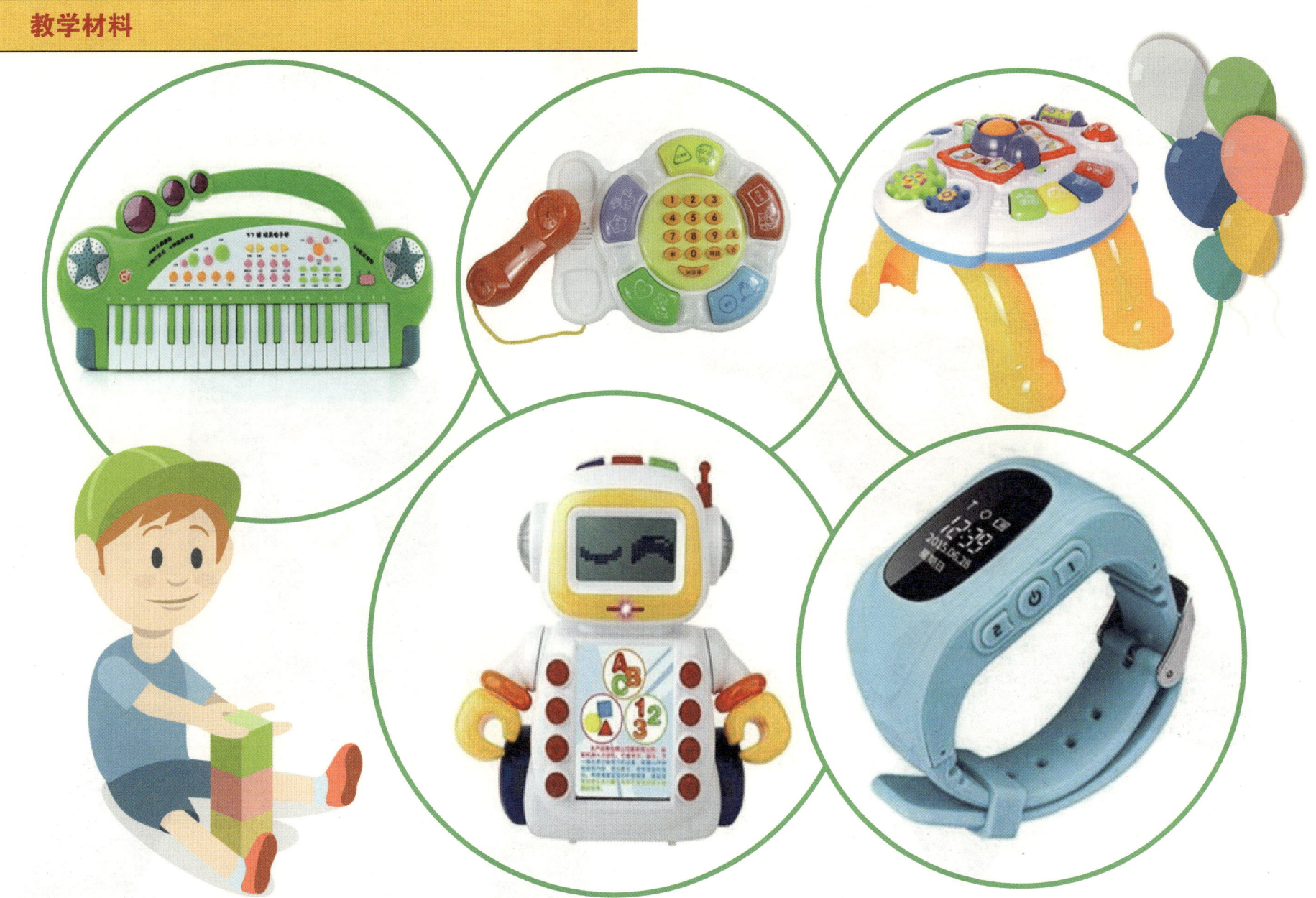

社交及游戏训练设计与指导

## 示例 1

玩电动玩具。

| 小档案 | |
|---|---|
| 训练时长 | |
| 辅助情况 | |

训练方法示例

## 示例 2

玩平板电脑。

| 小档案 | |
|---|---|
| 训练时长 | |
| 辅助情况 | |

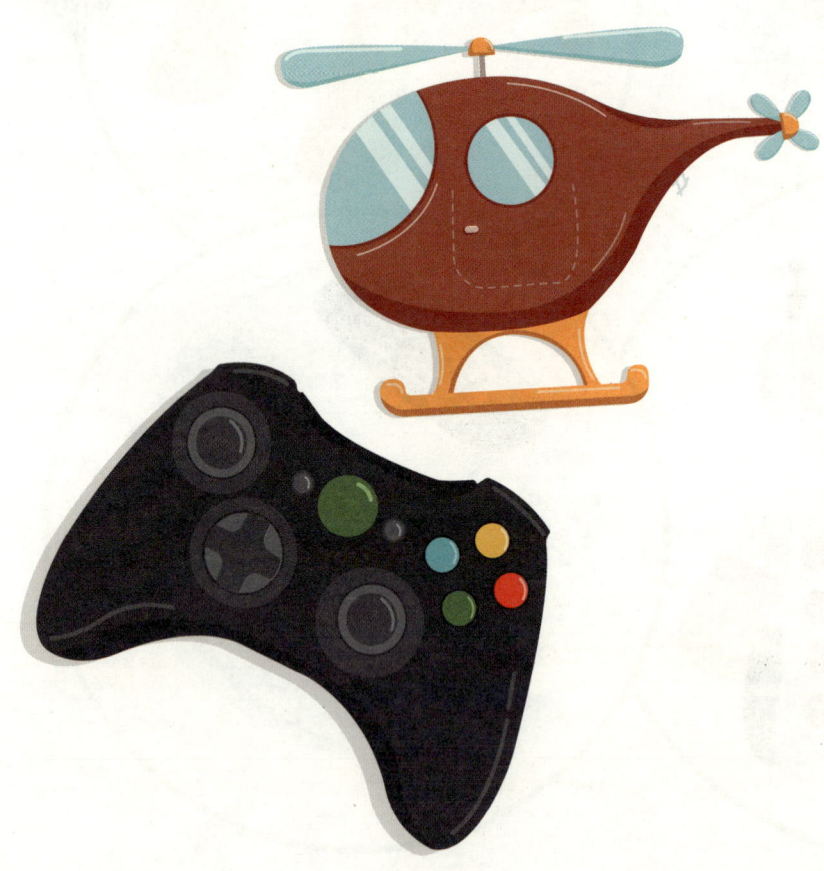
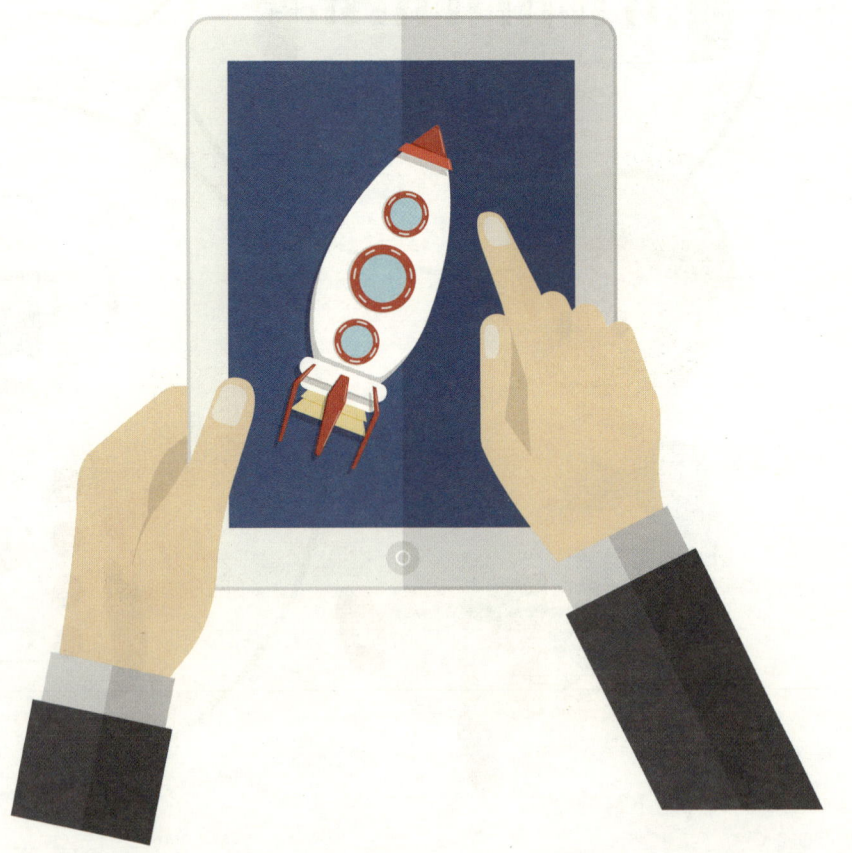

第三章
社交游戏基础训练项目

训练方法示例

### 示例 3

玩电动娃娃。

| 小档案 | |
|---|---|
| 训练时长 | |
| 辅助情况 | |

### 示例 4

玩电子琴。

| 小档案 | |
|---|---|
| 训练时长 | |
| 辅助情况 | |

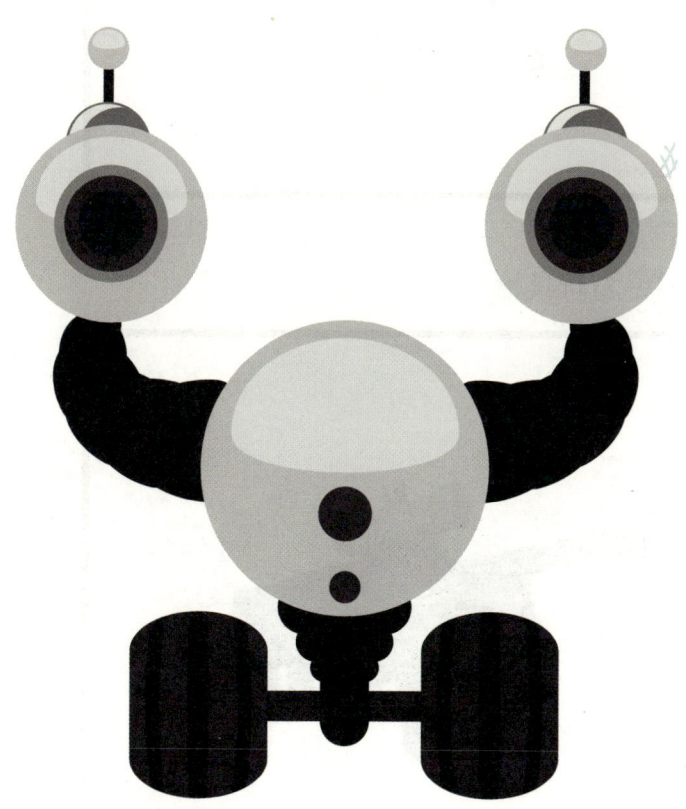

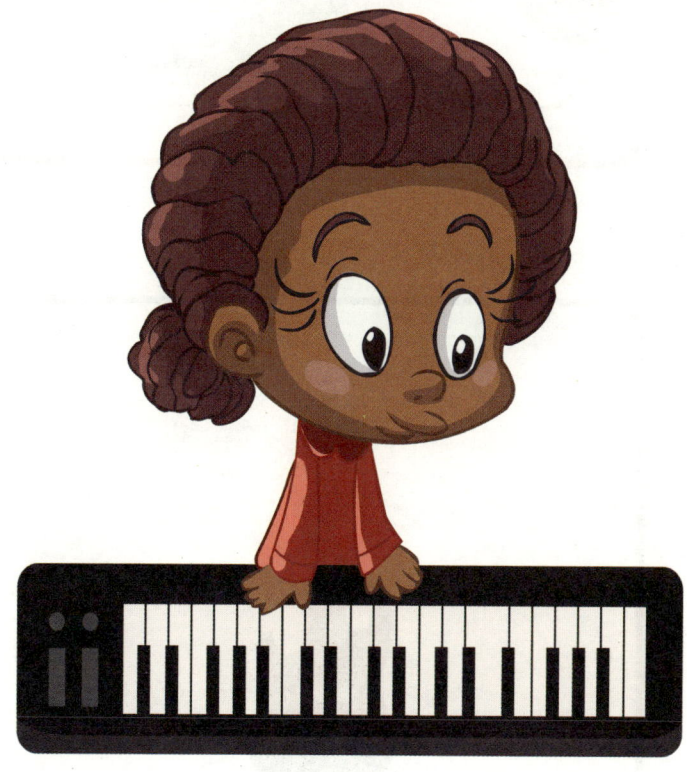

拓展为玩具电话

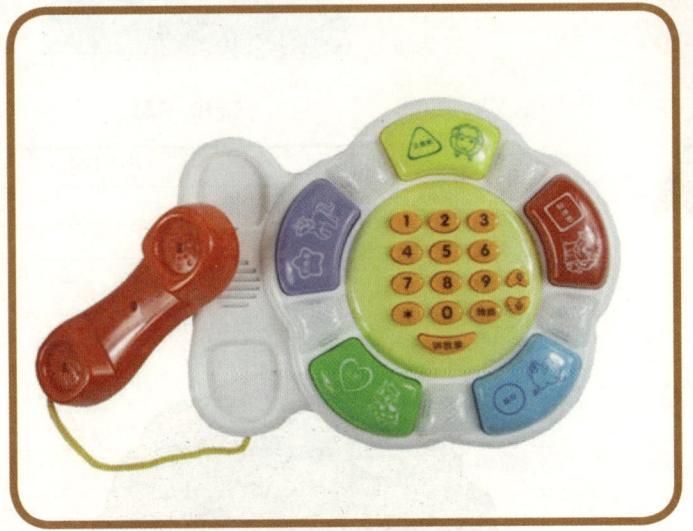

拓展为玩具飞机

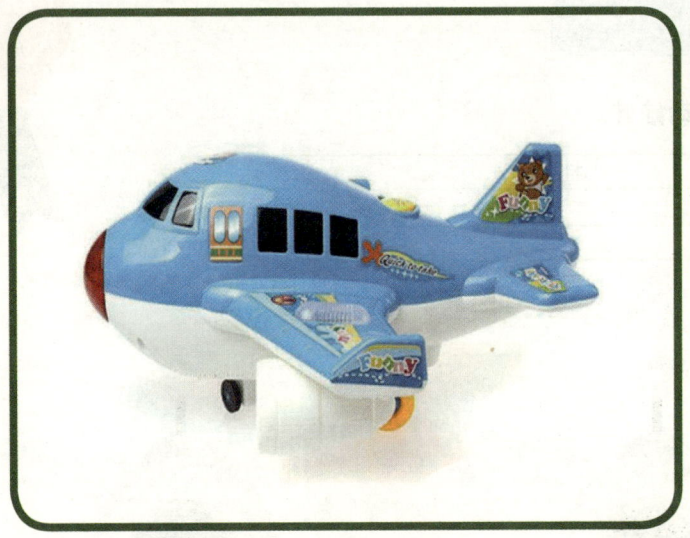

拓展为玩具电吉他

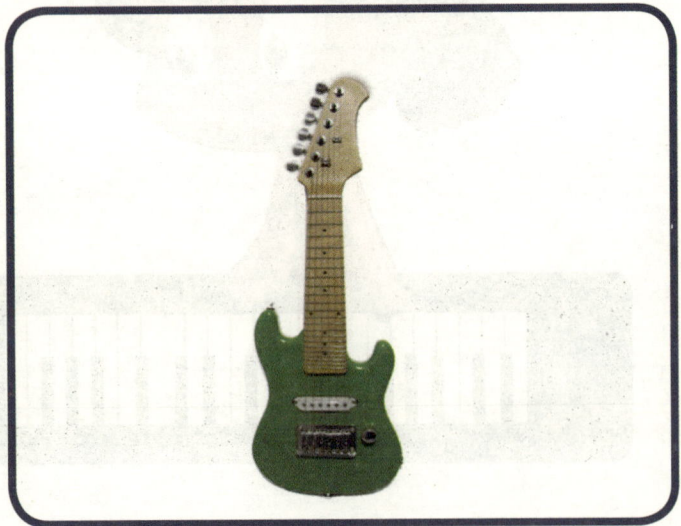

拓展为玩具枪

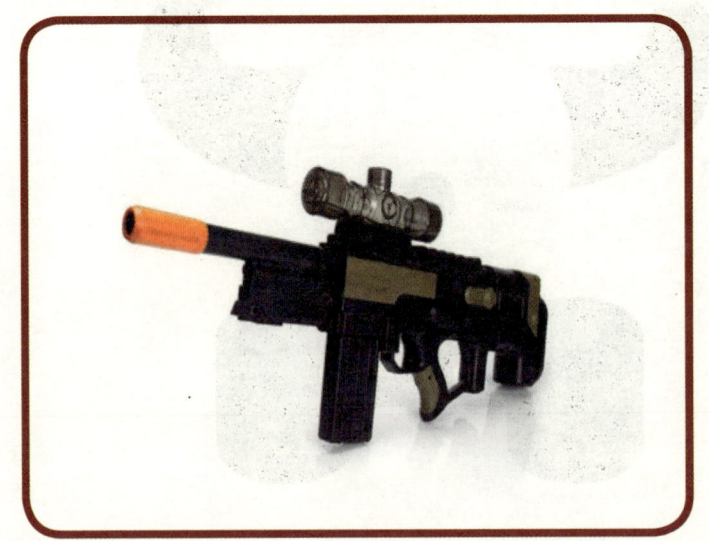

# 第三章 社交游戏基础训练项目

## 16 平行游戏

该技能的训练目的是提高患者的社交游戏能力。通过该技能的训练，患者应该能达到这样一种水平，即：向患者呈现和同伴手中相似的玩具，并说"去玩吧"，患者距同伴不到 1 米，模仿同伴玩玩具 5 分钟。接受同伴在身边做游戏和与同伴做平行游戏是不同的。接受同伴在身边玩的意思是两患者近距离地独自玩不同的玩具，而平行游戏是患者与同伴相距很近玩相同的玩具，但相互之间没有互动。

扫描二维码，打印本技能训练配套表格

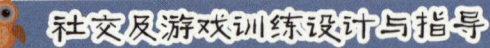 社交及游戏训练设计与指导

**教学材料**

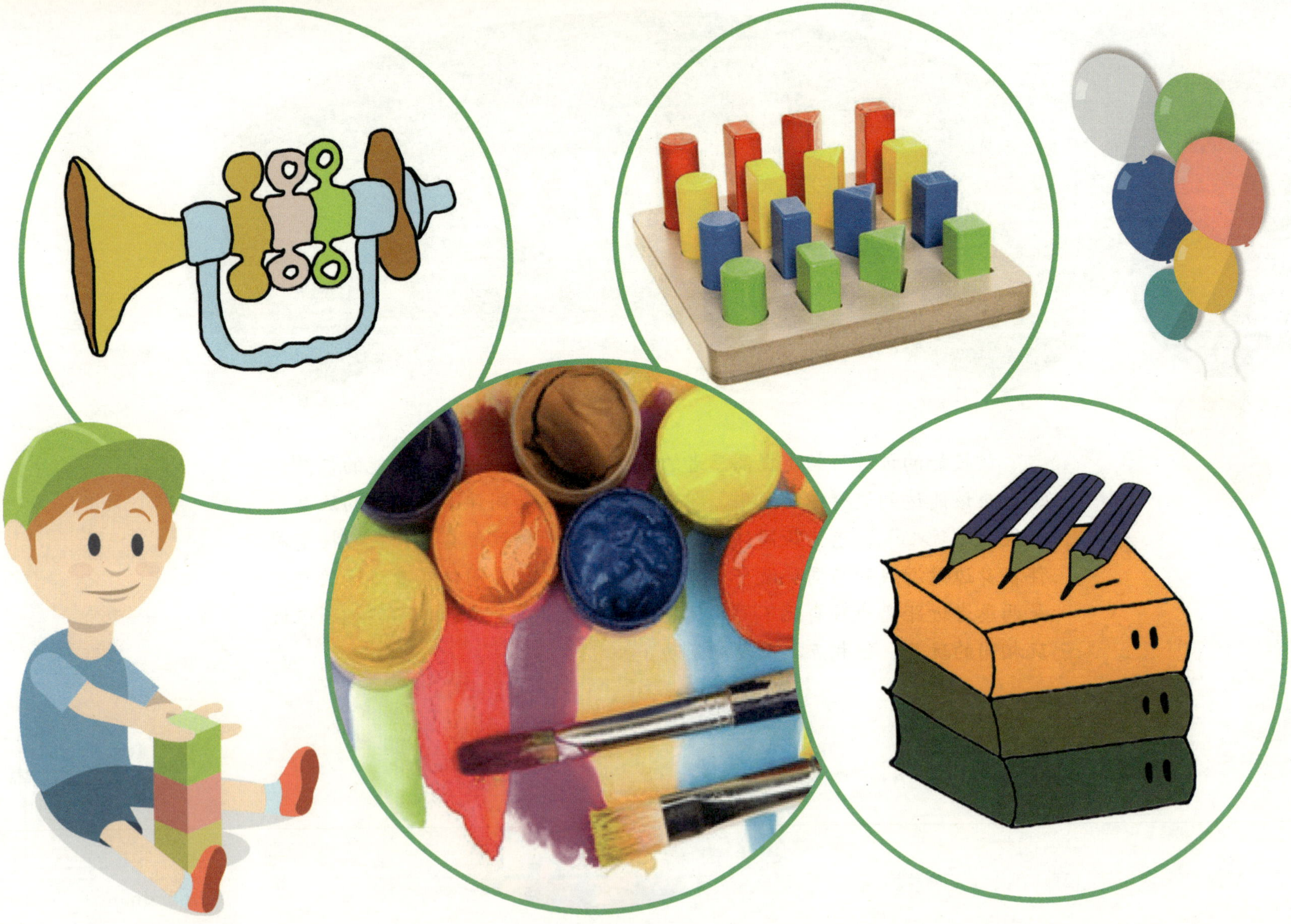

第三章
社交游戏基础训练项目

## 示例 1

和同伴平行玩小喇叭。

| 小档案 | |
|---|---|
| 训练时长 | |
| 辅助情况 | |

训练方法示例

## 示例 2

和同伴平行玩积木。

| 小档案 | |
|---|---|
| 训练时长 | |
| 辅助情况 | |

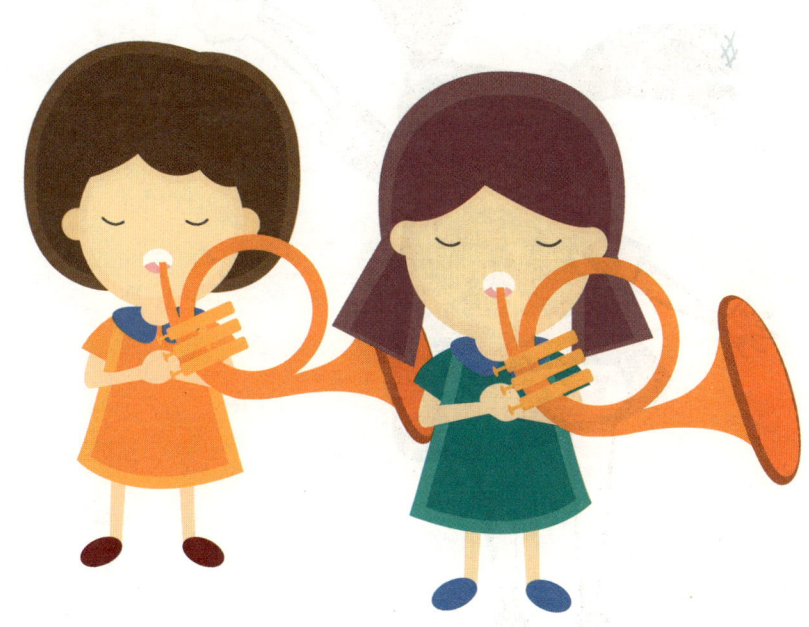

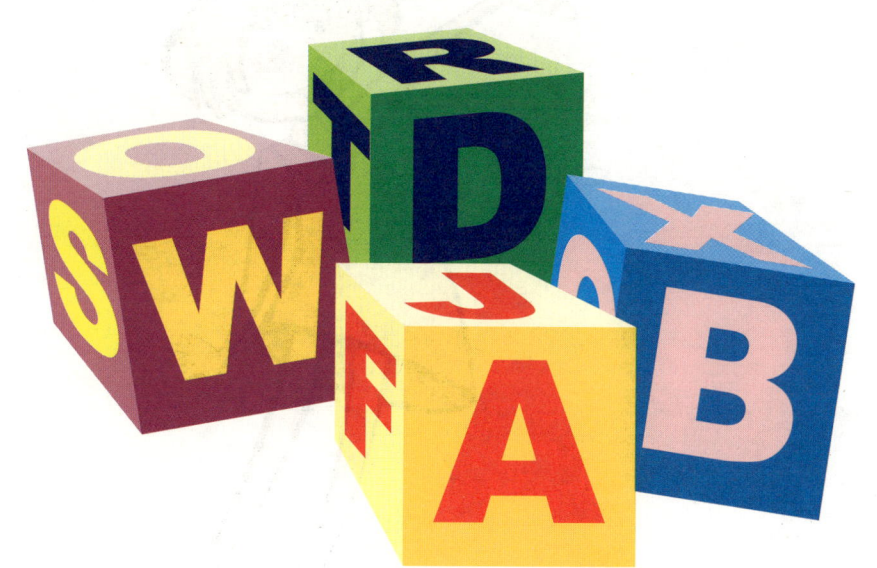

社交及游戏训练设计与指导

## 示例 3

模仿同伴涂鸦。

| 小档案 | |
|---|---|
| 训练时长 | |
| 辅助情况 | |

**训练方法示例**

## 示例 4

模仿同伴写字。

| 小档案 | |
|---|---|
| 训练时长 | |
| 辅助情况 | |

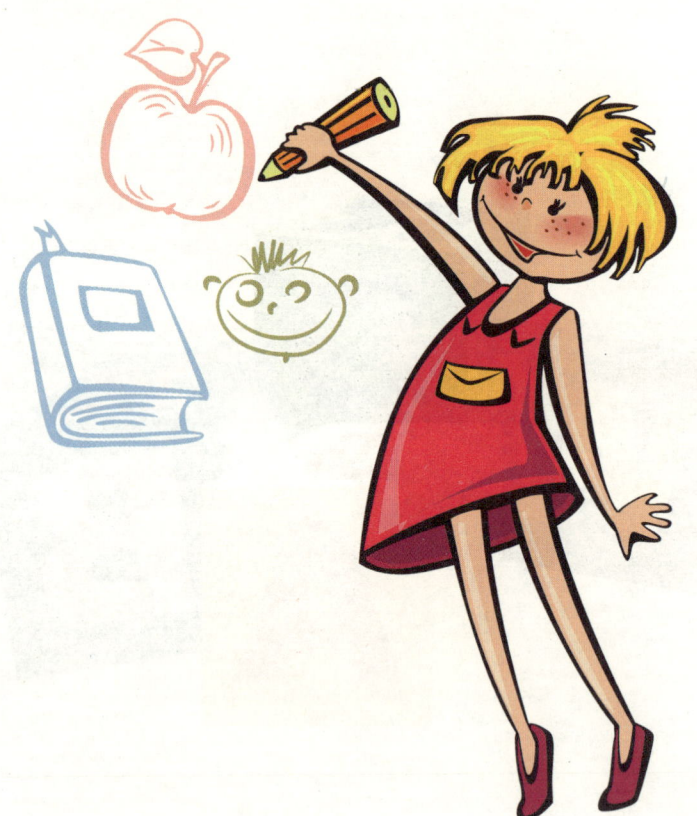

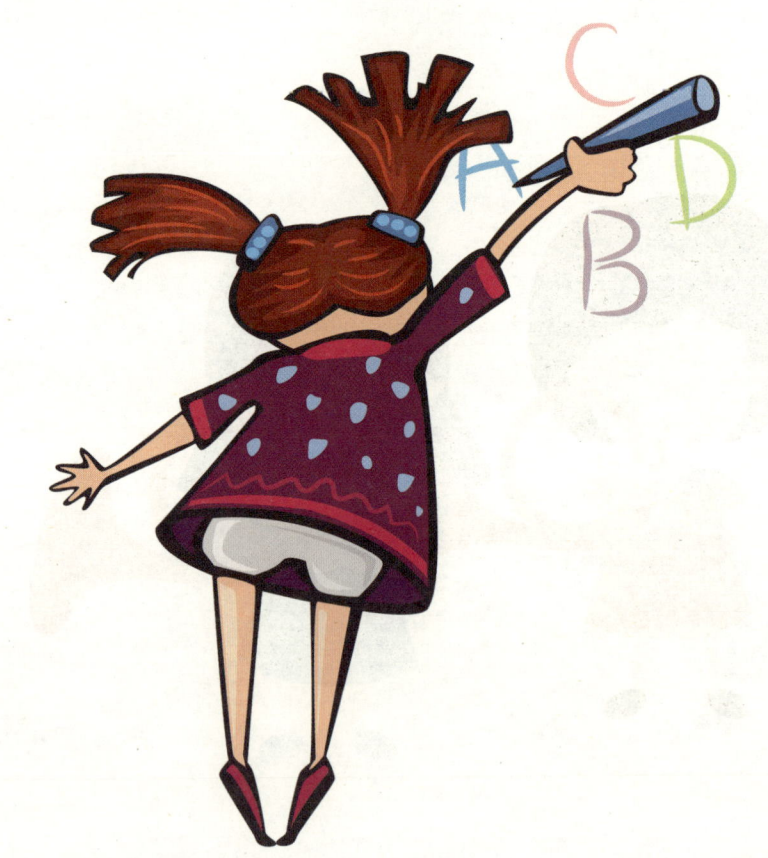

第三章
社交游戏基础训练项目

**拓展为就餐**

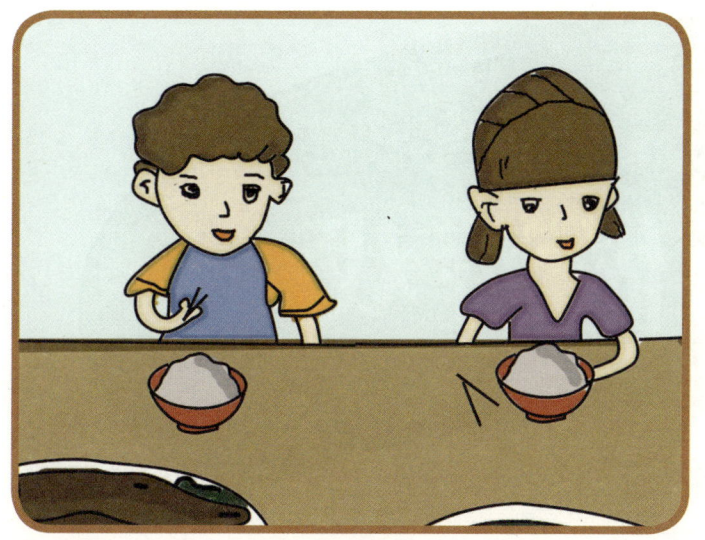

**拓展为上课**

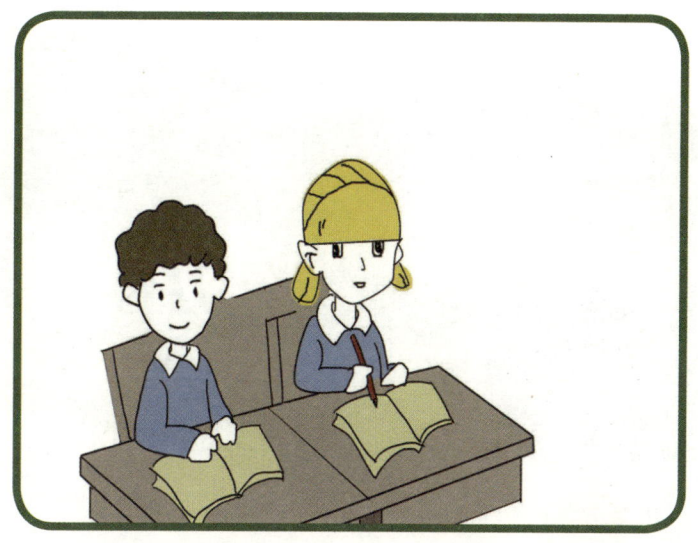

**拓展为睡觉**

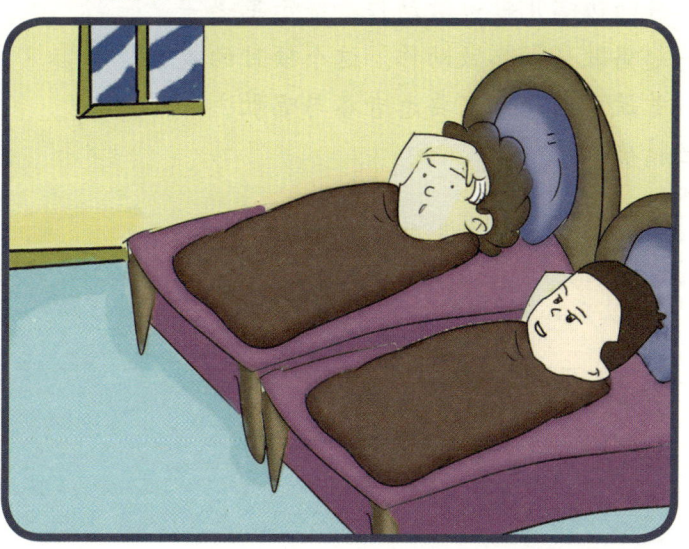

**拓展为玩玩具**

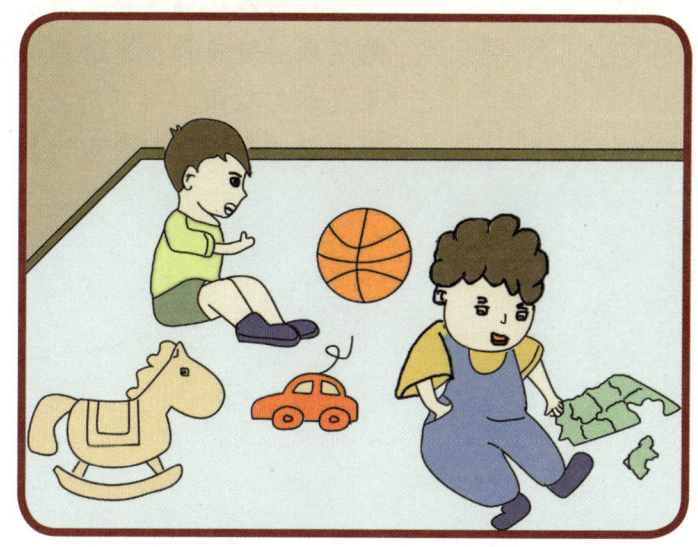

101

社交及游戏训练设计与指导

# 17 听音乐做游戏

该技能的训练目的是提高患者的社交游戏能力。通过该技能的训练，患者应该能达到这样一种水平，即：教师边唱儿歌边做动作，提示患者一起唱歌并做动作，患者能够跟教师一起唱歌，一起做动作。这个项目的重点是参与歌曲，而不是完美地唱出一首歌。因此，只要患者参与唱歌，并做出动作即可。配合做出的动作不必精确。

扫描二维码，打印本技能训练配套表格

第三章
社交游戏基础训练项目

教学材料

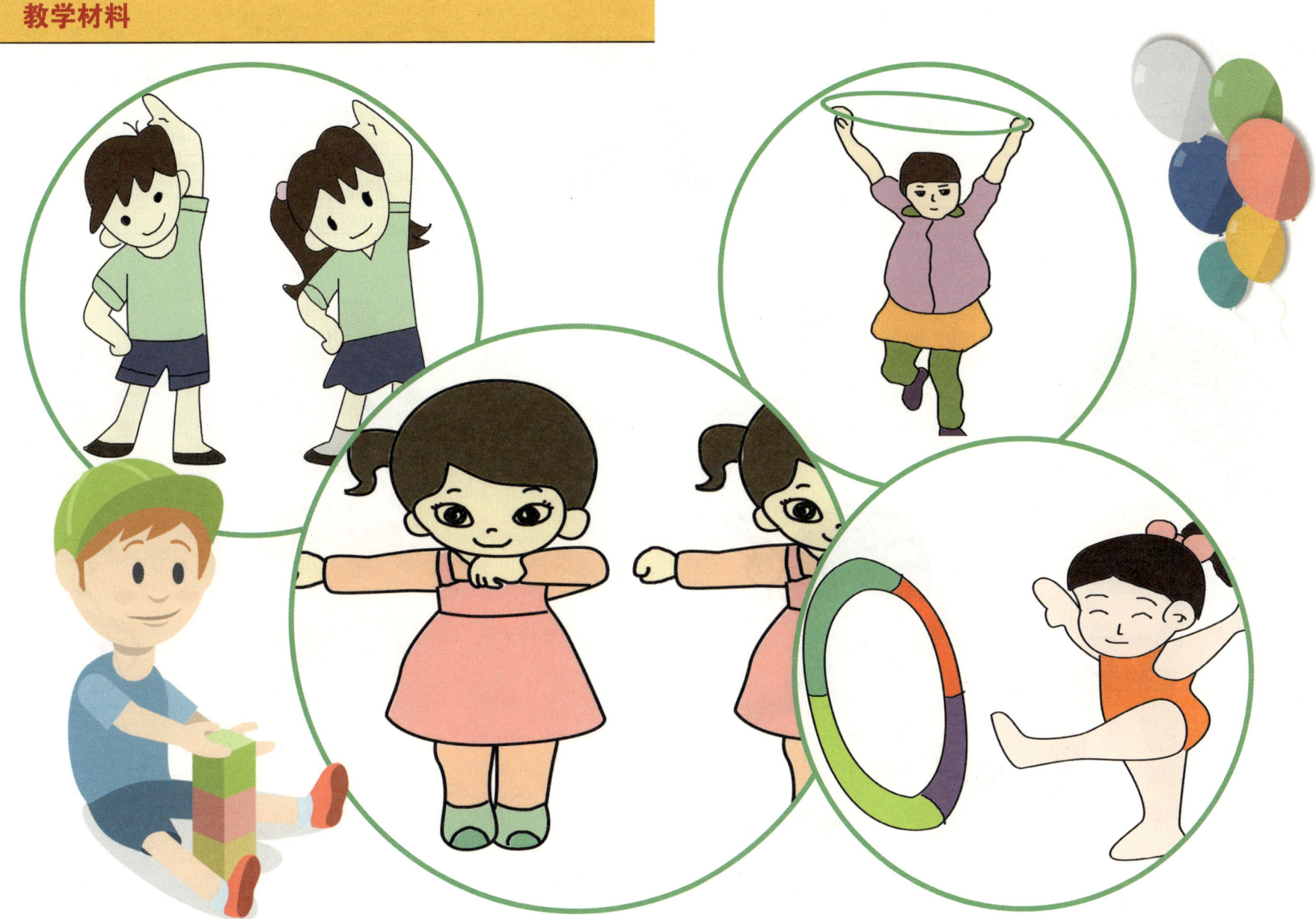

103

## 社交及游戏训练设计与指导

### 示例 1

与患者一起唱《拍手歌》，并做动作。

| 小档案 | |
|---|---|
| 训练时长 | |
| 辅助情况 | |

训练方法示例

唱到"如果感到幸福你就拍拍手"，拍 2 次手。

| 小档案 | |
|---|---|
| 训练时长 | |
| 辅助情况 | |

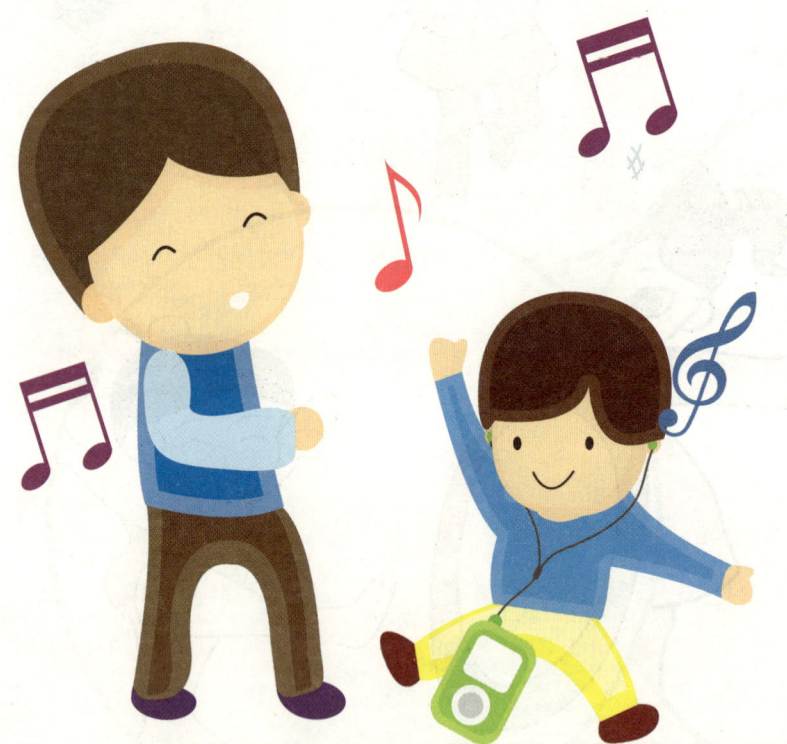
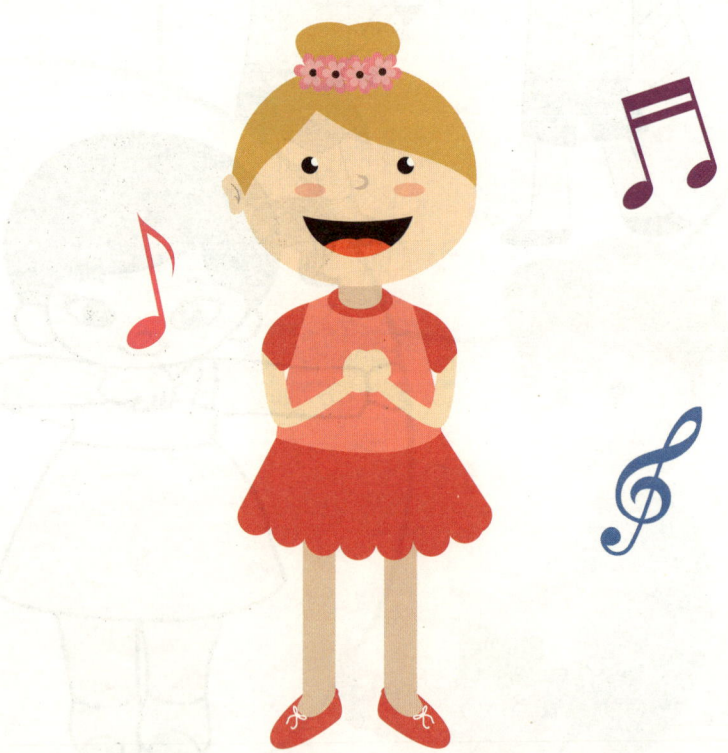

104

# 第三章
## 社交游戏基础训练项目

**训练方法示例**

唱到"如果感到幸福你就拍拍肩",拍 2 次肩膀。

| 小档案 | |
|---|---|
| 训练时长 | |
| 辅助情况 | |

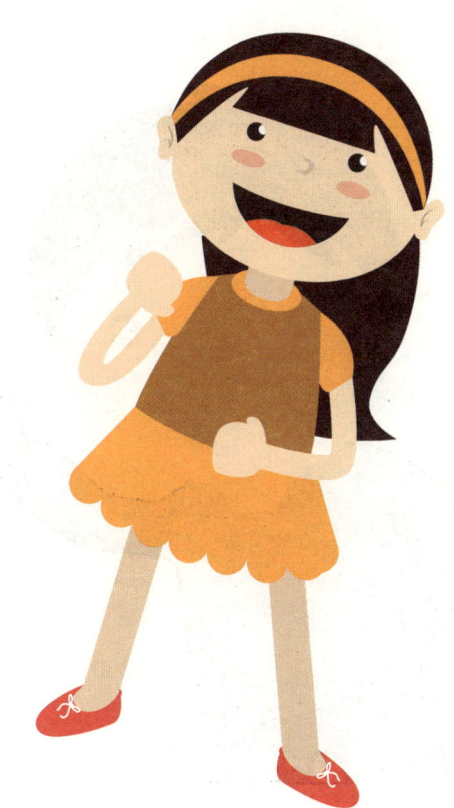

唱到"如果感到幸福你就跺跺脚",2 只脚各跺一次。

| 小档案 | |
|---|---|
| 训练时长 | |
| 辅助情况 | |

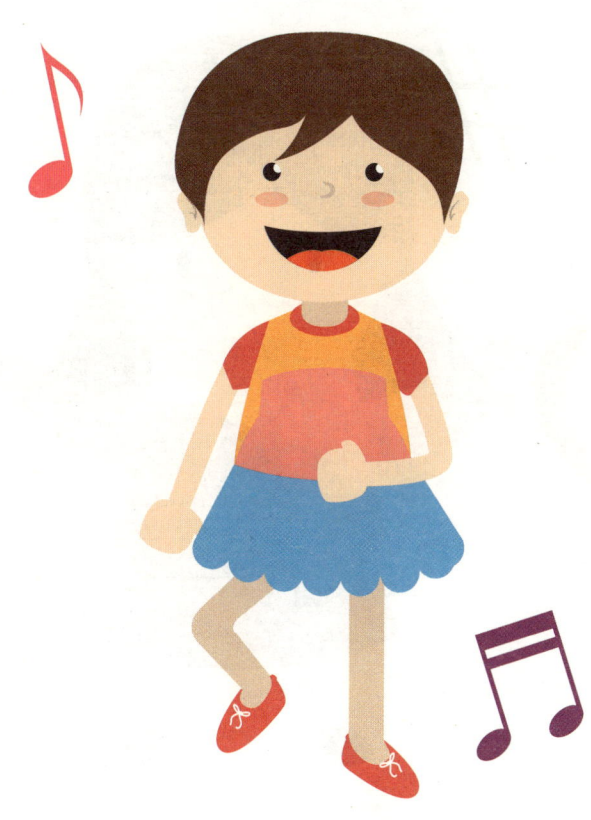

社交及游戏训练设计与指导

### 示例 2

与患者一起唱《健康歌》，并做动作。

| 小档案 | |
|---|---|
| 训练时长 | |
| 辅助情况 | |

唱"左3圈右3圈脖子扭扭屁股扭扭"时，扭脖子和屁股。

| 小档案 | |
|---|---|
| 训练时长 | |
| 辅助情况 | |

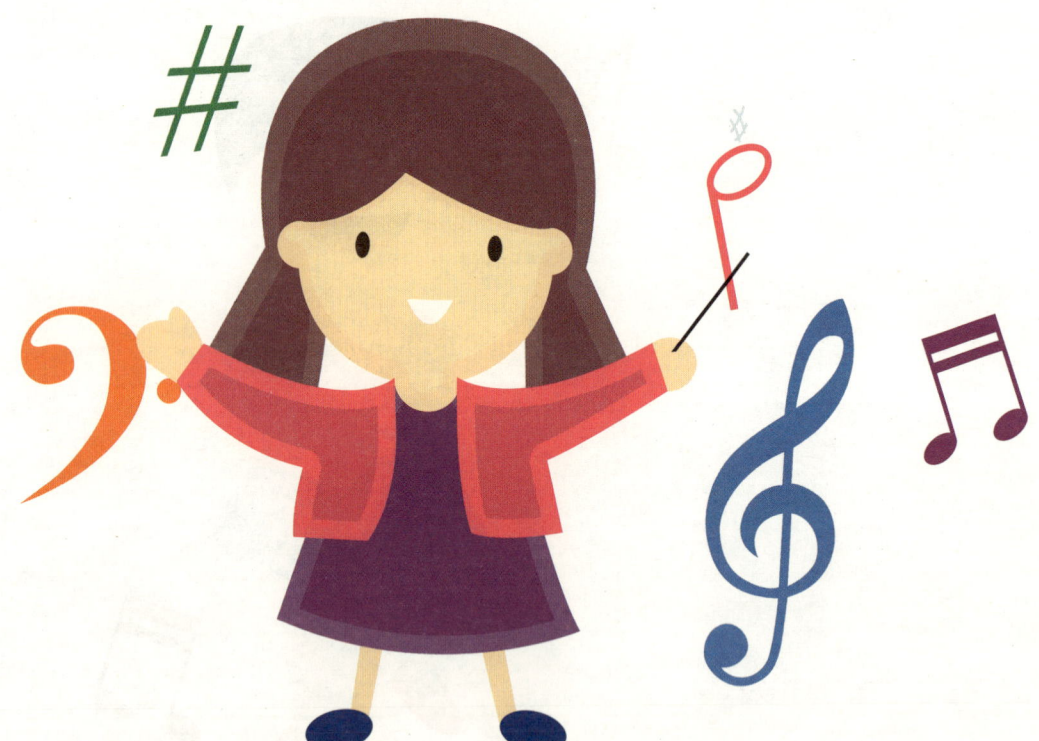

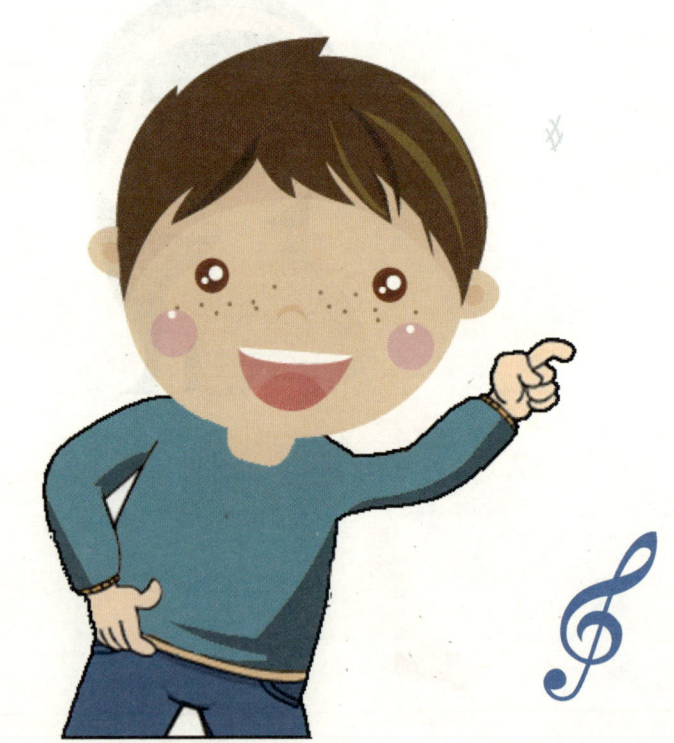

第三章
社交游戏基础训练项目

唱"抖抖手啊抖抖脚"时，抖抖手和脚。

| 小档案 | |
|---|---|
| 训练时长 | |
| 辅助情况 | |

训练方法示例

唱"勤做深呼吸"时，深呼吸。

| 小档案 | |
|---|---|
| 训练时长 | |
| 辅助情况 | |

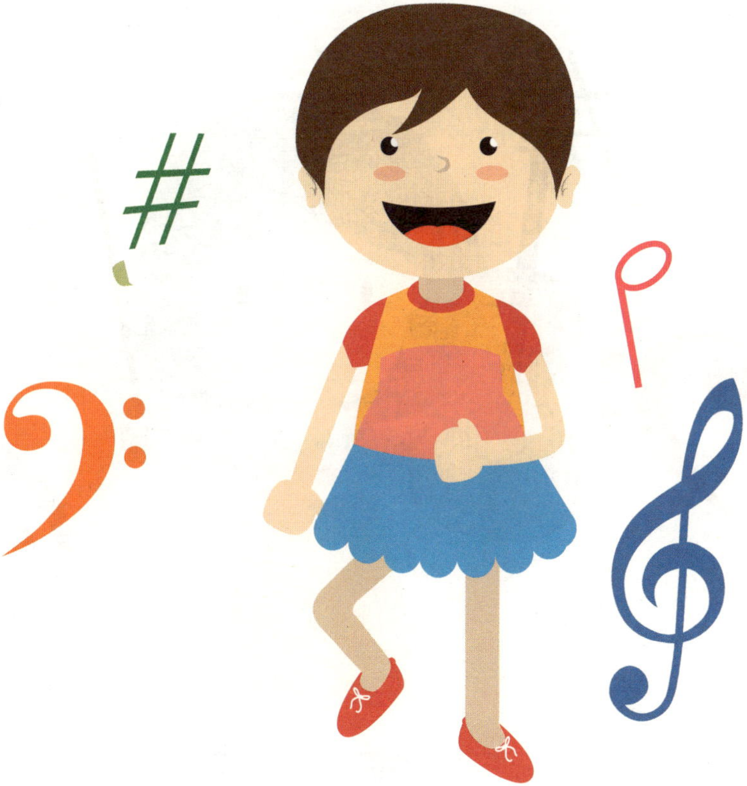

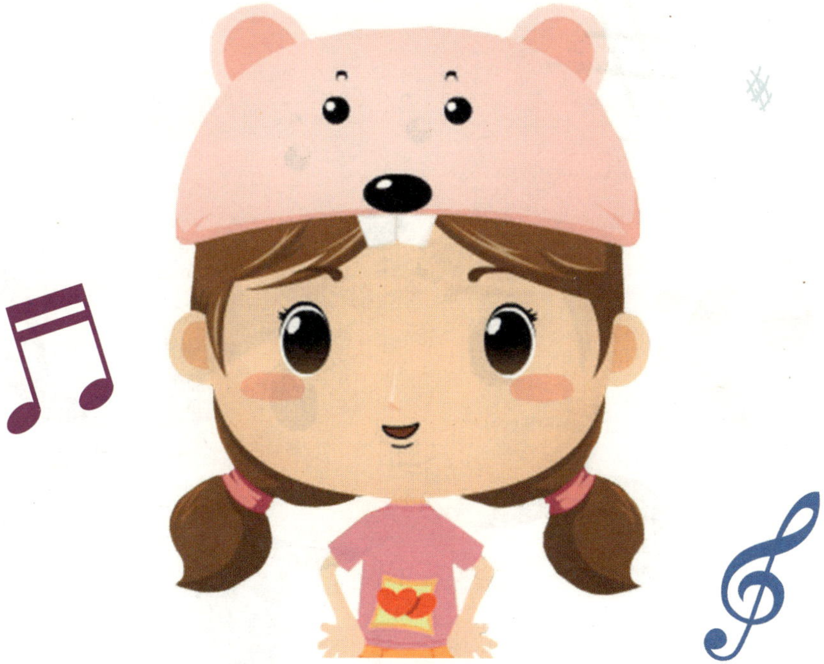

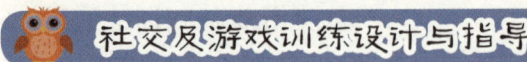

## 社交反游戏训练设计与指导

唱"学爷爷唱唱跳跳"时,跳一跳。

| 小档案 | |
|---|---|
| 训练时长 | |
| 辅助情况 | |

训练方法示例

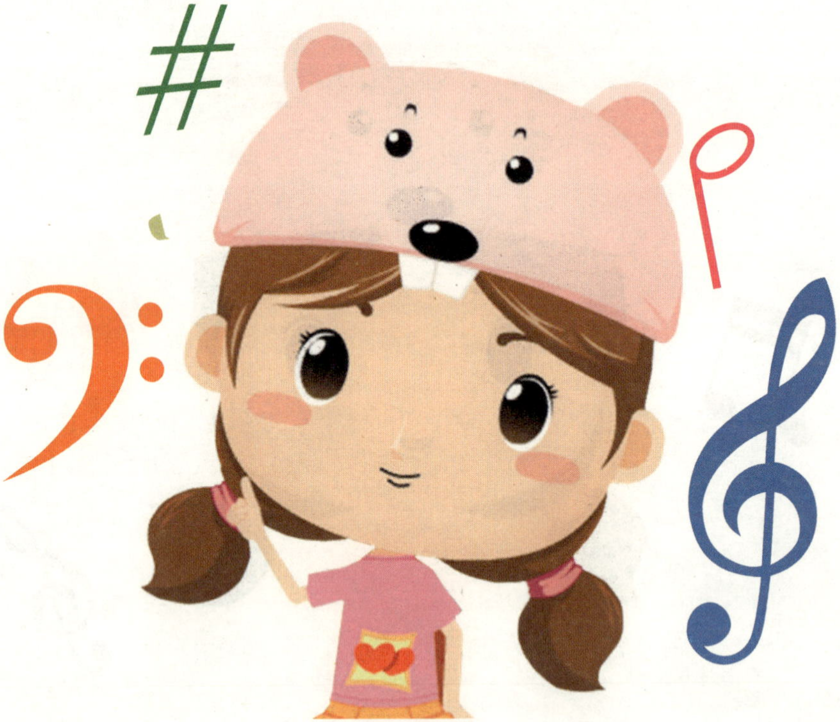

### 示例 3

与患者一起唱《刷牙歌》,并做动作。

| 小档案 | |
|---|---|
| 训练时长 | |
| 辅助情况 | |

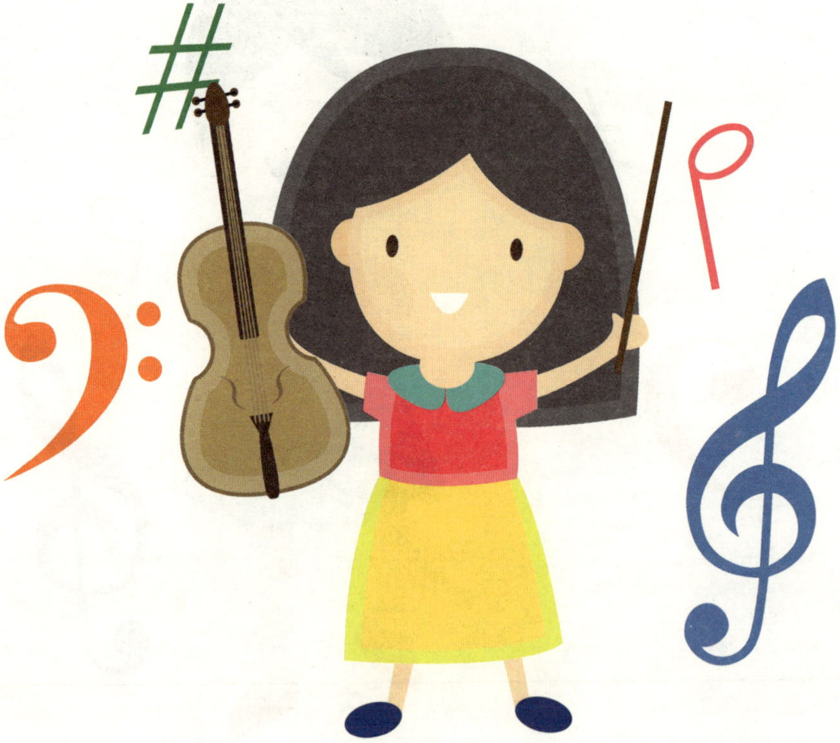

第三章
社交游戏基础训练项目

唱到"我刷我刷我刷刷刷",做刷牙动作。

| 小档案 | |
|---|---|
| 训练时长 | |
| 辅助情况 | |

示例 4

与患者一起唱《小手拍拍》,并做动作。

| 小档案 | |
|---|---|
| 训练时长 | |
| 辅助情况 | |

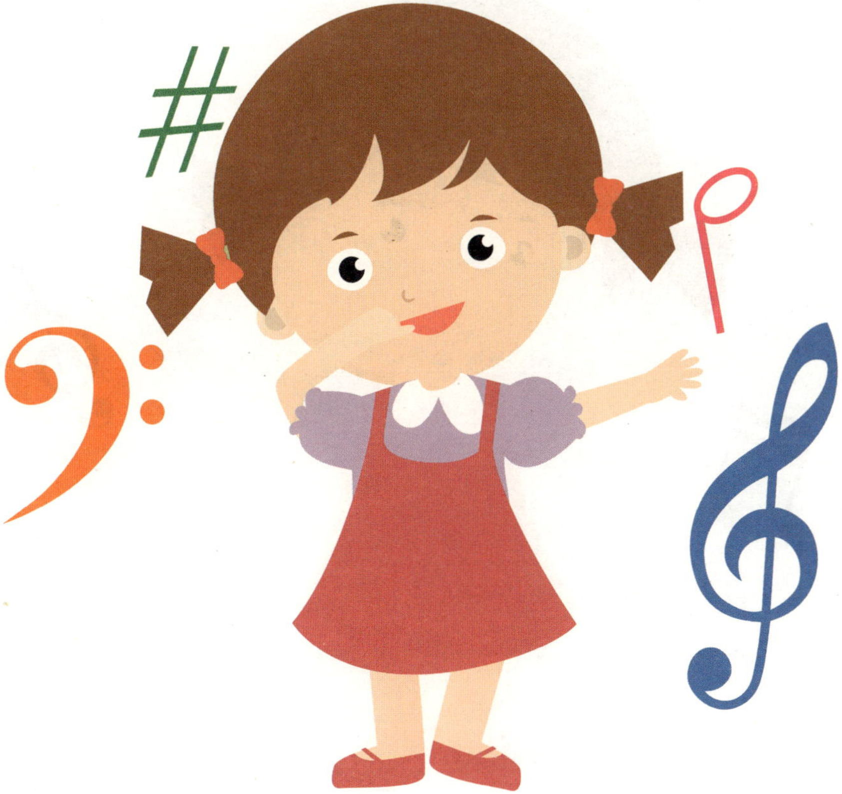

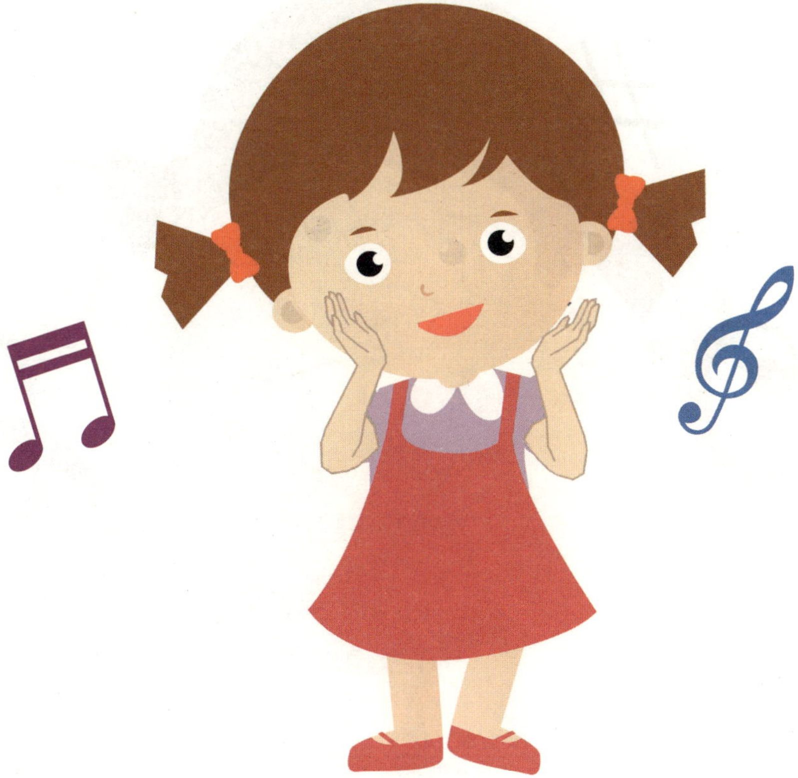

社交及游戏训练设计与指导

训练方法示例

唱到"手指伸出来手指伸出来",做伸手指动作。

| 小档案 | |
|---|---|
| 训练时长 | |
| 辅助情况 | |

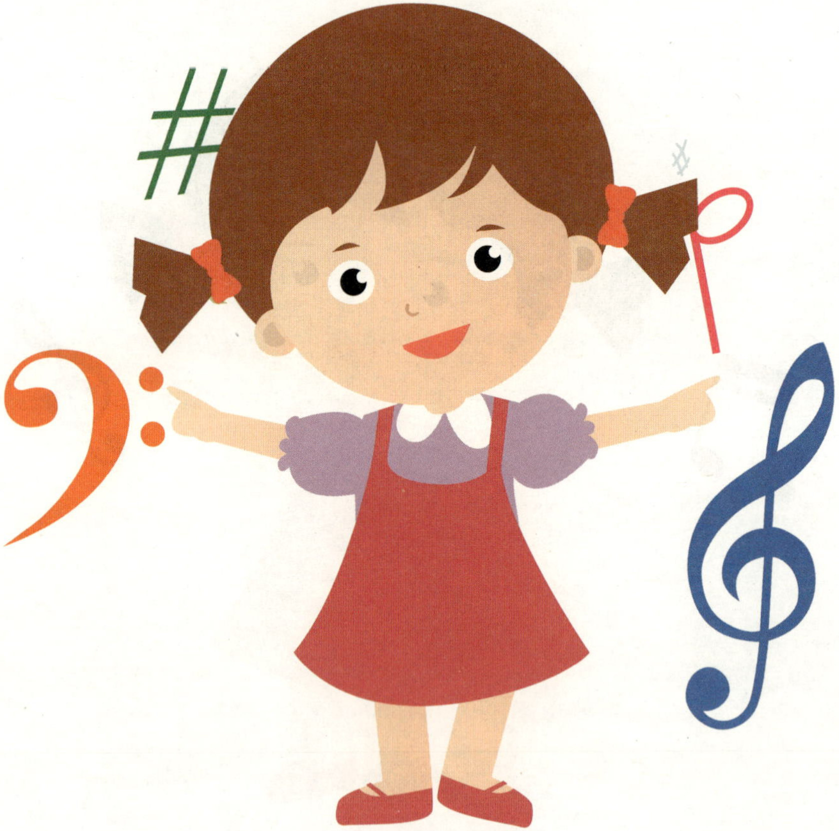

唱到"眼睛在哪里眼睛在这里",做手指眼睛动作。

| 小档案 | |
|---|---|
| 训练时长 | |
| 辅助情况 | |

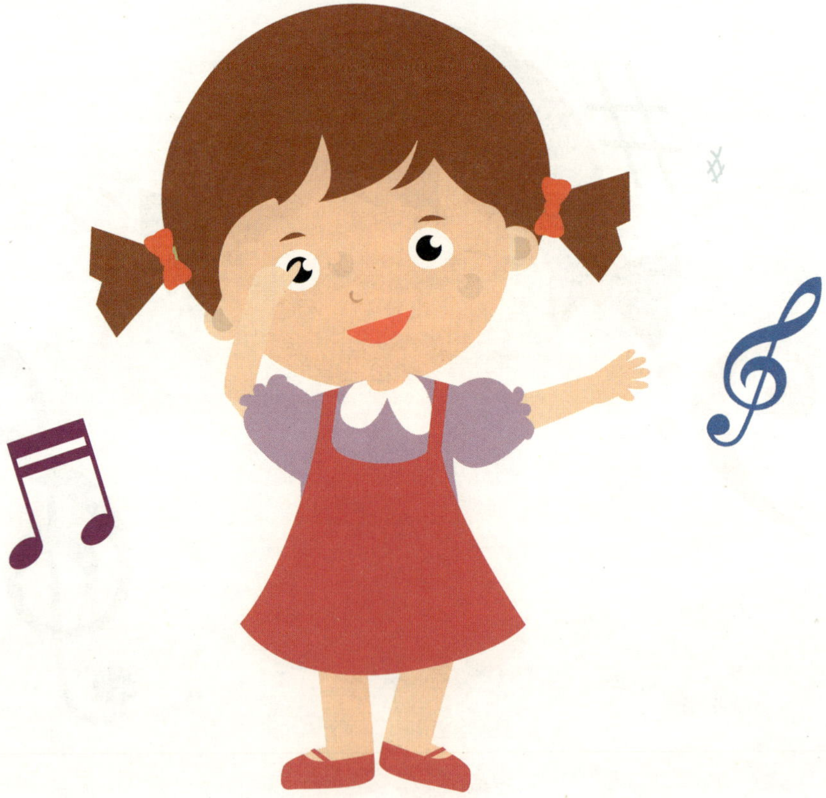

第三章 社交游戏基础训练项目

泛化到教室

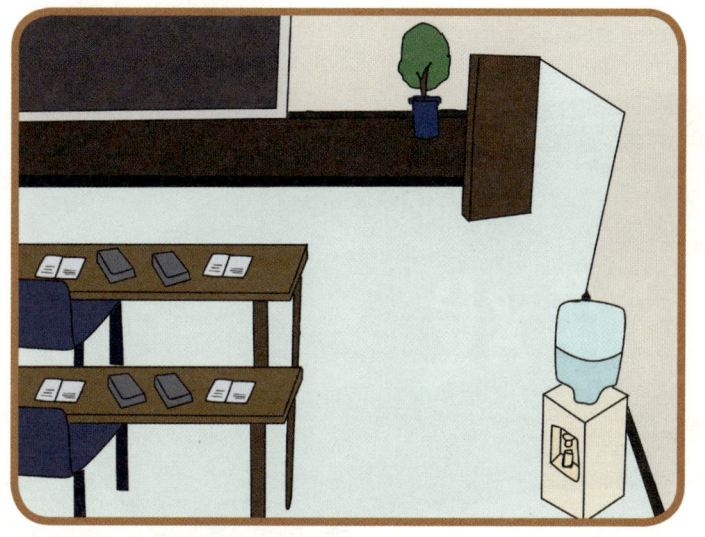

泛化到舞蹈室

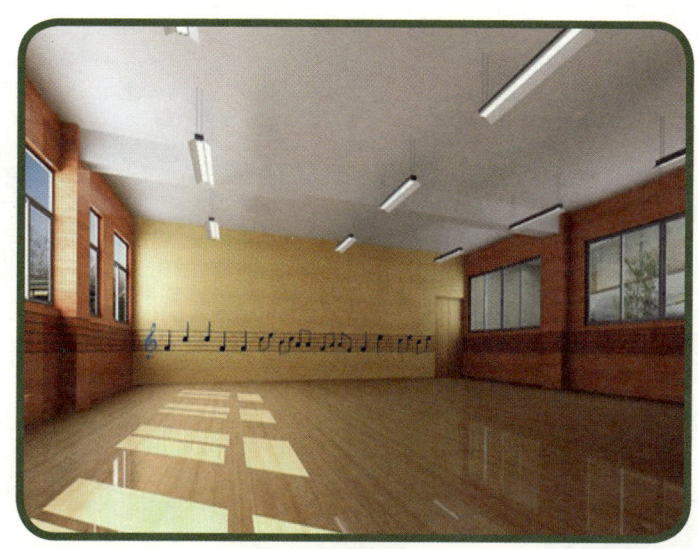

泛化到客厅

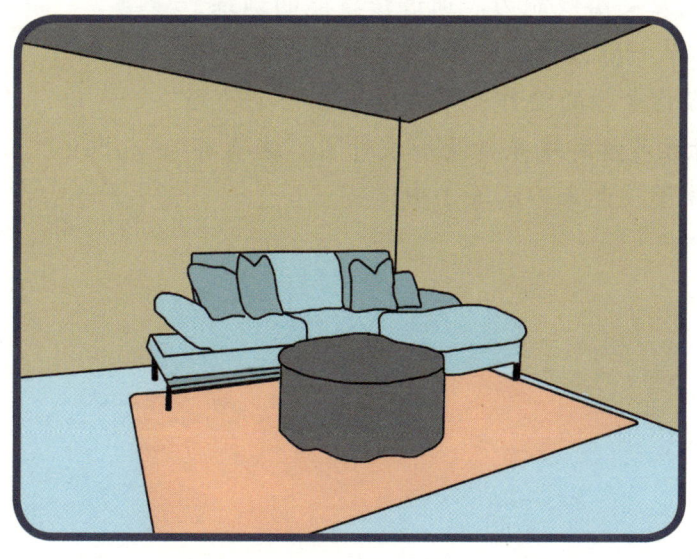

泛化到室外

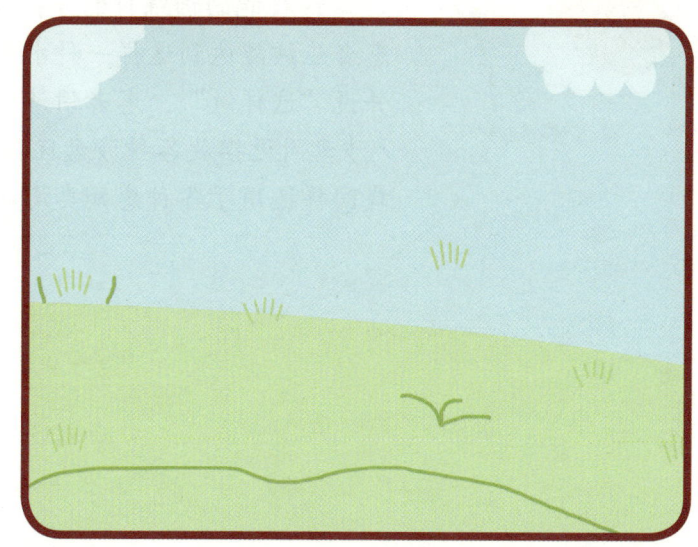

# 18 沙盘游戏

该技能的训练目的是提高患者的社交游戏能力。通过该技能的训练，患者应该能达到这样一种水平，即：第一阶段使用一个沙盘玩具示范动作，并说"这样做"，患者用沙盘玩具模仿老师的动作；第二阶段在一个沙箱/沙盘附近摆放各种沙盘玩具，患者玩沙盘游戏并持续一段时间。这项游戏同样适用于各种感知类游戏（玩豆子、大米、水等）中。

扫描二维码，打印本技能训练配套表格

第三章
社交游戏基础训练项目

**教学材料**

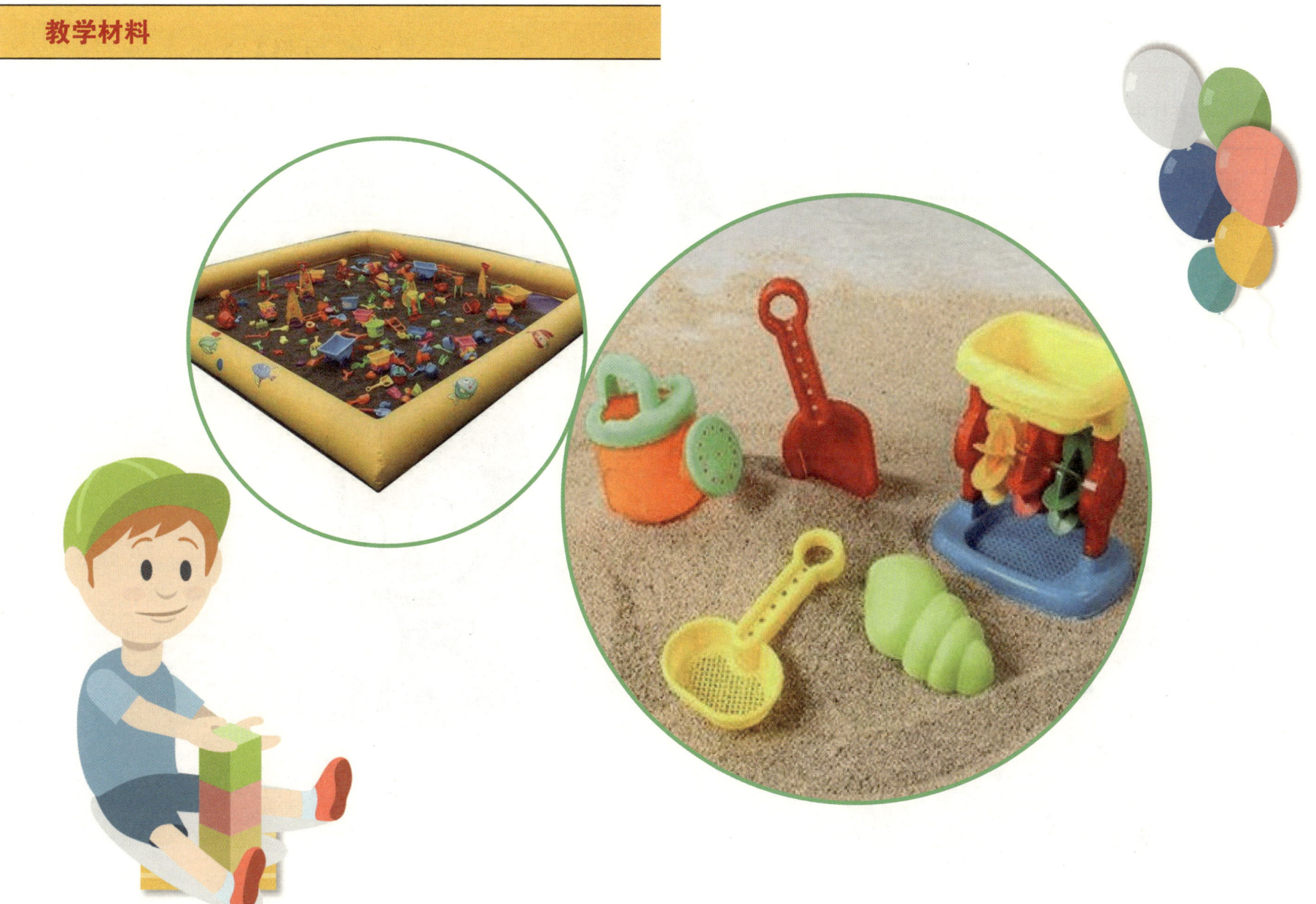

社交及游戏训练设计与指导

## 训练方法示例

### 示例 1

在沙中推动卡车。

| 小档案 | |
|---|---|
| 训练时长 | |
| 辅助情况 | |

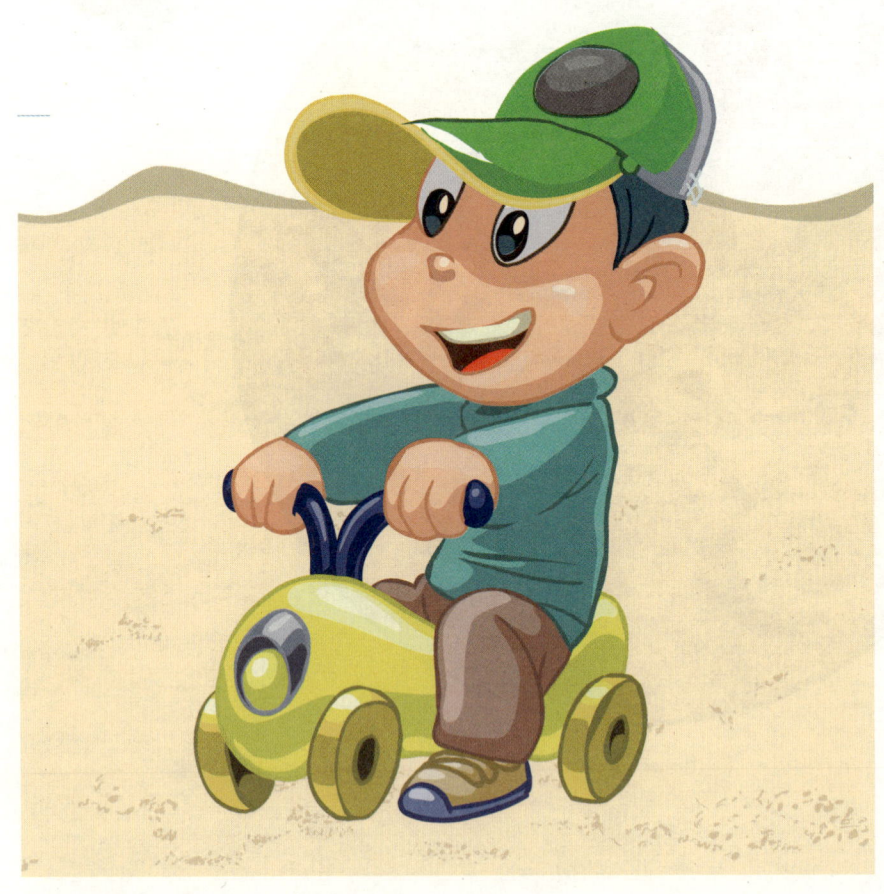

### 示例 2

用铲子挖沙子。

| 小档案 | |
|---|---|
| 训练时长 | |
| 辅助情况 | |

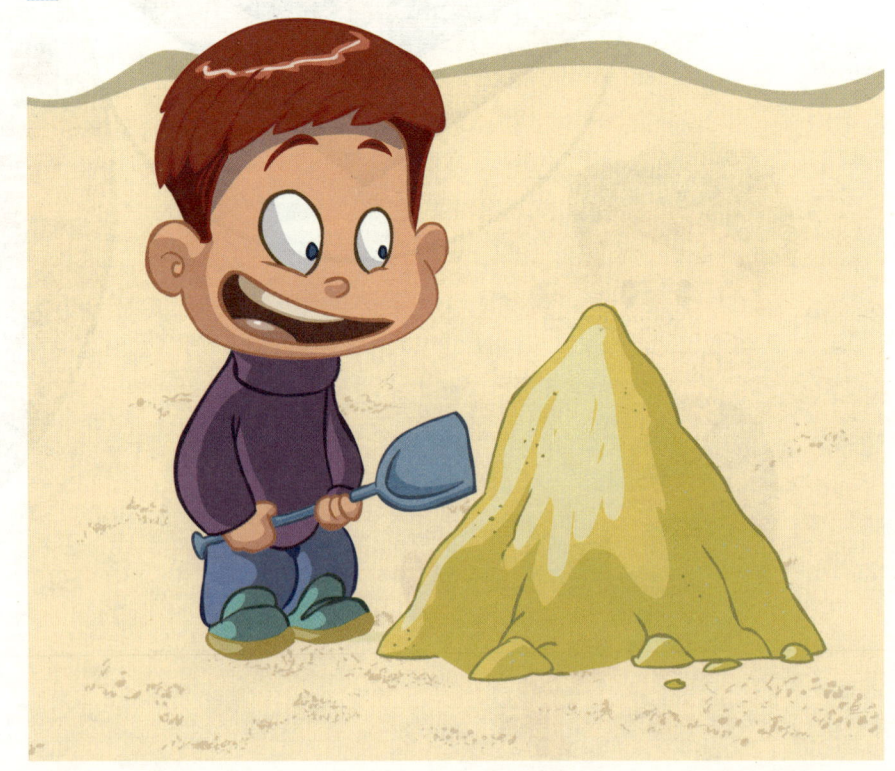

# 第三章
## 社交游戏基础训练项目

训练方法示例

### 示例 3

倒空桶里的沙子。

| 小档案 | |
|---|---|
| 训练时长 | |
| 辅助情况 | |

### 示例 4

用沙子模具玩沙子。

| 小档案 | |
|---|---|
| 训练时长 | |
| 辅助情况 | |

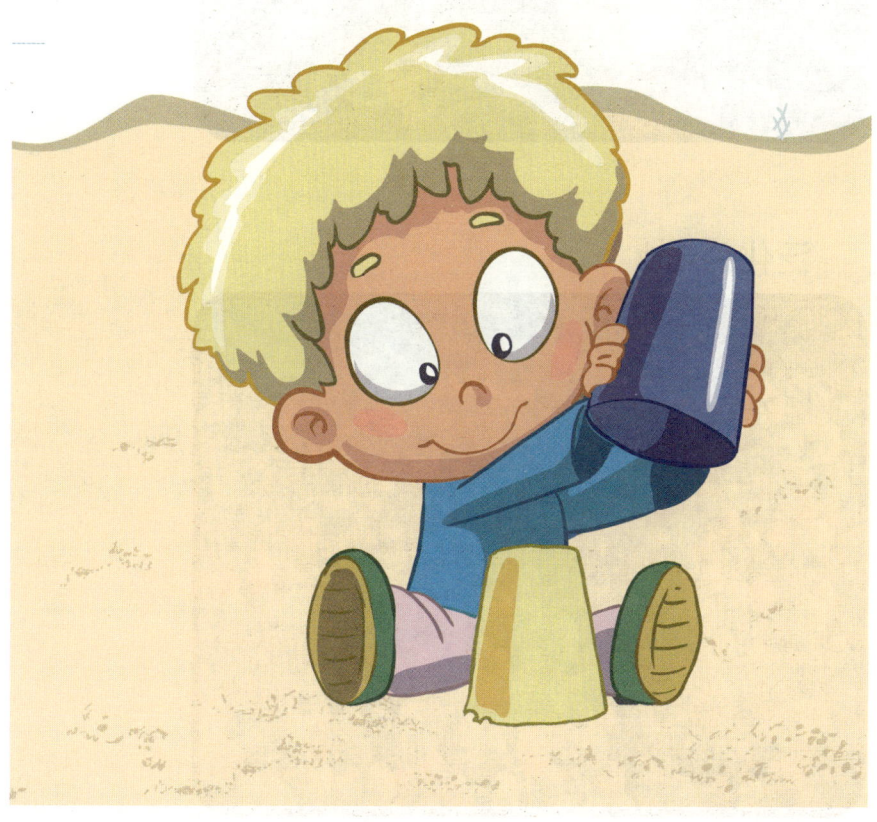

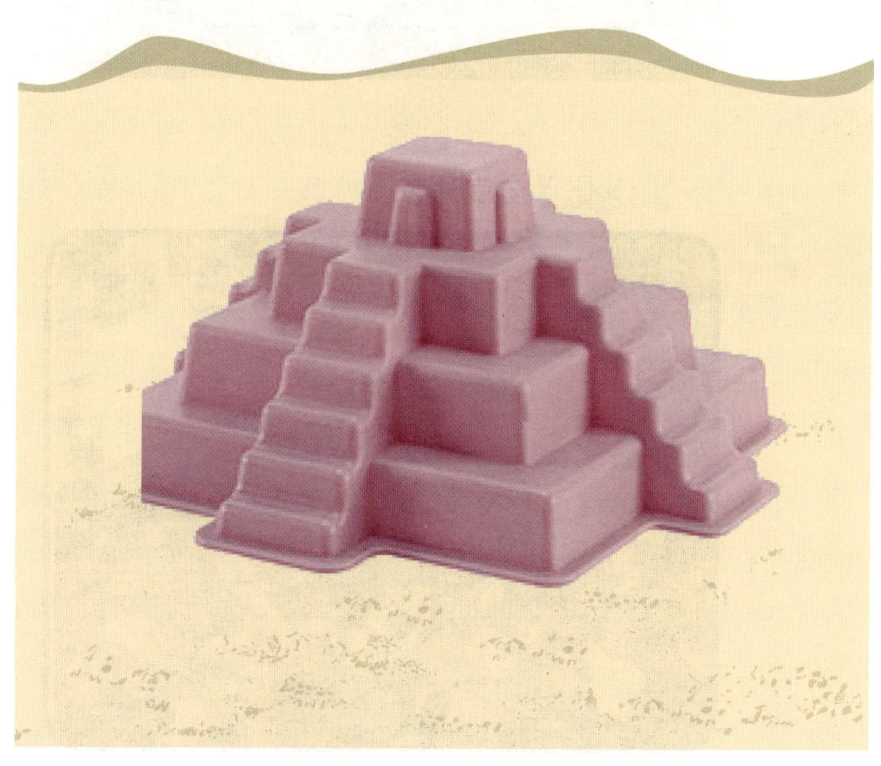

泛化为室外沙坑

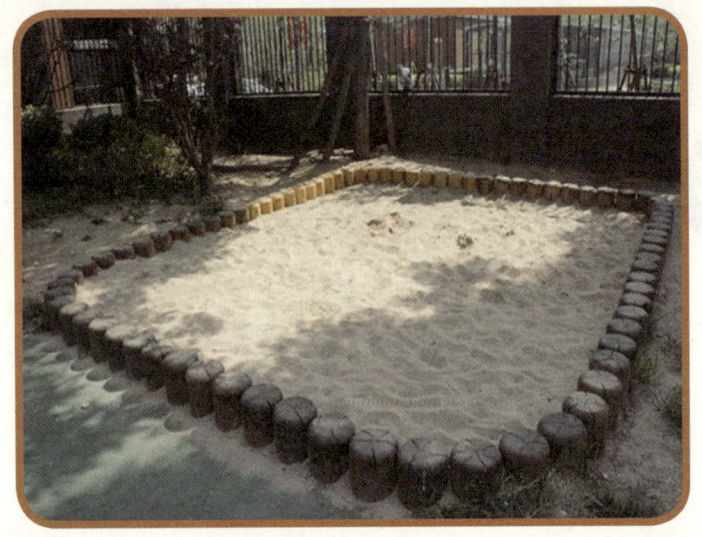

泛化为决明子池

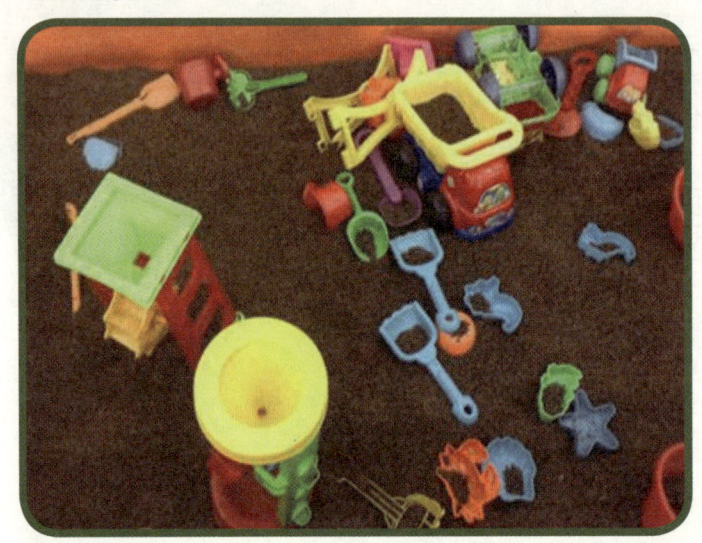

泛化为红豆池

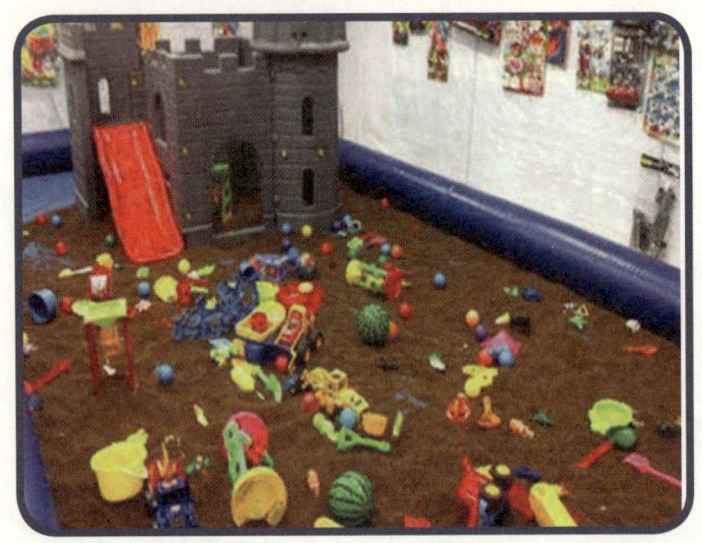

泛化为球池

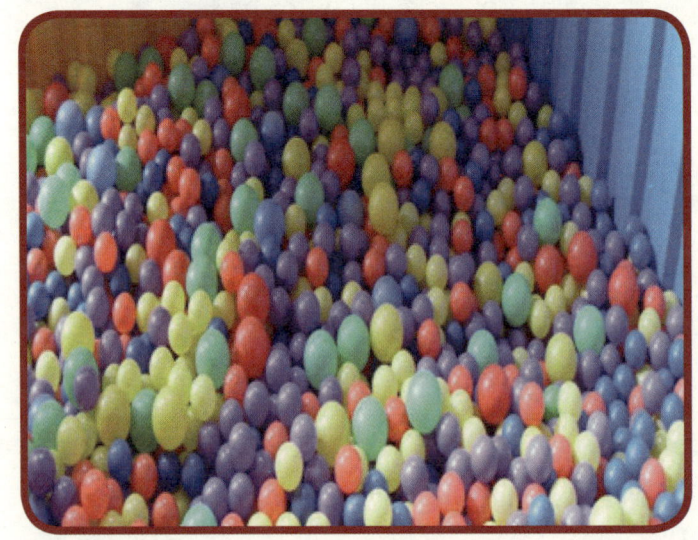

## 19 玩橡皮泥

该技能的训练目的是提高患者的动手能力和社交游戏能力。通过该技能的训练，患者应该能达到这样一种水平，即：第一阶段用彩泥展示一个动作，并对患者说"做这个"，患者将模仿捏彩泥动作；第二阶段给患者彩泥，并说"捏一条蛇（捏一个球、捏一个小帽子等）"，患者可以跟随指令，完成彩泥作品。

扫描二维码，打印本技能训练配套表格

社交及游戏训练设计与指导

**教学材料**

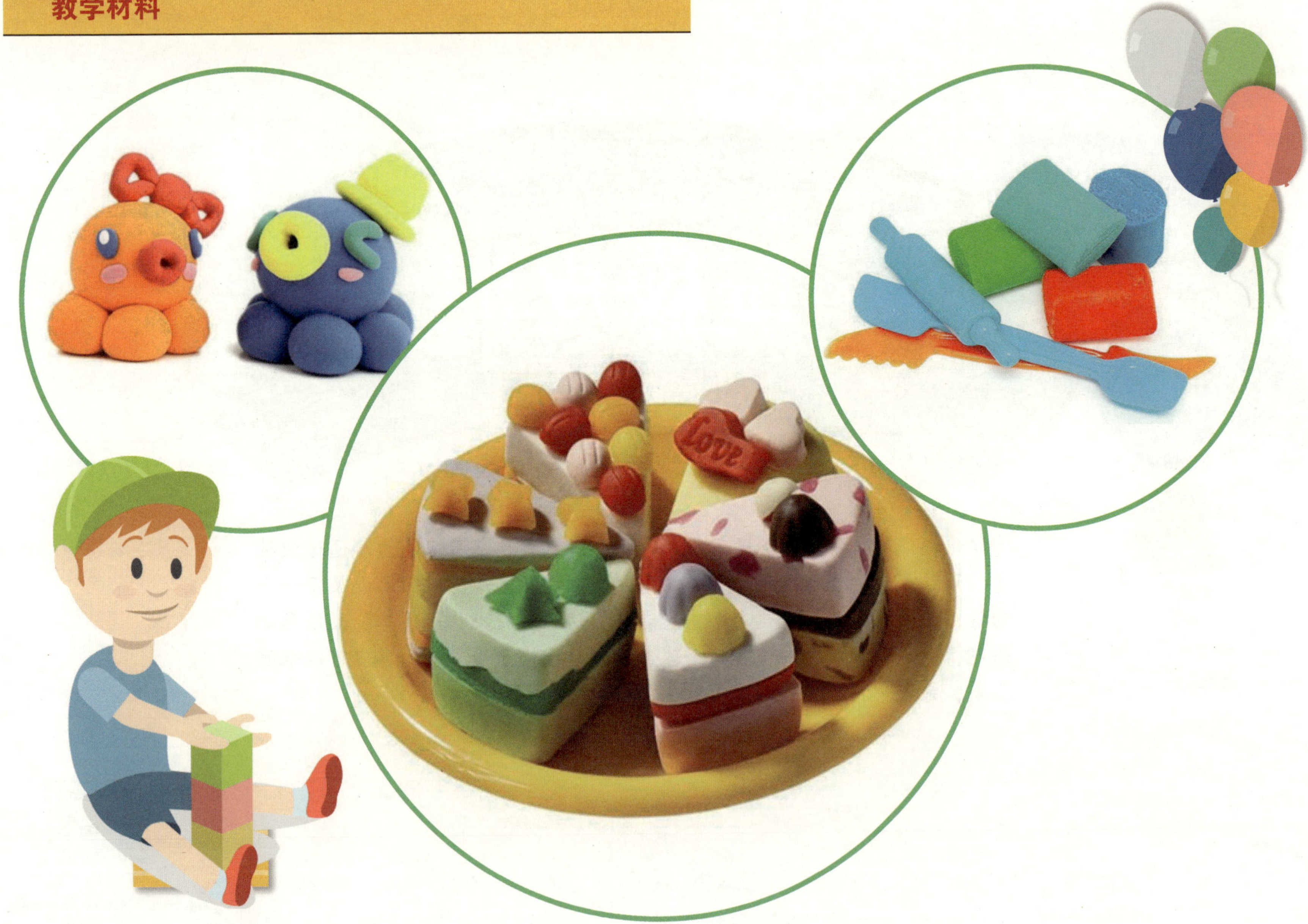

第三章
社交游戏基础训练项目

训练方法
示例

### 示例 1

模仿制作条状橡皮泥。

| 小档案 | |
|---|---|
| 训练时长 | |
| 辅助情况 | |

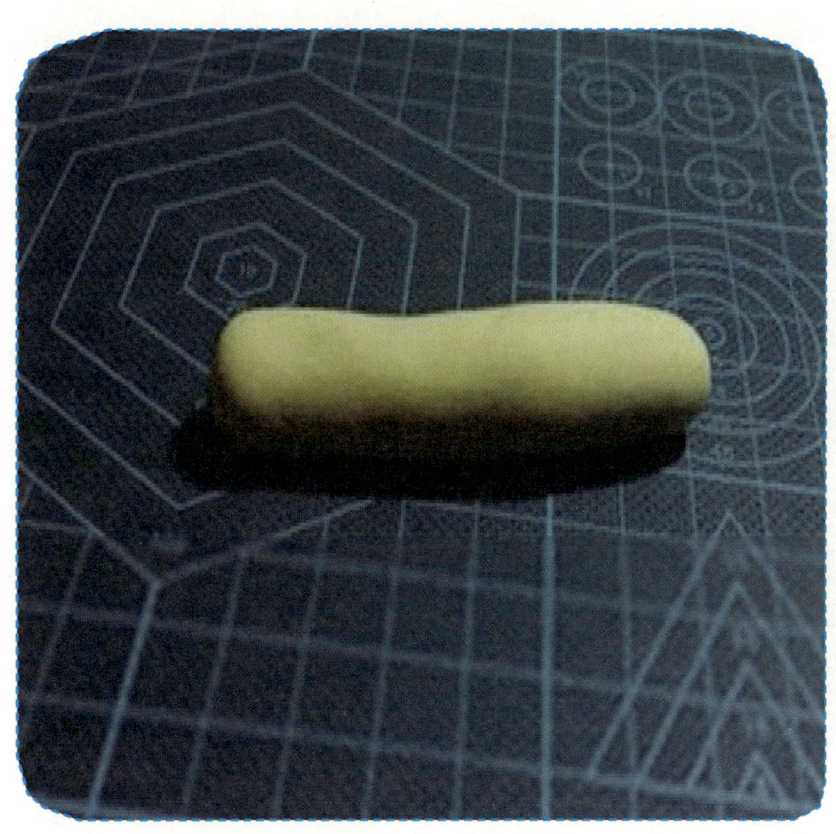

### 示例 2

模仿使用工具刻刀。

| 小档案 | |
|---|---|
| 训练时长 | |
| 辅助情况 | |

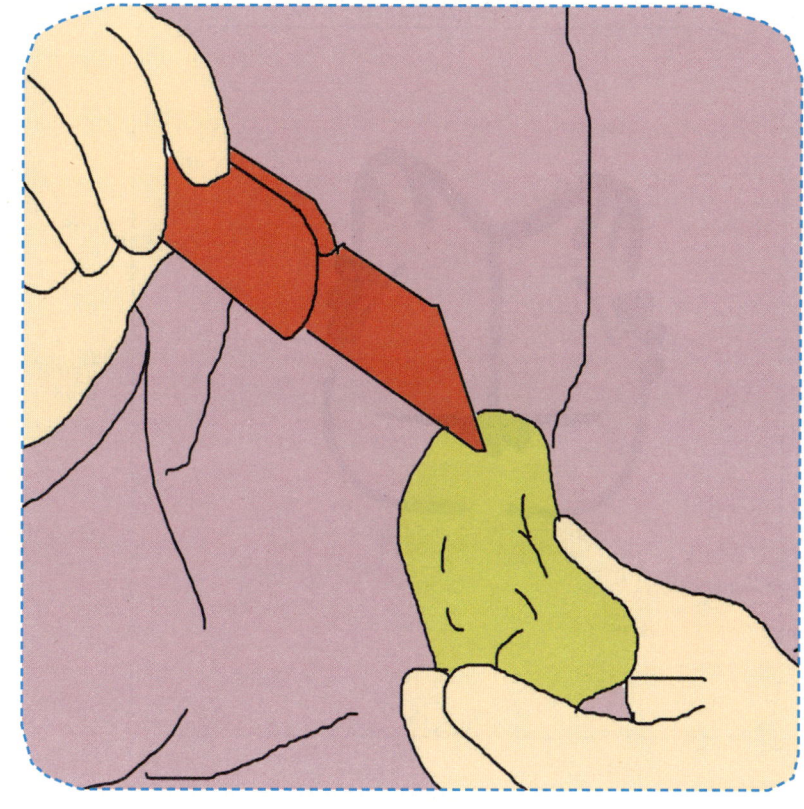

社交及游戏训练设计与指导

**训练方法示例**

### 示例 3

用橡皮泥捏一只猫。

| 小档案 | |
|---|---|
| 训练时长 | |
| 辅助情况 | |

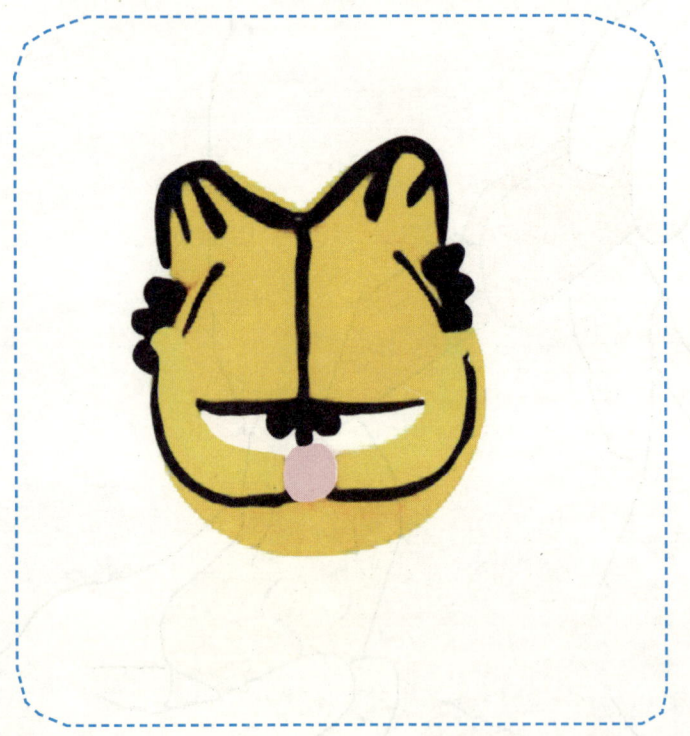

### 示例 4

用橡皮泥捏一朵花。

| 小档案 | |
|---|---|
| 训练时长 | |
| 辅助情况 | |

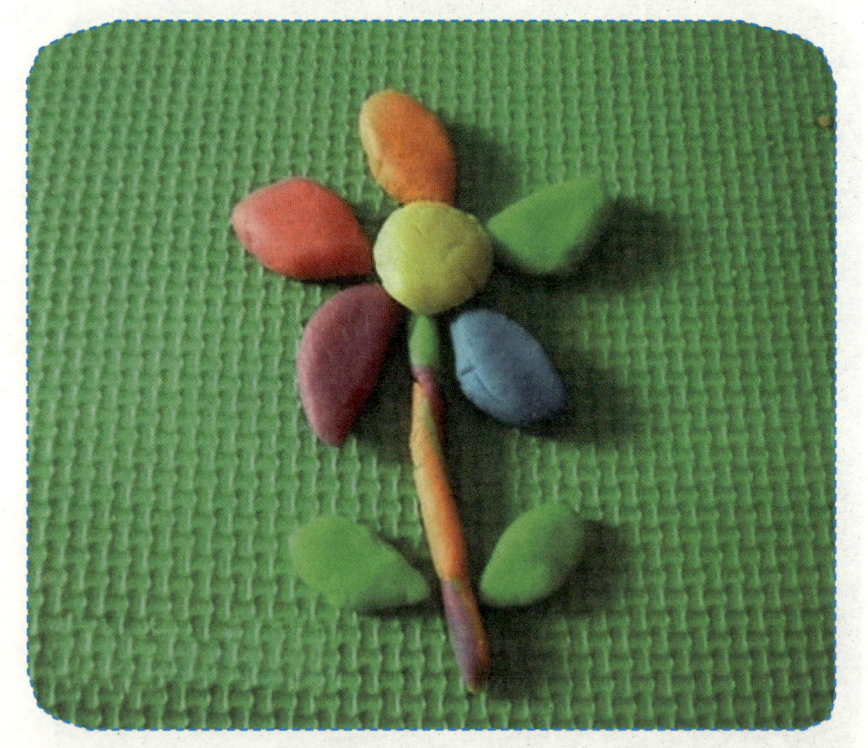

第三章
社交游戏基础训练项目

拓展为作品 1

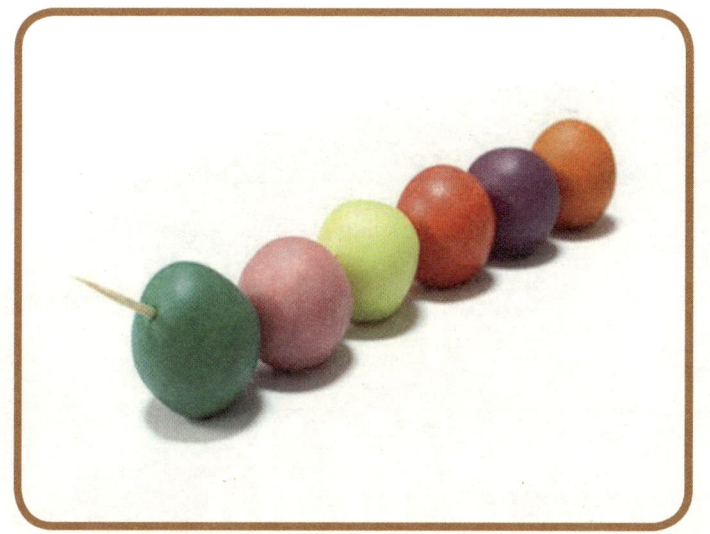

拓展为作品 2

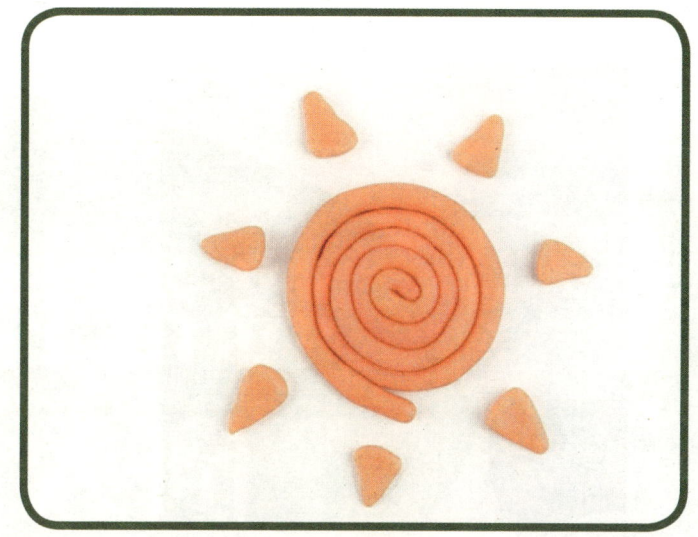

拓展为作品 3

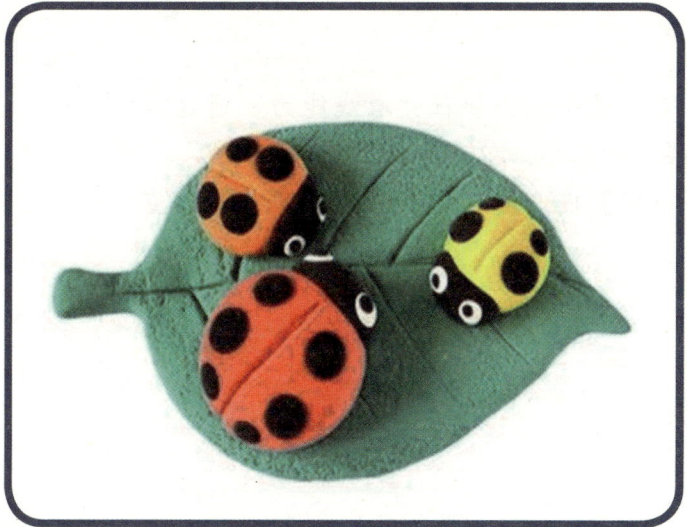

拓展为作品 4

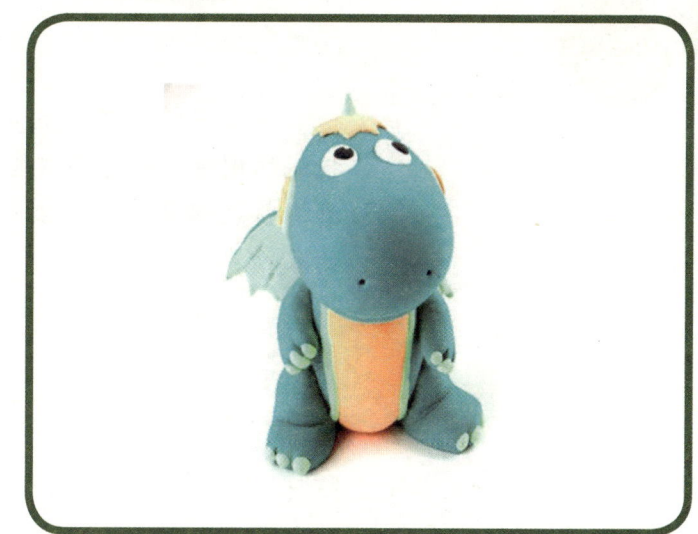

# 20 将液体从一个容器倒入另一个容器

该技能的训练目的是提高患者的动手能力和社交游戏能力。通过该技能的训练，患者应该能达到这样一种水平，即：对患者说"来倒吧"，患者将液体从一个容器倒入另一个容器内。要选用患者单手拿着不太重的容器。

扫描二维码，打印本技能训练配套表格

第三章
社交游戏基础训练项目

**教学材料**

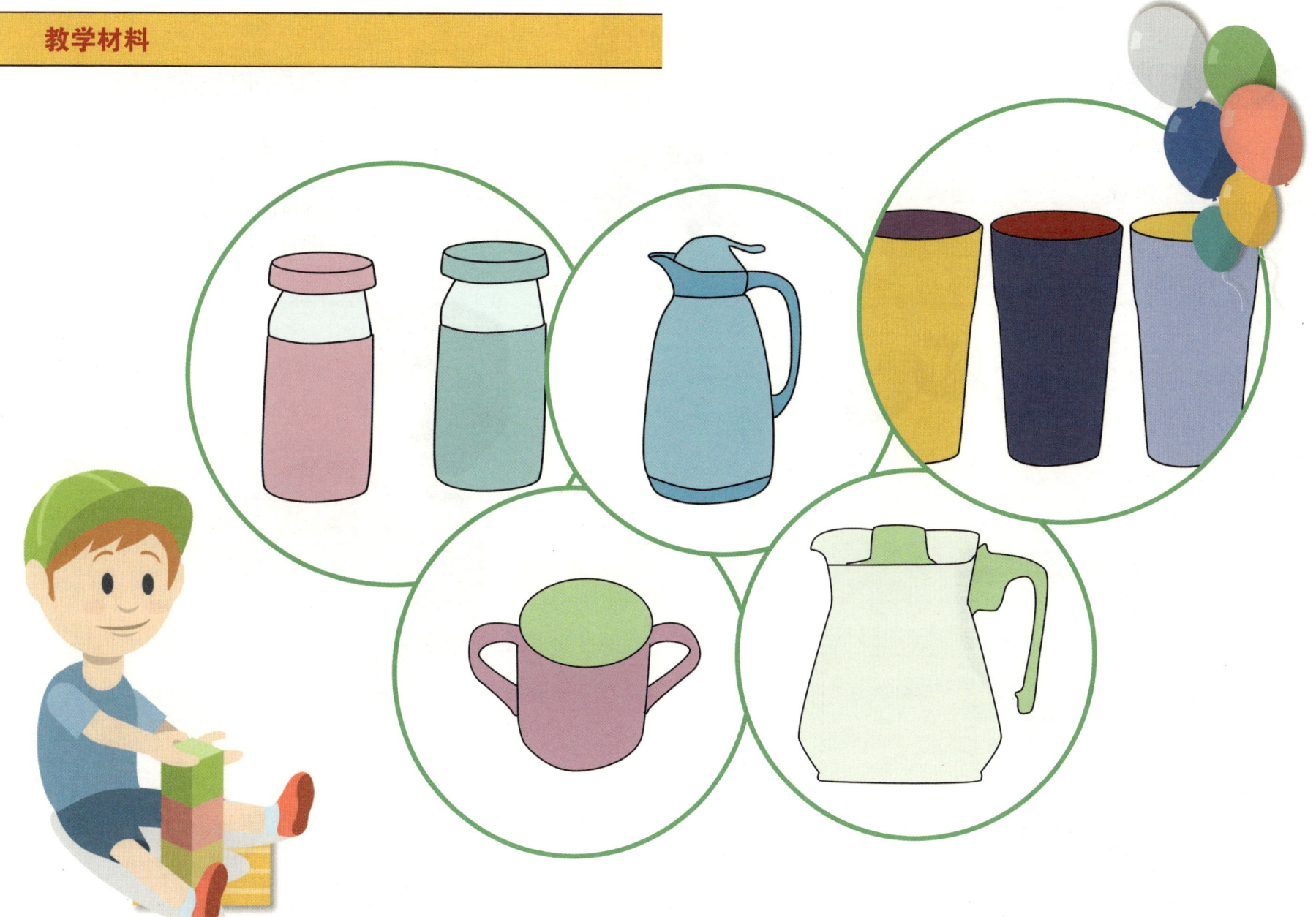

## 社交及游戏训练设计与指导

### 训练方法示例

**示例 1**

患者将半瓶水倒入另一个水杯中。

| 小档案 | |
|---|---|
| 训练时长 | |
| 辅助情况 | |

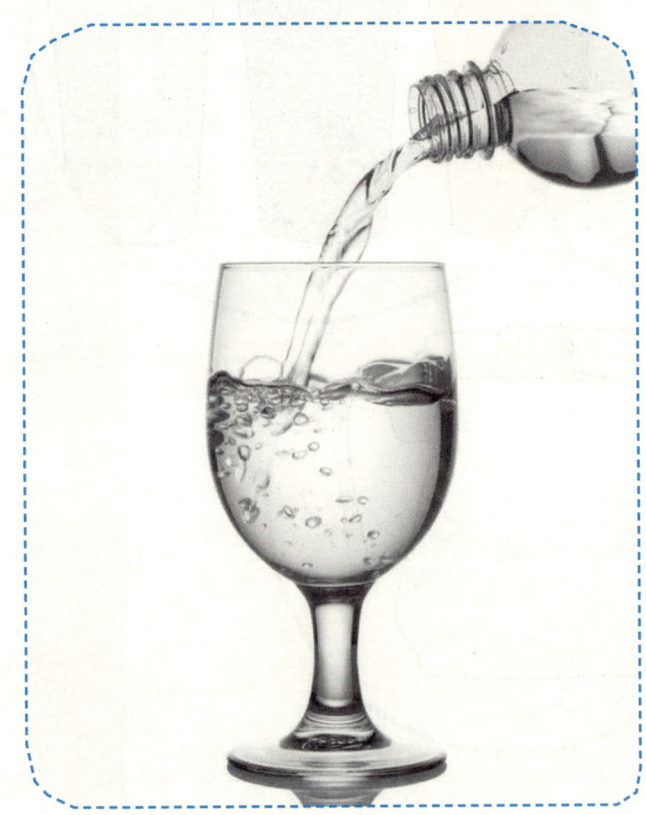

**示例 2**

患者将牛奶从壶倒入杯中。

| 小档案 | |
|---|---|
| 训练时长 | |
| 辅助情况 | |

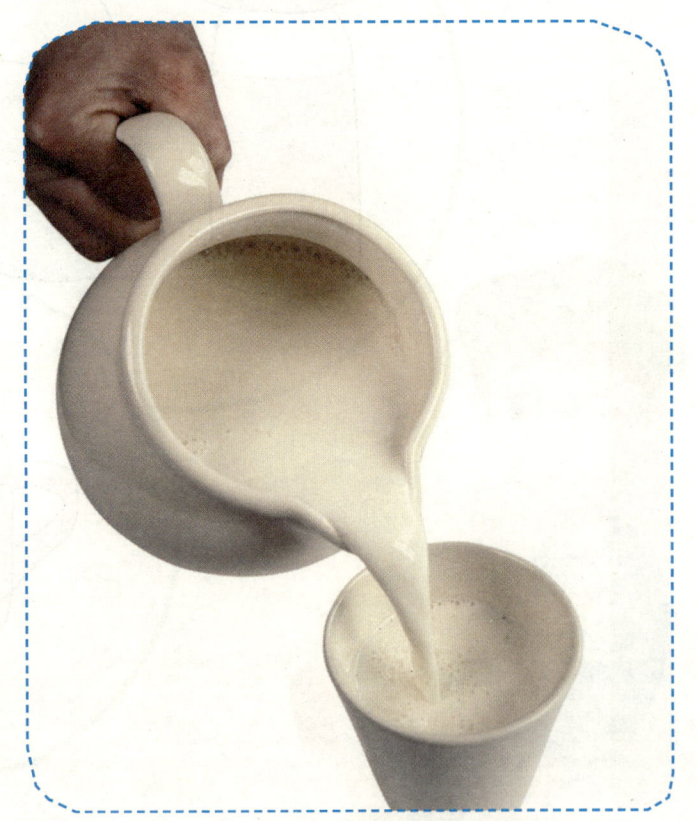

第三章
社交游戏基础训练项目

拓展为盛饭

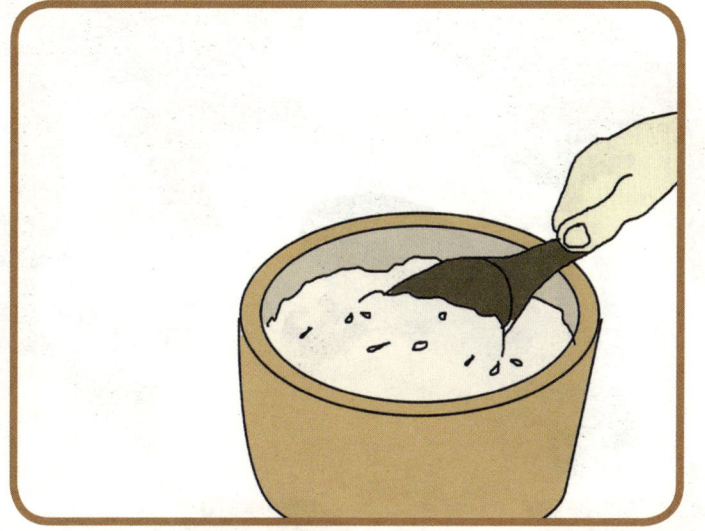

拓展为盛菜

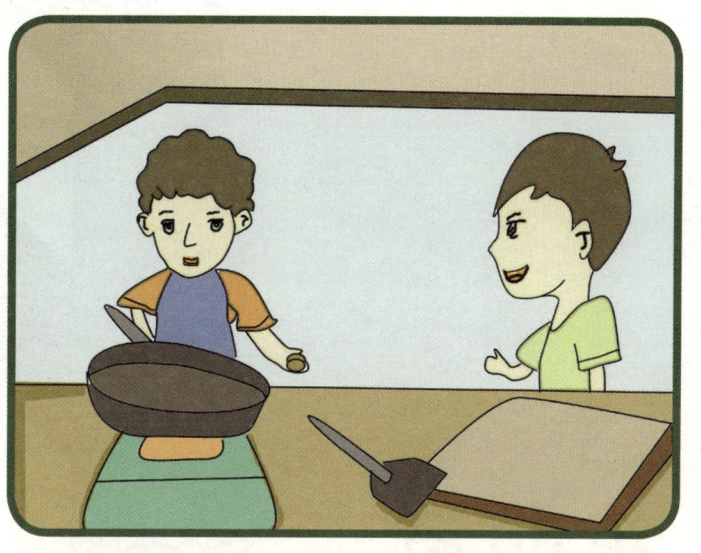

拓展为盛汤

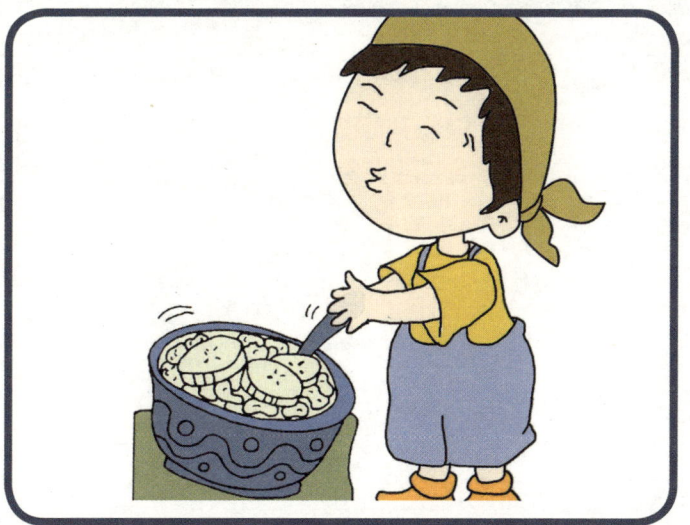

拓展为接水

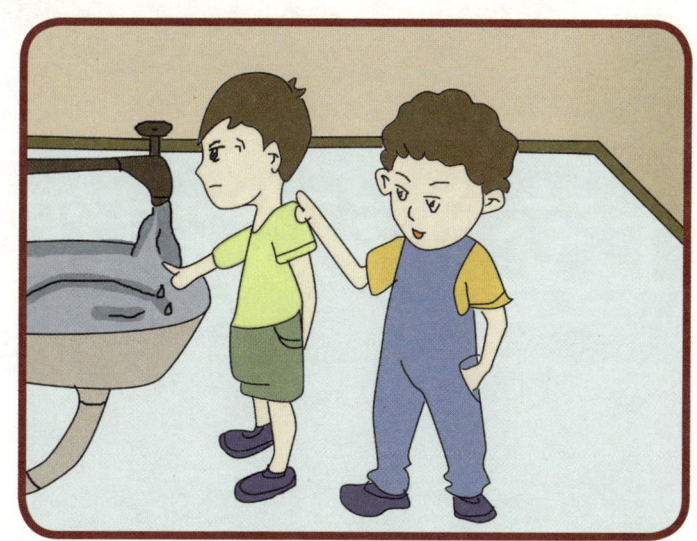

125

# 第四章

## 社交游戏初级训练项目

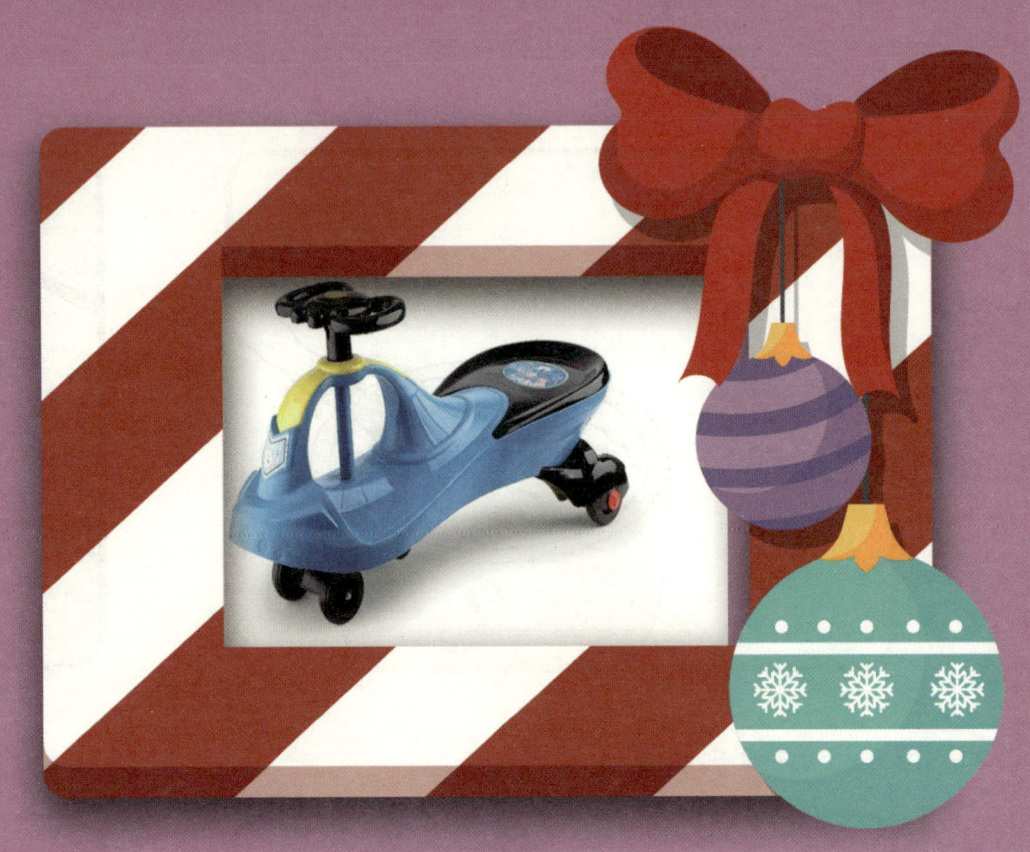

# 01 丢手绢

该技能的训练目的是提高患者的社交游戏能力。通过该技能的训练，患者应该能达到这样一种水平，即：对患者说"来玩丢手绢吧"，患者将和同伴一起玩丢手绢的游戏。本项目的教学目标在于教导患者学会如何玩一项有目标的游戏。这要求患者能够在每次的教学疗程中遵循该项目的每一个步骤。在这个项目中，当患者感到自身能力无法完成时，由老师提供协助。老师应当记录每个步骤中所给出提示的数量和种类，直到患者能顺利完成项目中的各个步骤。

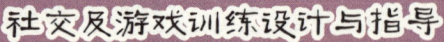社交及游戏训练设计与指导

## 教学材料

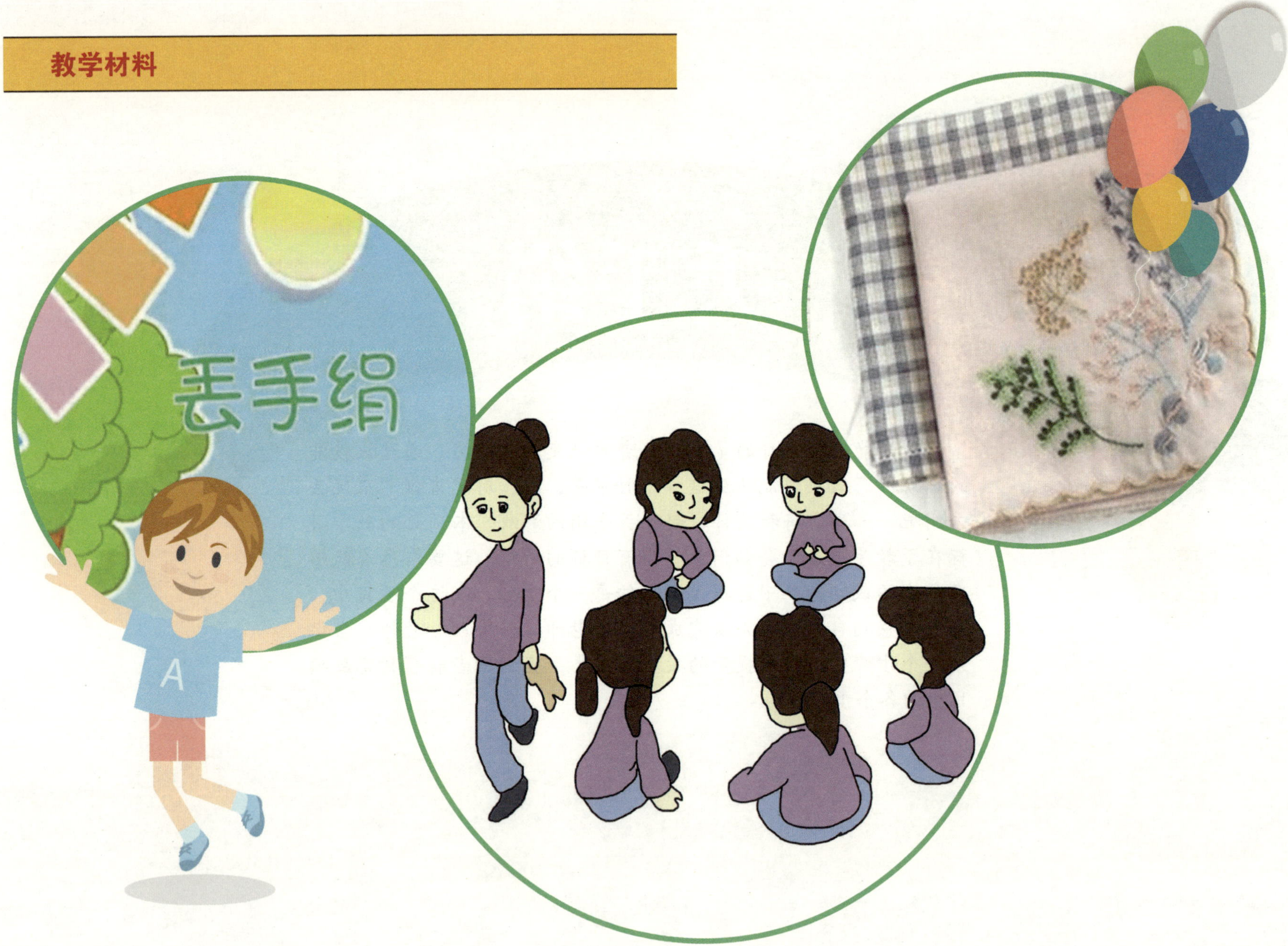

# 第四章
## 社交游戏初级训练项目

**训练流程**

| 小档案 | |
|---|---|
| 训练时长 | |
| 辅助情况 | |

第1步：开始前，老师要准备几块手绢。

→ 第2步：大家推选一个丢手绢的人，其余的人围成一个大圆圈蹲下。

→ 第3步：游戏开始，被推选为丢手绢的人沿着圆圈外行走。

→ 第4步：丢手绢的人要不知不觉地将手绢丢在其中一人的身后。

↓

第5步：被丢了手绢的人要迅速发现自己身后的手绢，然后迅速起身追逐丢手绢的人。

←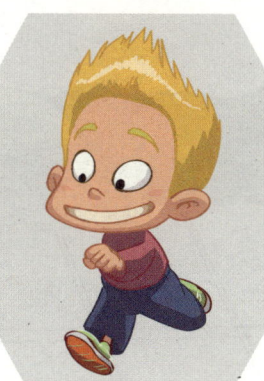

← 第6步：丢手绢的人沿着圆圈奔跑，跑到被丢手绢人的位置时蹲下。

← 第7步：如被抓住，则要表演一个节目，可表演跳舞、歌谣、讲故事等。

泛化到操场

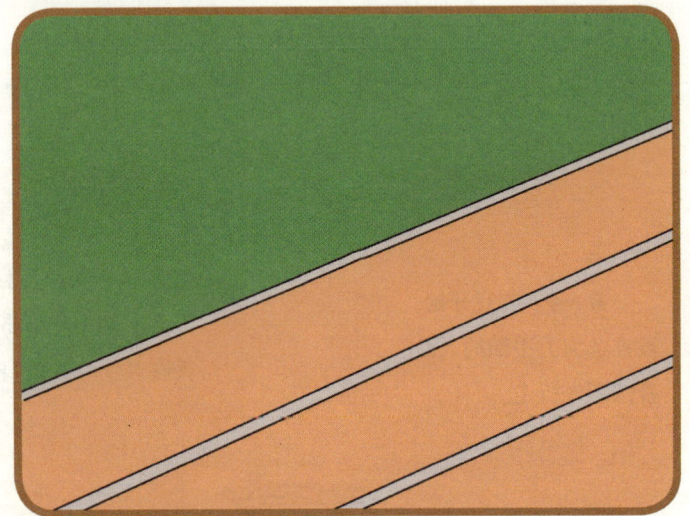

泛化到草坪

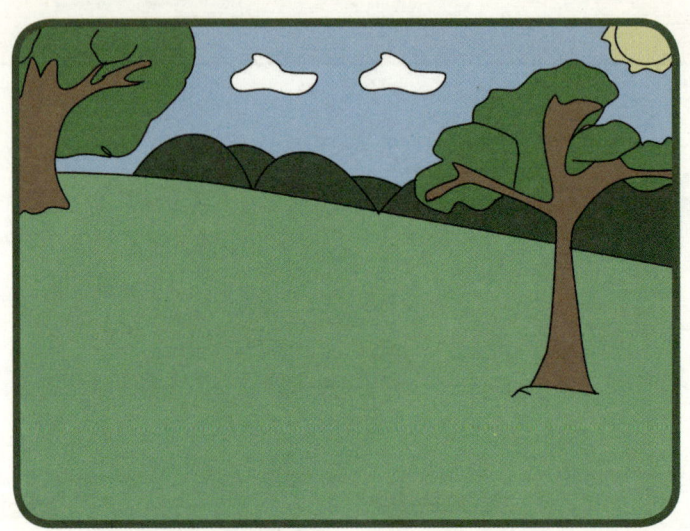

泛化到公园

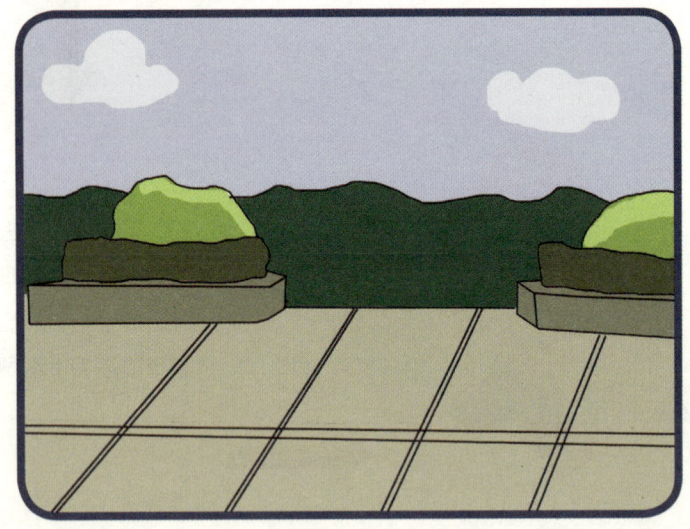

泛化到活动室

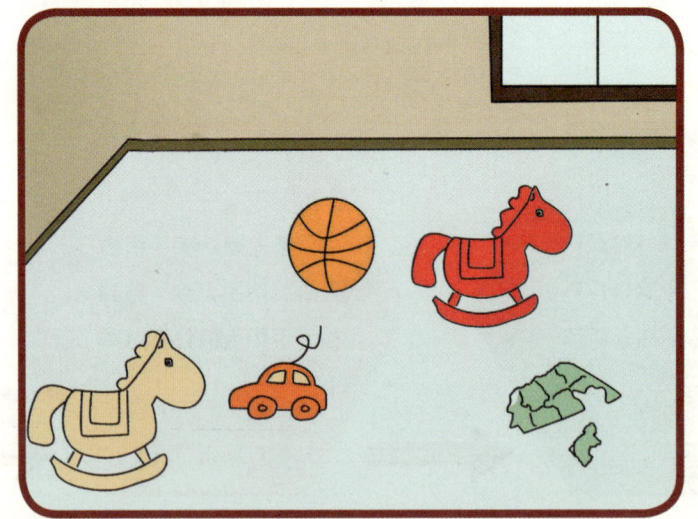

# 按照计划独立游戏

## 02

该技能的训练目的是提高患者独立开始游戏和结束游戏的能力。通过该技能的训练，患者应该能达到这样一种水平，即：给患者一张游戏时间表，并说"去玩吧"，患者将能独立完成时间表上的 3 个游戏项目。在制订游戏计划表时，请运用 3 种不同的颜色对游戏计划表上的游戏进行标记（例如，绿色、蓝色、黄色）。当由患者自行制订游戏计划表时，让他们从蓝色区域里选出 1 项游戏，从绿色区域里选出 1 项游戏，等等，直到他们完成属于自己的游戏计划表。在给出指令时，老师也可以同时给出 1 个计时器，这样患者就能明白需要玩多长的时间。

扫描二维码，打印本技能训练配套表格

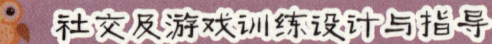 社交及游戏训练设计与指导

**教学材料**

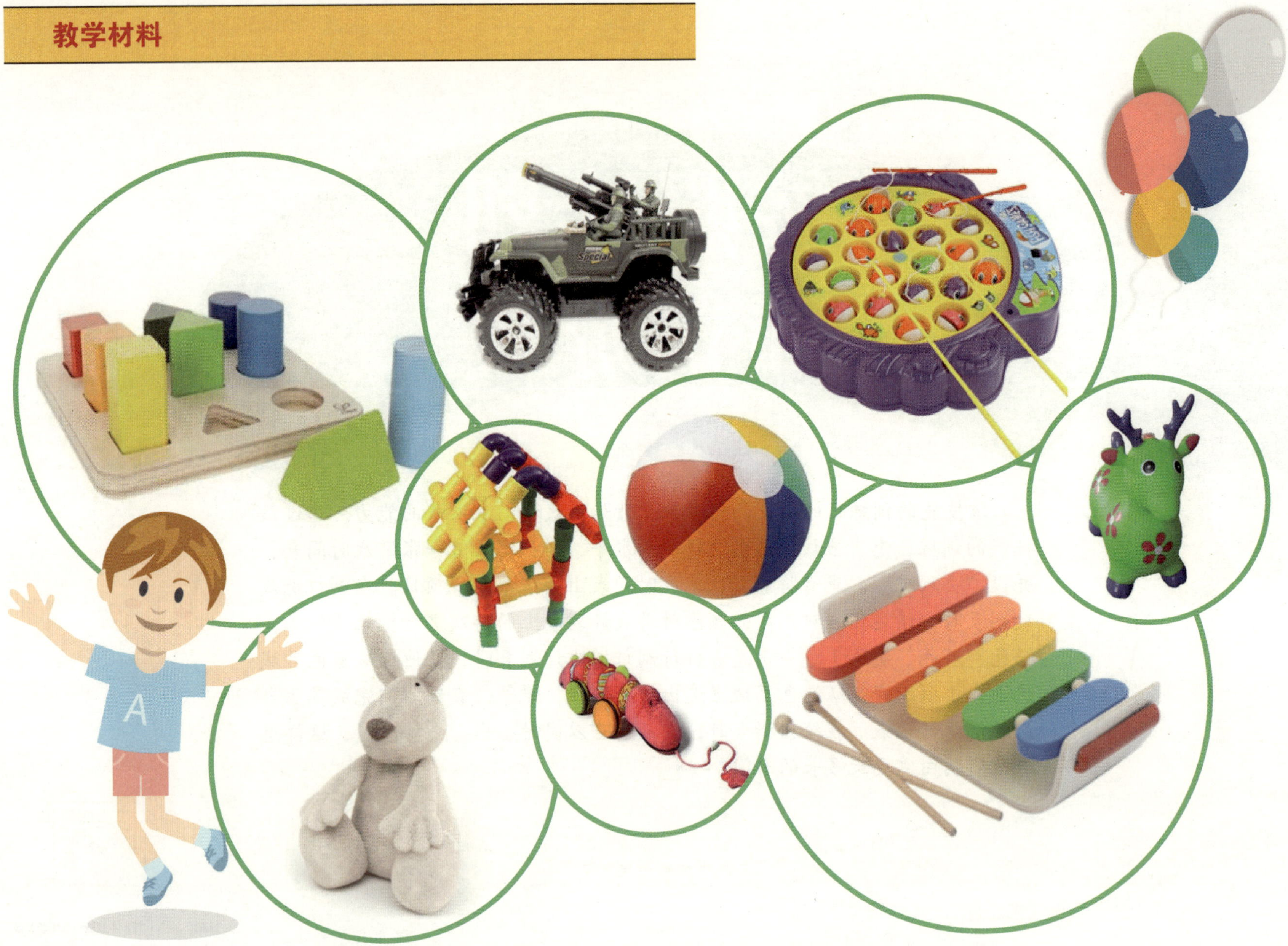

# 第四章
## 社交游戏初级训练项目

**训练方法示例**

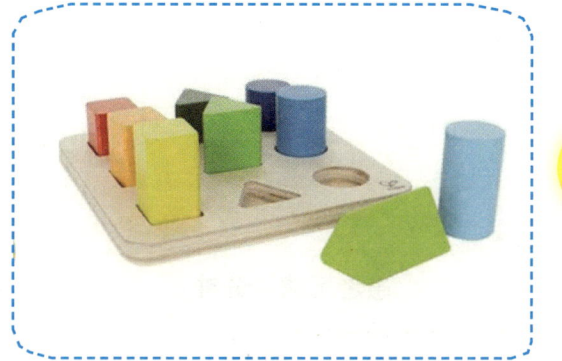 1

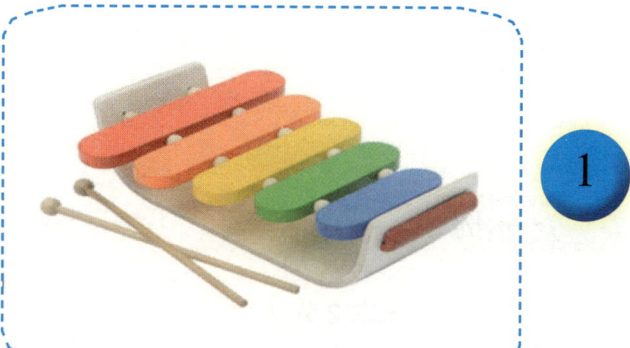 1

**示例1**

游戏时间表（按照顺序玩玩具）。

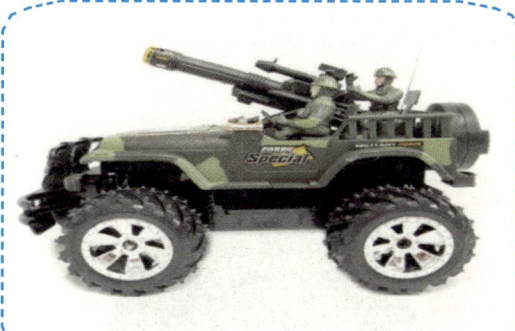 2

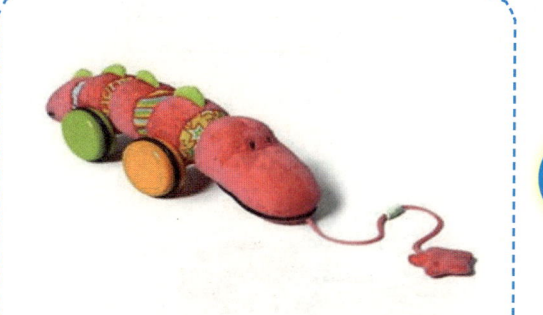 2

| 小档案 | |
|---|---|
| 训练时长 | |
| 辅助情况 | |

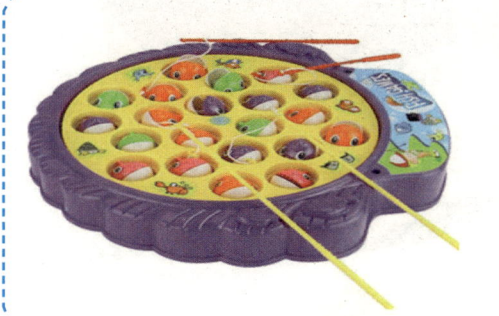 3

| 小档案 | |
|---|---|
| 训练时长 | |
| 辅助情况 | |

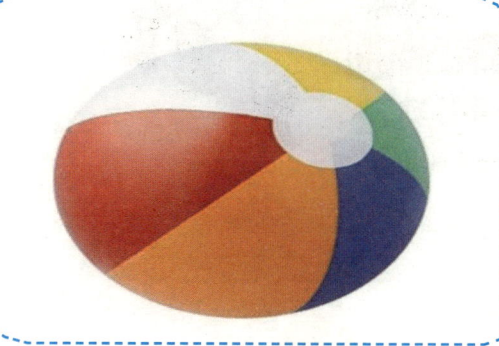 3

社交及游戏训练设计与指导

训练方法示例

### 示例 2

患者玩积木车 2 分钟。

| 小档案 | |
|---|---|
| 训练时长 | |
| 辅助情况 | |

患者玩八音琴 3 分钟。

| 小档案 | |
|---|---|
| 训练时长 | |
| 辅助情况 | |

患者玩球 4 分钟。

| 小档案 | |
|---|---|
| 训练时长 | |
| 辅助情况 | |

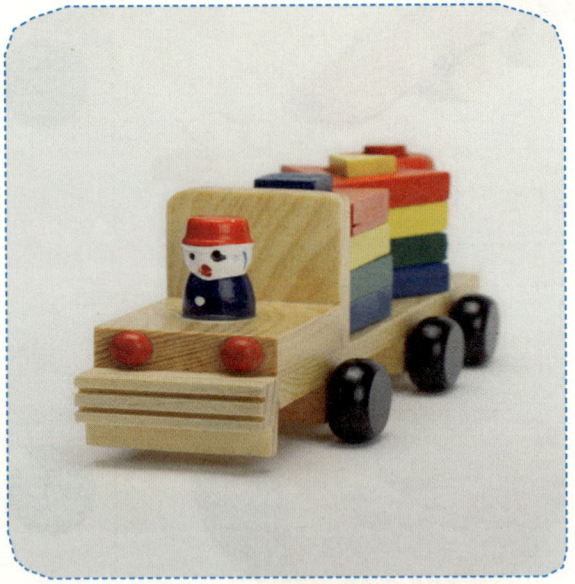

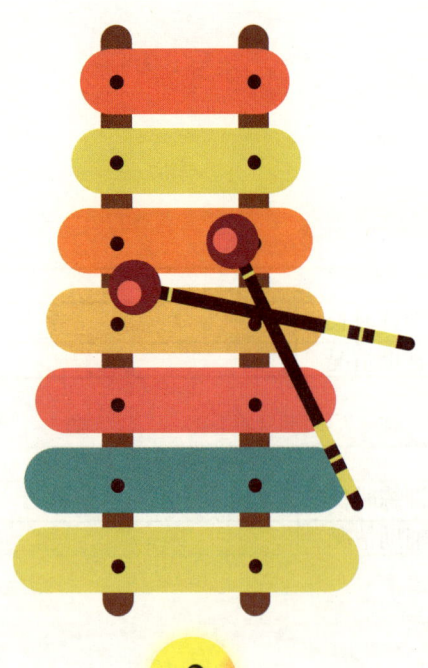

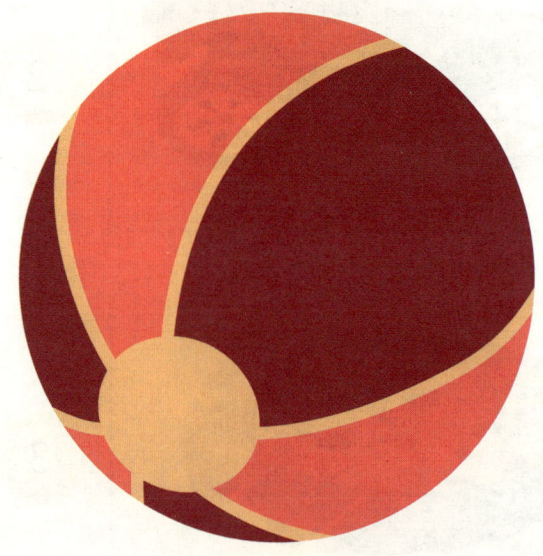

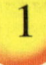 1

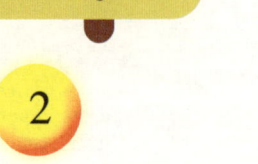 2

3

第四章
社交游戏初级训练项目

拓展为玩推车

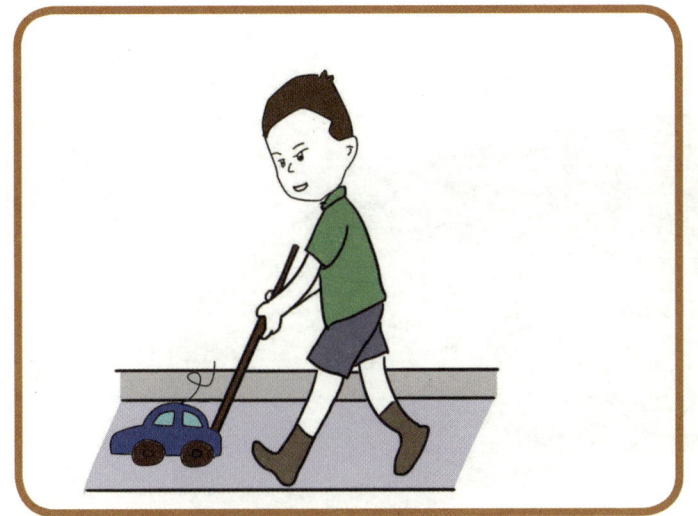

拓展为玩玩具车

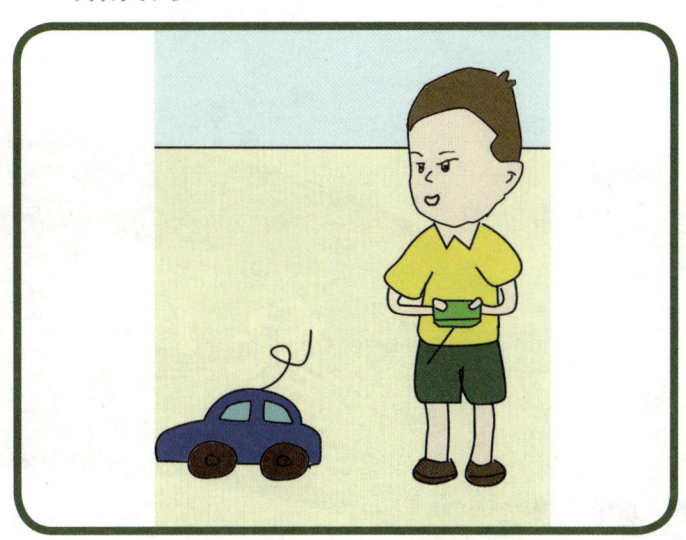

拓展为玩玩偶

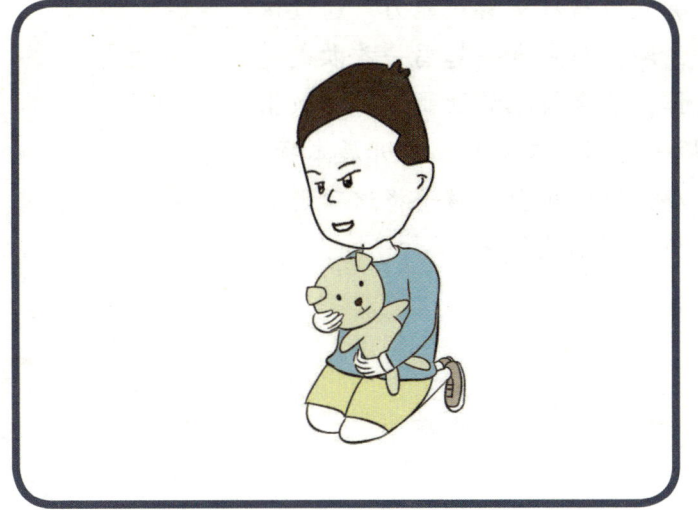

拓展为玩拼图

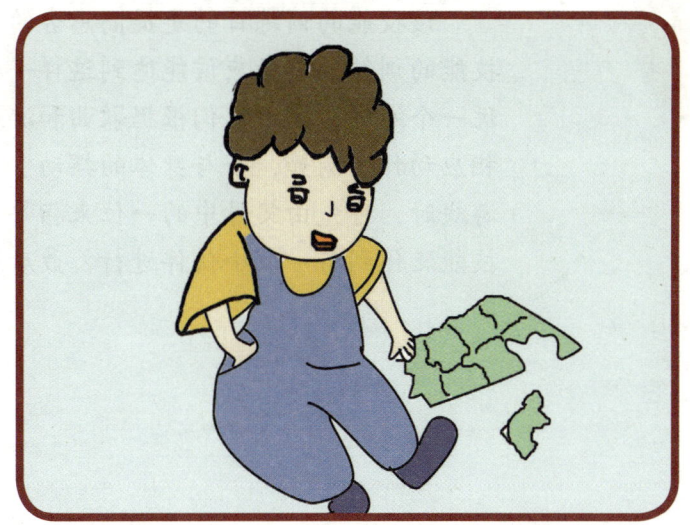

# 03 参与复杂游戏

该技能的训练目的是提高患者的身体协调能力与社交游戏能力。通过该技能的训练，患者应该能达到这样一种水平，即：与患者一起唱一首歌或是玩一个游戏，提示他们根据歌曲和游戏做动作，患者将跟随歌曲或游戏做出相应动作（例如，手与身体的摆动），与老师一起唱歌或游戏。在开展本项游戏时，可先由父母中的一位来指导孩子游戏，随后应引导孩子将这项游戏技能泛化到与一位小伙伴进行，最后泛化到与一群小伙伴进行。

扫描二维码，打印本技能训练配套表格

# 第四章
## 社交游戏初级训练项目

**教学材料**

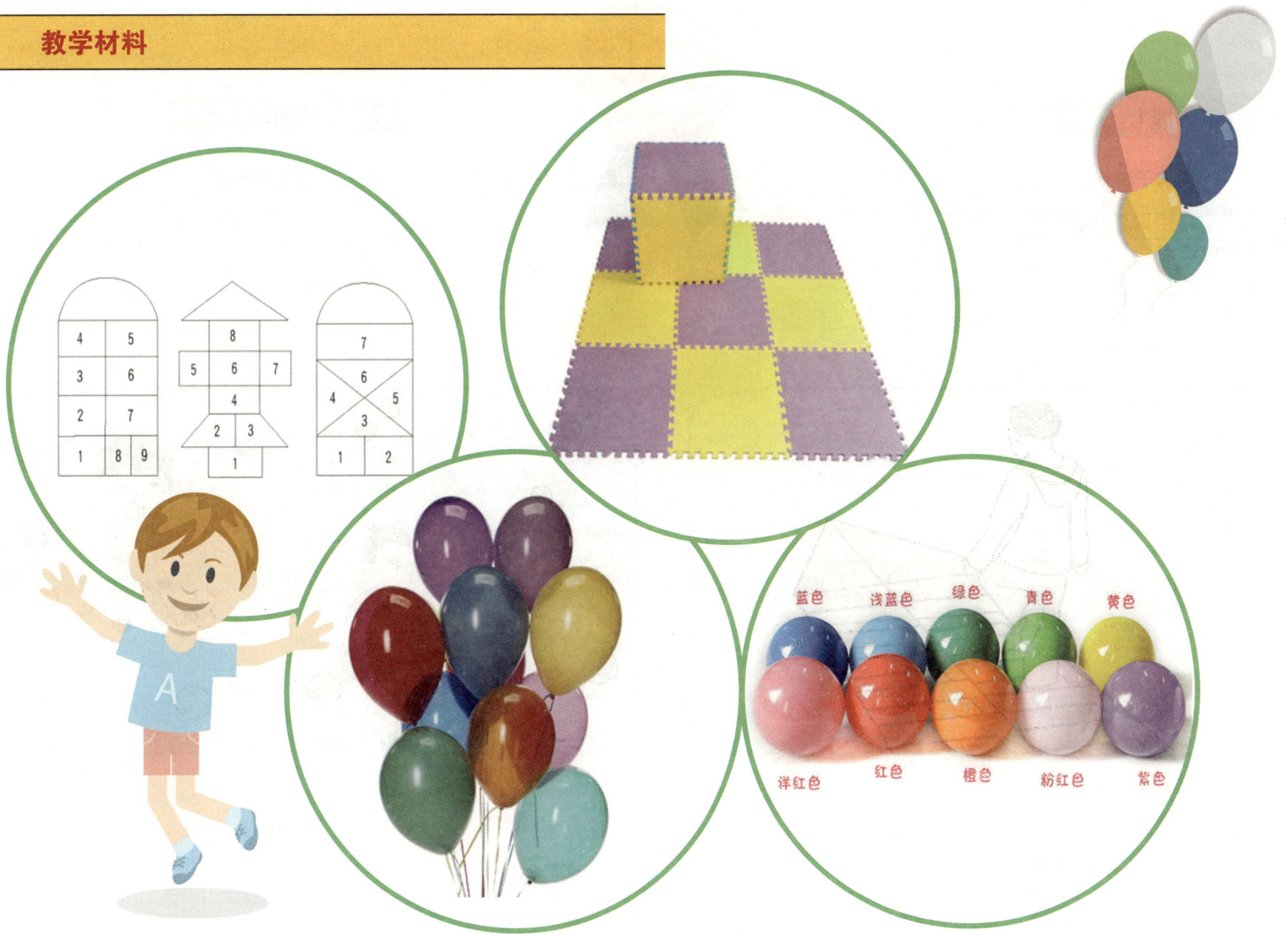

社交及游戏训练设计与指导

训练方法示例

### 示例 1

跳房子游戏。

| 小档案 | |
|---|---|
| 训练时长 | |
| 辅助情况 | |

### 示例 2

踩气球游戏。

| 小档案 | |
|---|---|
| 训练时长 | |
| 辅助情况 | |

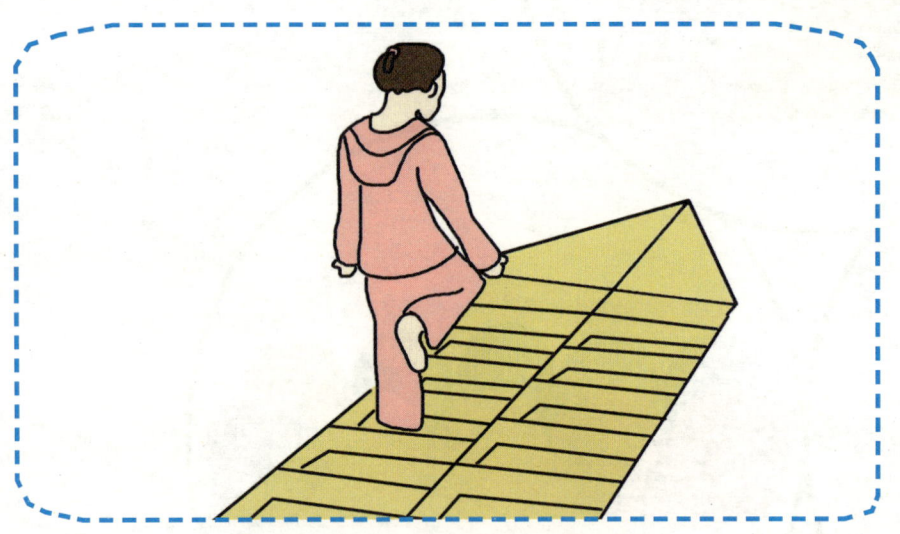

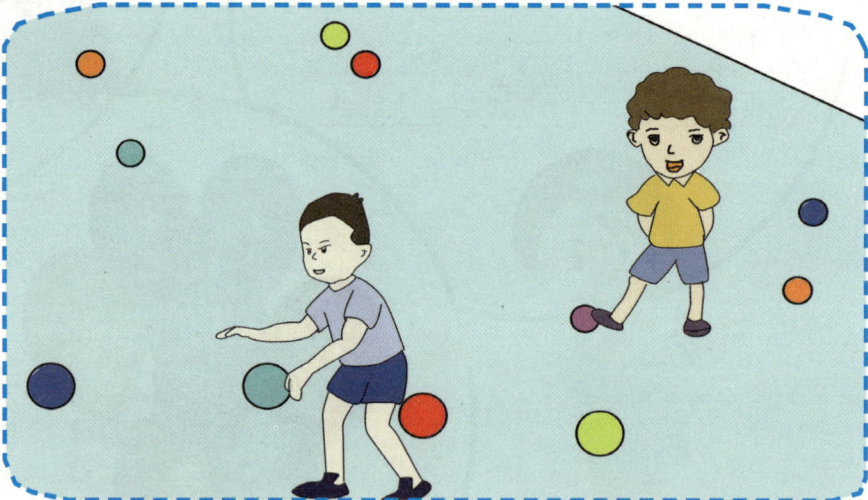

第四章
社交游戏初级训练项目

## 示例 3

小火车游戏。

| 小档案 | |
|---|---|
| 训练时长 | |
| 辅助情况 | |

## 示例 4

投球游戏。

| 小档案 | |
|---|---|
| 训练时长 | |
| 辅助情况 | |

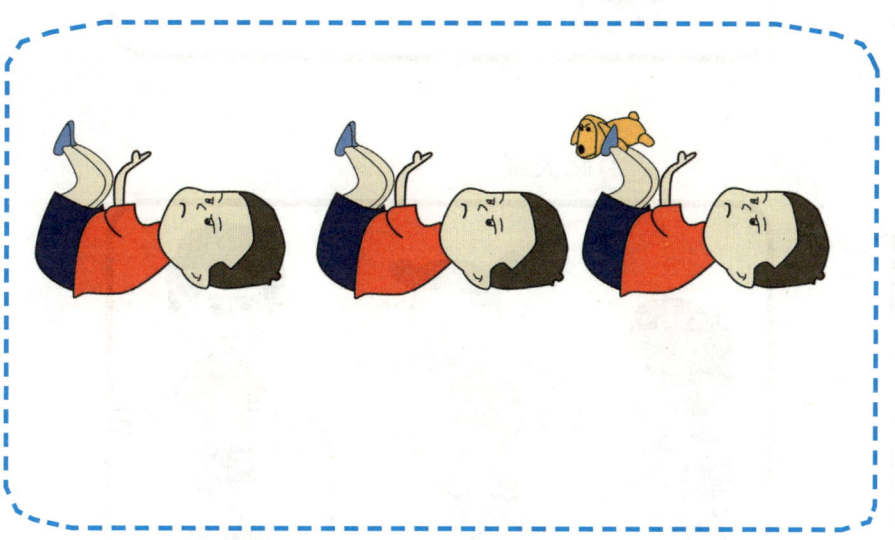

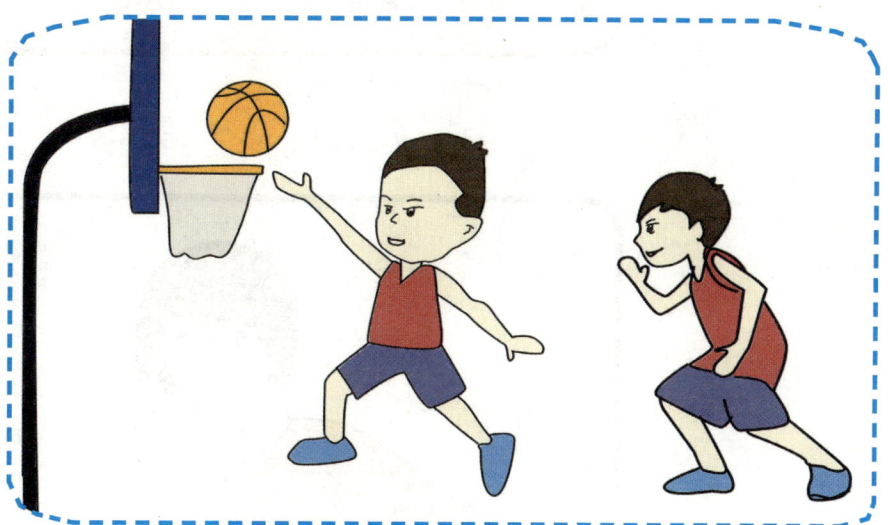

## 拓展为捉迷藏

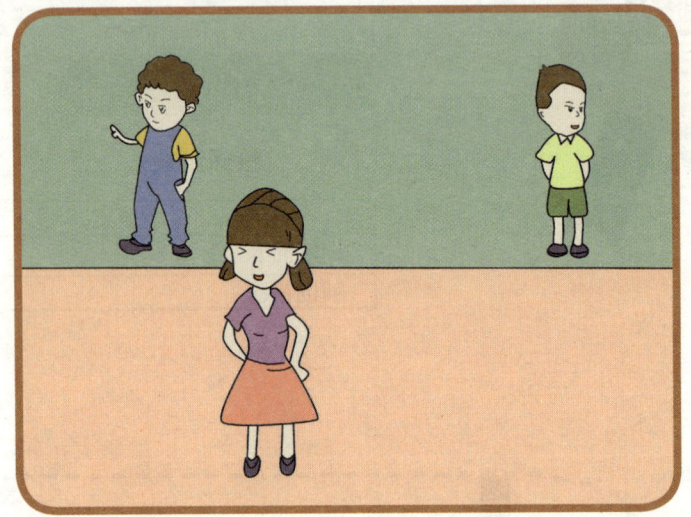

## 拓展为老鹰捉小鸡

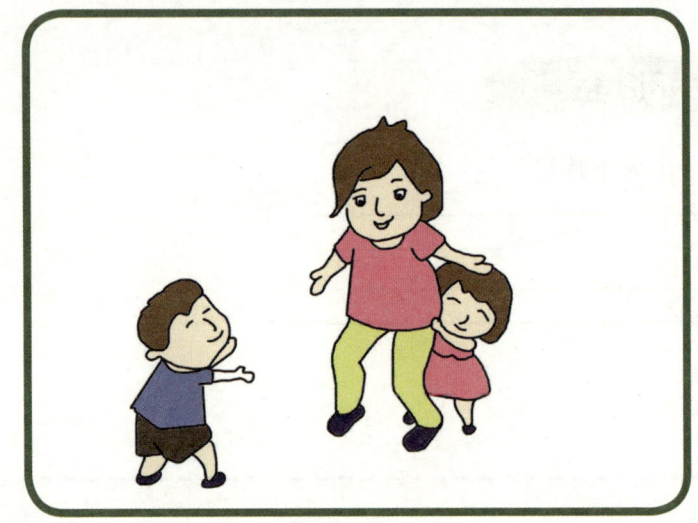

## 拓展为扔沙包

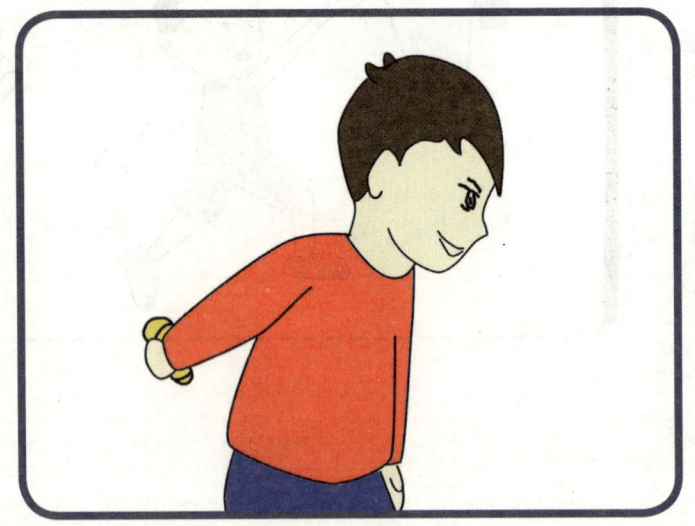

## 拓展为跳大绳

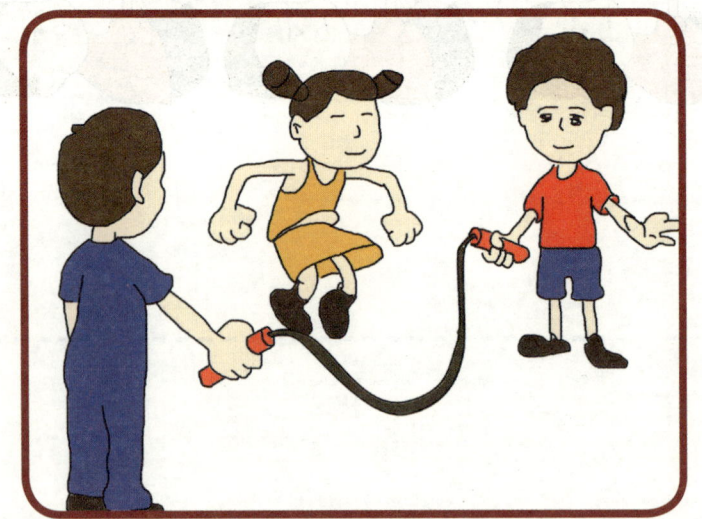

# 04 爬梯游戏

## 第四章 社交游戏初级训练项目

该技能的训练目的是提高患者的身体协调能力与社交游戏能力。通过该技能的训练,患者应该能达到这样一种水平,即:说"玩爬梯游戏吧",患者将得体且安全地开展爬梯游戏。直上直下的梯子最易于被患者掌握,绳梯次之,拱架梯以及那些要求患者在中间通道调转方向或需要翻越顶端的梯子,则是最难的。一开始,最好由患者自己对这项技能进行练习,随后再逐步在同龄人中开展这项游戏。

扫描二维码,打印本技能训练配套表格

社交及游戏训练设计与指导

**教学材料**

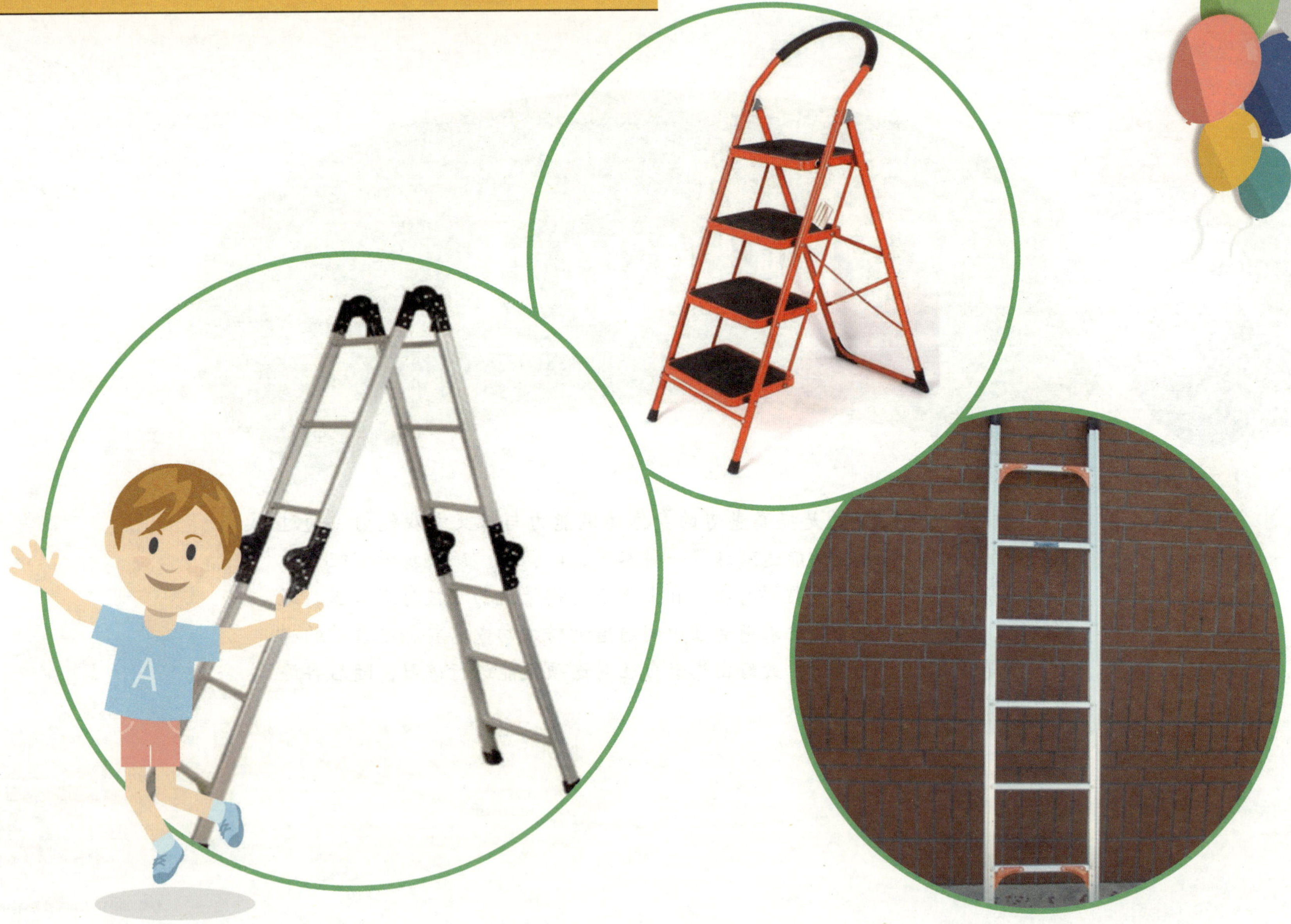

# 第四章
## 社交游戏初级训练项目

**训练流程**

| 小档案 | |
|---|---|
| 训练时长 | |
| 辅助情况 | |

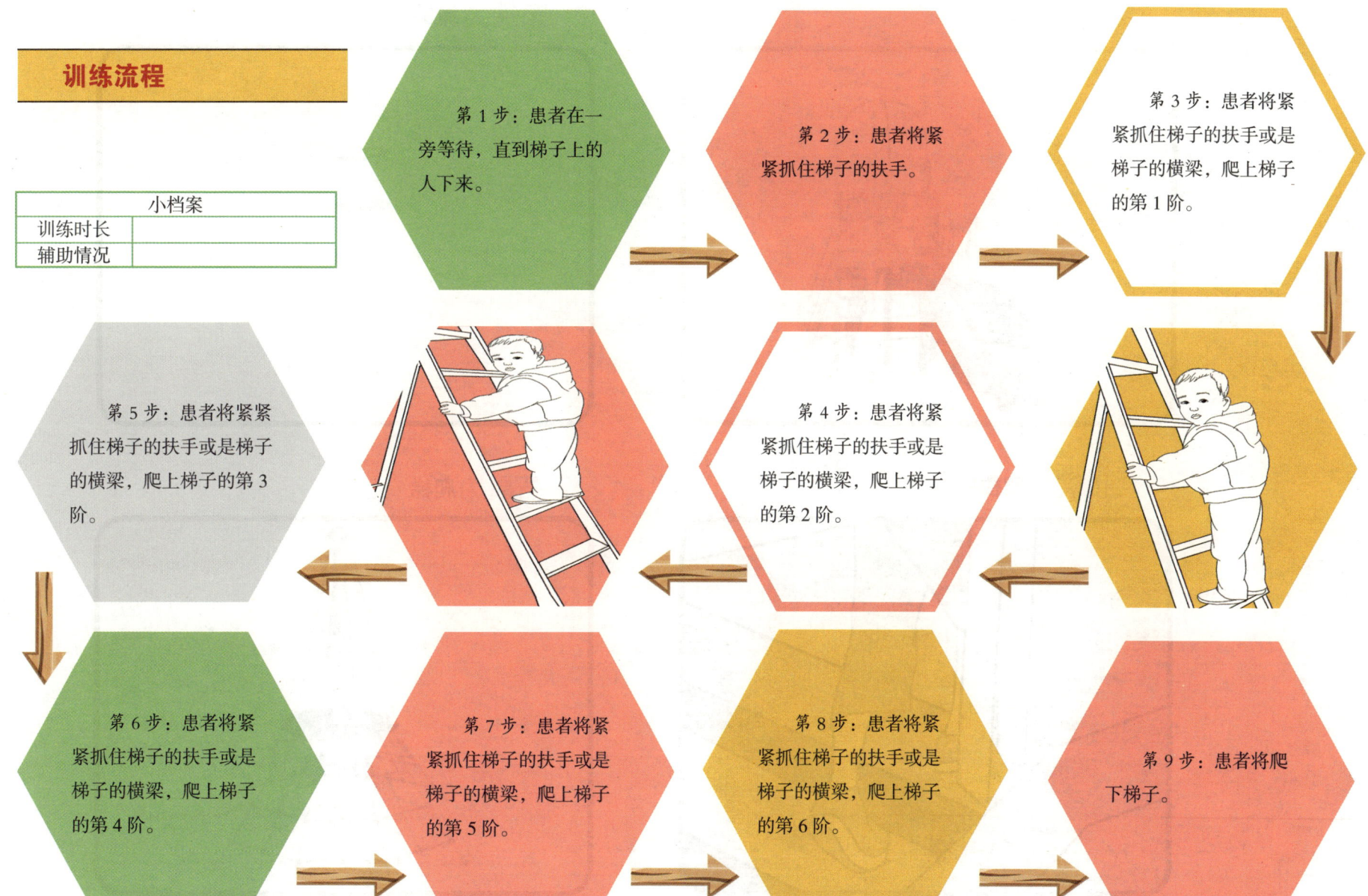

第1步：患者在一旁等待，直到梯子上的人下来。

第2步：患者将紧紧抓住梯子的扶手。

第3步：患者将紧紧抓住梯子的扶手或是梯子的横梁，爬上梯子的第1阶。

第4步：患者将紧紧抓住梯子的扶手或是梯子的横梁，爬上梯子的第2阶。

第5步：患者将紧紧抓住梯子的扶手或是梯子的横梁，爬上梯子的第3阶。

第6步：患者将紧紧抓住梯子的扶手或是梯子的横梁，爬上梯子的第4阶。

第7步：患者将紧紧抓住梯子的扶手或是梯子的横梁，爬上梯子的第5阶。

第8步：患者将紧紧抓住梯子的扶手或是梯子的横梁，爬上梯子的第6阶。

第9步：患者将爬下梯子。

拓展为滑梯

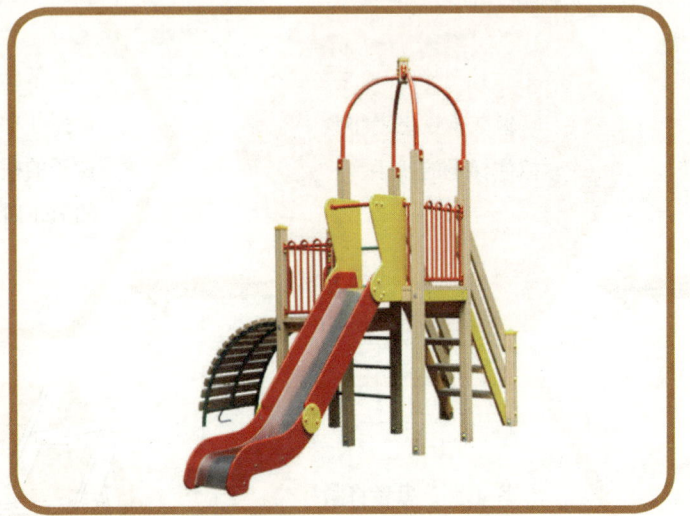

拓展为绳梯

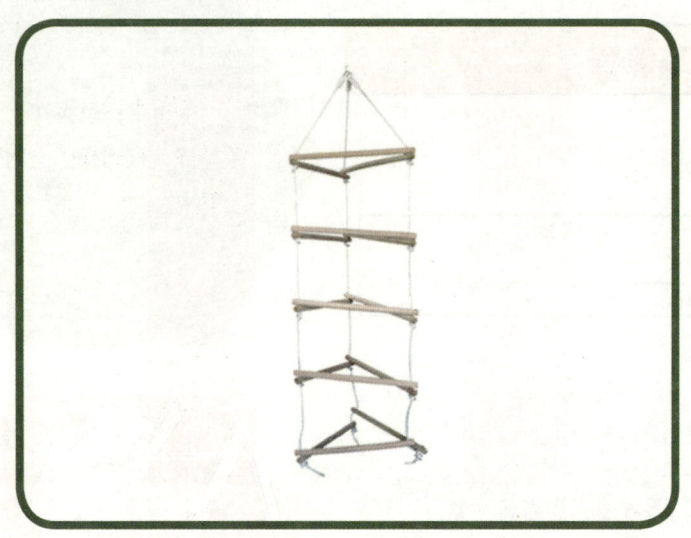

拓展为爬楼梯

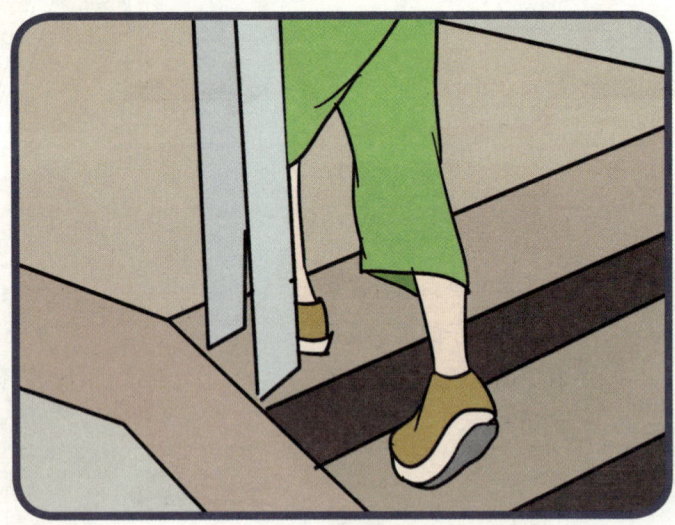

拓展为爬梯

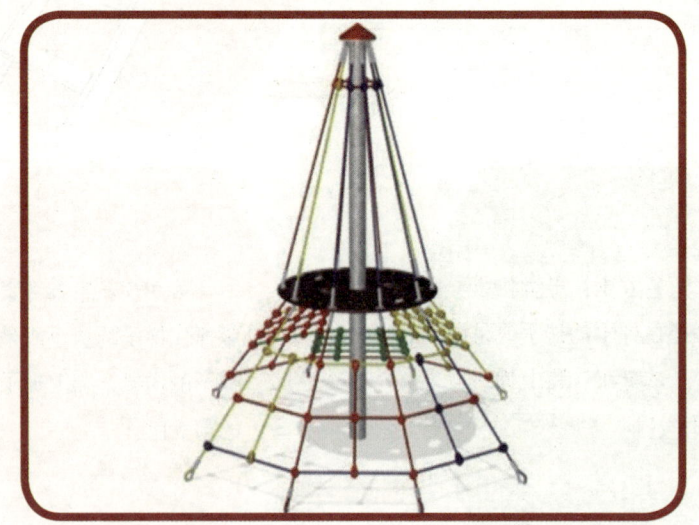

## 05 骑旋转木马

该技能的训练目的是提高患者的身体协调能力与社交游戏能力。通过该技能的训练，患者应该能达到这样一种水平，即：对患者说"玩旋转木马吧"，患者将安全得体地玩旋转木马。本技能训练旨在削弱老师在教学中给予的协助，确保患者在骑旋转木马以及木马静止下来时，患者都紧握住扶手。在这个教学过程中，同样也是一个绝佳的时机来训练患者懂得如何得体地请求停下旋转木马（如"停下""我想要下来了"等等）。一开始，最好由患者自己（在老师的指导下）对这项技能进行练习，随后再逐步在同龄人中开展这项游戏。

扫描二维码，打印本技能训练配套表格

**教学材料**

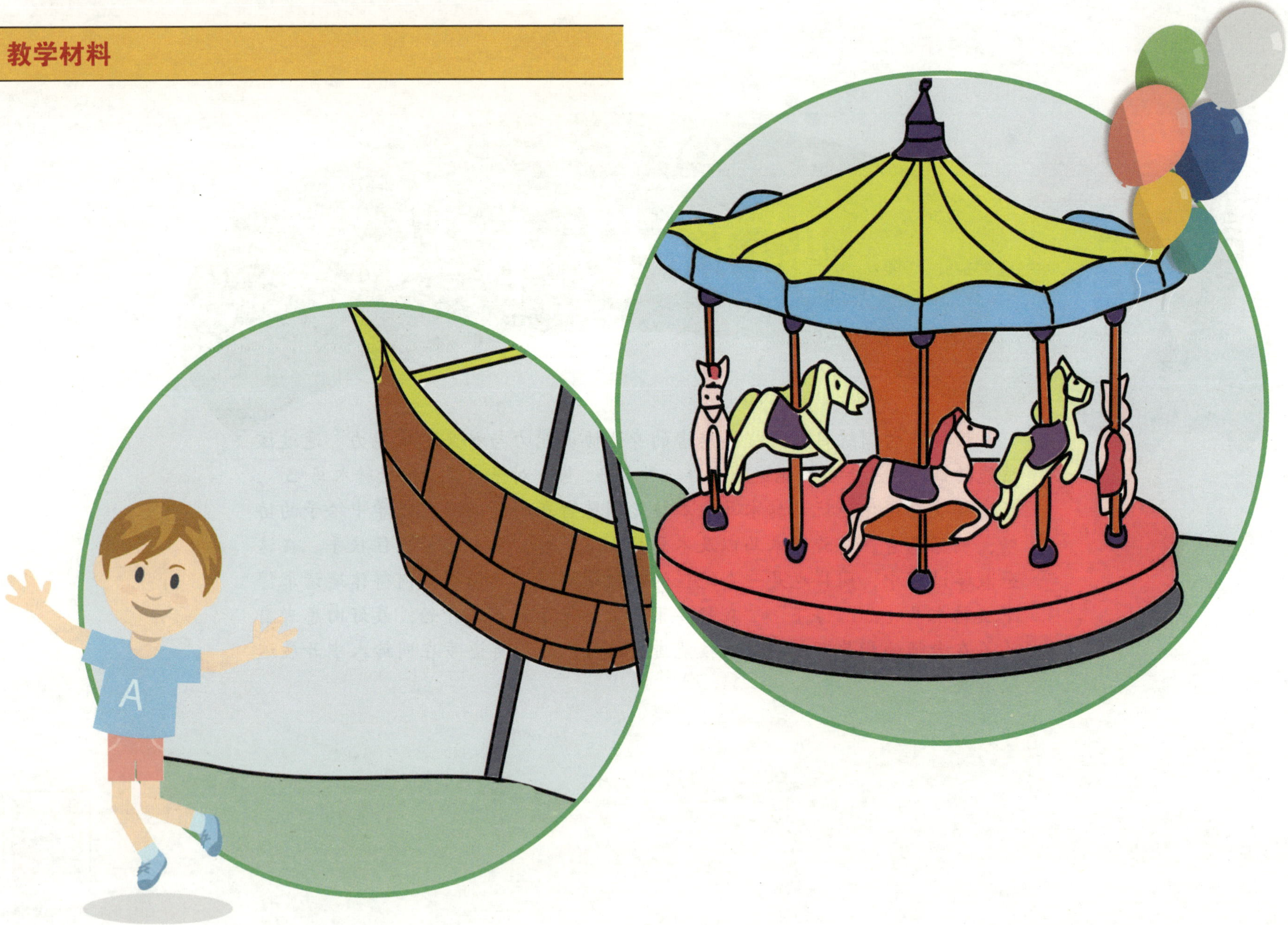

# 第四章
## 社交游戏初级训练项目

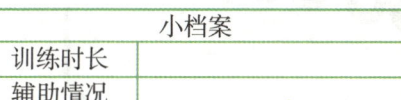

1. 骑旋转木马

第1步：在旋转木马没有运转时，患者骑上旋转木马。

第2步：旋转木马开始运转时，患者将紧紧握住旋转木马上的把手，老师站在患者的一侧进行看护，患者骑木马达到30秒。在旋转木马停下来之后，患者离开旋转木马。

第3步：旋转木马开始运转时，患者将紧紧握住旋转木马上的把手，老师站在患者的一侧进行看护，患者骑木马达到1分钟。在旋转木马停下来之后，患者离开旋转木马。

第4步：旋转木马开始运转时，患者将紧紧握住旋转木马上的把手，老师站在距离患者1米开外的地方进行看护，患者骑木马达到30秒。在旋转木马停下来之后，患者将离开旋转木马。

| 小档案 | |
|---|---|
| 训练时长 | |
| 辅助情况 | |

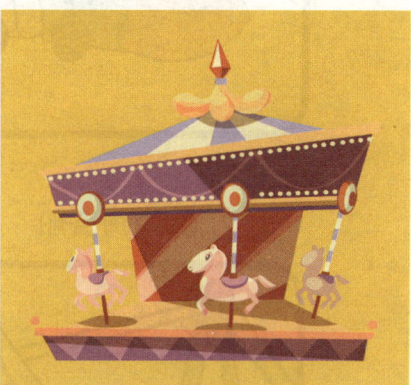

第6步：旋转木马开始运转时，在没有老师在旋转木马旁进行看护的情况下，患者紧紧握住旋转木马上的把手骑木马达到1分钟。在旋转木马停下来之后，患者离开旋转木马。

第5步：旋转木马开始运转时，患者将紧紧握住旋转木马上的把手，老师站在距离患者1米开外的地方进行看护，患者骑木马达到1分钟。在旋转木马停下来之后，患者离开旋转木马。

2. 推旋转木马

| 小档案 | |
|---|---|
| 训练时长 | |
| 辅助情况 | |

第1步：患者握住旋转木马的把手，并开始绕跑半圈，随后放开把手使得木马旋转，并离开旋转木马。在旋转木马停下来之后，患者离开旋转木马。

第2步：患者握住旋转木马的把手，并开始绕跑一整圈，随后放开把手使得木马旋转，并离开旋转木马。在旋转木马停下来之后，患者离开旋转木马。

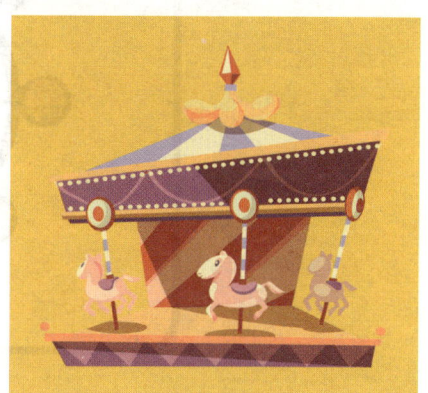

**拓展为**海豚船

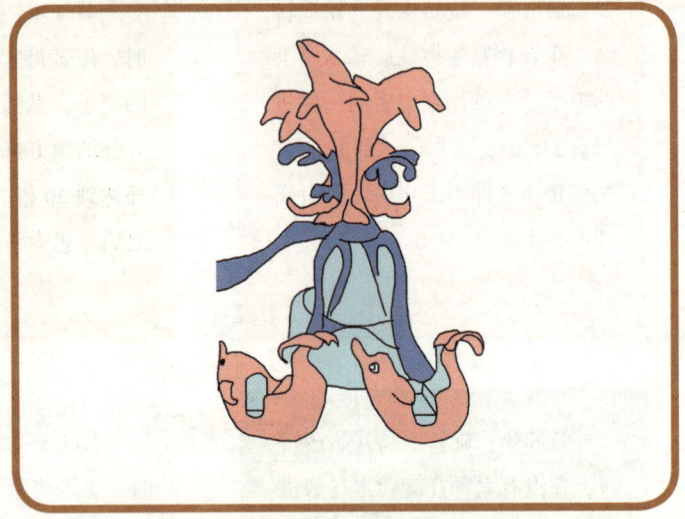

**拓展为**小火车

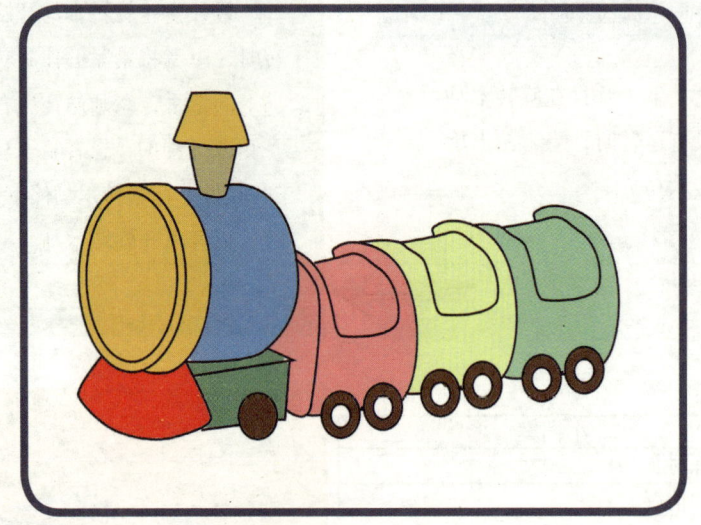

**拓展为**摩天轮

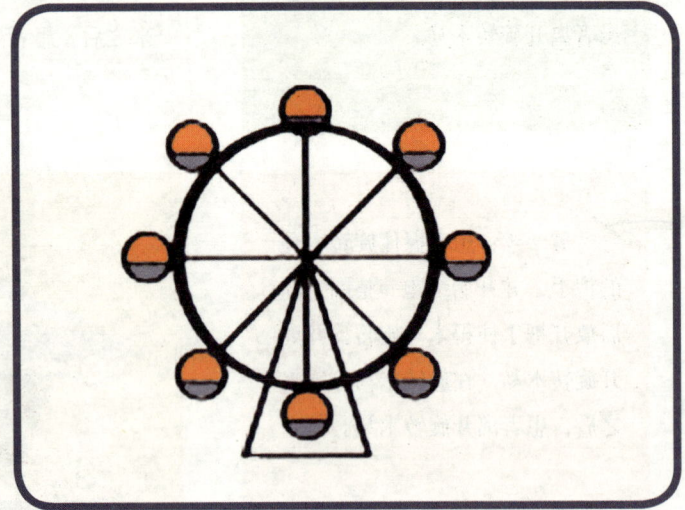

**拓展为**海盗船

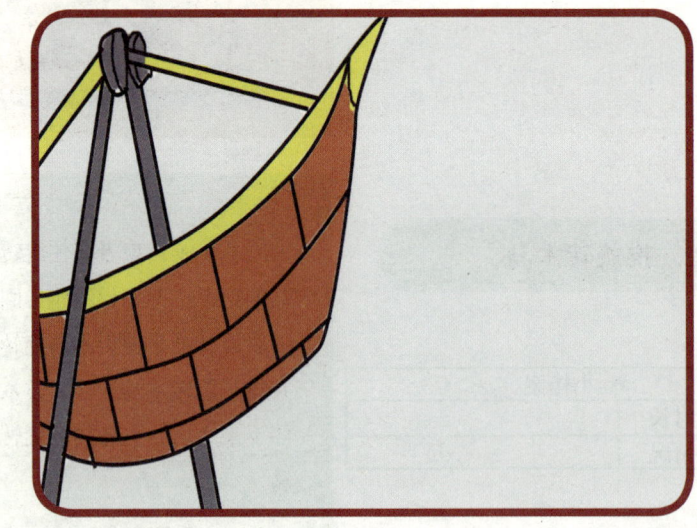

# 06 双杠

该技能的训练目的是提高患者的身体协调能力与社交游戏能力。通过该技能的训练，患者应该能达到这样一种水平，即：对患者说"玩双杠吧"，患者将安全得体地玩双杠。本项目旨在教导患者学会安全地使用操场设备，并恰当地使用这个任务分析。这要求患者能够在每个教程中开展该项目的每个步骤，而老师则应当在患者遇到困难止步不前时提供协助。患者将学会如何玩双杠，如果其活力充沛，他们会每次只用一只手握住双杠，使身体悬挂着前进。如果患者已经达到了这个等级，那么必须对整个任务进行修改，以符合他们的学习效率和现有技能水平。

扫描二维码，打印本技能训练配套表格

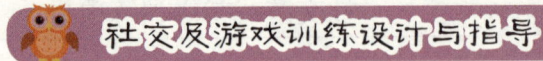

**教学材料**

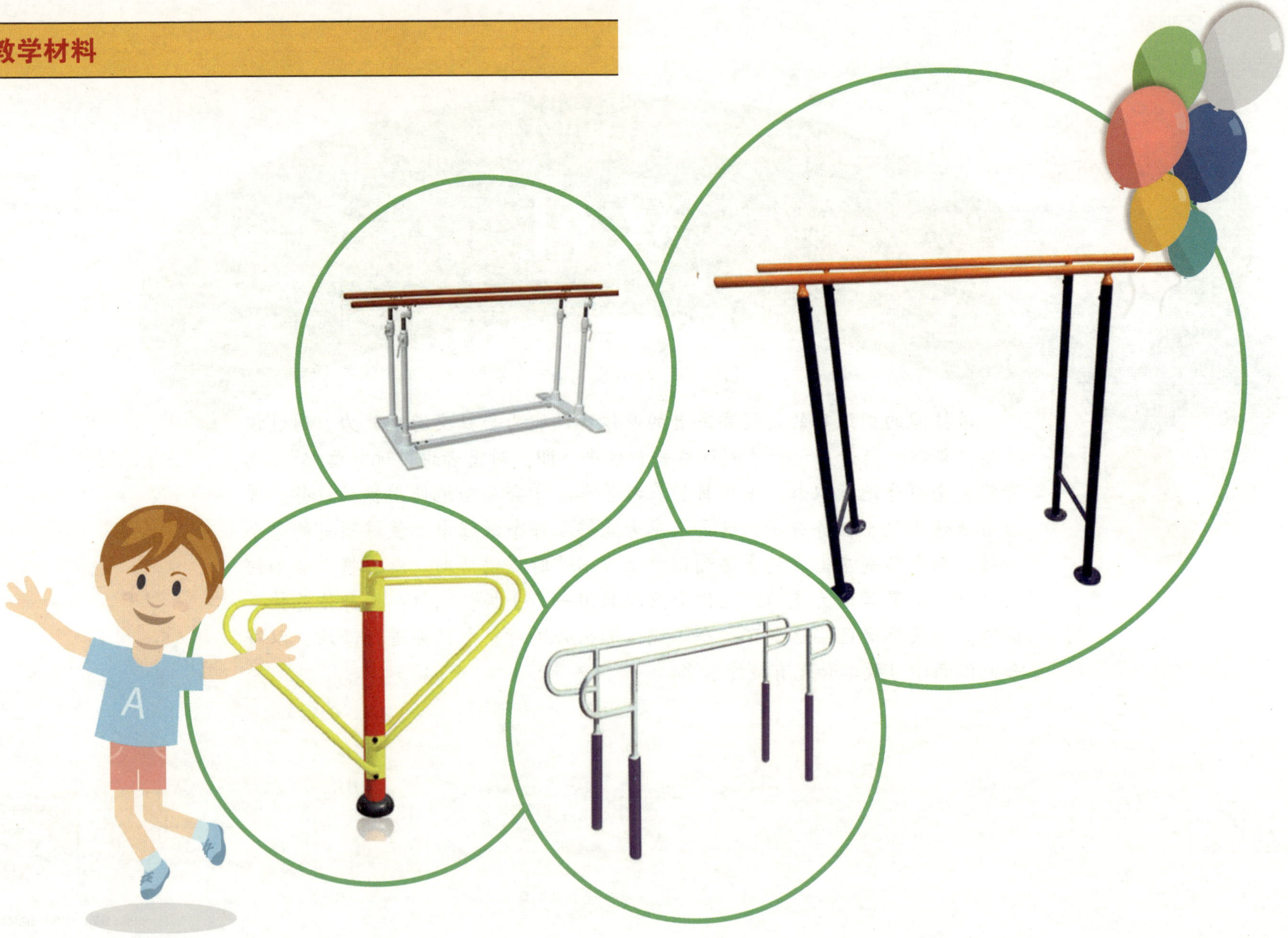

第四章
社交游戏初级训练项目

示例 1

患者双手握住一根横杆，吊挂在横杆上。

| 小档案 | |
|---|---|
| 训练时长 | |
| 辅助情况 | |

训练方法示例

示例 2

双杠的玩法。

| 小档案 | |
|---|---|
| 训练时长 | |
| 辅助情况 | |

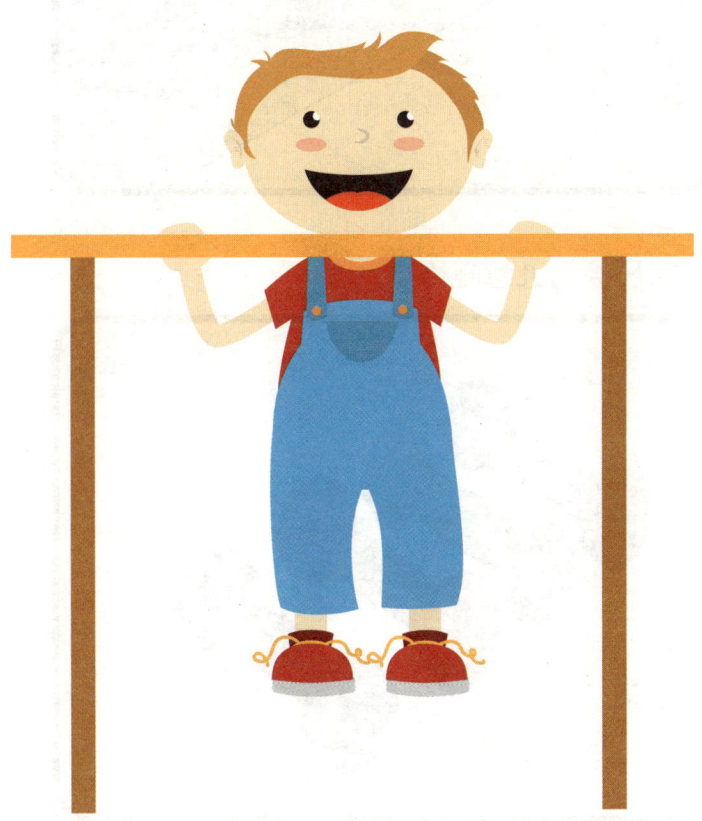
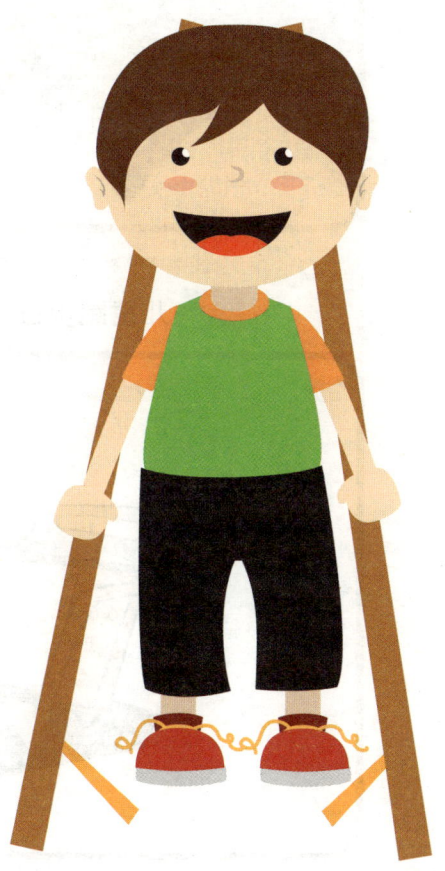

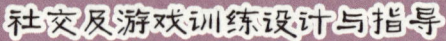

**拓展为**儿童骑车器

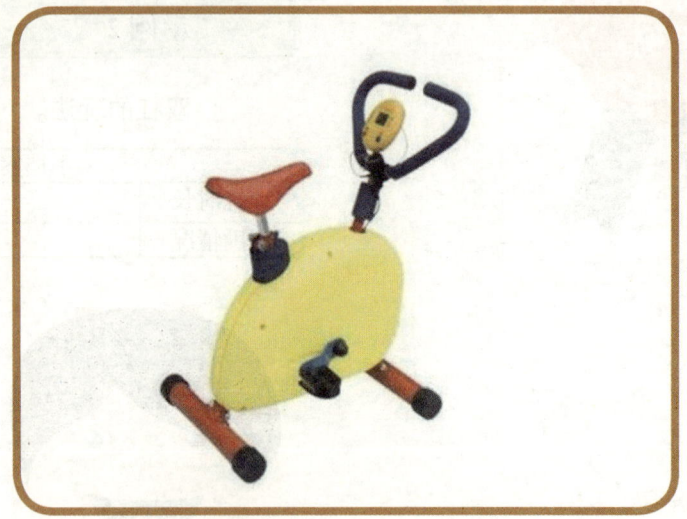

**拓展为**跷跷板

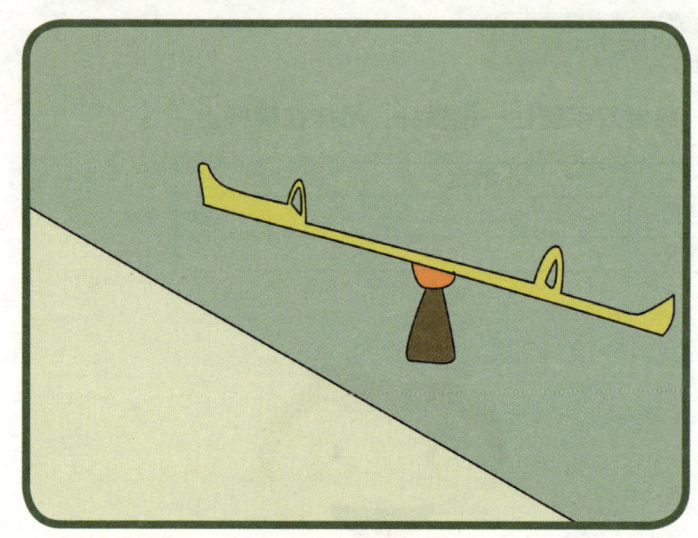

**拓展为**儿童跑步机

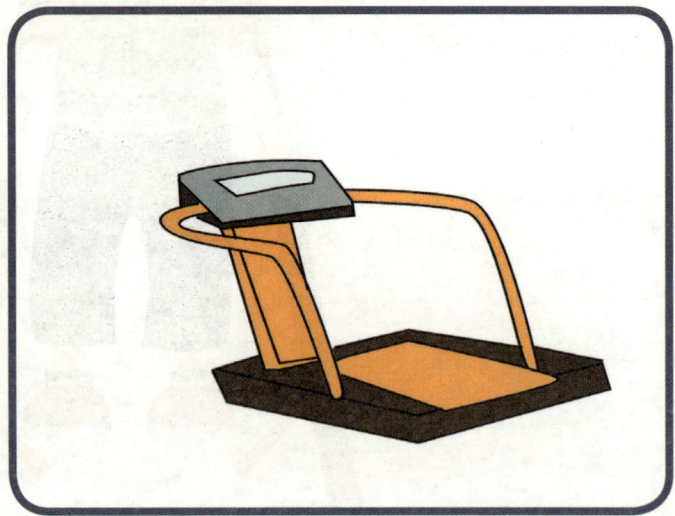

**拓展为**儿童哑铃

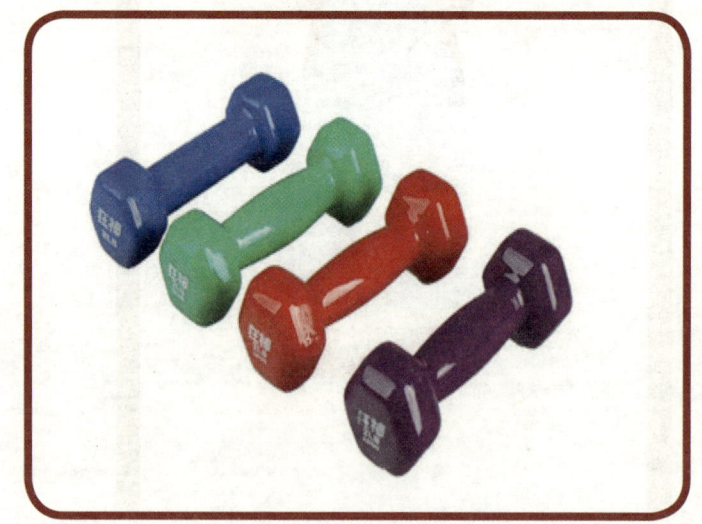

# 07 滑梯

该技能的训练目的是提高患者的身体协调能力与社交游戏能力。通过该技能的训练，患者应该能达到这样一种水平，即：对患者说"玩滑梯吧"，患者将安全得体地玩滑梯。在进行该项训练时，确保患者已经掌握必要的先备技能，如掌握良好的运动技能和粗大动作模仿技能等。一开始，最好由患者自己对这项技能进行练习，随后再逐步在同龄人中开展这项游戏。

扫描二维码，打印本技能训练配套表格

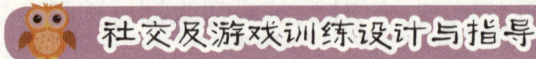

## 教学材料

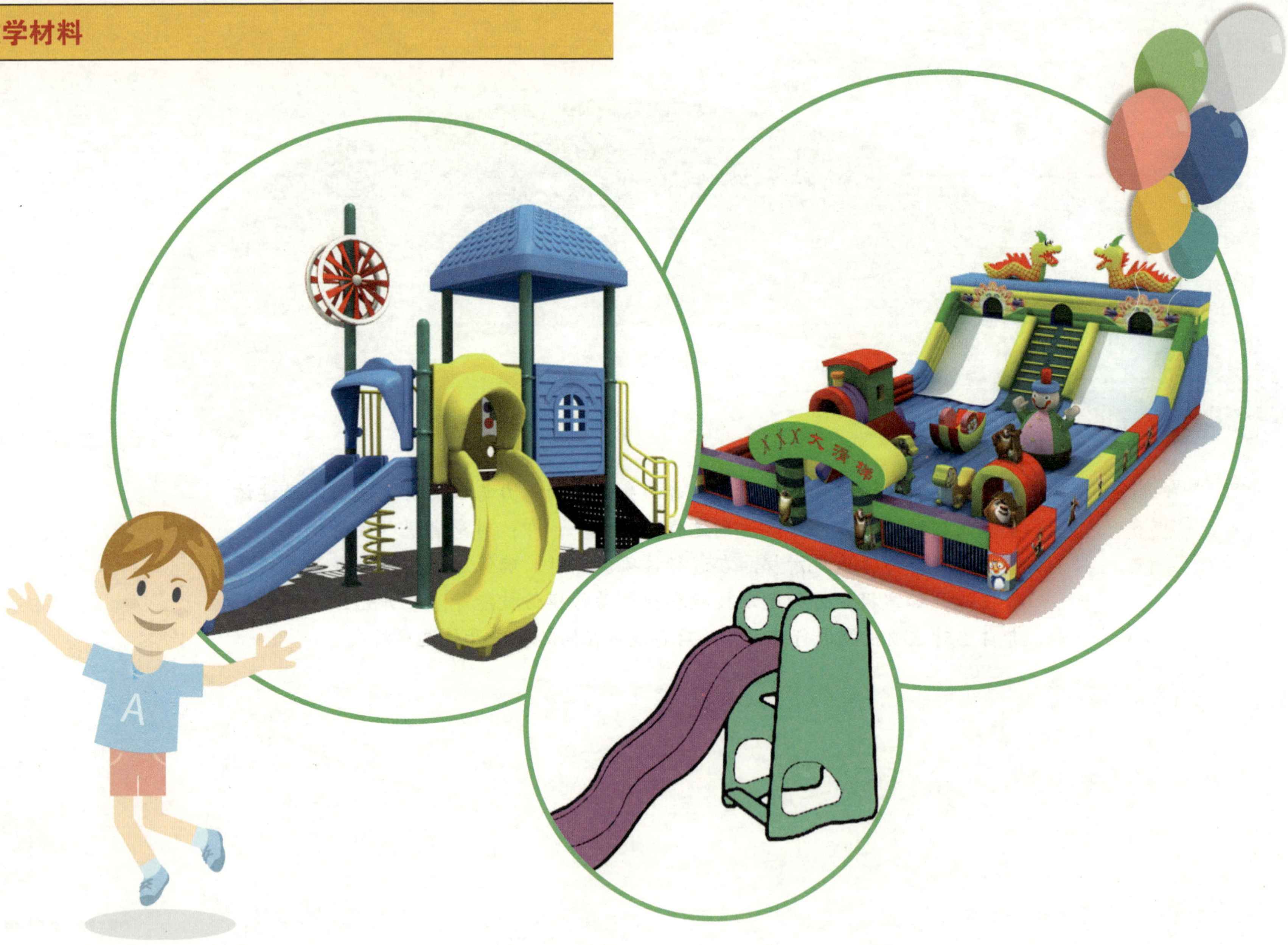

# 第四章
## 社交游戏初级训练项目

**训练方法示例**

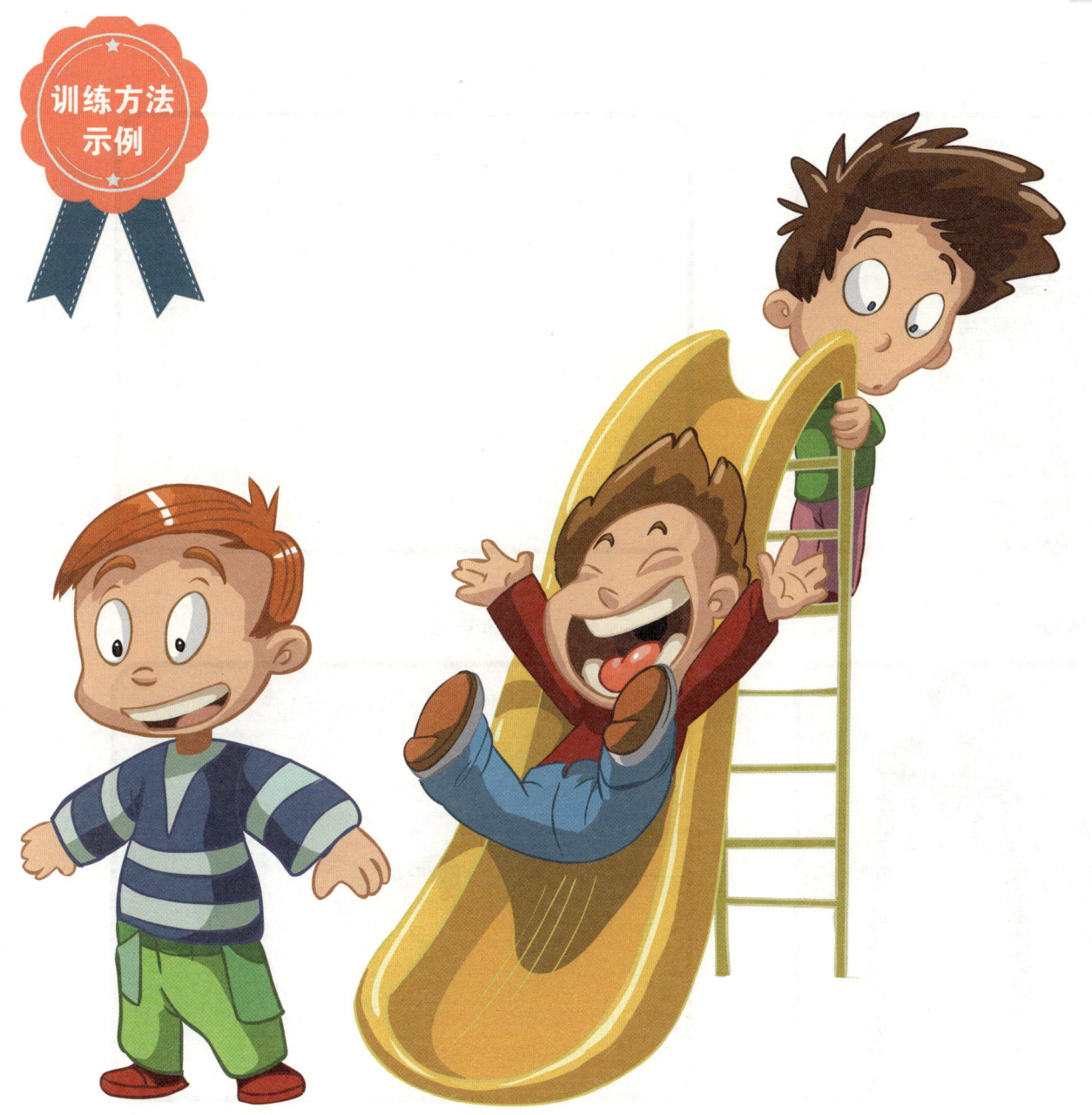

### 示例 1

患者将紧握扶手并攀爬至顶端。

| 小档案 | |
|---|---|
| 训练时长 | |
| 辅助情况 | |

### 示例 2

患者将坐在滑梯的顶端。

| 小档案 | |
|---|---|
| 训练时长 | |
| 辅助情况 | |

### 示例 3

患者将一路无停顿地滑下滑梯。

| 小档案 | |
|---|---|
| 训练时长 | |
| 辅助情况 | |

### 示例 4

当患者一到达滑梯底部,他们将在3秒内站立起来。

| 小档案 | |
|---|---|
| 训练时长 | |
| 辅助情况 | |

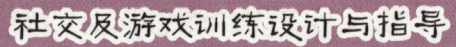 社交及游戏训练设计与指导

**泛化为**玩充气滑梯

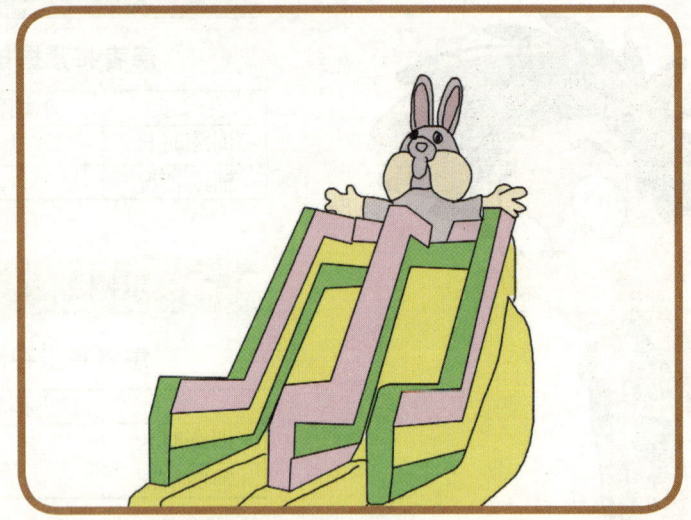

**泛化为**爬云梯

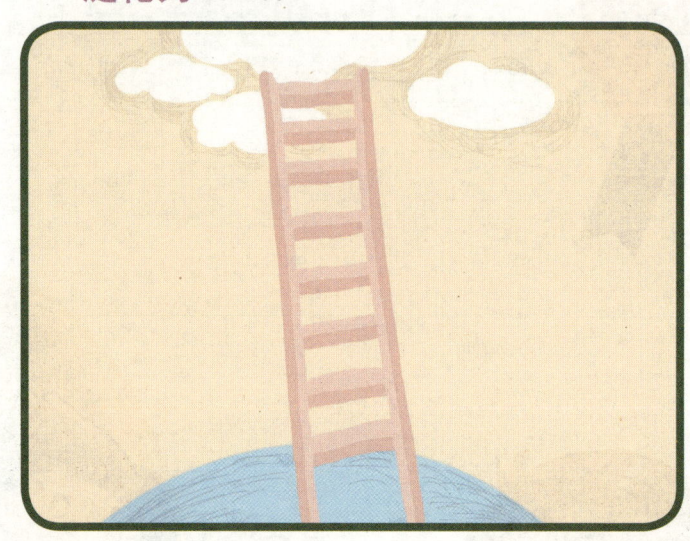

**泛化为**游乐场玩滑梯

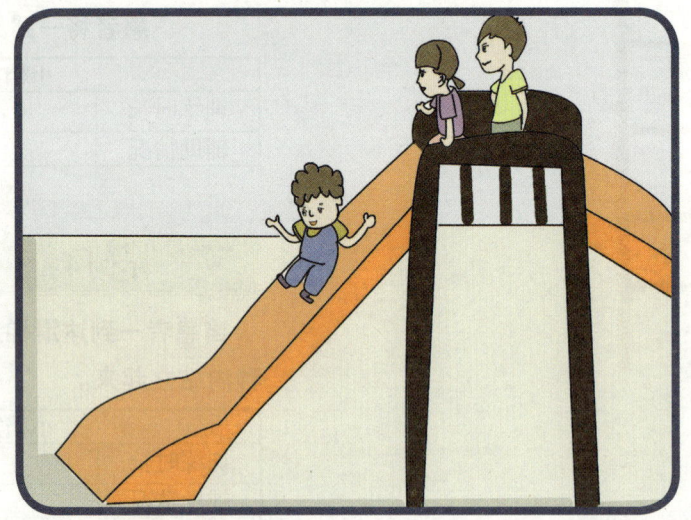

**泛化为**水池滑梯

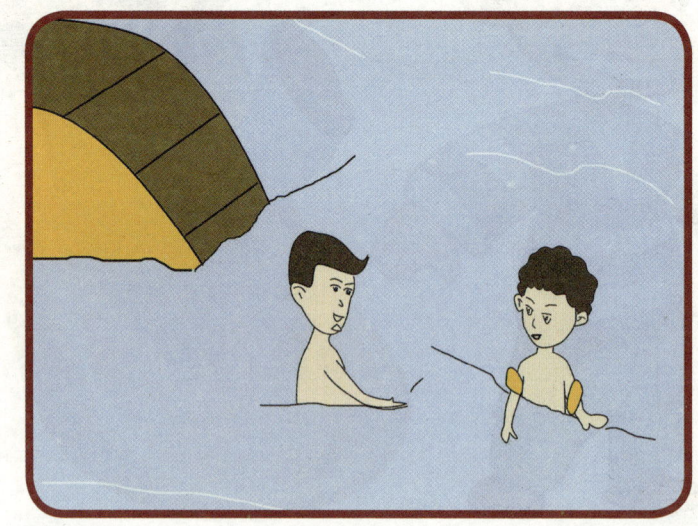

# 08 秋千

该技能的训练目的是提高患者的身体协调能力与社交游戏能力。通过该技能的训练,患者应该能达到这样一种水平,即:对患者说"玩秋千吧",患者将安全得体地玩秋千。在进行该项训练时,确保患者已经掌握必要的先备技能,如掌握良好的运动技能和粗大动作模仿技能等。一开始,最好由患者自己对这项技能进行练习,随后再逐步在同龄人中开展这项游戏。

扫描二维码,打印本技能训练配套表格

社交及游戏训练设计与指导

**教学材料**

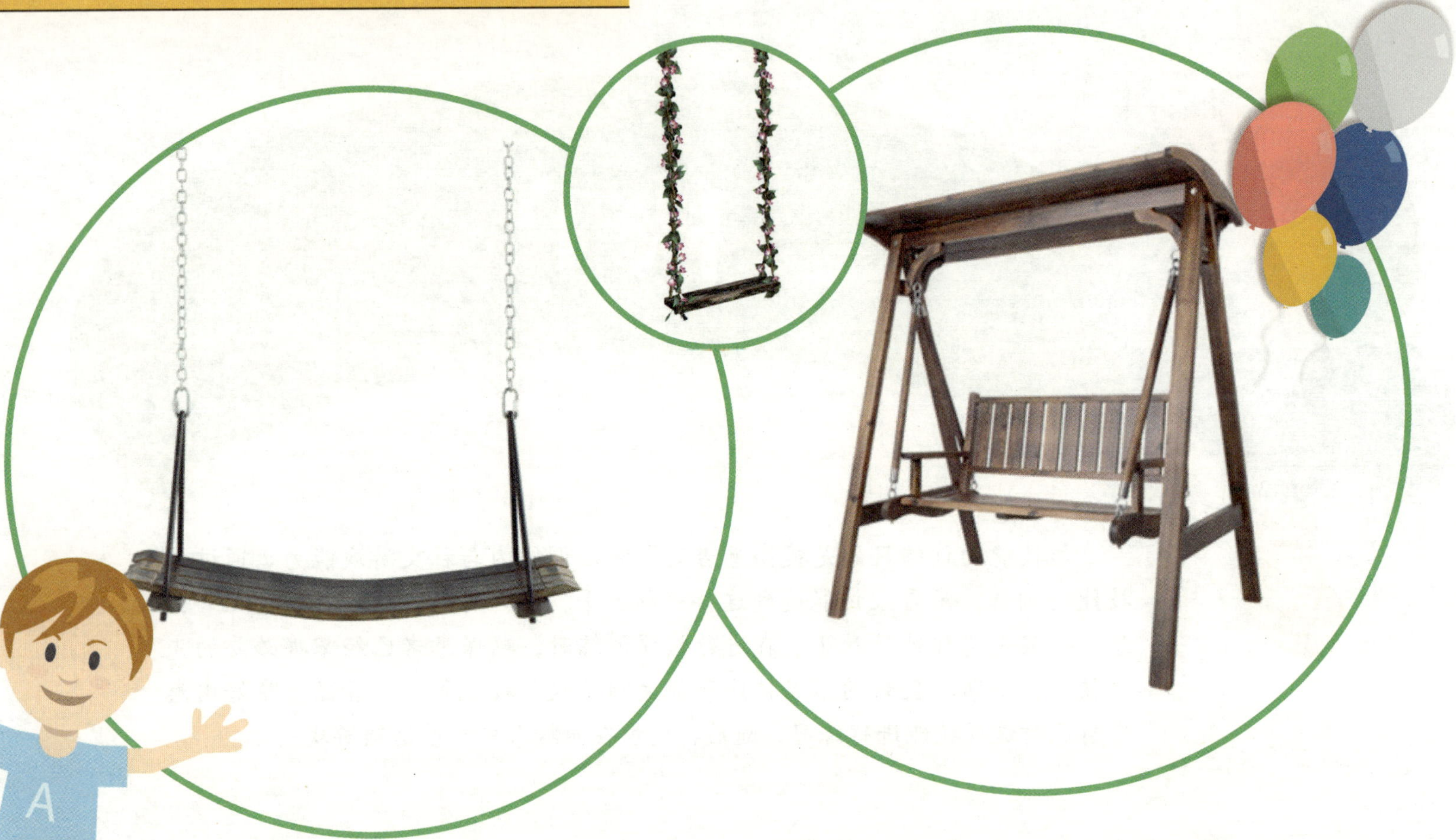

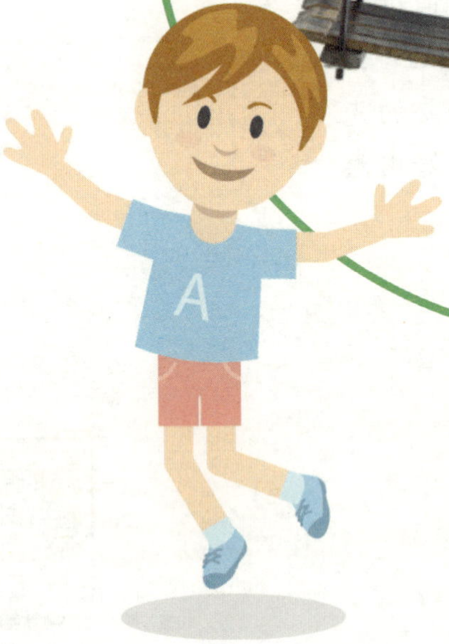

# 第四章
## 社交游戏初级训练项目

### 训练流程

| 小档案 | |
|---|---|
| 训练时长 | |
| 辅助情况 | |

第1步：患者将选择一个无人的秋千，并与旁边有人使用的秋千保持安全的距离。

➡️

第2步：患者将握住秋千两侧的链条，并爬上秋千。

➡️

第3步：患者将身体向后倾斜并伸展自己的腿（第1次）。

➡️

第4步：患者将身体向前倾斜并弯曲自己的腿（第2次）。

⬇️

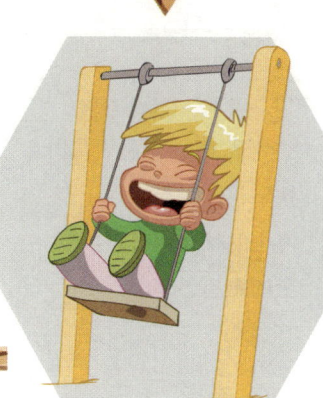

第5步：患者将身体向后倾斜并伸展自己的腿（第3次）。

⬅️

第6步：患者将身体向前倾斜并弯曲自己的腿（第4次）。

⬅️

第7步：患者将身体向后倾斜并伸展自己的腿（第5次）。

⬅️

社交及游戏训练设计与指导

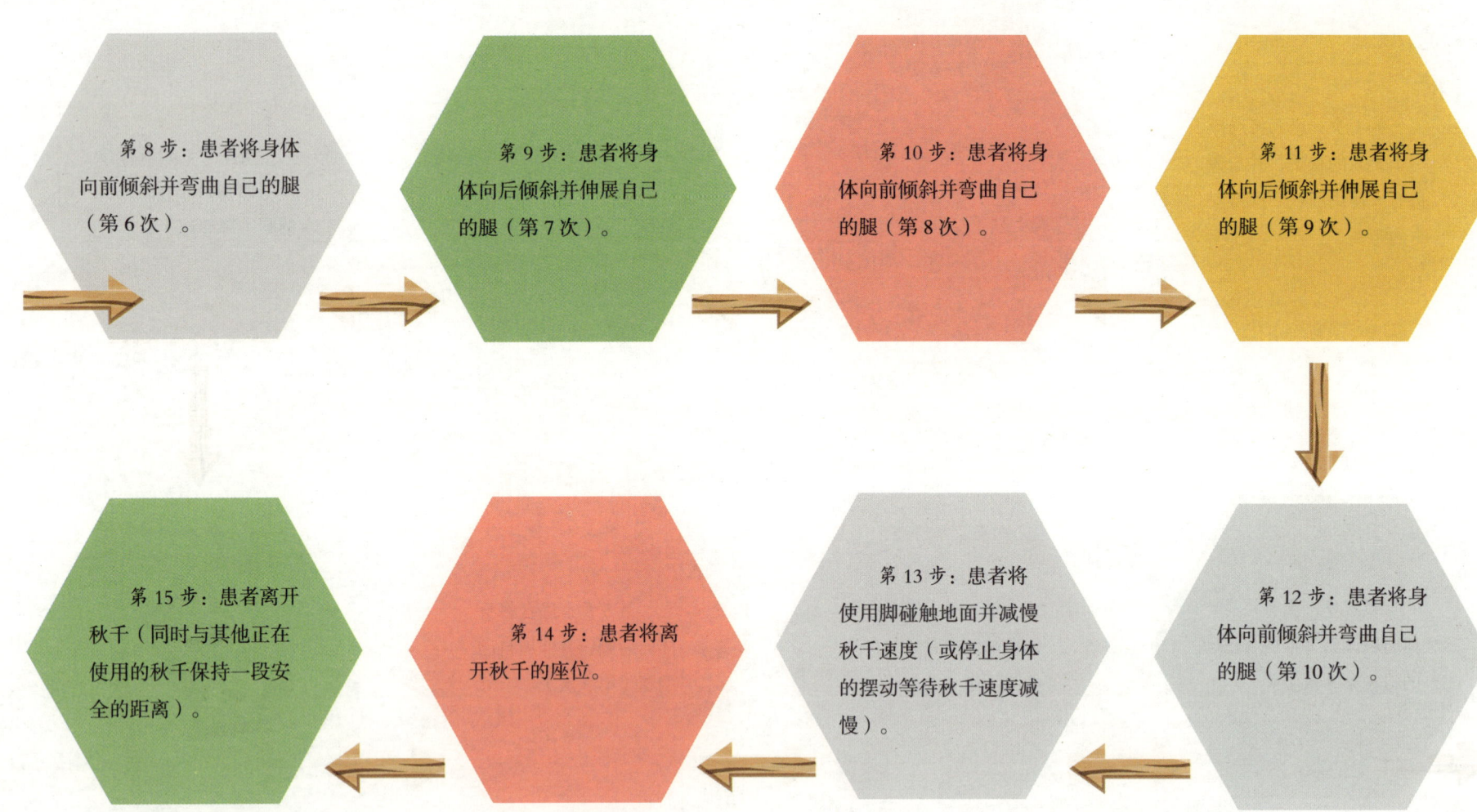

160

第四章
社交游戏初级训练项目

泛化为家庭秋千

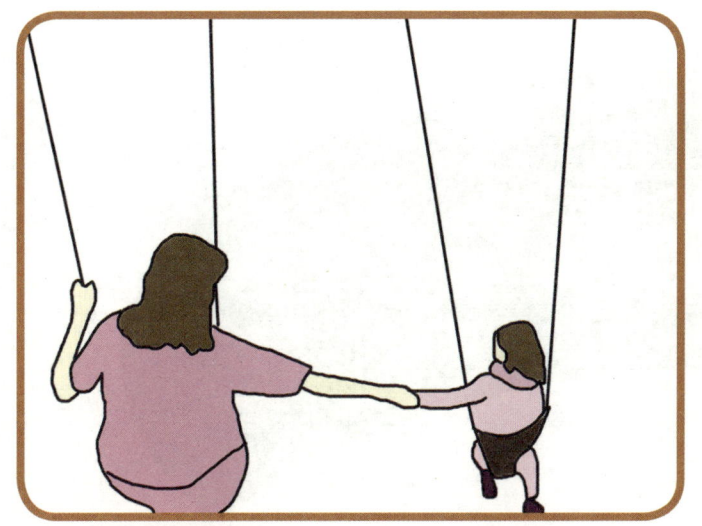

泛化为游乐场玩秋千

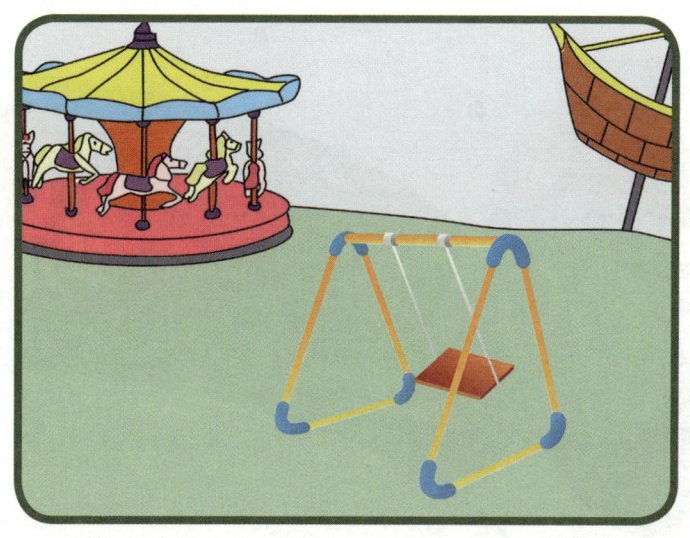

泛化为沙滩秋千

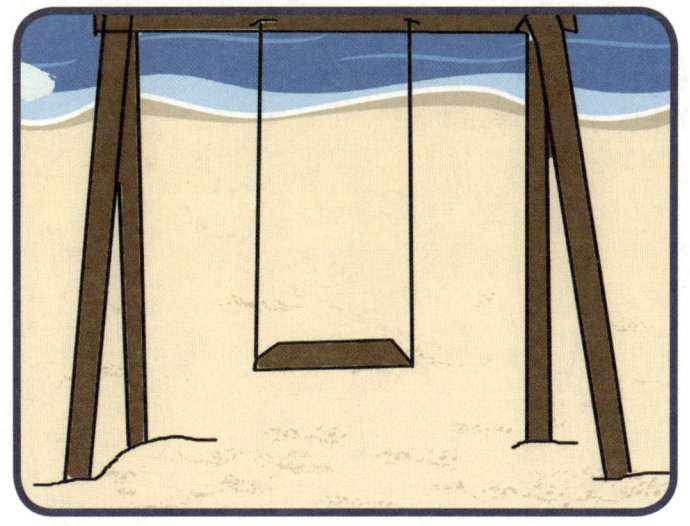

泛化为水中秋千

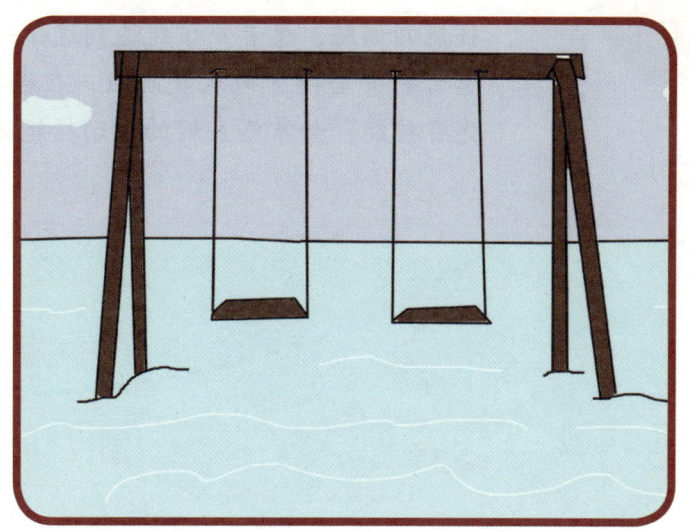

# 09 跷跷板

该技能的训练目的是提高患者的身体协调能力与社交游戏能力。通过该技能的训练，患者应该能达到这样一种水平，即：对患者说"玩跷跷板吧"，患者将安全得体地玩跷跷板。在进行该项训练时，确保患者已经掌握必要的先备技能，如掌握良好的运动技能和粗大动作模仿技能等。

扫描二维码，打印本技能训练配套表格

第四章
社交游戏初级训练项目

**教学材料**

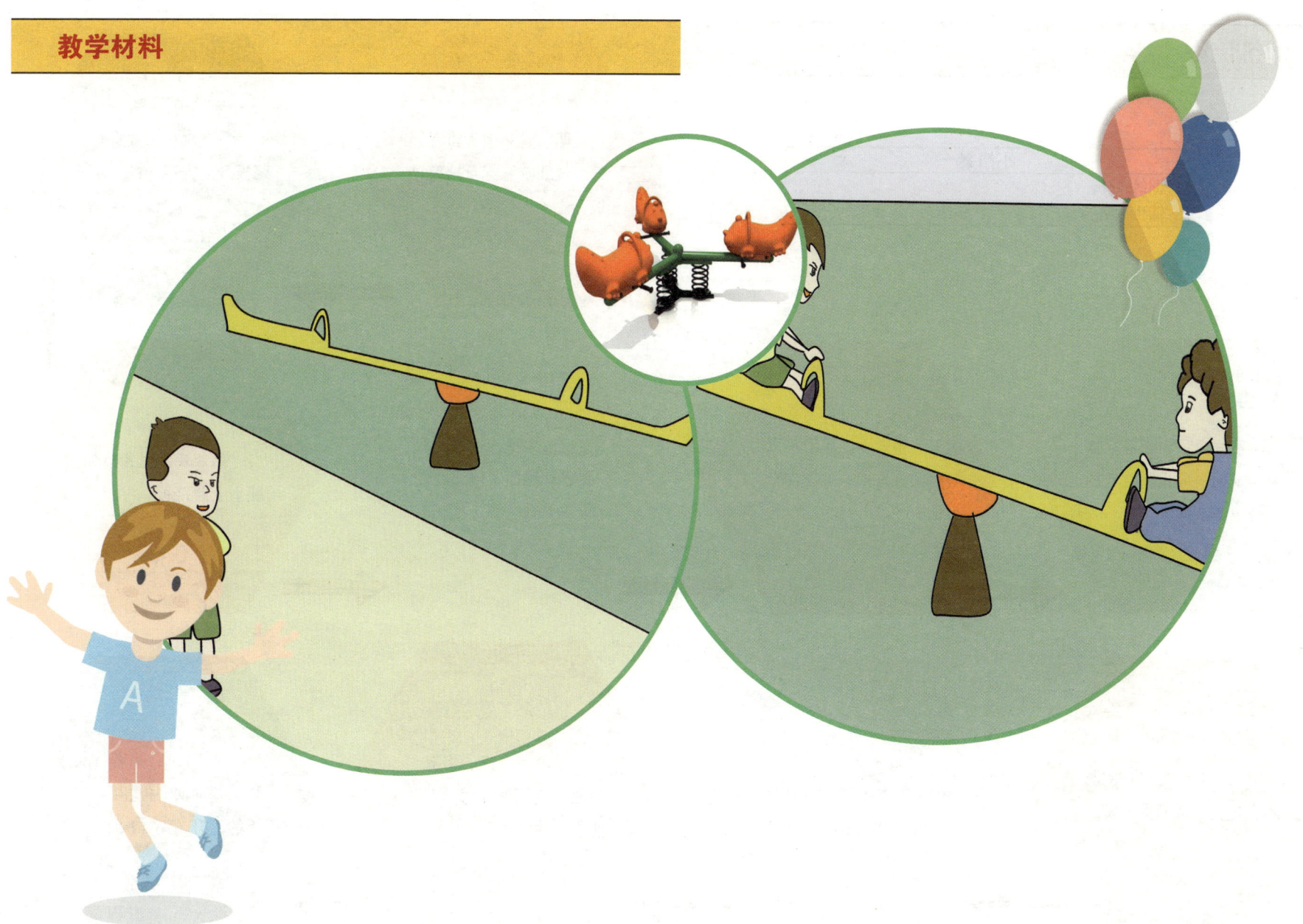

163

## 训练流程

| 小档案 | |
|---|---|
| 训练时长 | |
| 辅助情况 | |

**第1步**：患者将寻找一位朋友一起玩跷跷板。

**第2步**：患者将跷跷板升至齐臀的高度。

**第3步**：患者抬起腿坐上跷跷板。

**第4步**：患者将双腿离开地面，停止跷跷板的上升（第1次）。

**第5步**：患者将双脚踏在地面，并弯曲双腿。

**第6步**：患者将双腿离开地面，停止跷跷板的上升（第2次）。

**第7步**：患者将双脚踏在地面，并弯曲双腿。

**第8步**：患者将双腿离开地面，停止跷跷板的上升（第3次）。

**第9步**：患者将双脚踏在地面，并弯曲双腿。

**第10步**：患者将双腿离开地面，停止跷跷板的上升（第4次）。

# 第四章
## 社交游戏初级训练项目

第11步：患者将双脚踏在地面，并弯曲双腿。

第12步：患者将双腿离开地面，停止跷跷板的上升（第5次）。

第13步：患者将双脚踏在地面，并弯曲双腿。

第14步：患者以及他的同伴表明他们想要离开跷跷板。

第15步：当他们还在跷跷板上时，患者将站立起来。

第16步：患者与同伴同时离开跷跷板。

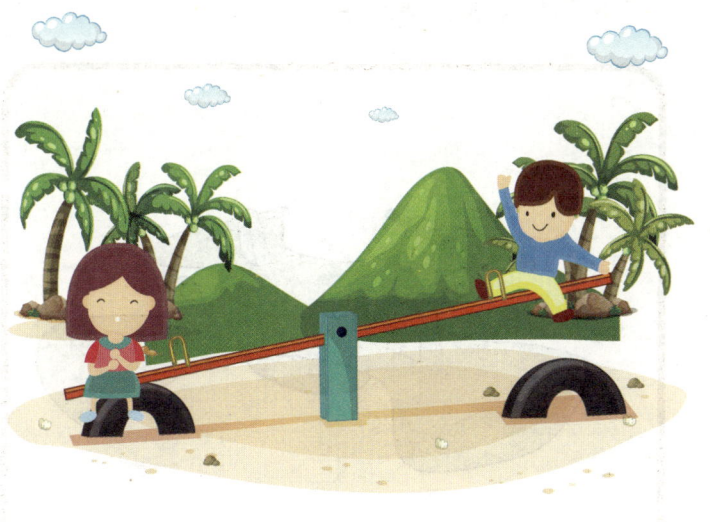

泛化为水中跷跷板

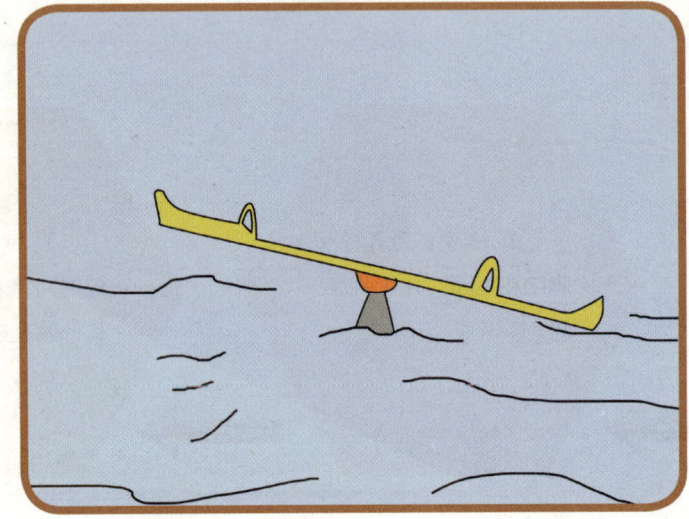

泛化为充气跷跷板

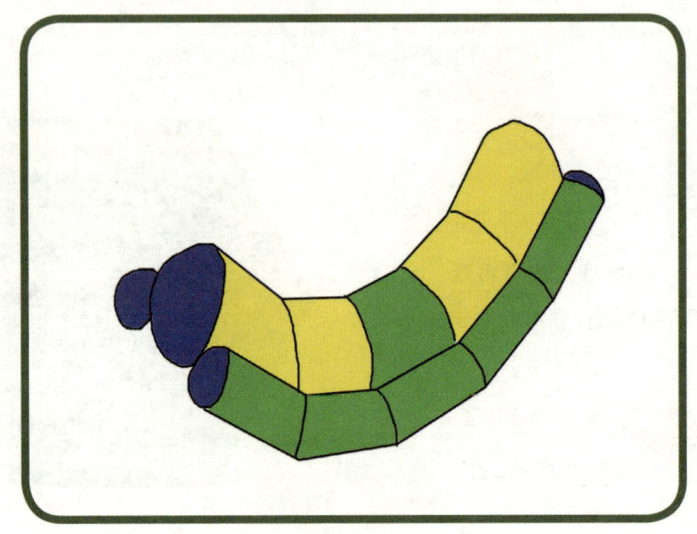

泛化为人体跷跷板

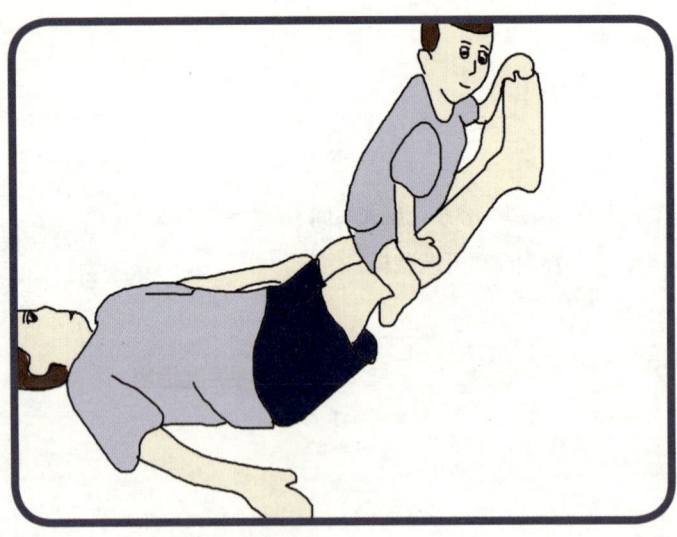

泛化为四人跷跷板

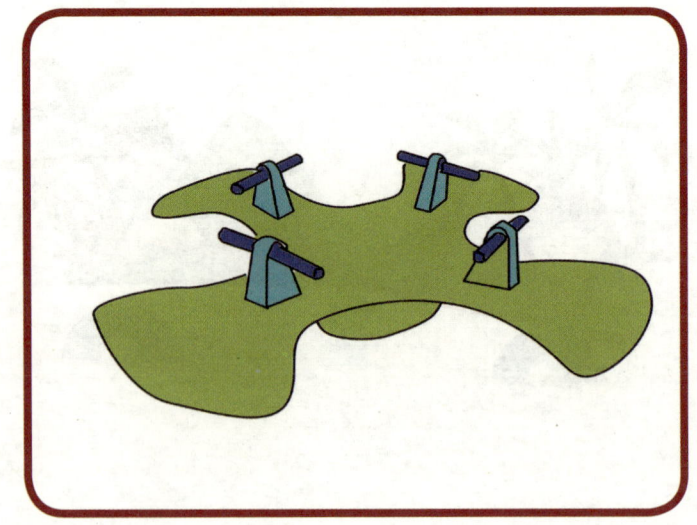

# 10 钻隧道

该技能的训练目的是提高患者的身体协调能力与社交游戏能力。通过该技能的训练，患者应该能达到这样一种水平，即：对患者说"玩钻隧道吧"，患者将安全得体地钻隧道。在进行该项训练时，确保患者已经掌握必要的先备技能，如掌握良好的运动技能和粗大动作模仿技能等。本项目旨在教导患者学会安全地使用操场设备，并恰当地使用整个任务分析。这要求患者能够在每个教程中展开该项目的每个步骤，而老师则应当在患者遇到困难止步不前时提供协助（即给出提示）。老师还应当记录下每个步骤中所给出提示的数量和种类，直至患者能够完成整个项目。

扫描二维码，打印本技能训练配套表格

社交及游戏训练设计与指导

## 教学材料

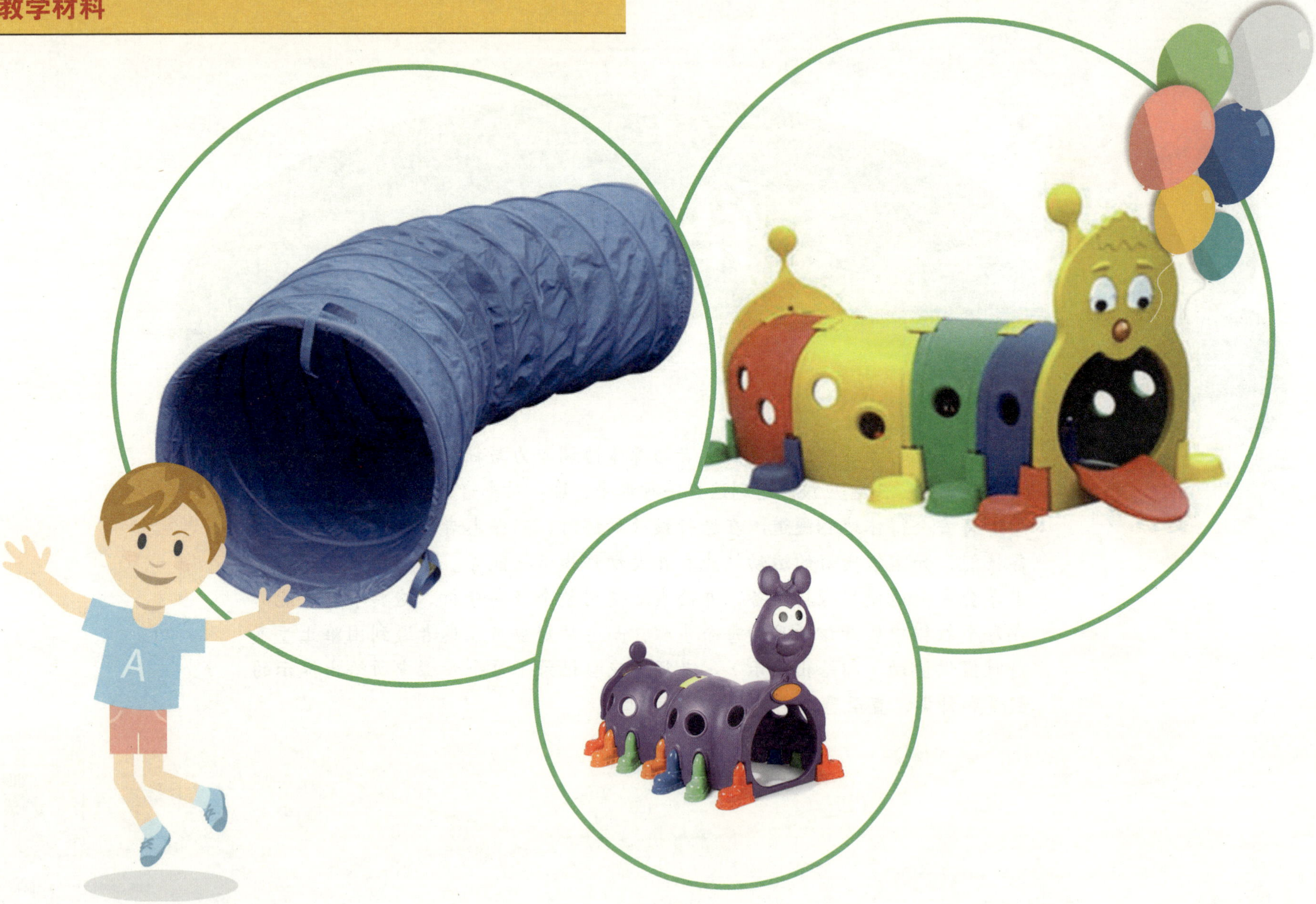

# 第四章
## 社交游戏初级训练项目

| 小档案 | |
|---|---|
| 训练时长 | |
| 辅助情况 | |

**训练流程**

第1步：患者将等待所有人离开隧道口（其他人已爬至隧道中段，或已经离开隧道）。

→ 第2步：患者低下头并蹲伏下来（有必要的话）。

→ 第3步：患者将爬进隧道。

→ 第4步：患者将在隧道内步行前进或是匍匐前进至中间部分。

↓

第5步：患者将在隧道内步行前进或是匍匐前进走完整个隧道。

← 第6步：患者将离开隧道。

←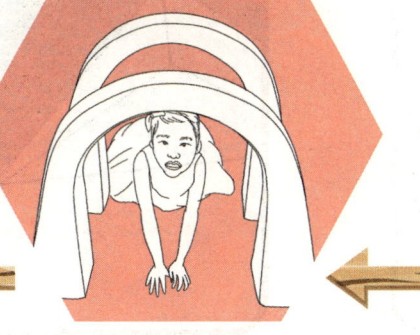

← 第7步：一离开隧道，患者便站立起来。

169

泛化为山体隧道

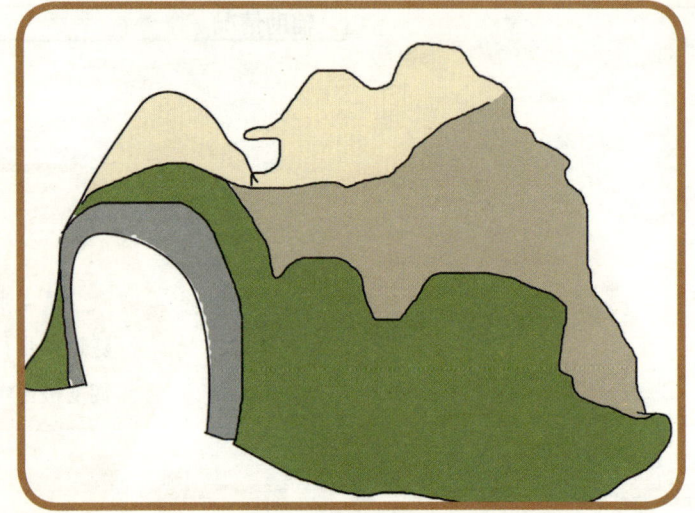

泛化为隧道火车玩具

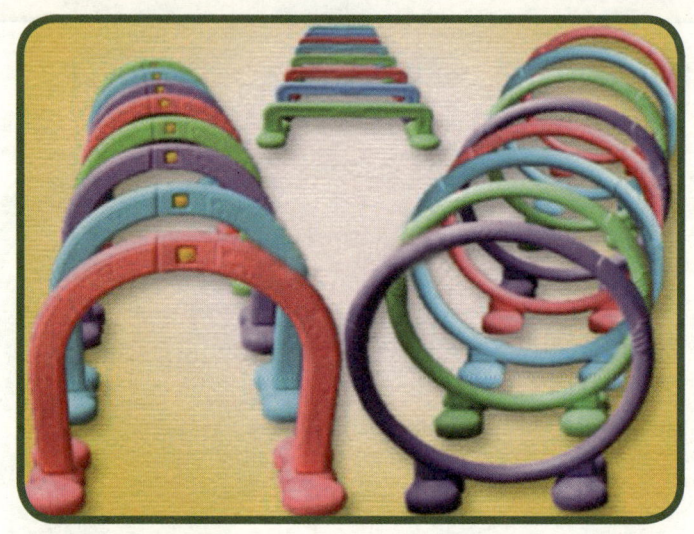

泛化为海洋隧道

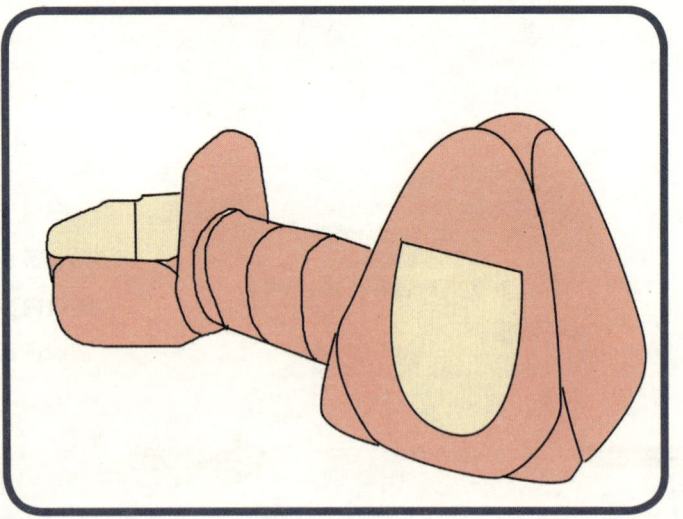

泛化为帐篷

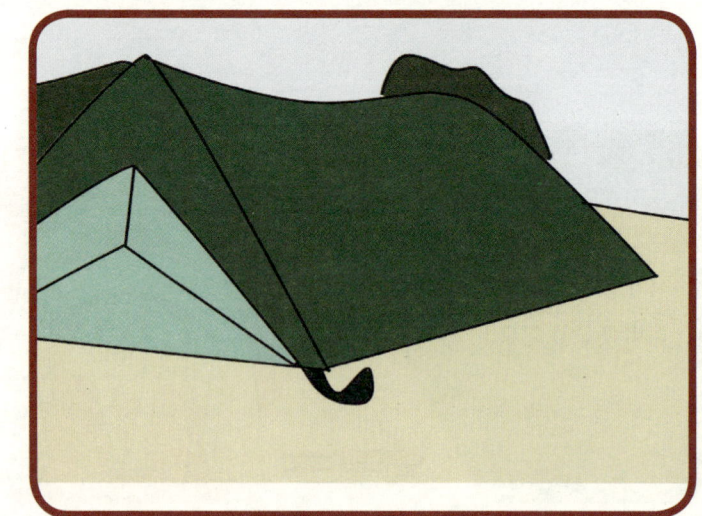

# 11 假装游戏：生日聚会

该技能的训练目的是提高患者的社交游戏能力。通过该技能的训练，患者应该能达到这样一种水平，即：第一阶段示范一个与生日聚会有关的动作，并下达指令"假装［动作］［物品］"（例如，"假装吹蜡烛"或"假装拆礼物"），患者将模仿老师示范的假装动作；第二阶段老师对患者说"假装是生日聚会"，患者将会串联起3个与生日聚会有关的动作；第三阶段老师对患者说"假装是生日聚会"，患者将再串联上另外3个添加的假装动作，以完成一个长久持续的假装游戏。

扫描二维码，打印本技能训练配套表格

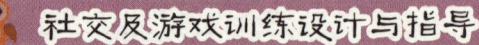 社交及游戏训练设计与指导

**教学材料**

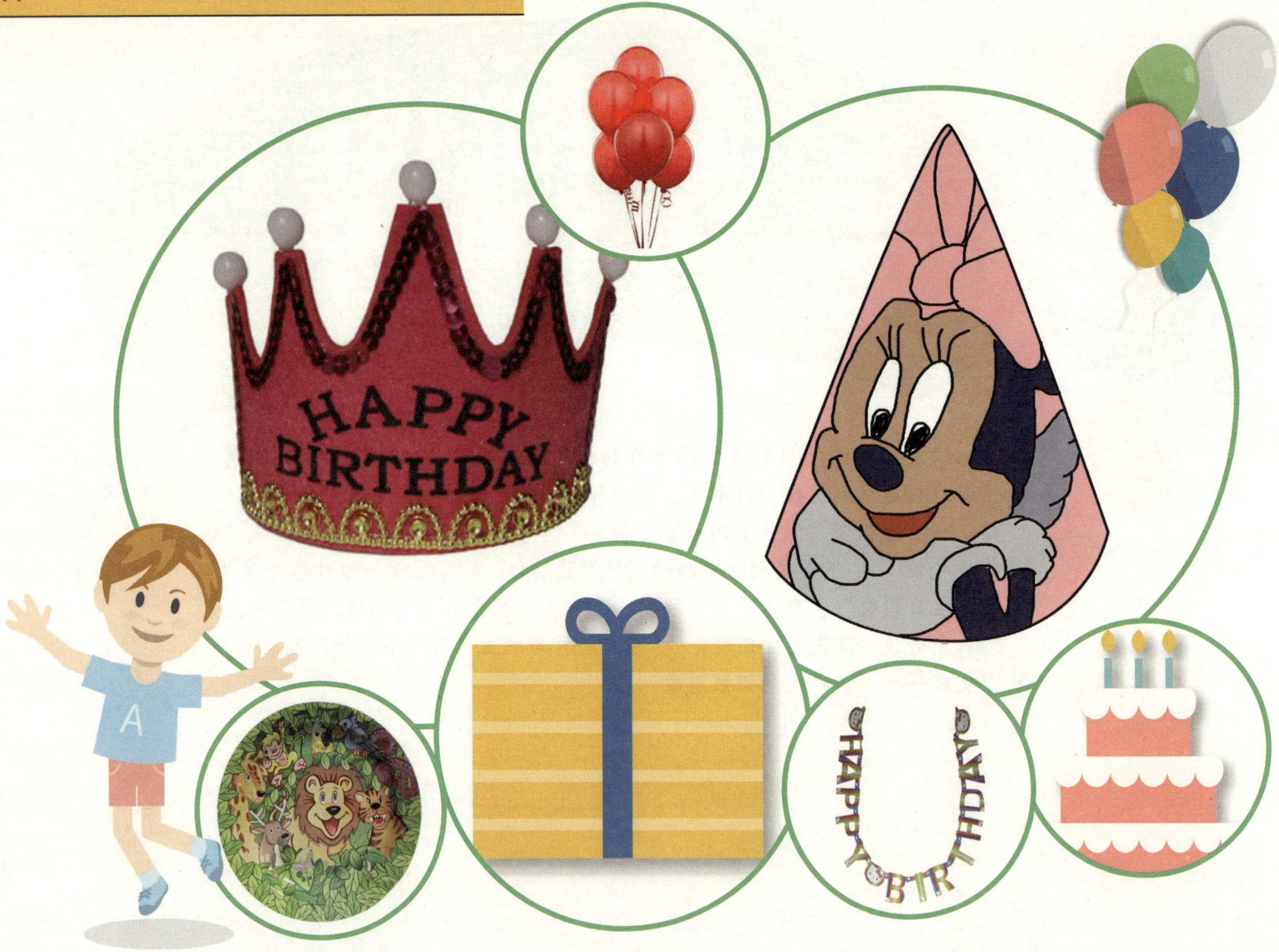

第四章
社交游戏初级训练项目

训练方法示例

### 示例 1

假装拆礼物。

| 小档案 | |
|---|---|
| 训练时长 | |
| 辅助情况 | |

### 示例 2

假装吹蜡烛。

| 小档案 | |
|---|---|
| 训练时长 | |
| 辅助情况 | |

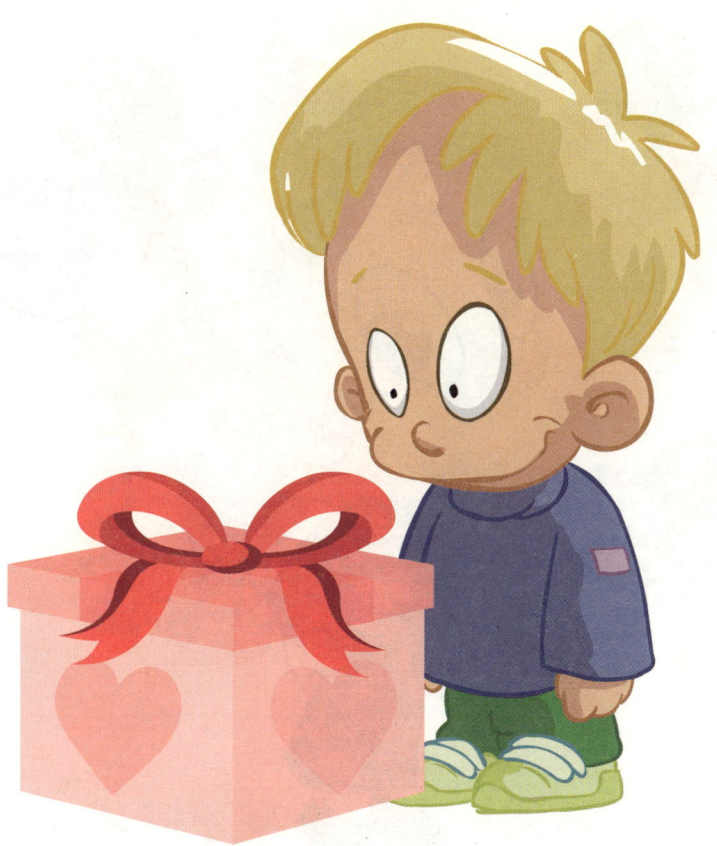

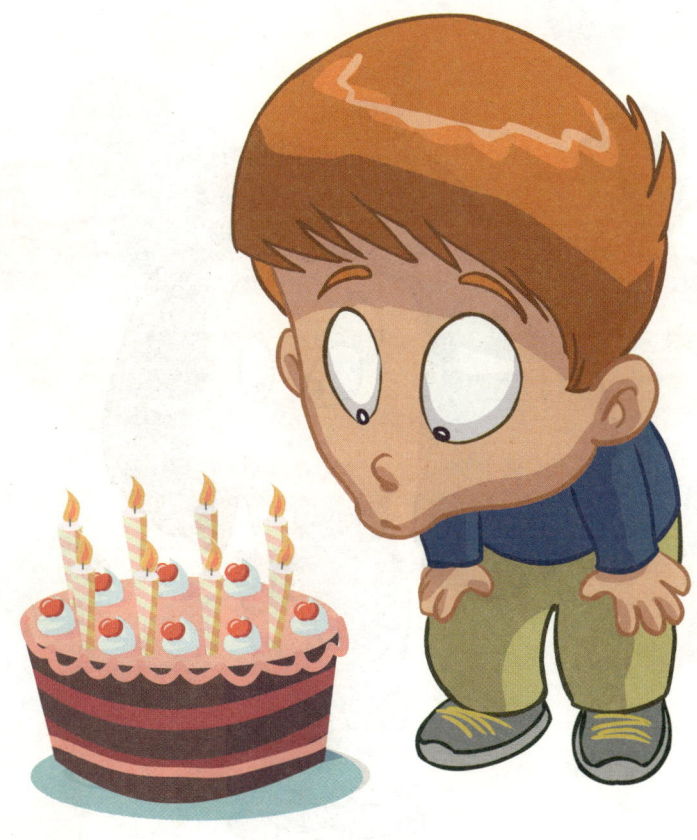

社交及游戏训练设计与指导

**训练方法示例**

### 示例 3

假装喝饮料。

| 小档案 | |
|---|---|
| 训练时长 | |
| 辅助情况 | |

### 示例 4

假装是生日聚会。

| 小档案 | |
|---|---|
| 训练时长 | |
| 辅助情况 | |

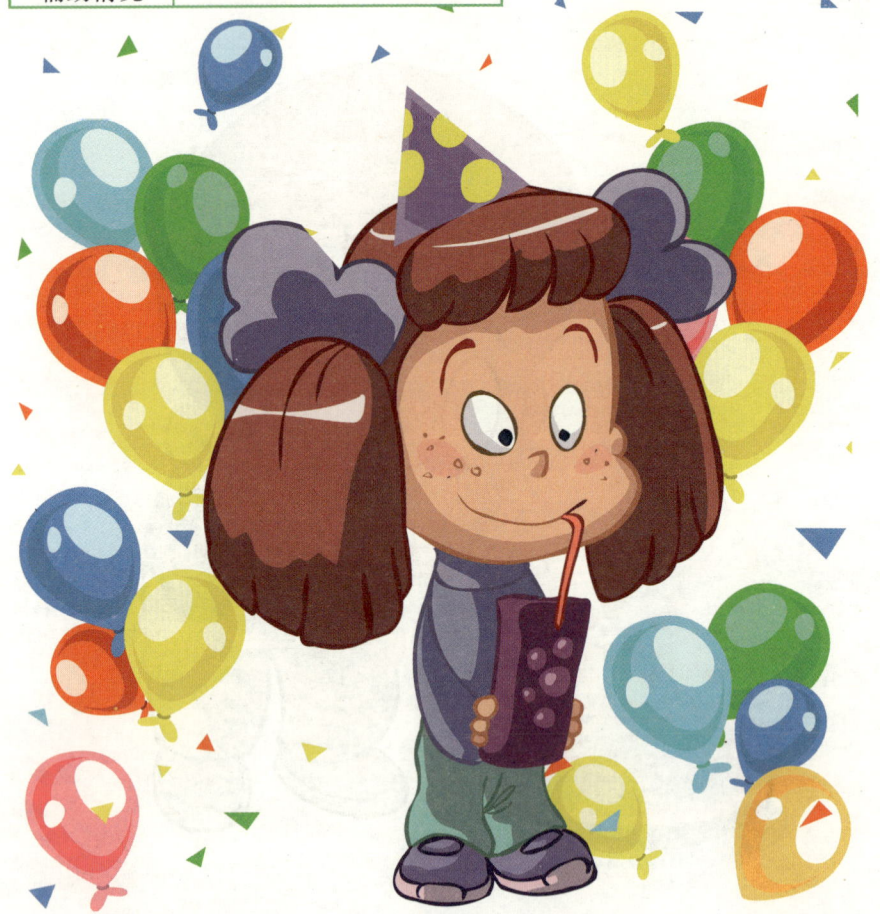
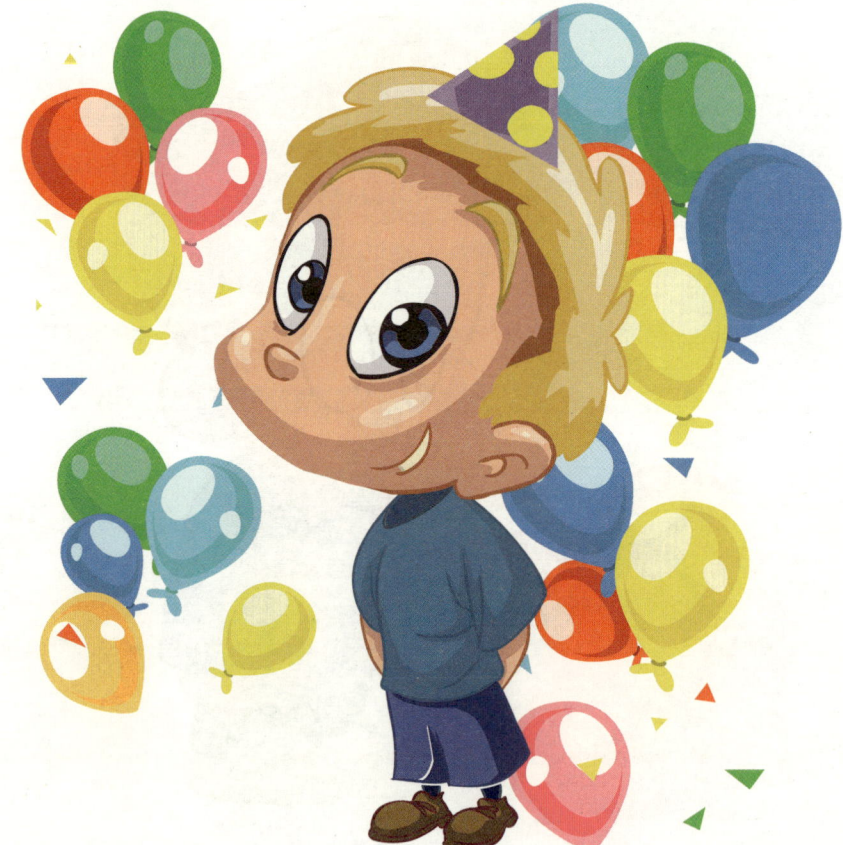

第四章
社交游戏初级训练项目

泛化到教室

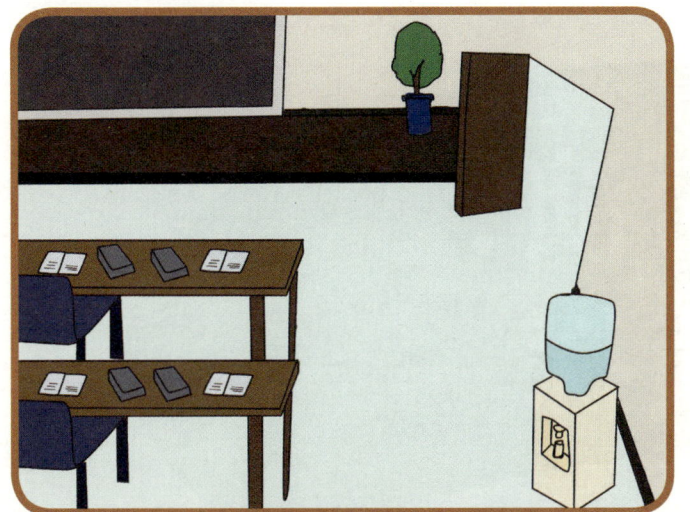

泛化到客厅

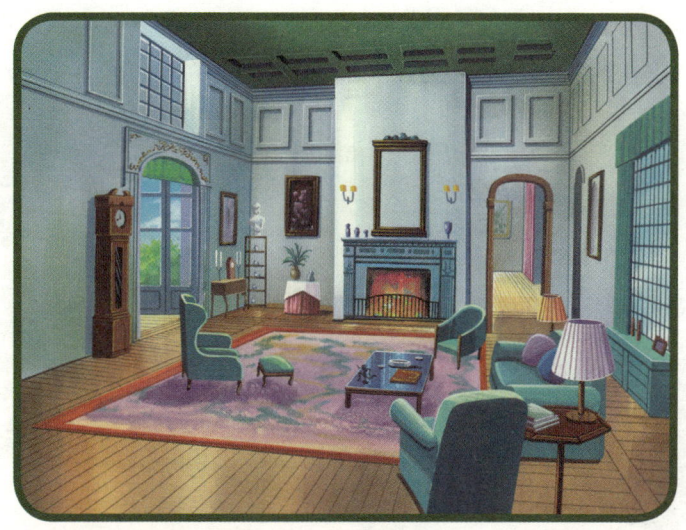

泛化到餐厅

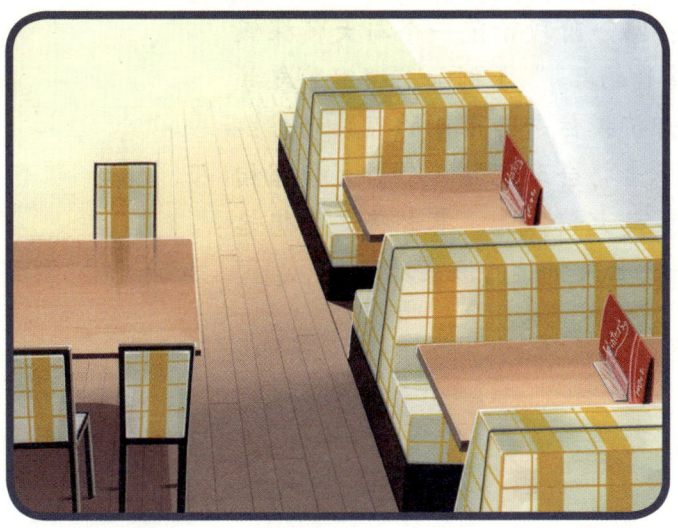

泛化到郊外

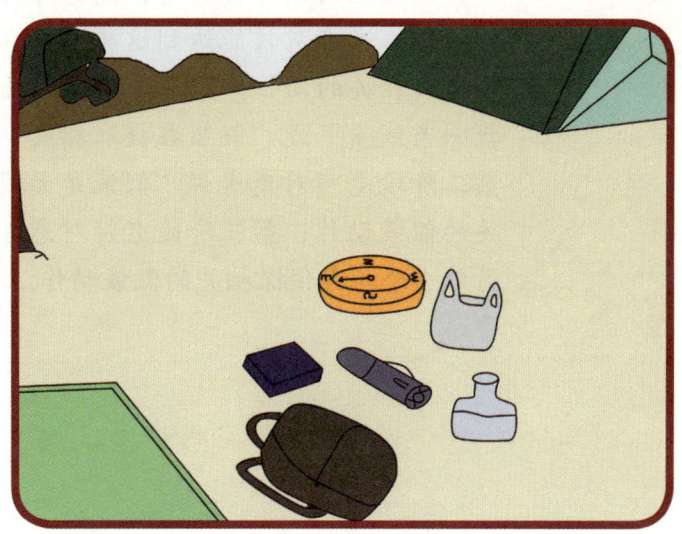

## 12 角色扮演：大侦探

该技能的训练目的是提高患者的模仿能力与社交游戏能力。通过该技能的训练，患者应该能达到这样一种水平，即：第一阶段示范一个与大侦探假装游戏相关的动作，并下达指令"假装[动作][物品]"（例如，"假装在寻找一条线索"或"假装在提取指纹"），患者将模仿老师示范的假装动作；第二阶段老师对患者说"假装是大侦探"，患者将会联想起3个与大侦探相关的假装动作；第三阶段老师对患者说"假装是大侦探"，患者将会联想起另外3个与大侦探相关的假装动作，以完成一个长久持续的假装游戏。

扫描二维码，打印本技能训练配套表格

# 第四章
## 社交游戏初级训练项目

**教学材料**

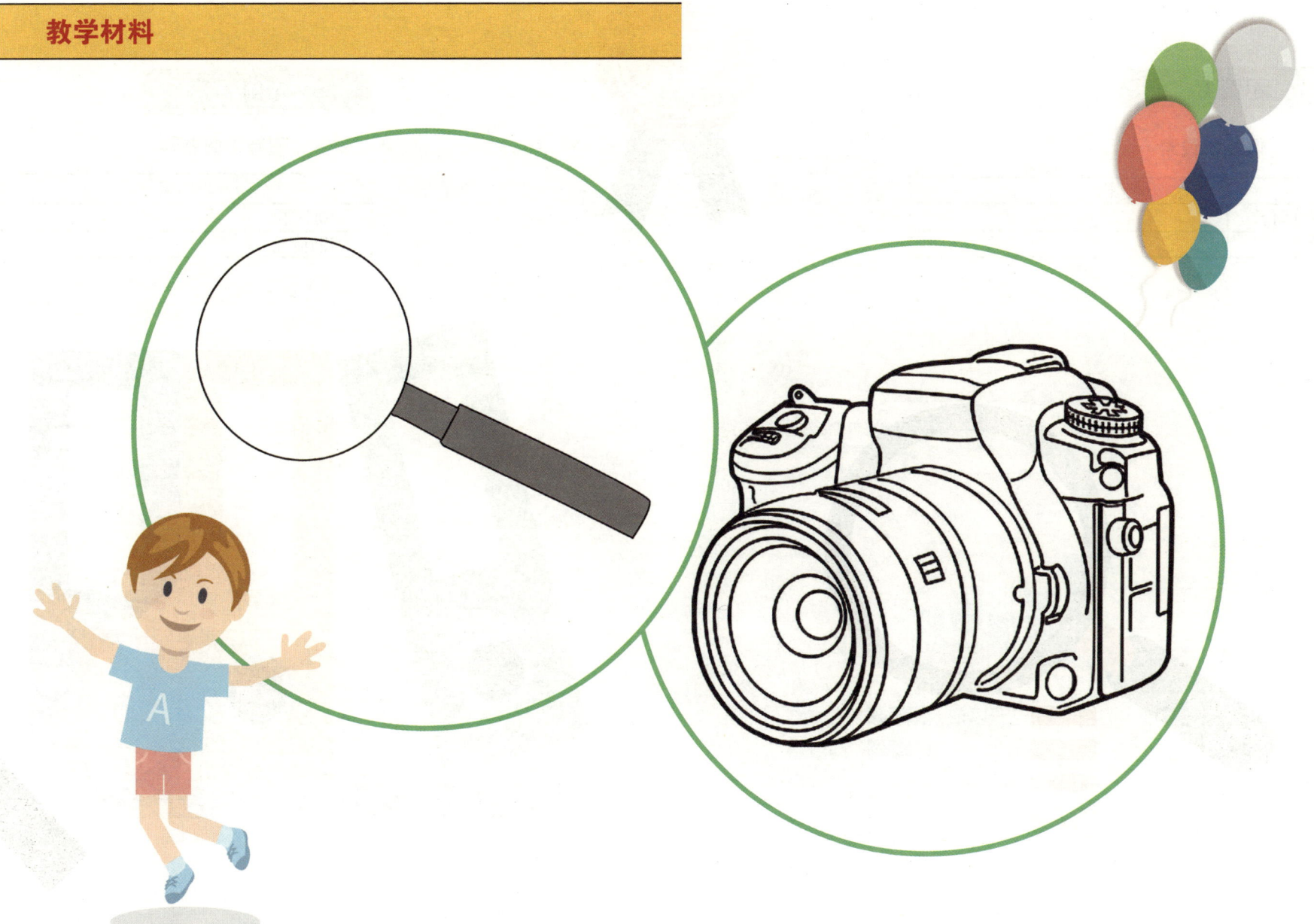

社交及游戏训练设计与指导

训练方法示例

**示例 1**

假装找线索。

| 小档案 | |
|---|---|
| 训练时长 | |
| 辅助情况 | |

**示例 2**

假装查阅资料。

| 小档案 | |
|---|---|
| 训练时长 | |
| 辅助情况 | |

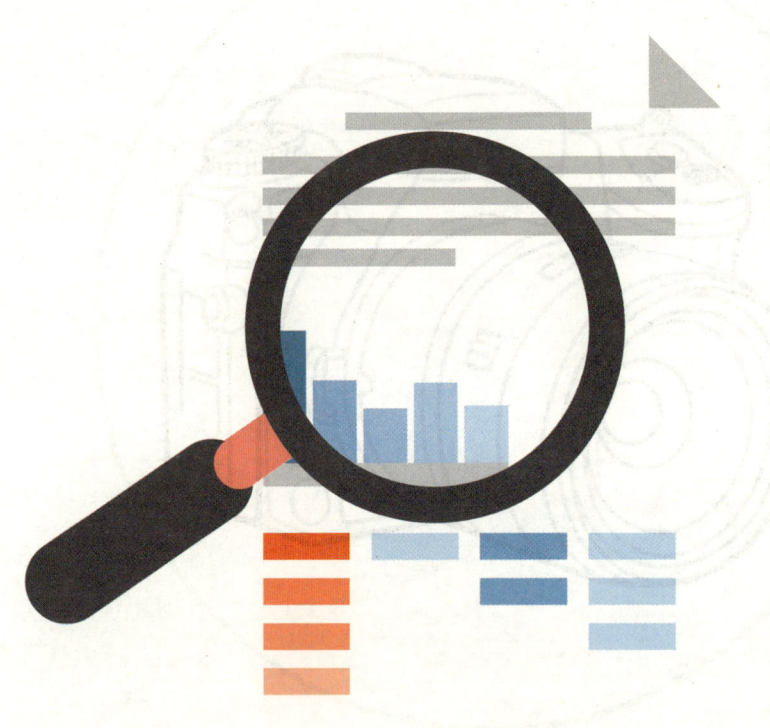

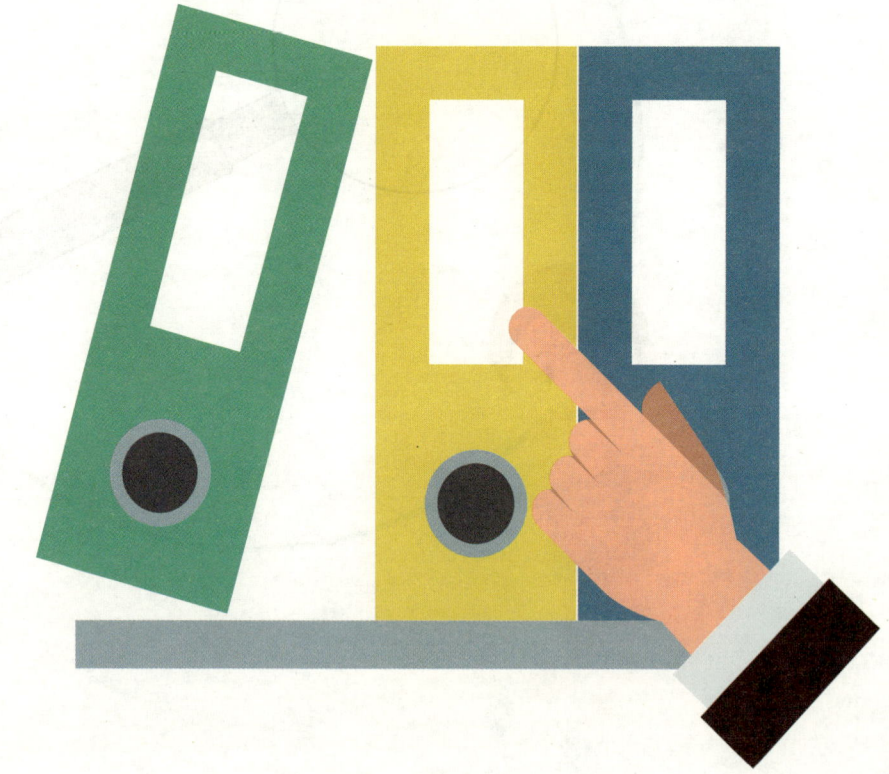

# 第四章
## 社交游戏初级训练项目

### 训练方法示例

#### 示例 3

假装询问一位目击证人。

| 小档案 | |
|---|---|
| 训练时长 | |
| 辅助情况 | |

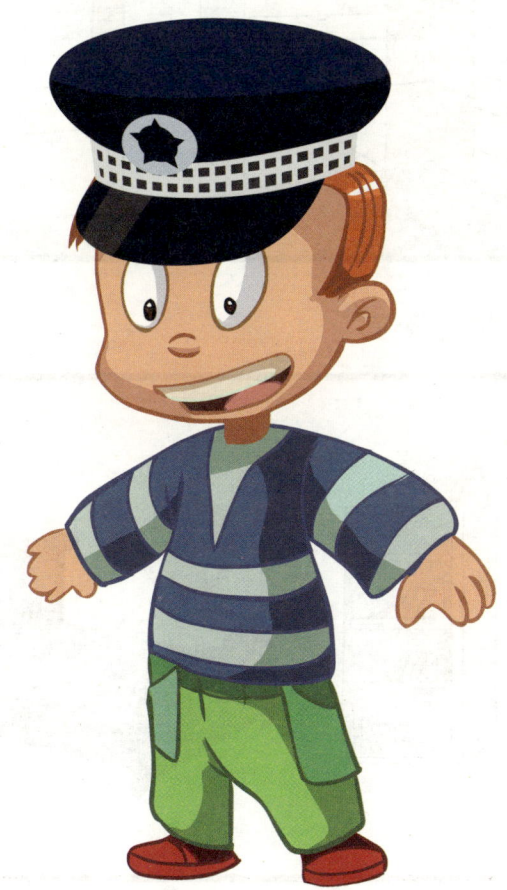

#### 示例 4

假装收集证据。

| 小档案 | |
|---|---|
| 训练时长 | |
| 辅助情况 | |

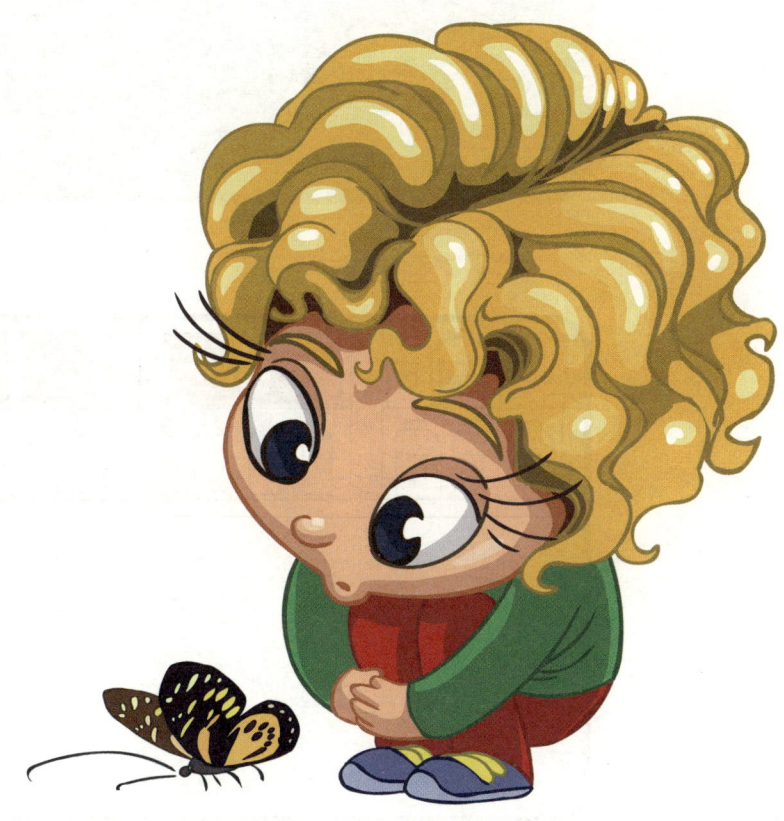

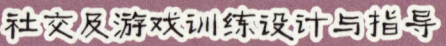

### 泛化到户外

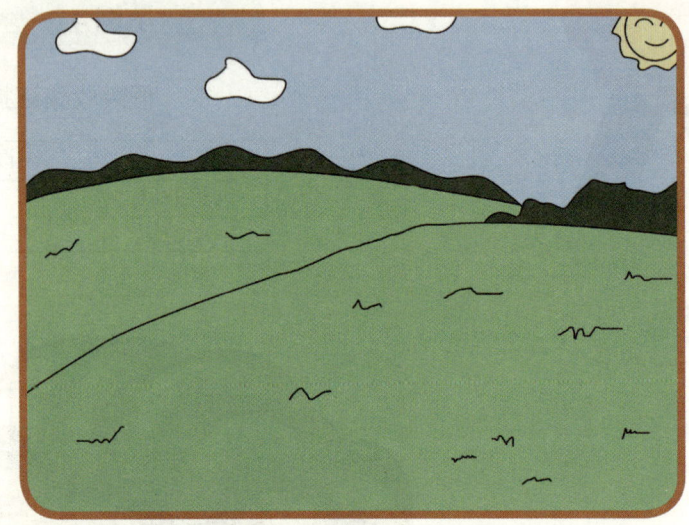

### 泛化到衣帽间

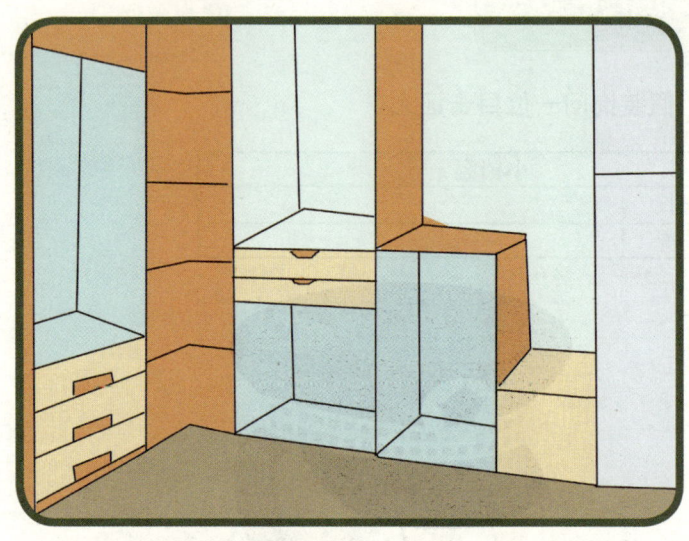

### 泛化到超市

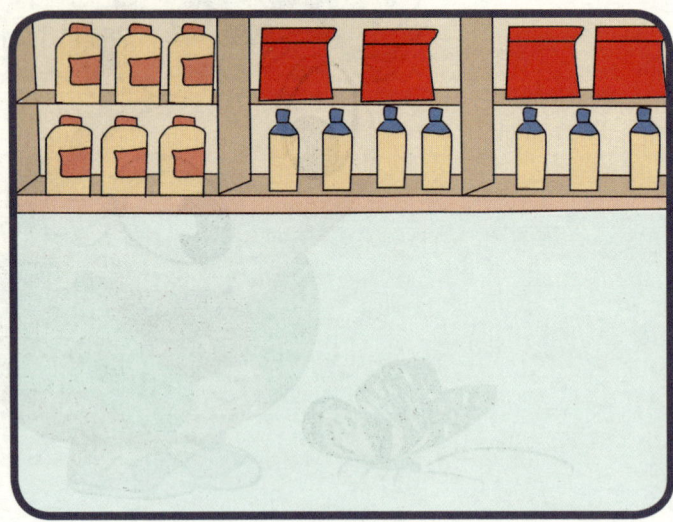

### 泛化到卧室

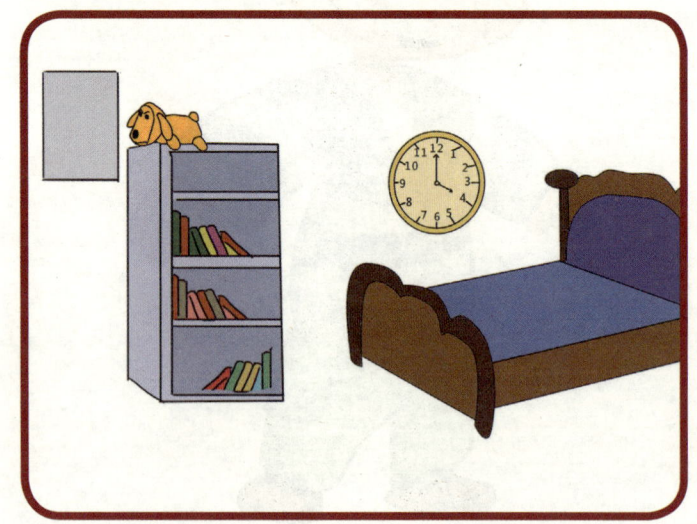

# 13 角色扮演：医生

该技能的训练目的是提高患者的模仿能力与社交游戏能力。通过该技能的训练，患者应该能达到这样一种水平，即：第一阶段示范一个与医生假装游戏相关的动作，并下达指令"假装[动作][物品]"（例如，"假装缠绷带"或"假装打针"），患者将模仿老师示范的假装动作；第二阶段老师对患者说"假装你是医生"，患者将会联想起3个与医生相关的假装动作；第三阶段老师对患者说"假装你是医生"，患者将会联想起另外3个与医生相关的假装动作，以完成一个长久持续的假装游戏。

扫描二维码，打印本技能训练配套表格

社交及游戏训练设计与指导

## 教学材料

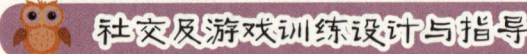

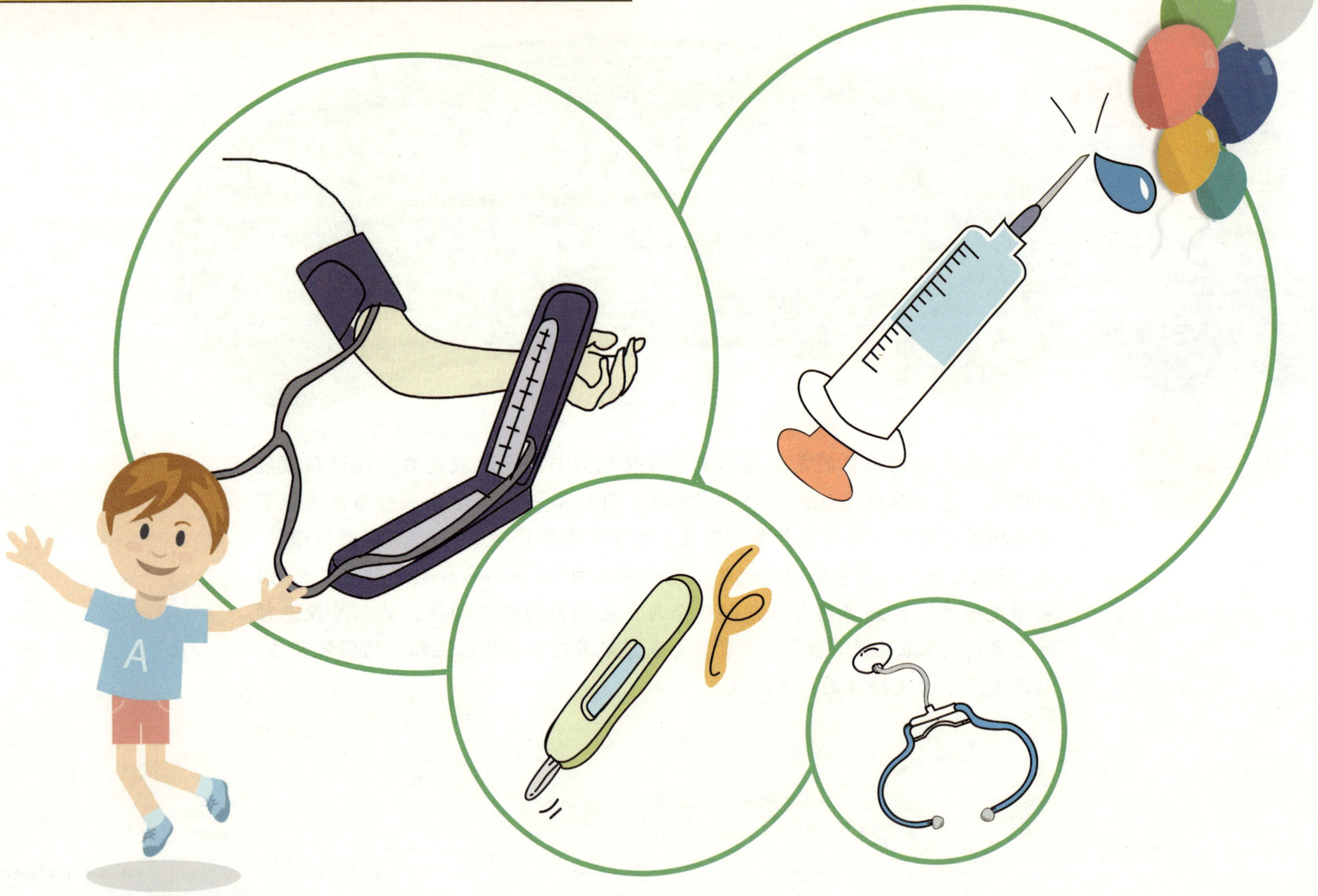

# 第四章
## 社交游戏初级训练项目

### 示例 1

假装打针。

| 小档案 | |
|---|---|
| 训练时长 | |
| 辅助情况 | |

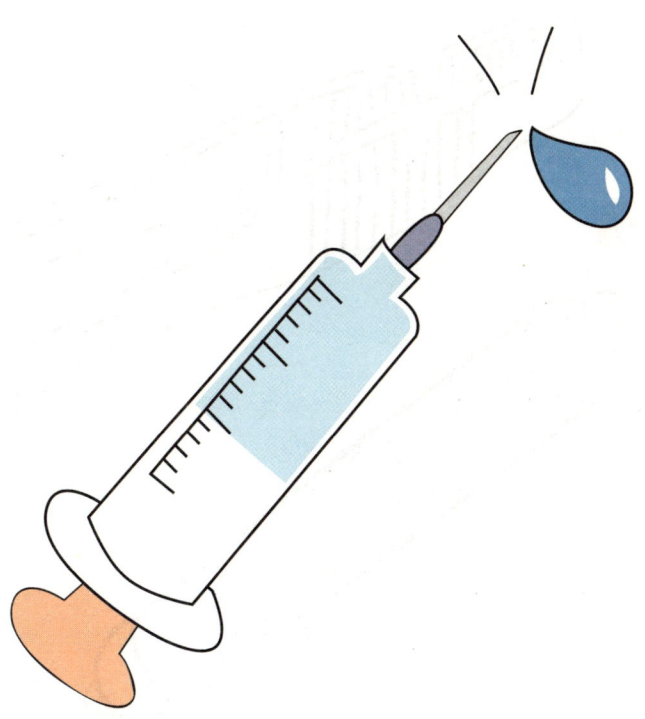

### 示例 2

假装听诊。

| 小档案 | |
|---|---|
| 训练时长 | |
| 辅助情况 | |

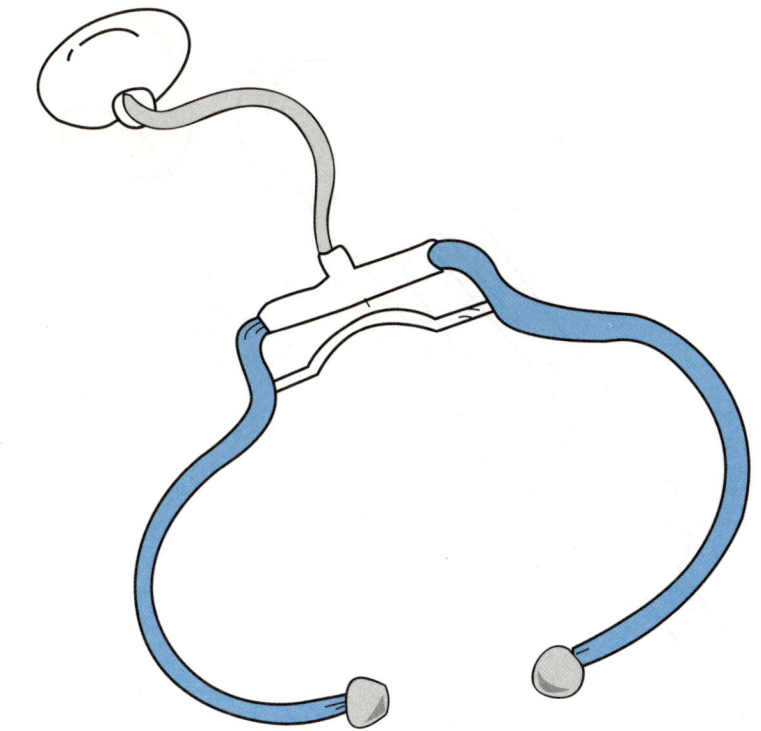

## 社交及游戏训练设计与指导

### 示例 3

假装量体温。

| 小档案 | |
|---|---|
| 训练时长 | |
| 辅助情况 | |

训练方法示例

### 示例 4

假装检查口腔。

| 小档案 | |
|---|---|
| 训练时长 | |
| 辅助情况 | |

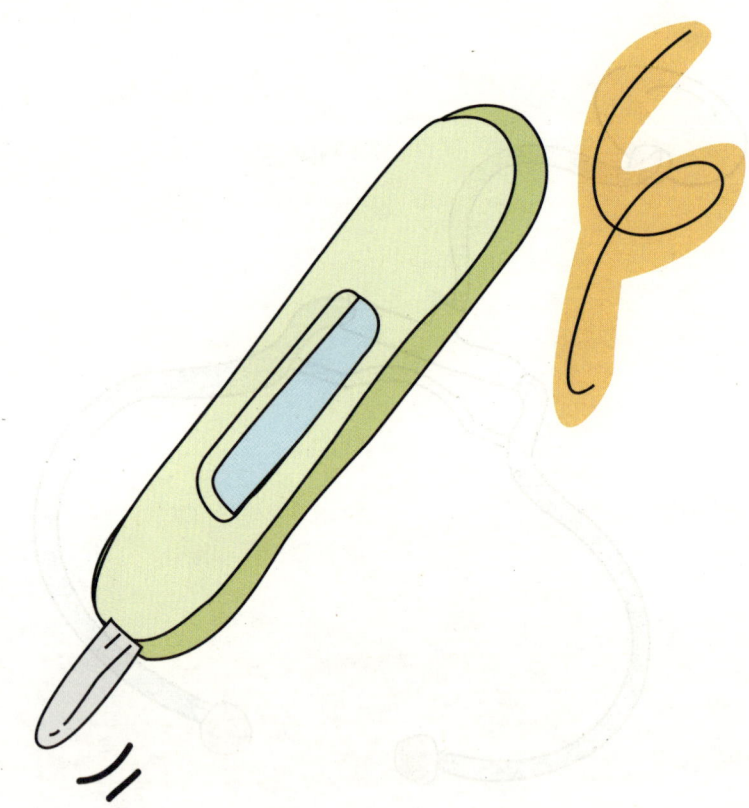

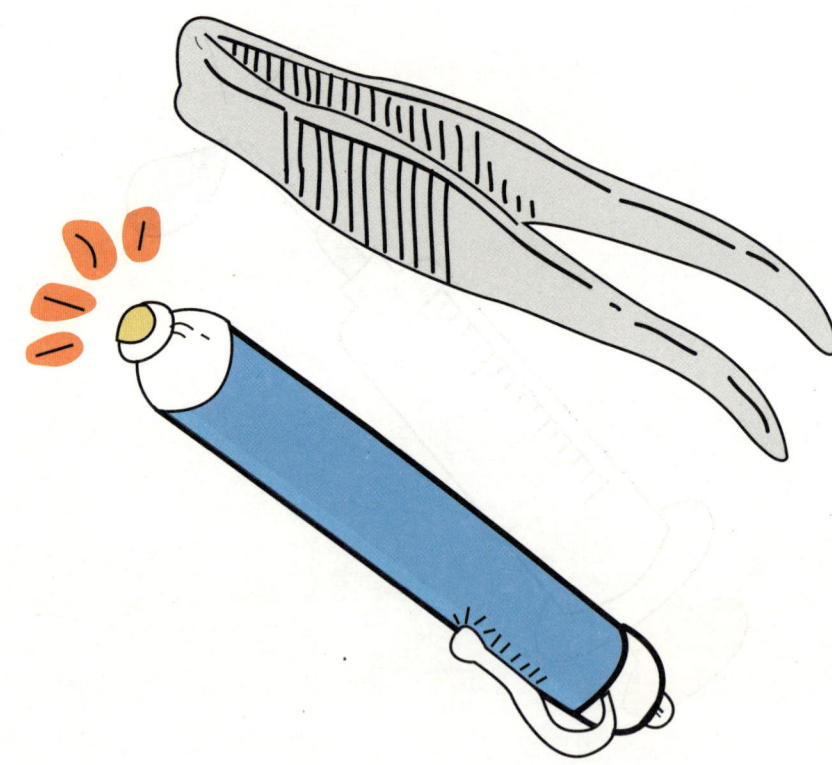

第四章
社交游戏初级训练项目

泛化为在幼儿园假扮医生

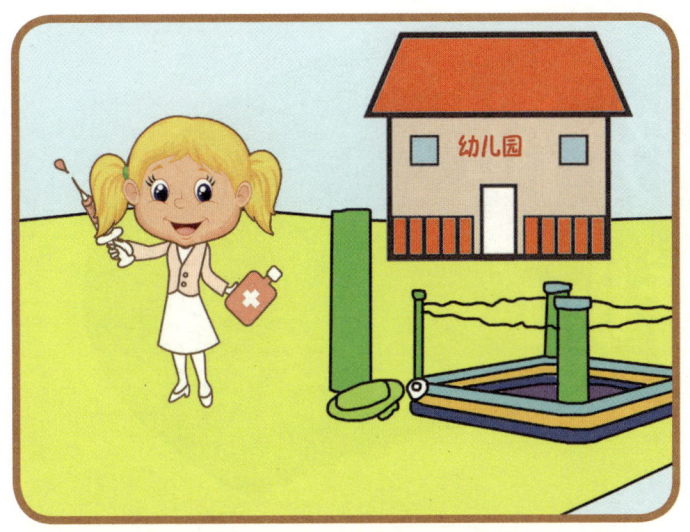

泛化为在卧室假扮医生

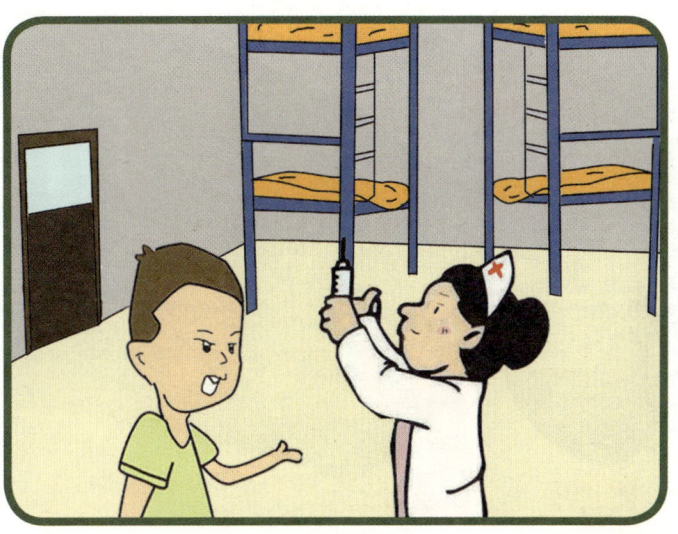

泛化为在草坪假扮医生游戏

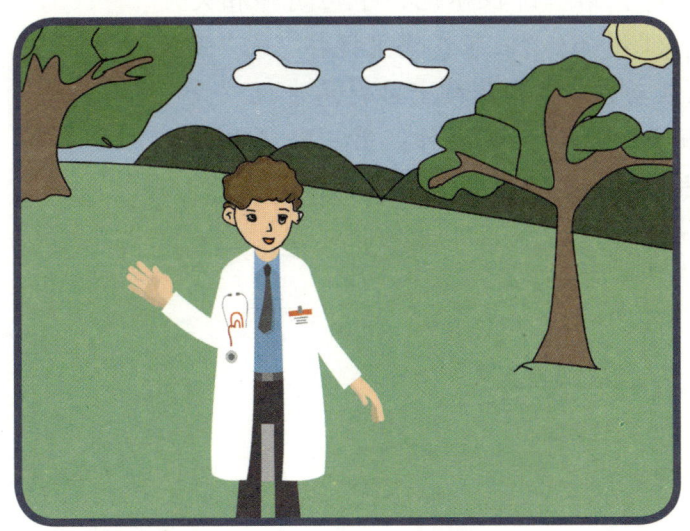

泛化为在活动室假扮医生

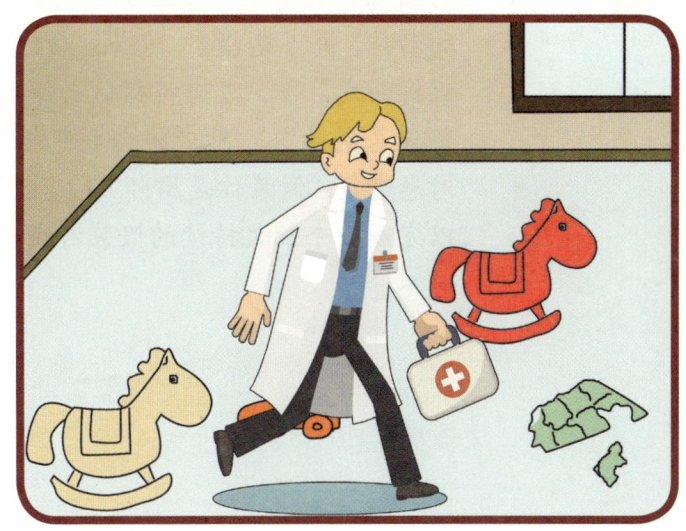

## 14 角色扮演：厨师

该技能的训练目的是提高患者的模仿能力与社交游戏能力。通过该技能的训练，患者应该能达到这样一种水平，即：第一阶段示范一个与厨师相关的动作，并下达指令"假装[动作][物品]"（例如，"假装在锅里搅拌"或"假装擀面皮"），患者将模仿老师示范的假装动作；第二阶段老师对患者说"假装你是厨师"，患者将会联想起3个与厨师相关的假装动作；第三阶段老师对患者说"假装你是厨师"，患者将会联想起另外3个与厨师相关的假装动作，以完成一个长久持续的假装游戏。

扫描二维码，打印本技能训练配套表格

第四章
社交游戏初级训练项目

**教学材料**

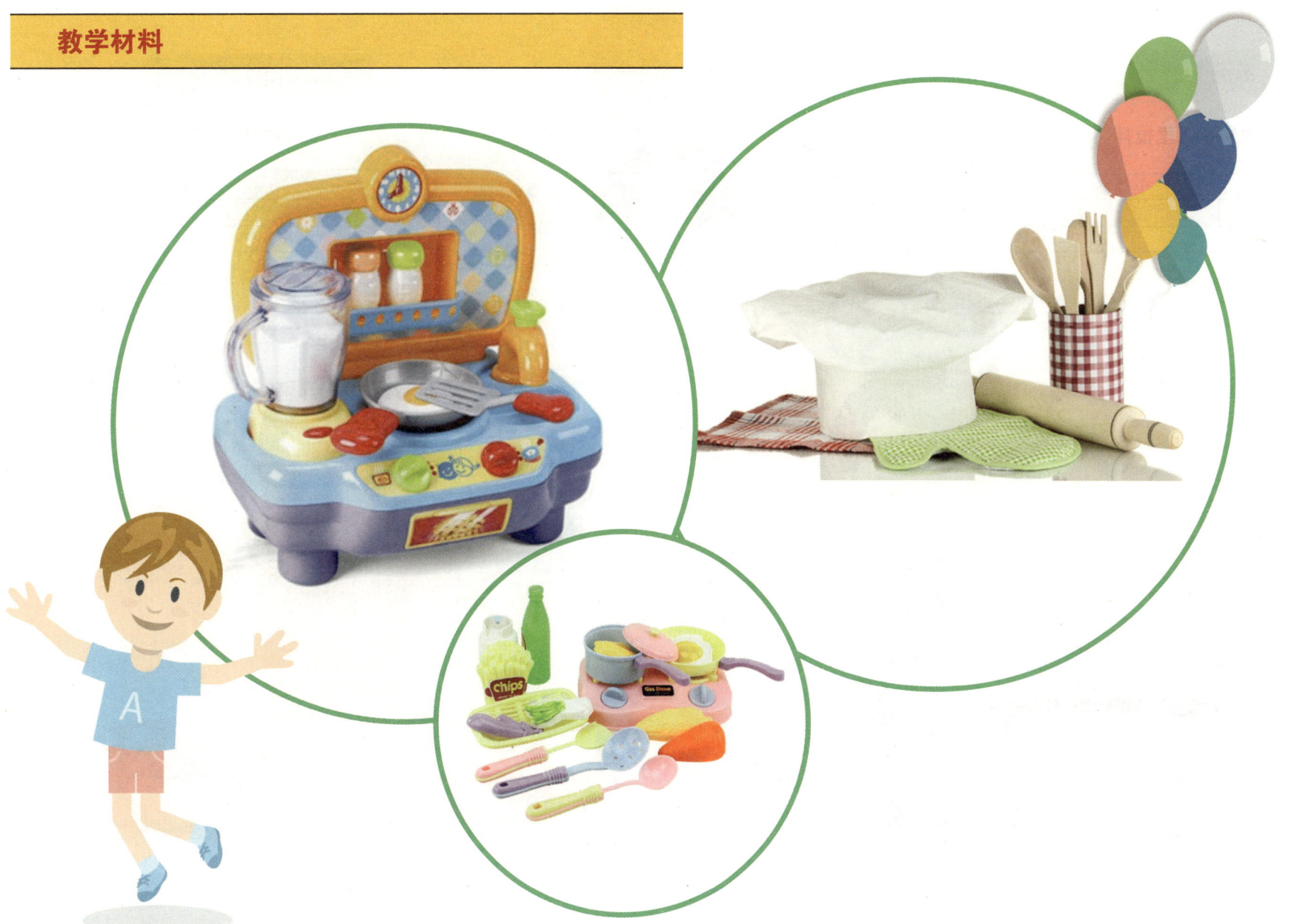

社交及游戏训练设计与指导

### 示例 1

假装在锅里搅拌。

| 小档案 ||
|---|---|
| 训练时长 | |
| 辅助情况 | |

**训练方法示例**

### 示例 2

假装擀面皮。

| 小档案 ||
|---|---|
| 训练时长 | |
| 辅助情况 | |

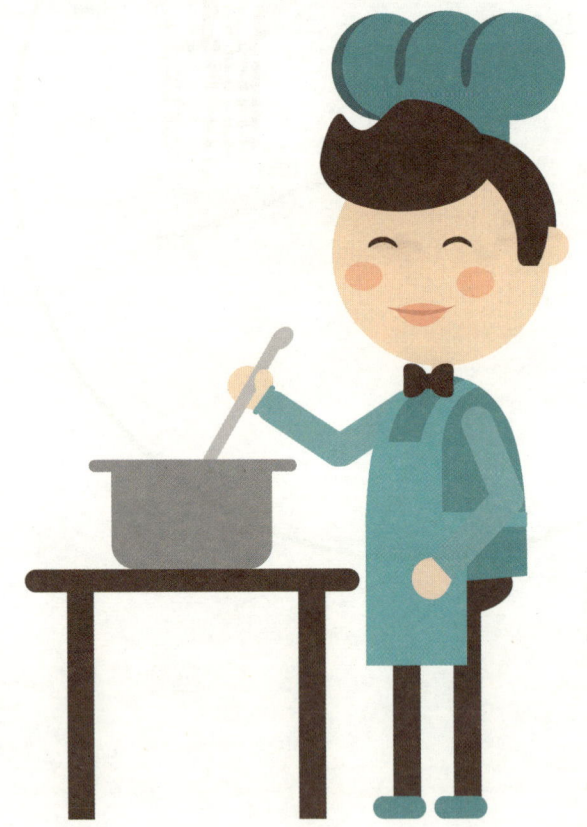

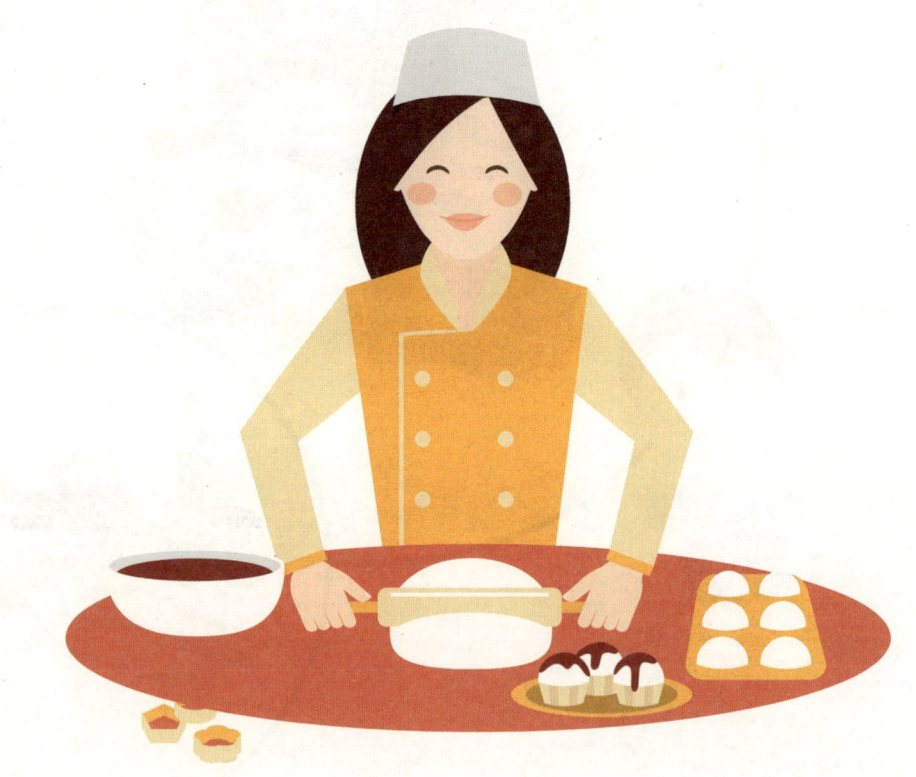

第四章
社交游戏初级训练项目

## 示例 3

假装烤披萨。

| 小档案 | |
|---|---|
| 训练时长 | |
| 辅助情况 | |

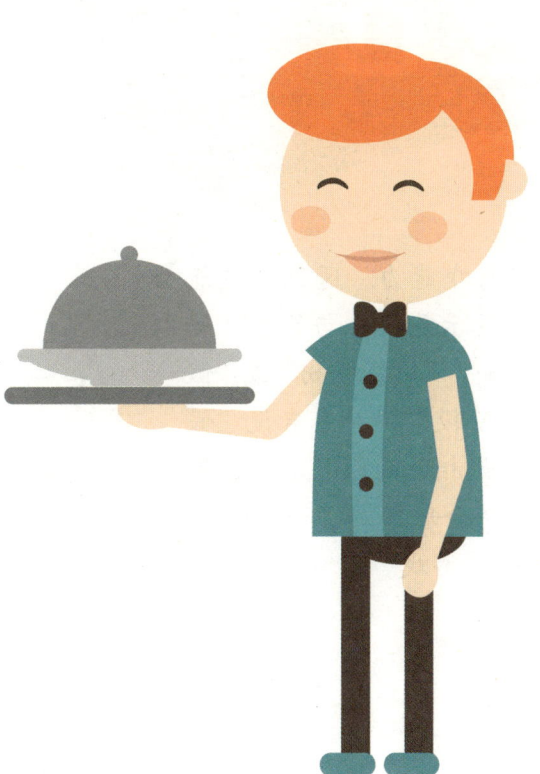

## 示例 4

假装切菜。

| 小档案 | |
|---|---|
| 训练时长 | |
| 辅助情况 | |

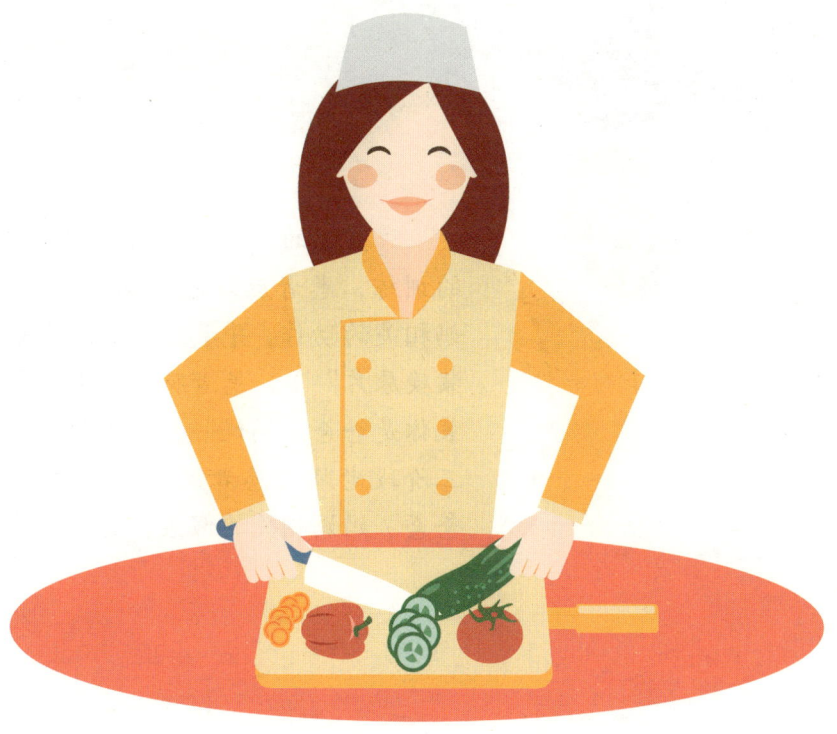

社交及游戏训练设计与指导

# 15 角色扮演：妈妈/爸爸

该技能的训练目的是提高患者的模仿能力与社交游戏能力。通过该技能的训练，患者应该能达到这样一种水平，即：第一阶段示范一个与爸爸/妈妈相关的动作，并下达指令"假装[动作][物品]"（例如，"假装喂奶"或"假装换尿片"），患者将模仿老师示范的假装动作；第二阶段老师对患者说"假装你是爸爸/妈妈"，患者将会联想起3个与爸爸/妈妈相关的假装动作；第三阶段老师对患者说"假装你是爸爸/妈妈"，患者将会联想起另外3个与爸爸/妈妈相关的假装动作，以完成一个长久持续的假装游戏。

扫描二维码，打印本技能训练配套表格

第四章
社交游戏初级训练项目

**教学材料**

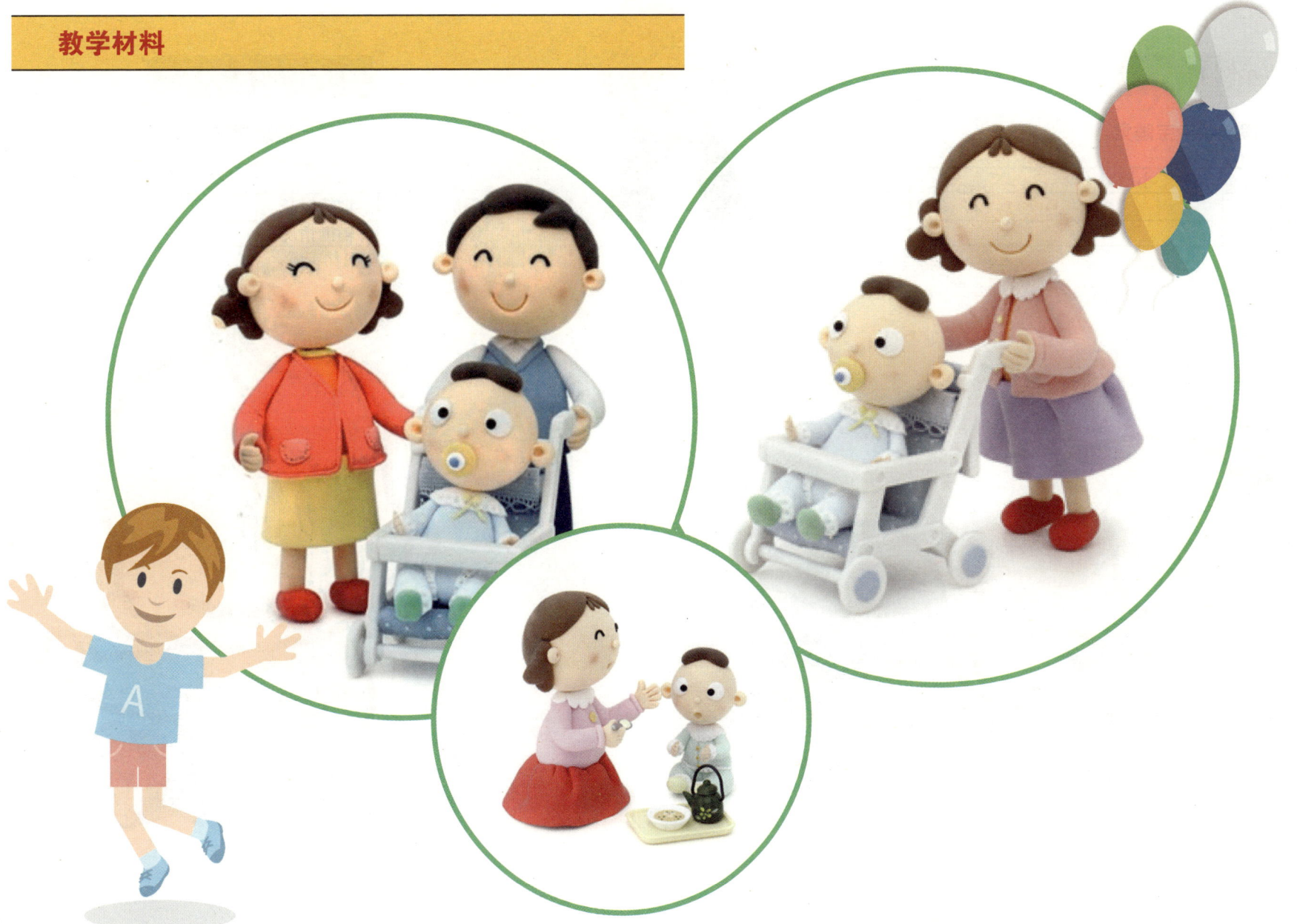

社交及游戏训练设计与指导

### 示例 1

假装哄宝宝睡觉。

| 小档案 | |
|---|---|
| 训练时长 | |
| 辅助情况 | |

训练方法示例

### 示例 2

假装喂宝宝吃饭。

| 小档案 | |
|---|---|
| 训练时长 | |
| 辅助情况 | |

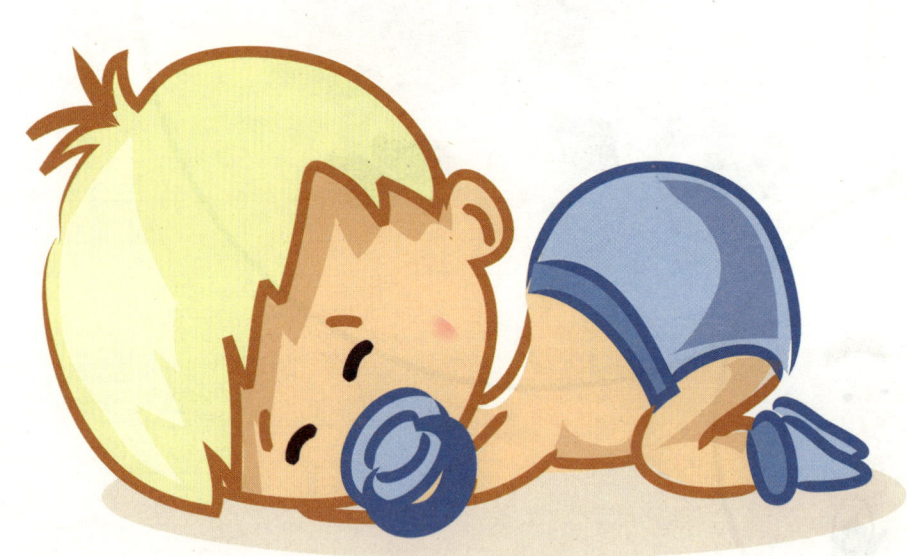
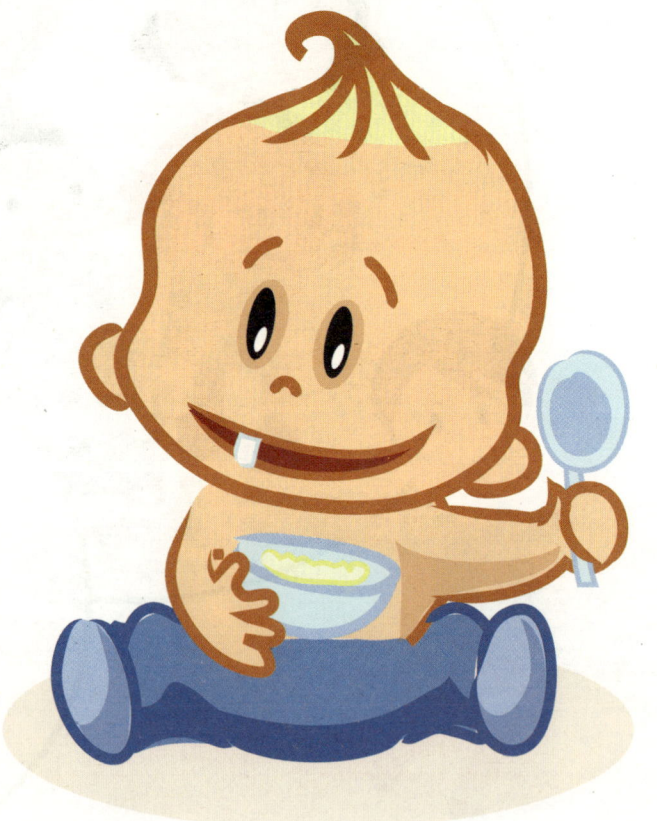

第四章
社交游戏初级训练项目

训练方法
示例

**示例 3**

假装给宝宝梳头发。

| 小档案 | |
|---|---|
| 训练时长 | |
| 辅助情况 | |

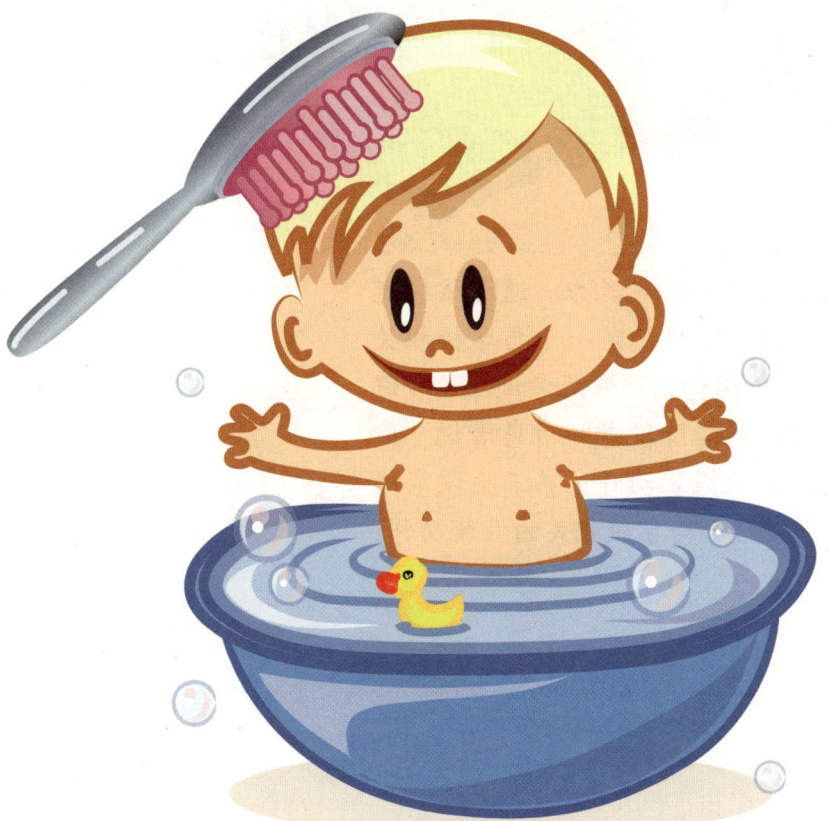

**示例 4**

假装给宝宝穿衣服。

| 小档案 | |
|---|---|
| 训练时长 | |
| 辅助情况 | |

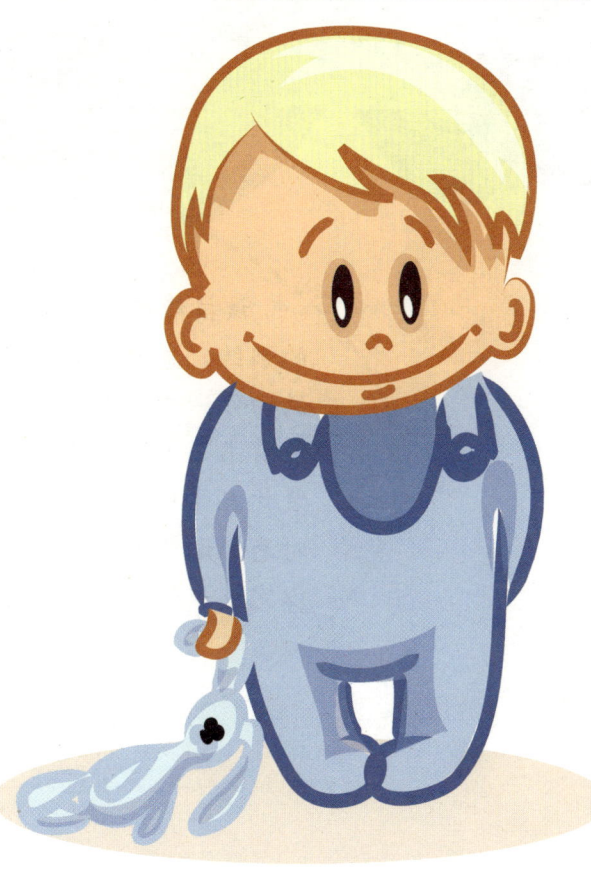

## 16 角色扮演：在学校

该技能的训练目的是提高患者的模仿能力与社交游戏能力。通过该技能的训练，患者应该能达到这样一种水平，即：第一阶段示范一个与学校相关的动作，并下达指令"假装［动作］［物品］"（例如，"假装考试"或"假装看书"），患者将模仿老师示范的假装动作；第二阶段老师对患者说"假装你在学校"，患者将会联想起3个与学校相关的假装动作；第三阶段老师对患者说"假装你在学校"，患者将会联想起另外3个与学校相关的假装动作，以完成一个长久持续的假装游戏。

扫描二维码，打印本技能训练配套表格

# 第四章
## 社交游戏初级训练项目

**教学材料**

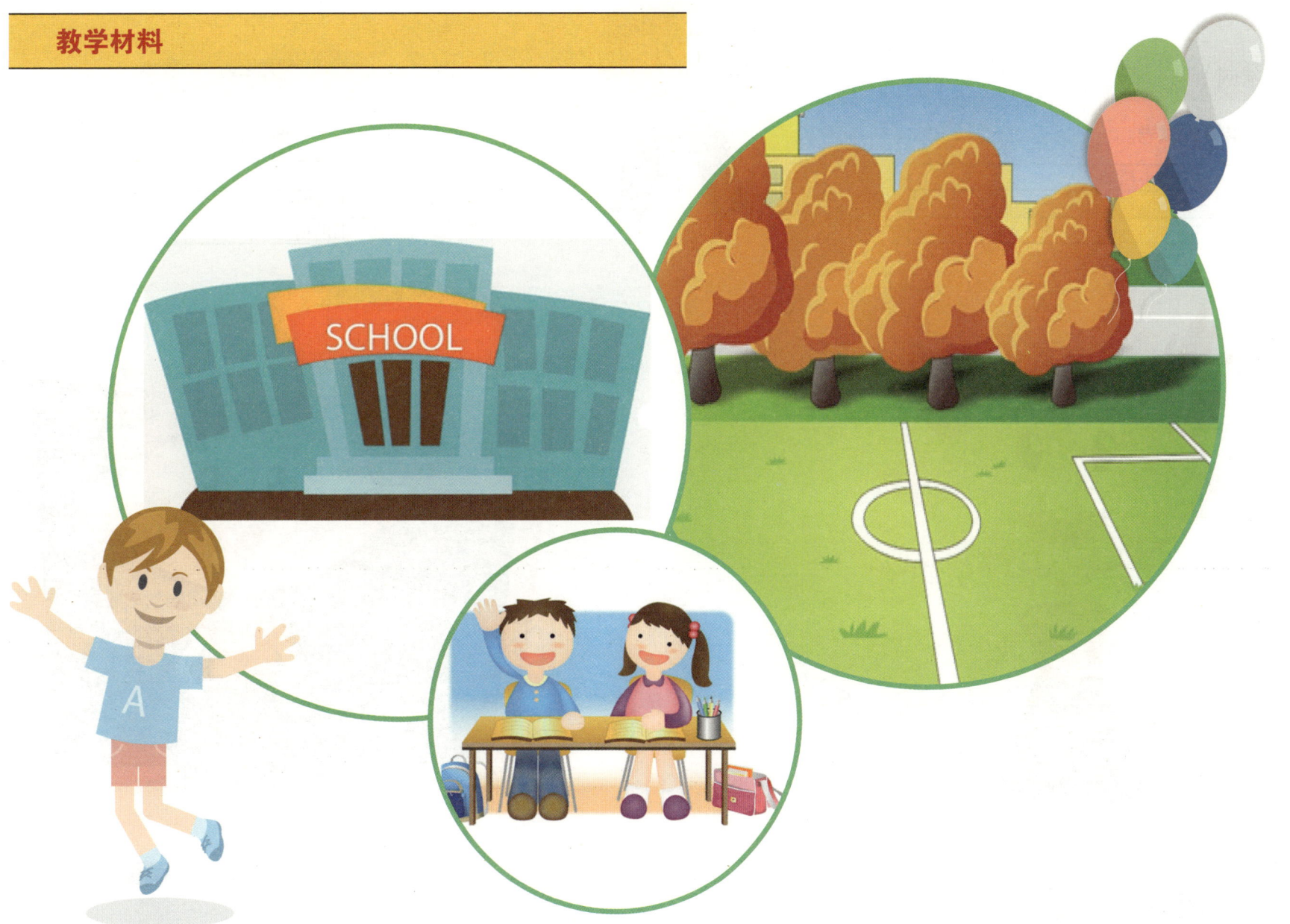

社交及游戏训练设计与指导

训练方法示例

### 示例 1

假装分发试卷。

| 小档案 | |
|---|---|
| 训练时长 | |
| 辅助情况 | |

### 示例 2

假装讲课。

| 小档案 | |
|---|---|
| 训练时长 | |
| 辅助情况 | |

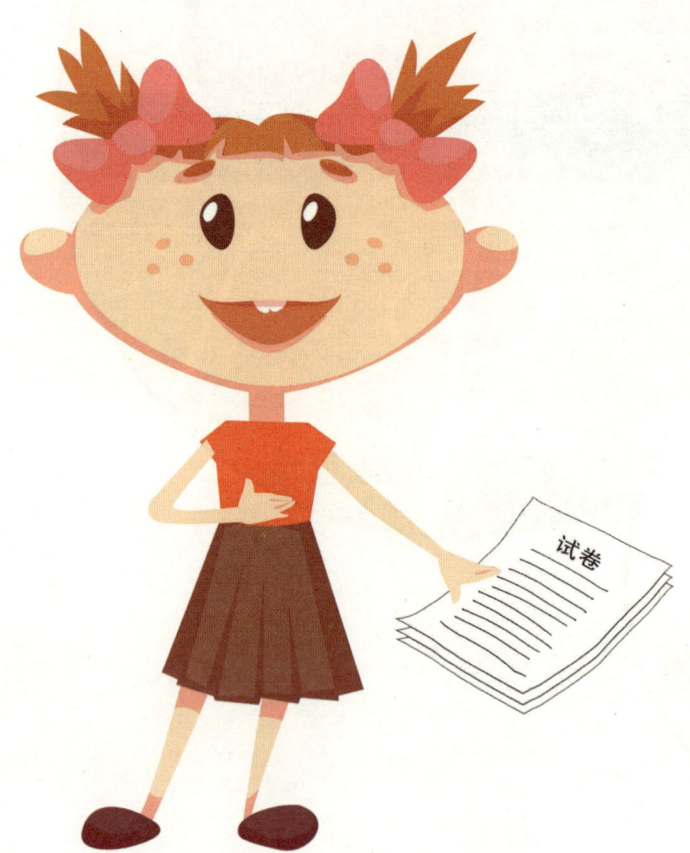

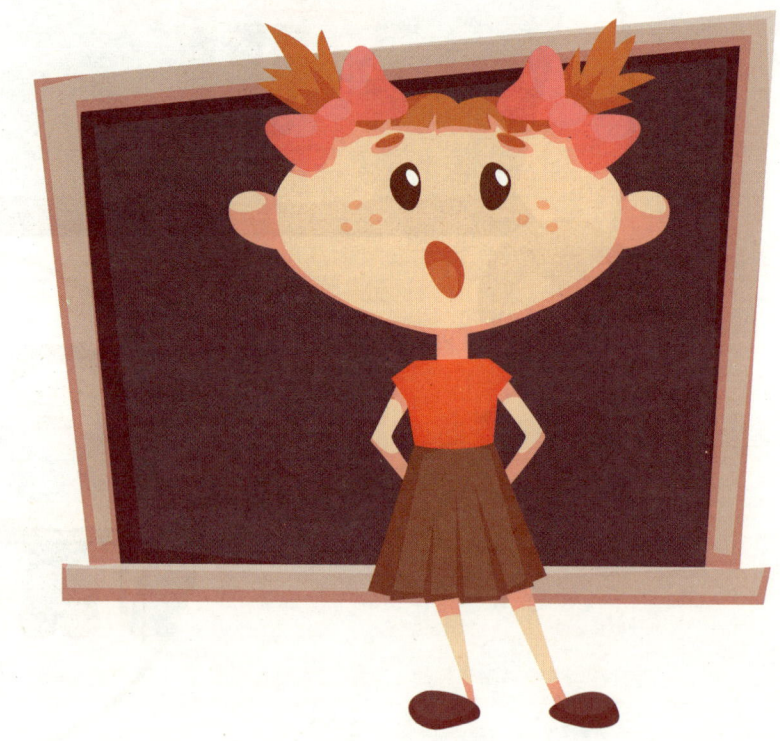

第四章
社交游戏初级训练项目

训练方法示例

示例 3

假装你在看黑板。

| 小档案 | |
|---|---|
| 训练时长 | |
| 辅助情况 | |

示例 4

假装你在学校。

| 小档案 | |
|---|---|
| 训练时长 | |
| 辅助情况 | |

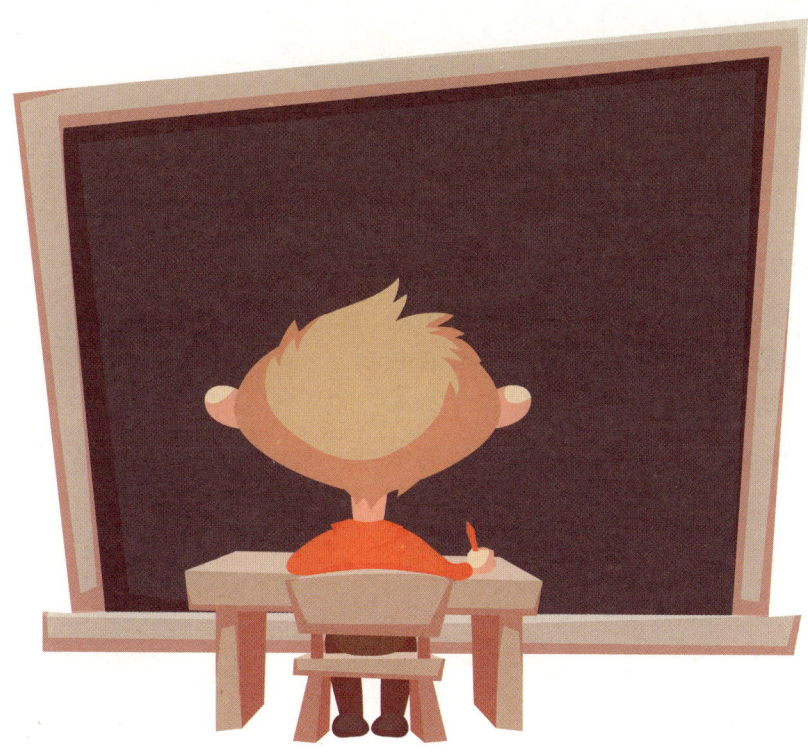

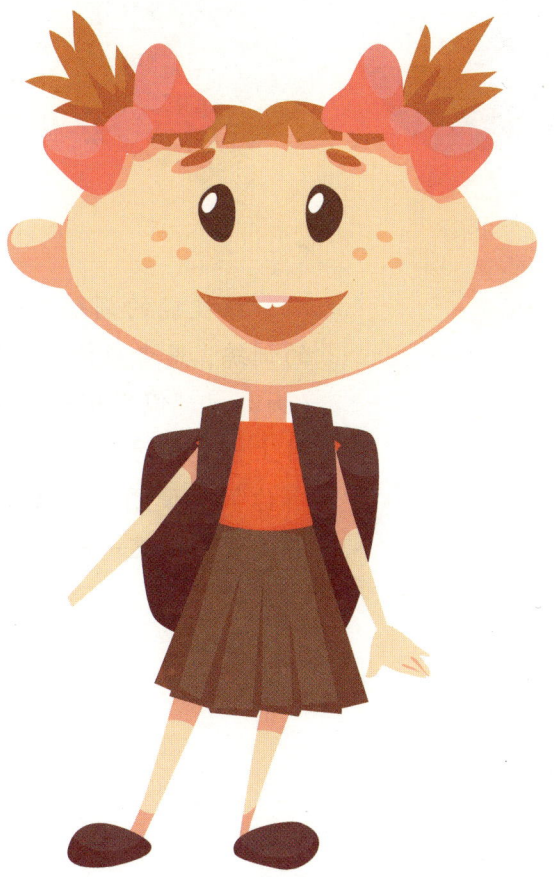

197

## 社交及游戏训练设计与指导

# 17 角色扮演：（不用道具）

该技能的训练目的是提高患者的模仿能力与社交游戏能力。通过该技能的训练，患者应该能达到这样一种水平，即：对患者说"假装XXX（动作）"，（例如，"假装吃一个苹果"），患者会按要求完成假装动作。如果患者在该项目上出现学习困难，老师或许应当运用实际物品向患者提供视觉提示（例如，当你假装使用杯子喝水时，使用一只真正的杯子）。老师应当在随后的教学中逐步消退这一视觉提示带来的影响。

扫描二维码，打印本技能训练配套表格

第四章
社交游戏初级训练项目

**教学材料**

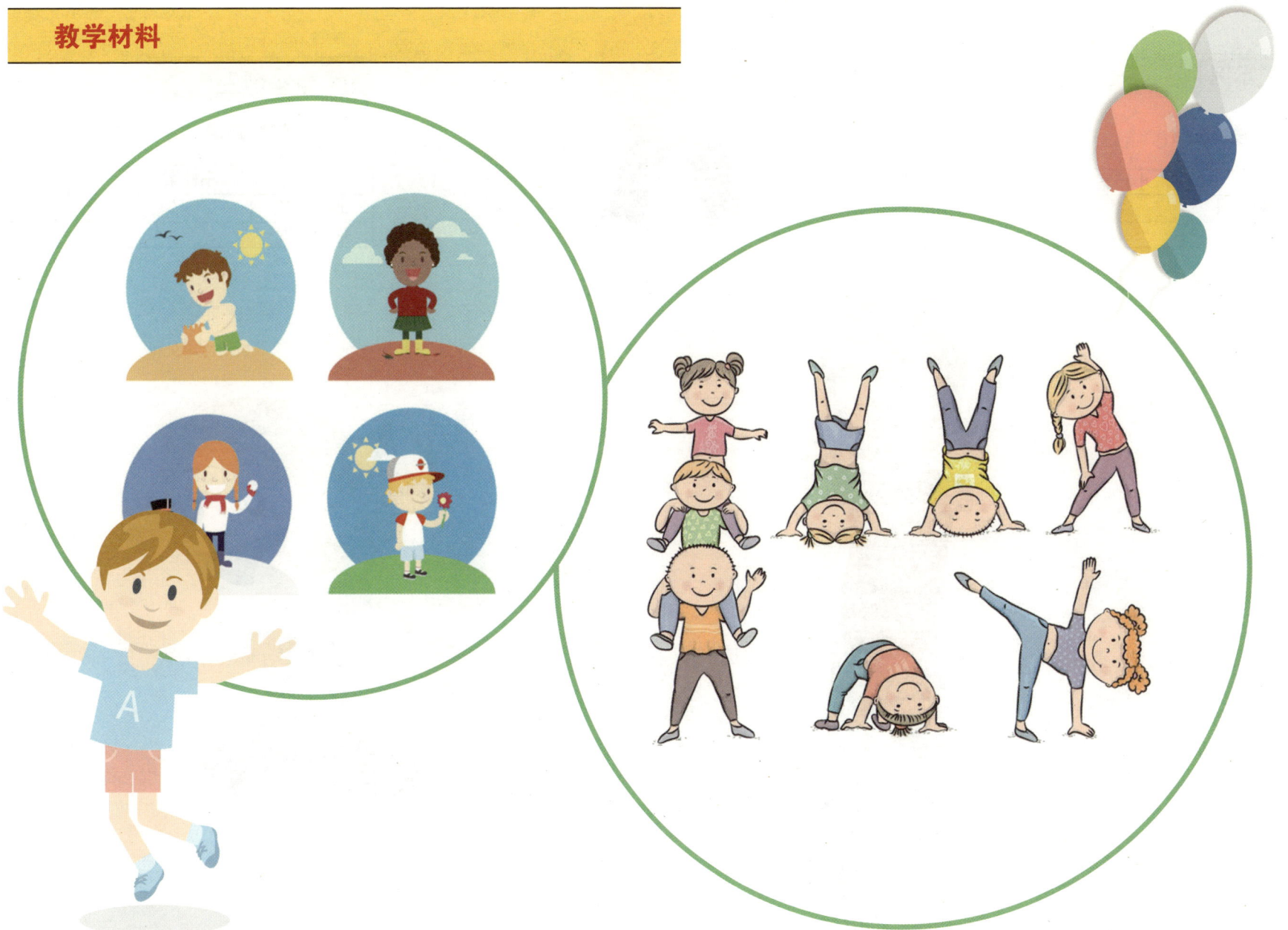

社交及游戏训练设计与指导

### 示例 1

假装洗脸。

| 小档案 | |
|---|---|
| 训练时长 | |
| 辅助情况 | |

训练方法示例

### 示例 2

假装踢球。

| 小档案 | |
|---|---|
| 训练时长 | |
| 辅助情况 | |

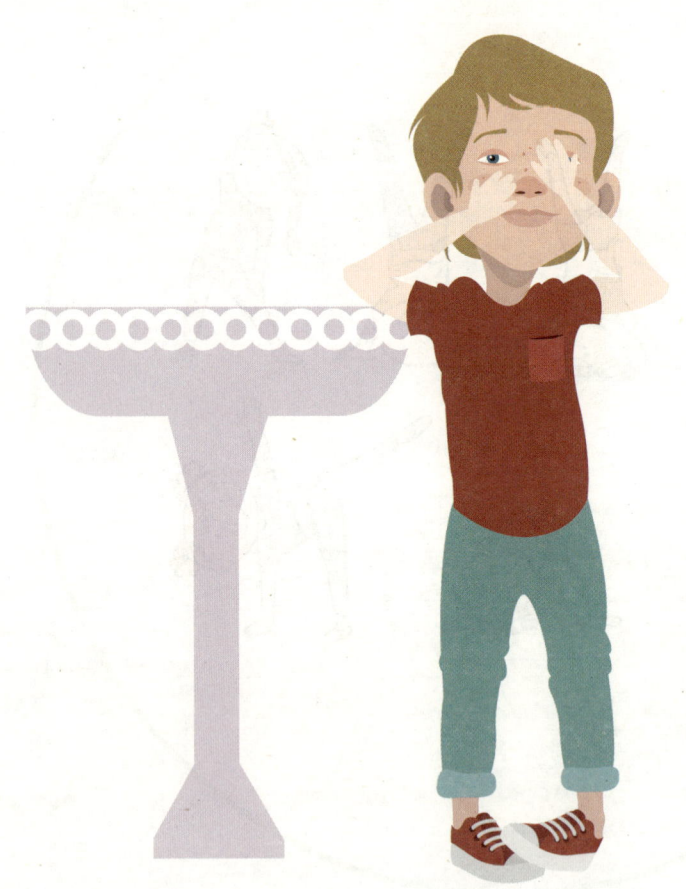

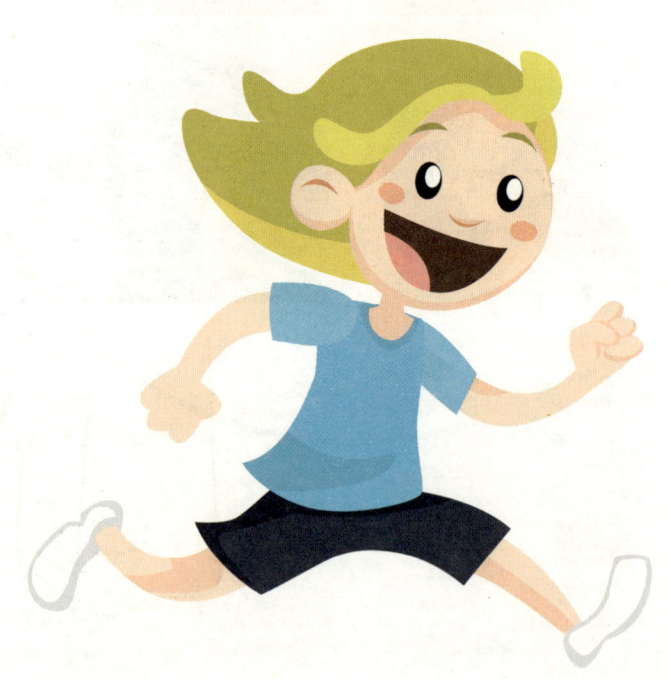

第四章
社交游戏初级训练项目

训练方法
示例

### 示例 3

假装吃饭。

| 小档案 | |
|---|---|
| 训练时长 | |
| 辅助情况 | |

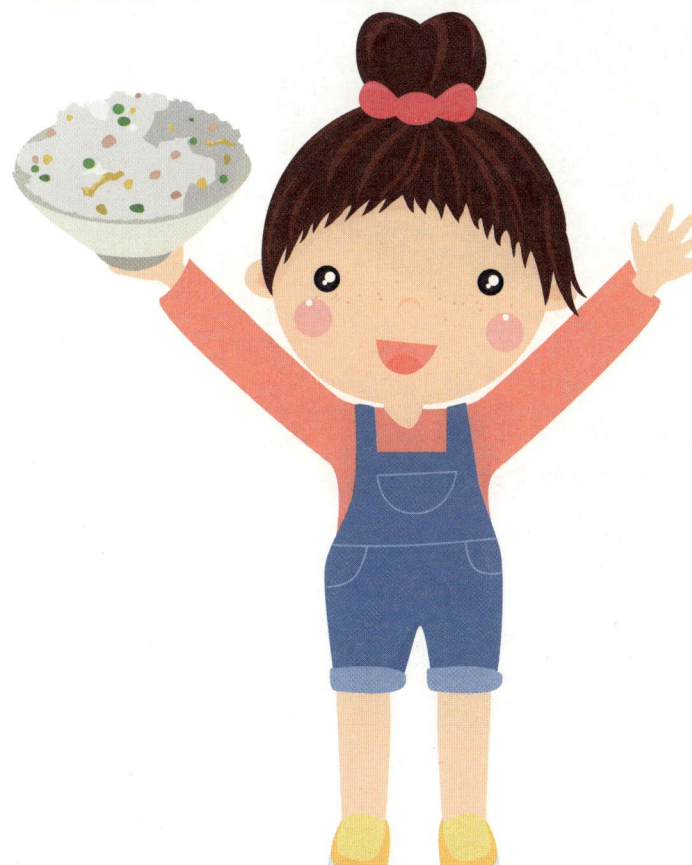

### 示例 4

假装喝水。

| 小档案 | |
|---|---|
| 训练时长 | |
| 辅助情况 | |

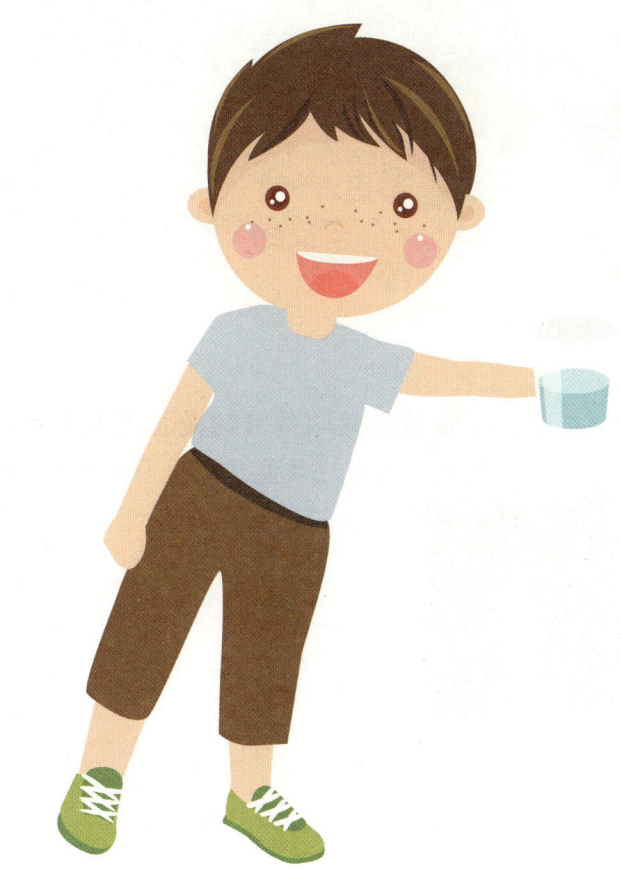

## 18 角色扮演：跳舞者

该技能的训练目的是提高患者的模仿能力与社交游戏能力。通过该技能的训练，患者应该能达到这样一种水平，即：向患者呈现一套漂亮的舞者服装，然后说"让我们来假扮舞者吧！"，患者将会模仿并自创假装动作。

扫描二维码，打印本技能训练配套表格

第四章
社交游戏初级训练项目

**教学材料**

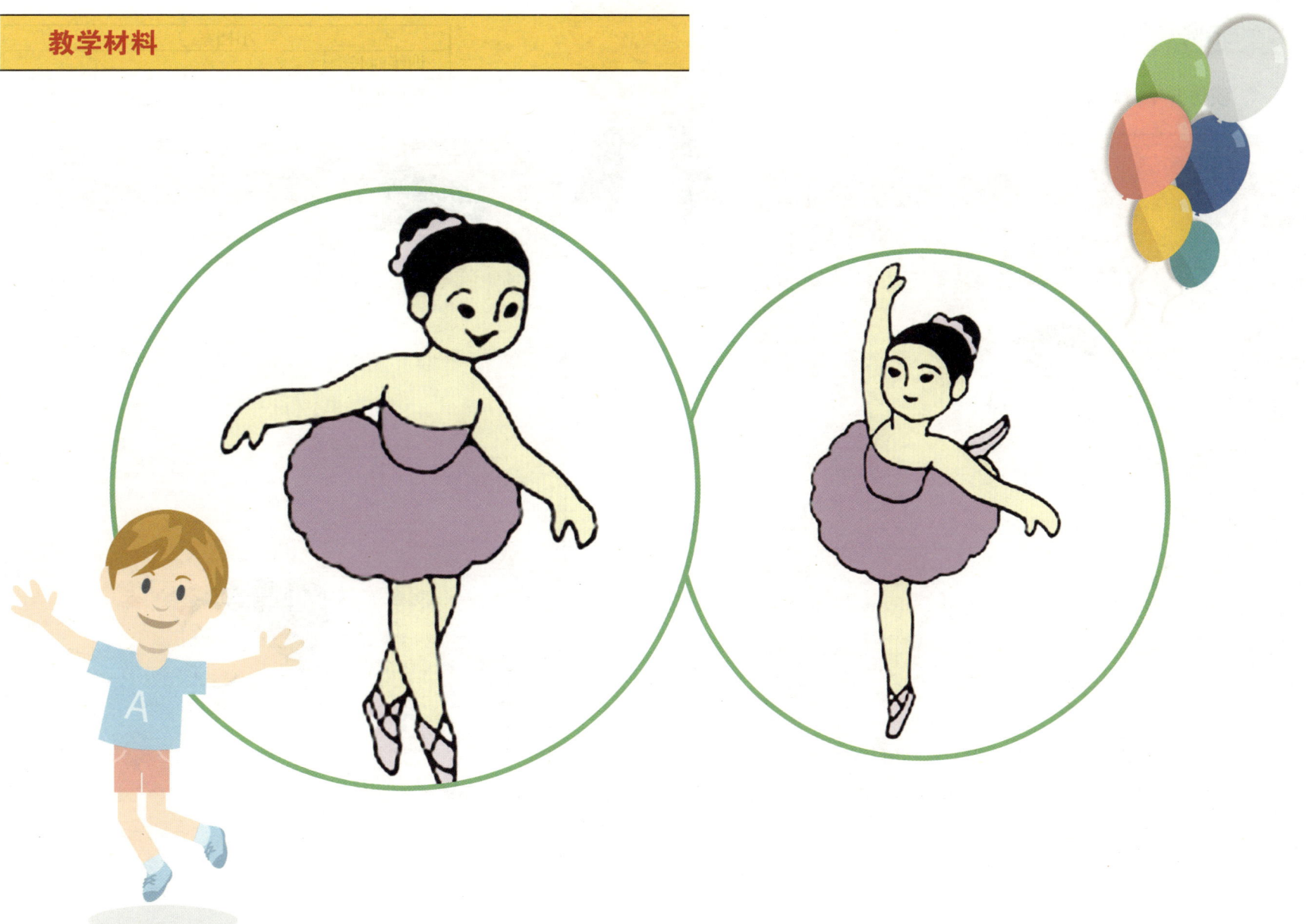

社交及游戏训练设计与指导

示例 1

模仿 5 个舞蹈动作。

**训练方法示例**

| 小档案 | |
|---|---|
| 训练时长 | |
| 辅助情况 | |

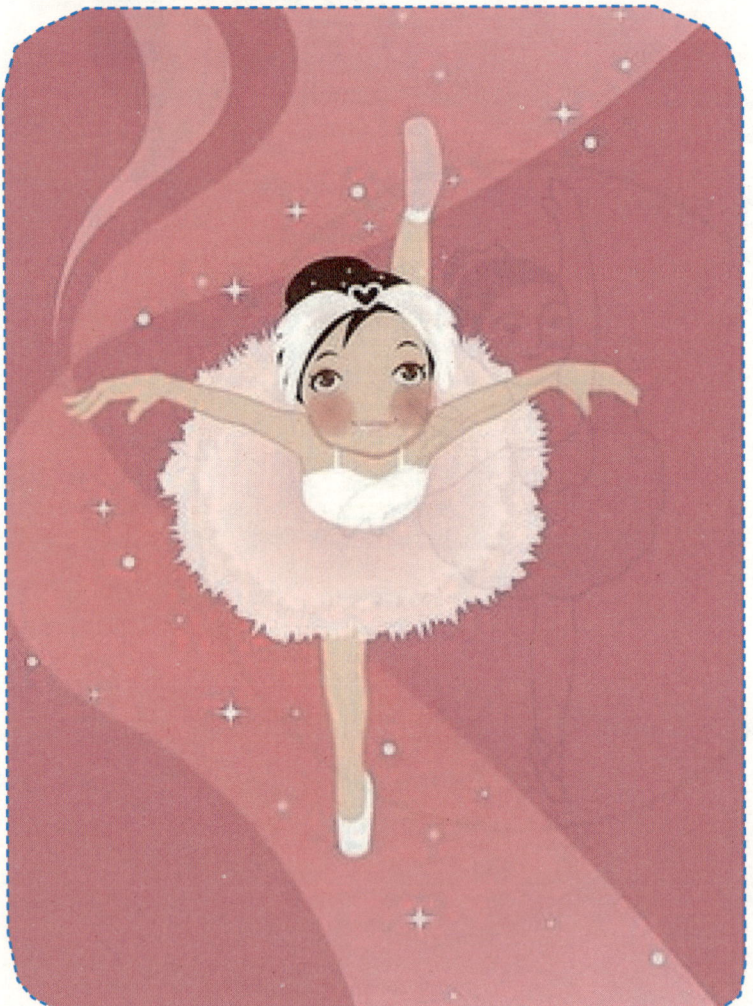

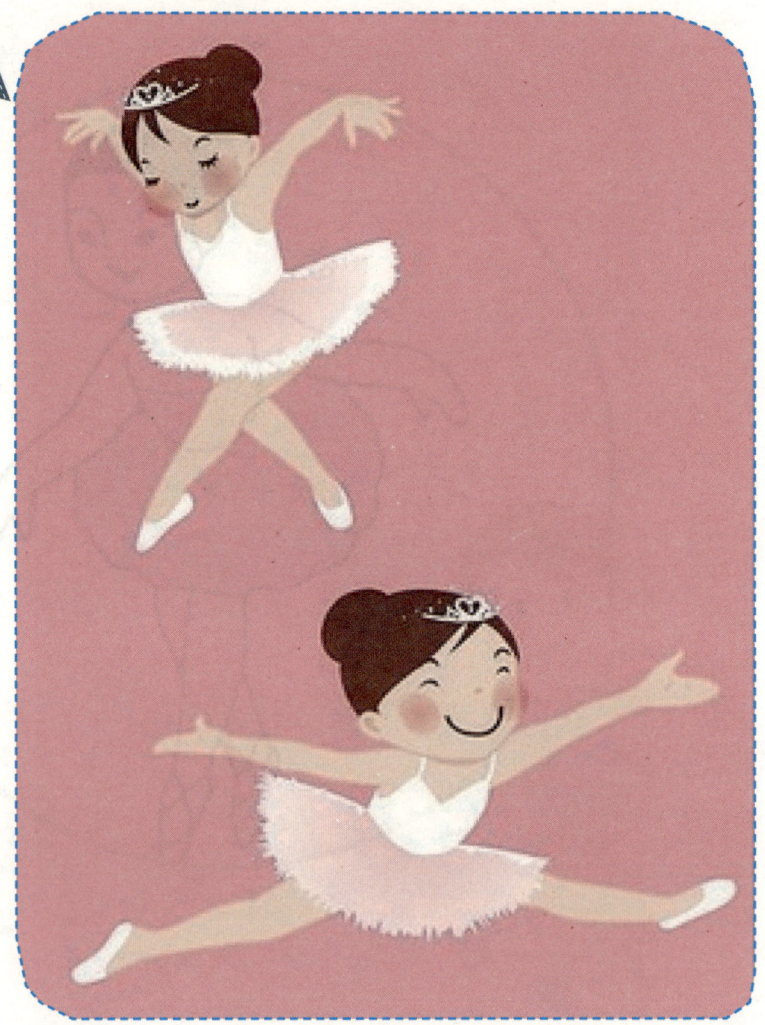

# 第四章
## 社交游戏初级训练项目

### 示例 2

模仿 3 个孔雀舞动作。

| 小档案 | |
|---|---|
| 训练时长 | |
| 辅助情况 | |

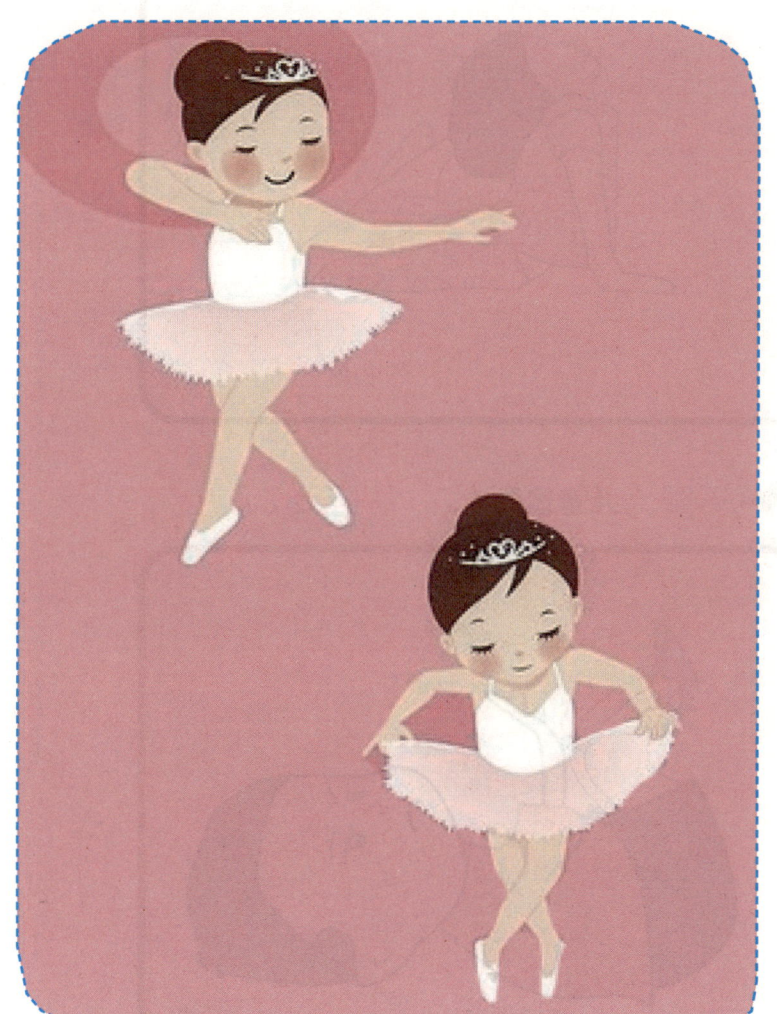

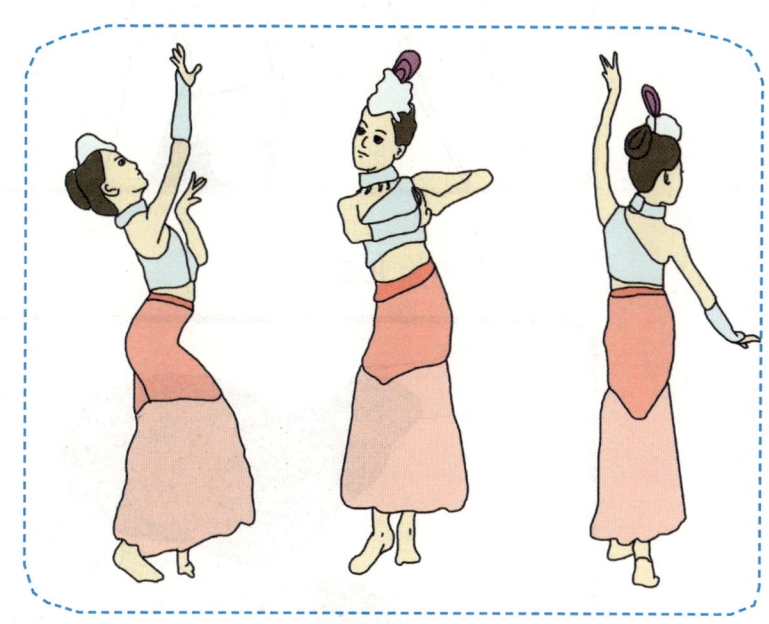

205

社交及游戏训练设计与指导

**拓展为**儿童瑜伽 1

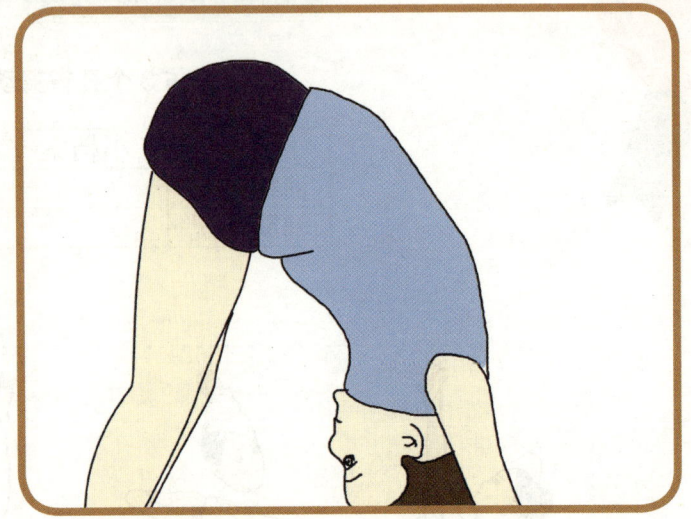

**拓展为**儿童瑜伽 2

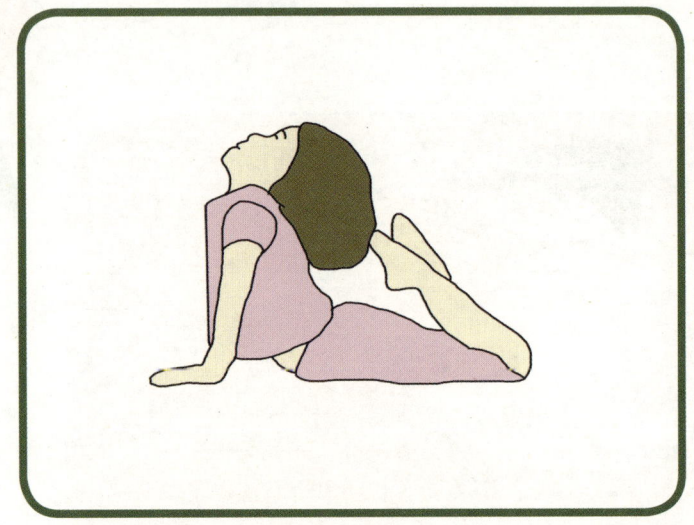

**拓展为**儿童瑜伽 3

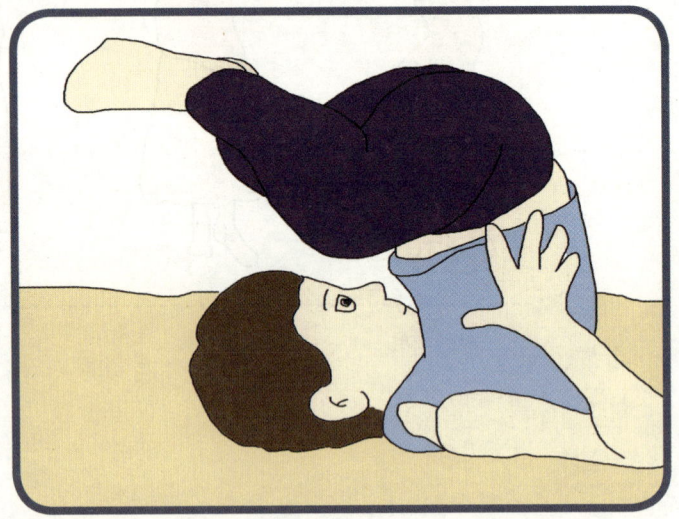

**拓展为**儿童瑜伽 4

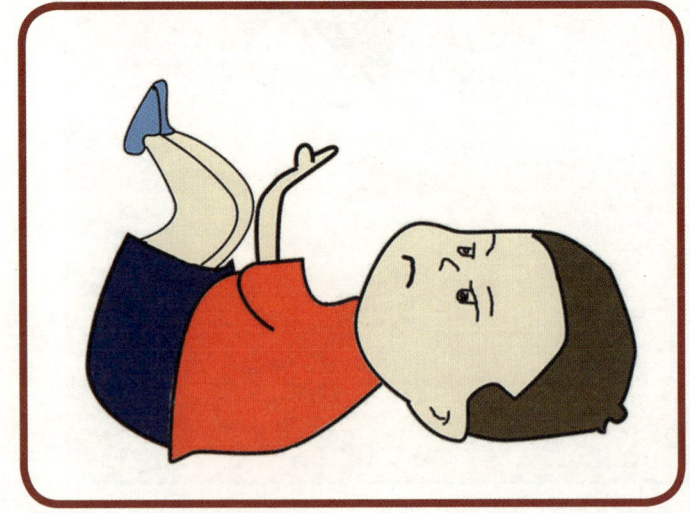

第四章
社交游戏初级训练项目

## 19 角色扮演：海盗

该技能的训练目的是提高患者的模仿能力与社交游戏能力。通过该技能的训练，患者应该能达到这样一种水平，即：向患者呈现一套海盗服装，然后下达指令"让我们来假扮海盗吧！"，患者将会模仿并自创假装动作。

扫描二维码，打印本技能训练配套表格

## 教学材料

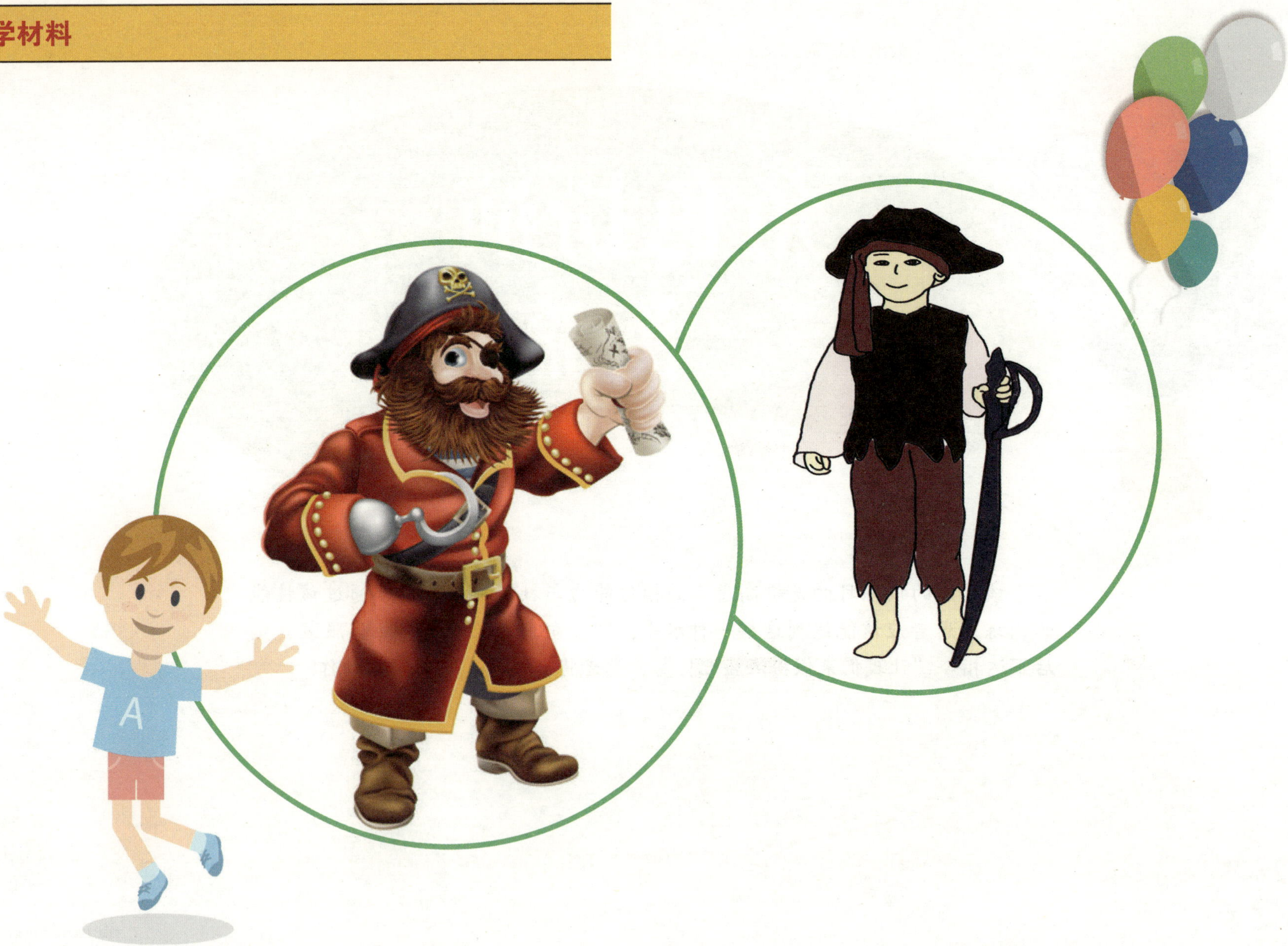

第四章
社交游戏初级训练项目

训练方法示例

### 示例 1

模仿 5 个海盗动作。

| 小档案 | |
|---|---|
| 训练时长 | |
| 辅助情况 | |

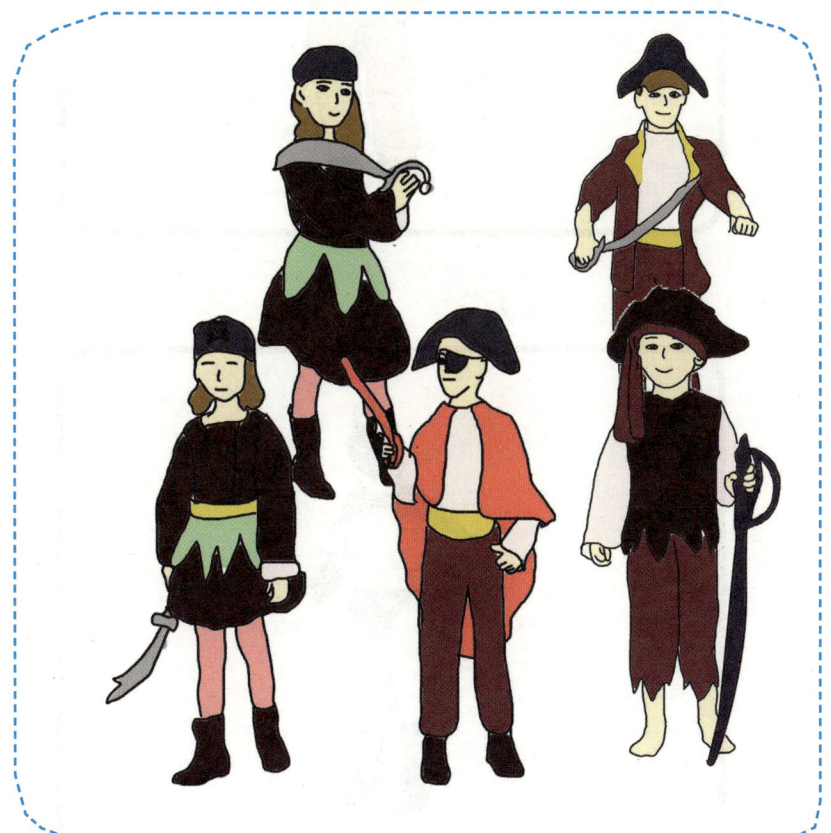

### 示例 2

模仿 3 个海盗动作，且自创 2 个动作。

| 小档案 | |
|---|---|
| 训练时长 | |
| 辅助情况 | |

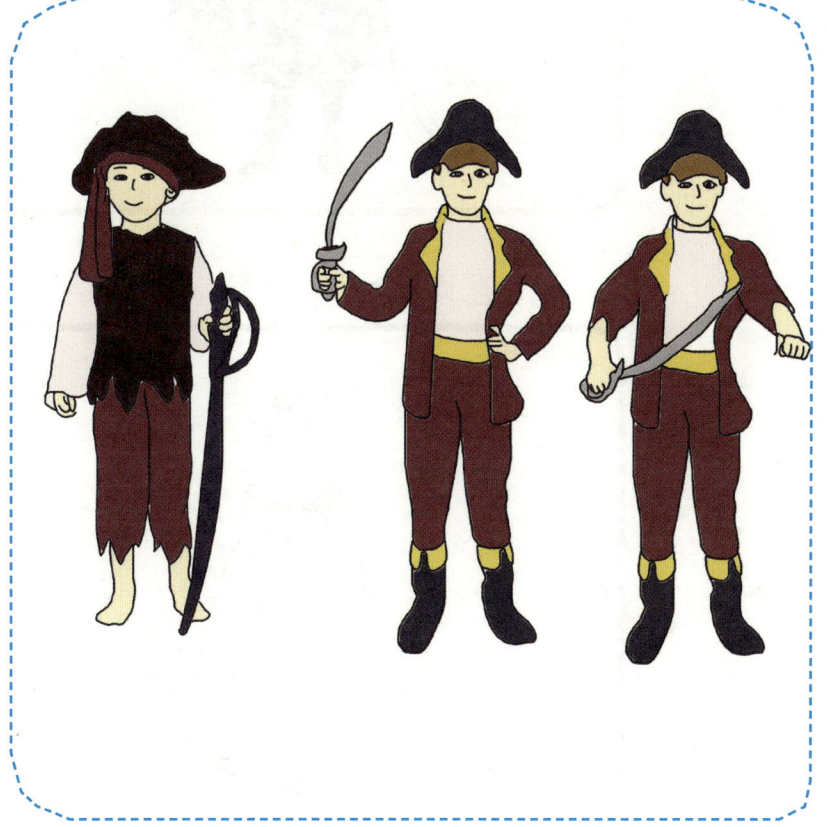

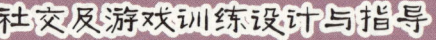

**拓展为女巫**

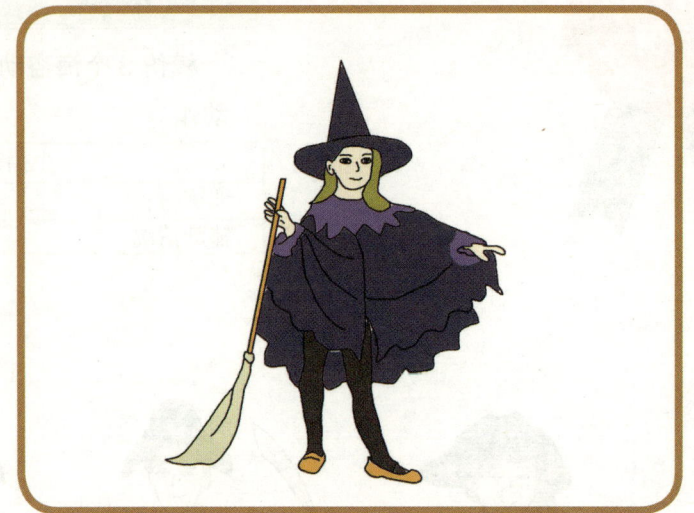

**拓展为小丑**

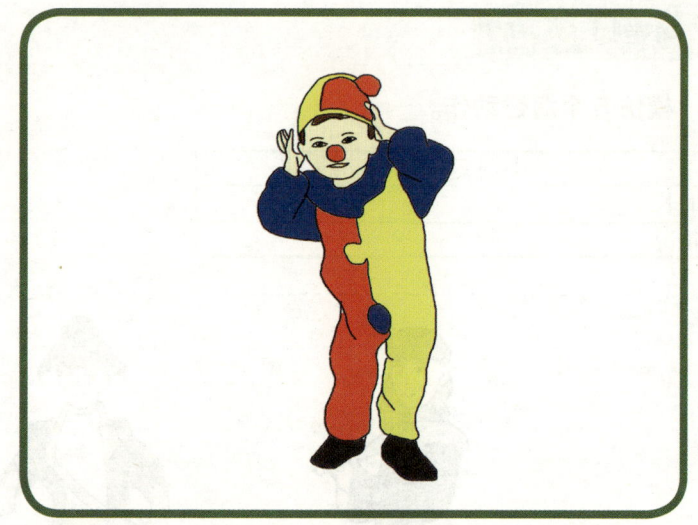

**拓展为公主**

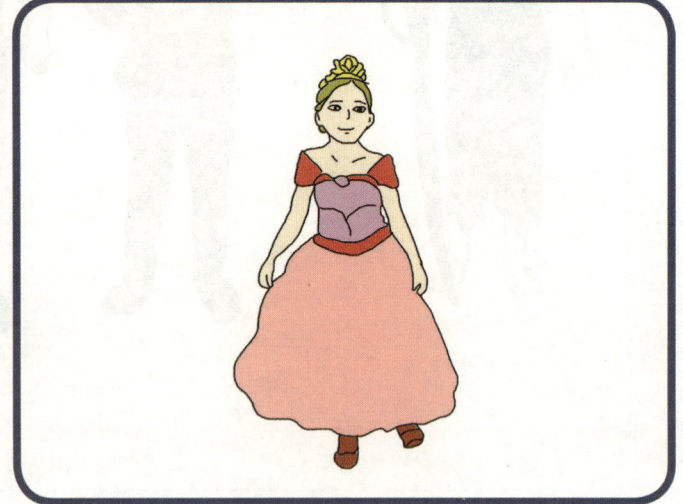

**拓展为超人**

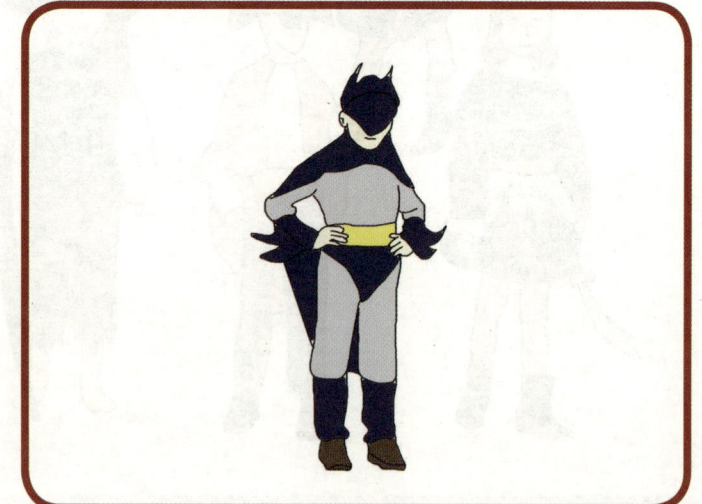

# 第四章 社交游戏初级训练项目

## 20 角色扮演：公主

该技能的训练目的是提高患者的模仿能力与社交游戏能力。通过该技能的训练，患者应该能达到这样一种水平，即：向患者呈现一套公主服装，然后下达指令"让我们来假扮公主吧！"，患者将会模仿并自创假装动作。

扫描二维码，打印本技能训练配套表格

## 社交及游戏训练设计与指导

**教学材料**

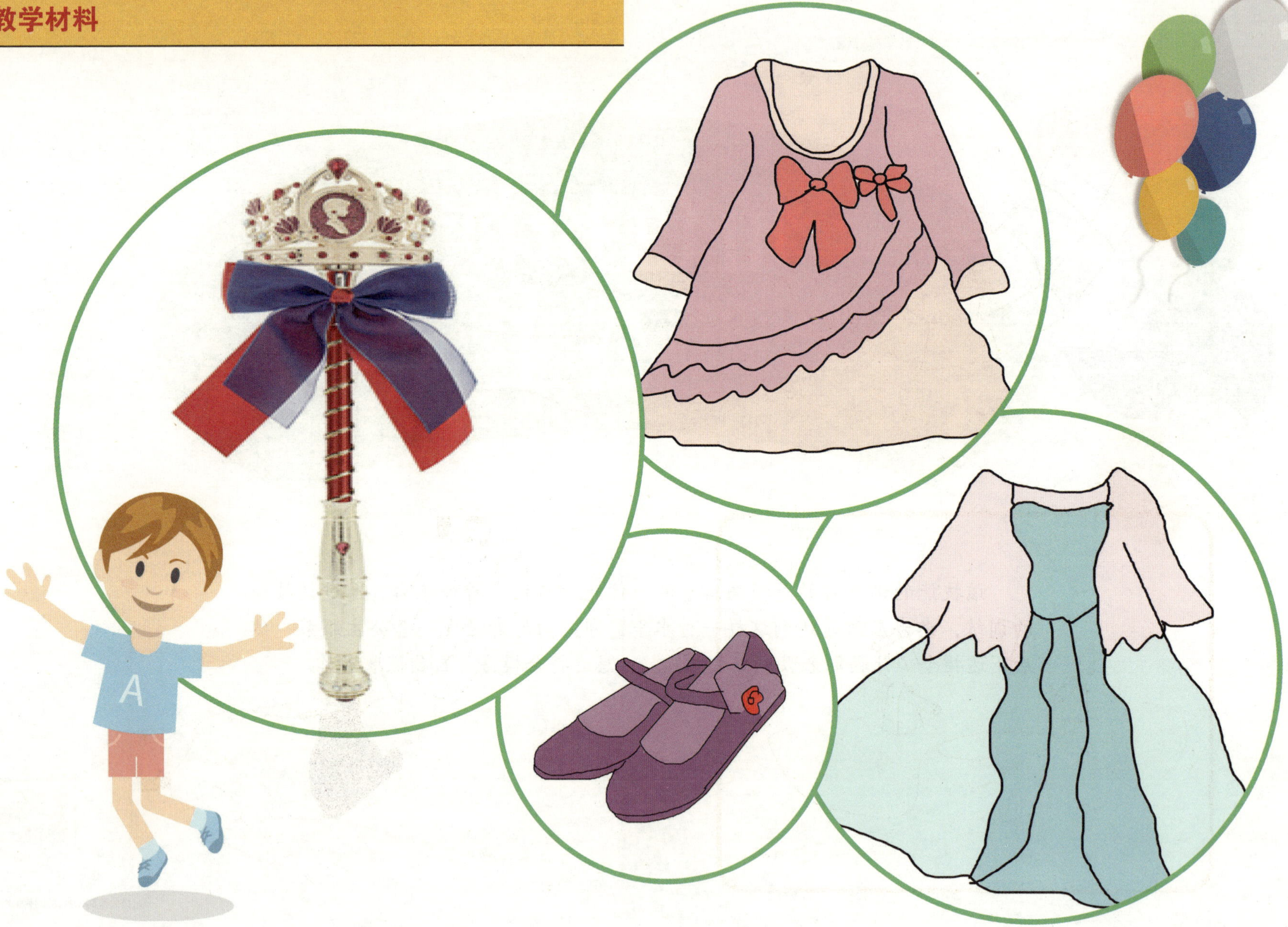

# 第四章
## 社交游戏初级训练项目

### 示例 1

模仿 5 个公主动作。

| 小档案 | |
|---|---|
| 训练时长 | |
| 辅助情况 | |

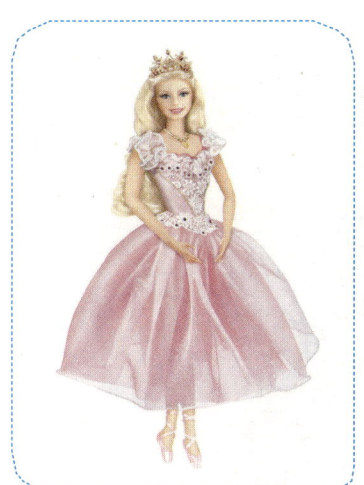 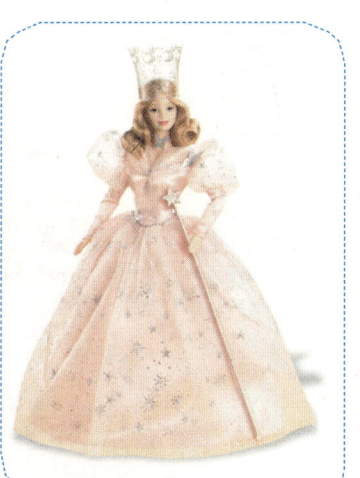 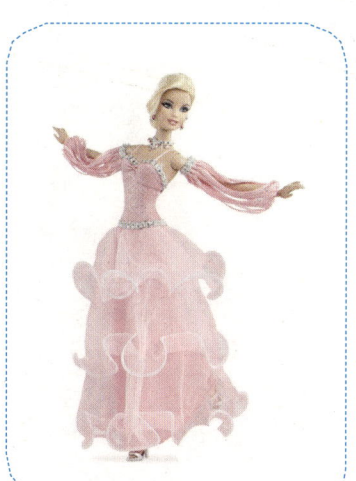 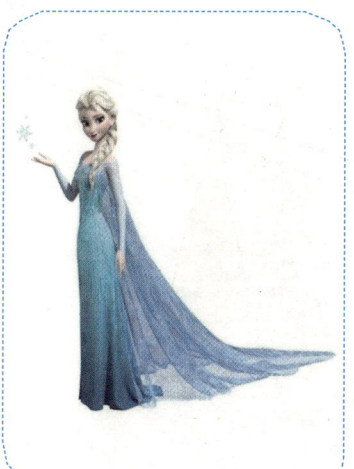 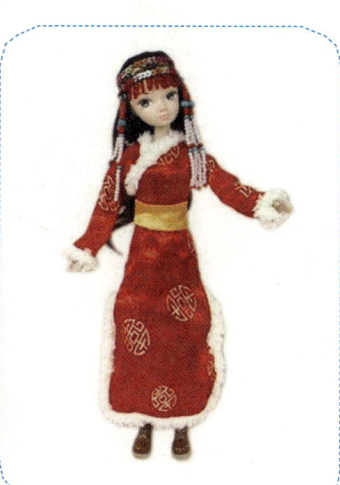

社交及游戏训练设计与指导

### 示例 2

模仿 3 个公主动作，且自创 2 个动作。

| 小档案 | |
|---|---|
| 训练时长 | |
| 辅助情况 | |

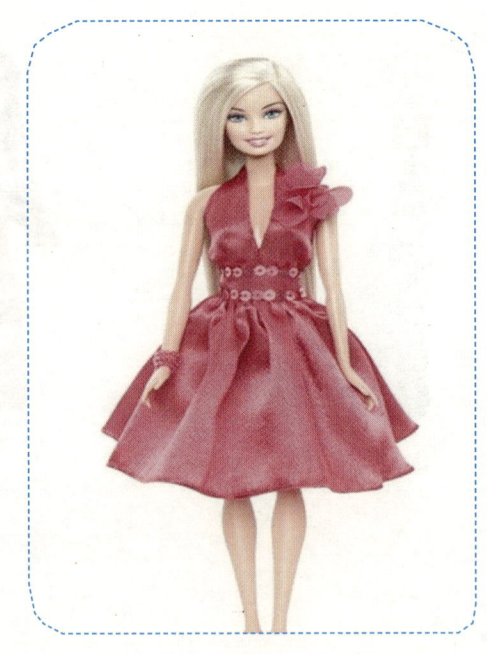
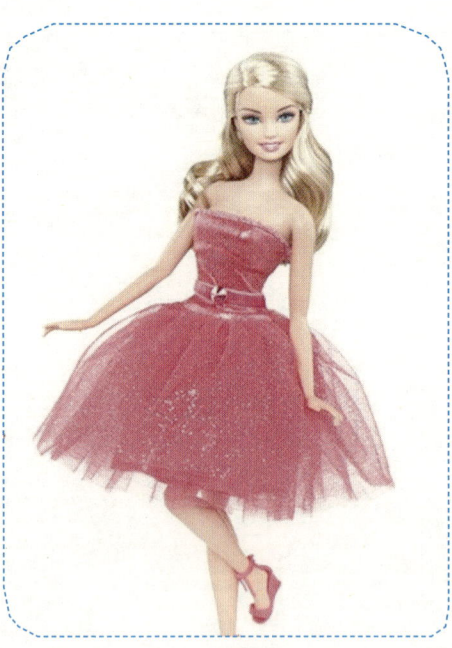
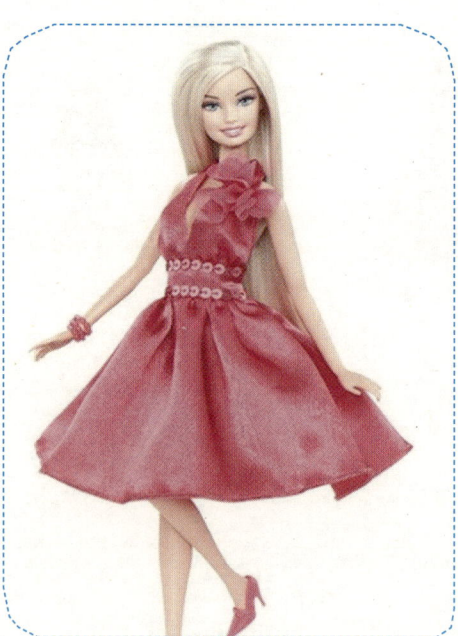

# 第四章
## 社交游戏初级训练项目

拓展为**女巫**

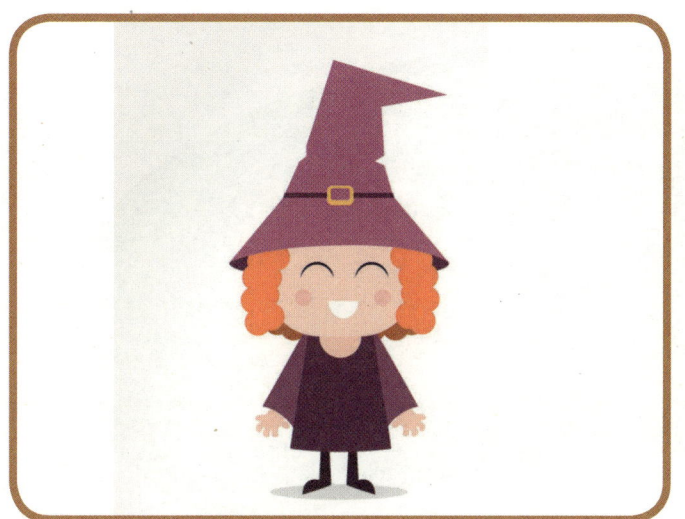

拓展为**小丑**

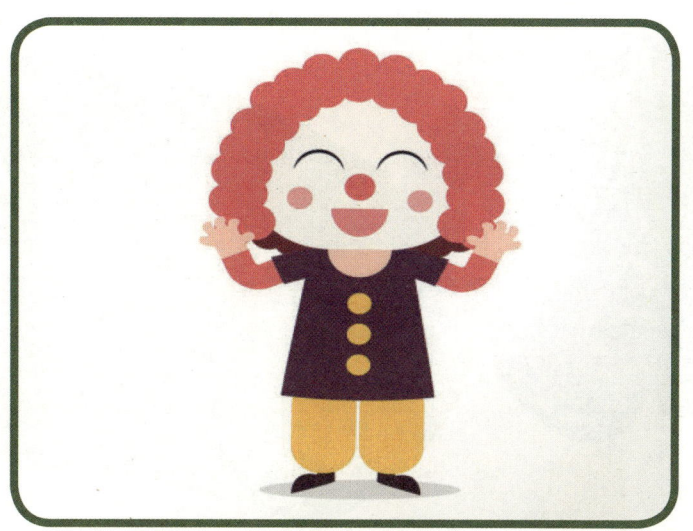

拓展为**精灵**

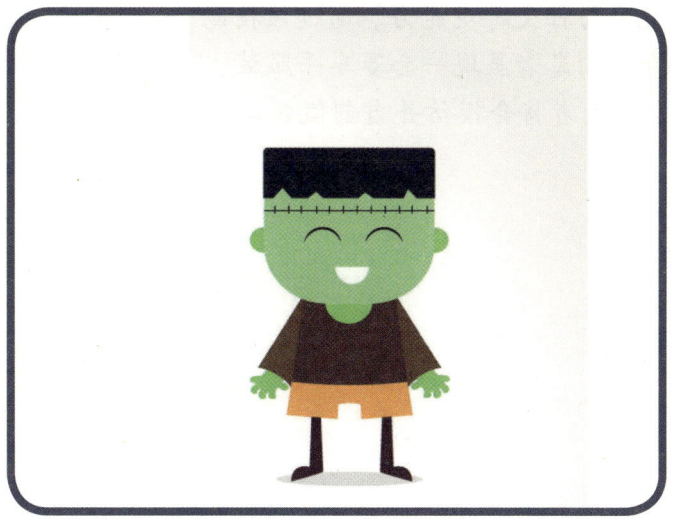

拓展为**海盗**

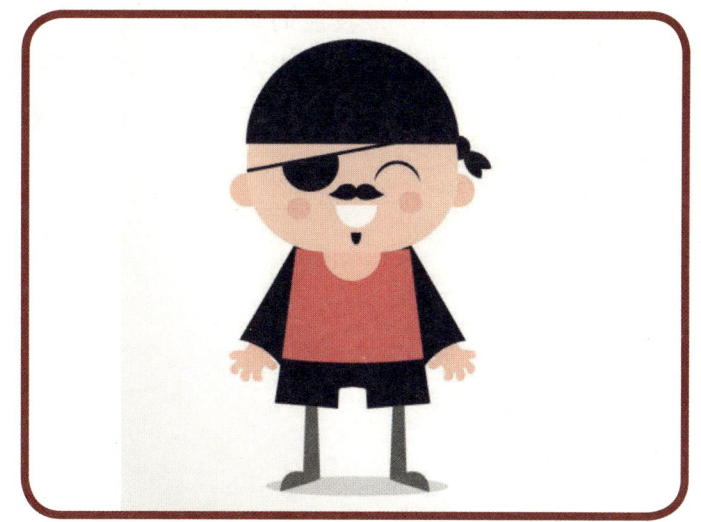

社交及游戏训练设计与指导

## 21 角色扮演：赛车手

该技能的训练目的是提高患者的模仿能力与社交游戏能力。通过该技能的训练，患者应该能达到这样一种水平，即：向患者呈现一套赛车手服装，然后下达指令"让我们来假扮赛车手吧！"，患者将会模仿并自创假装动作。

扫描二维码，打印本技能训练配套表格

# 第四章
## 社交游戏初级训练项目

**教学材料**

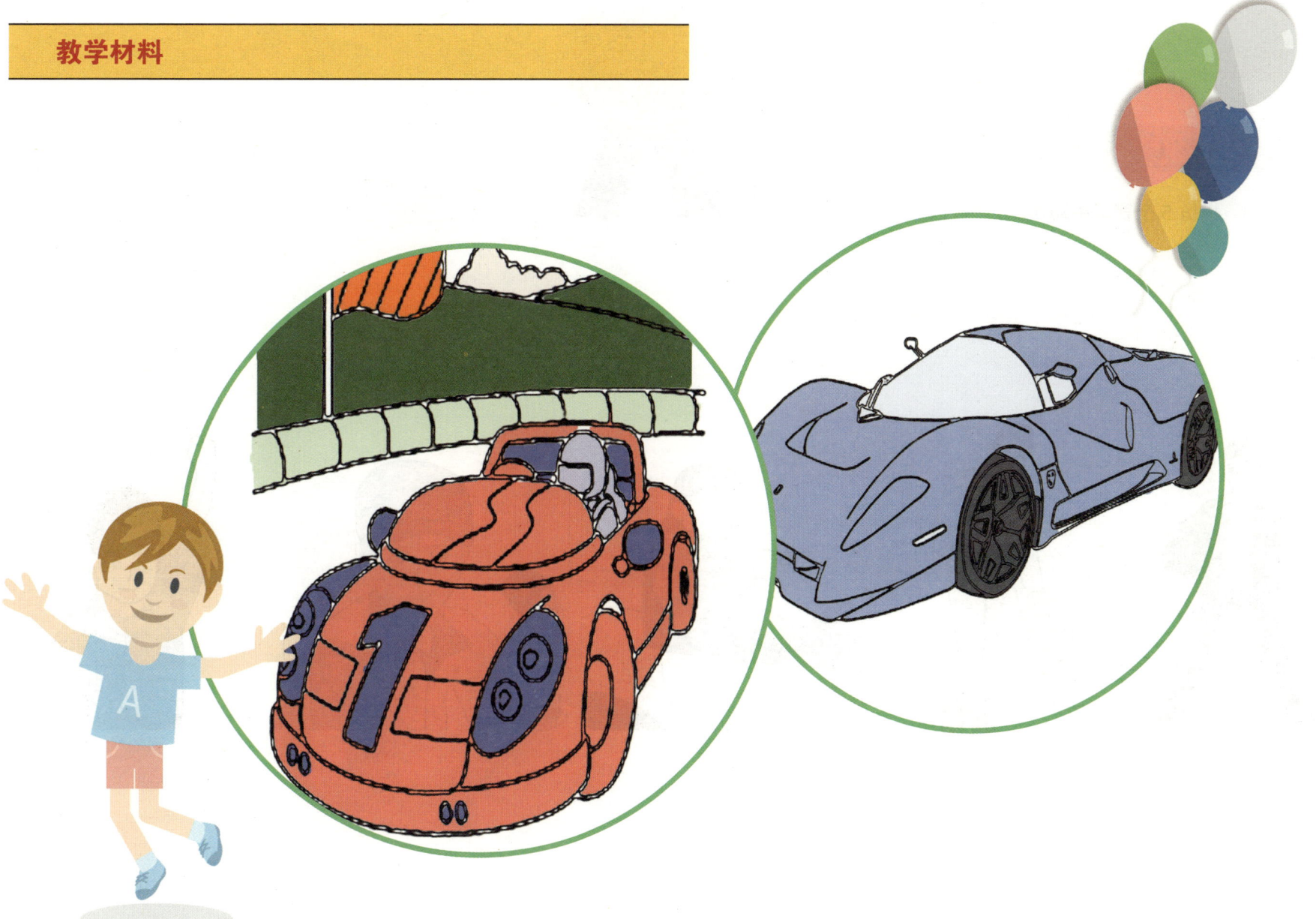

 社交及游戏训练设计与指导

训练方法示例

示例 1

模仿 5 个赛车手动作。

| | 小档案 |
|---|---|
| 训练时长 | |
| 辅助情况 | |

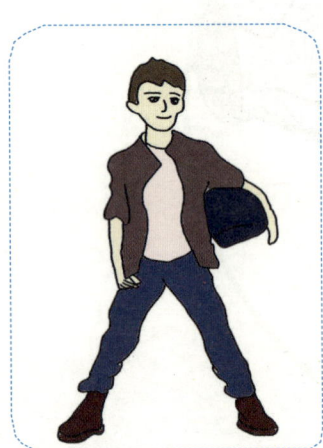 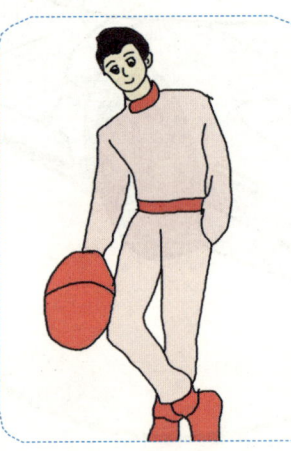 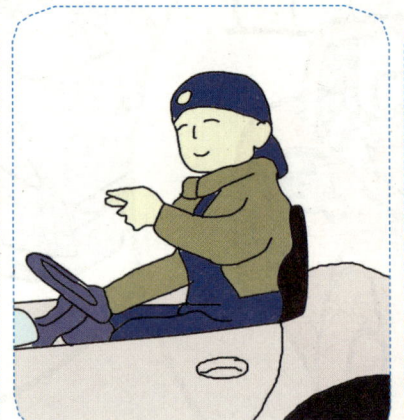 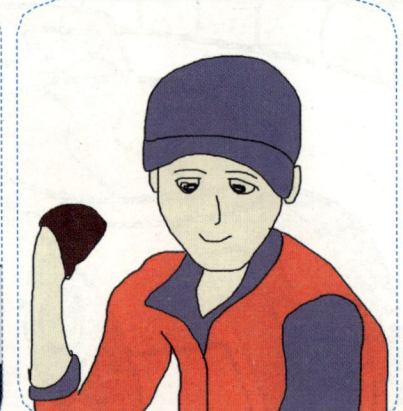 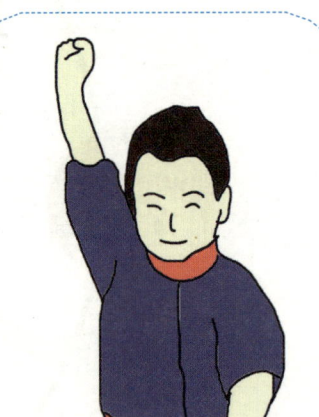

# 第四章
## 社交游戏初级训练项目

### 示例 2

模仿 3 个赛车手动作，且自创 2 个动作。

| 小档案 | |
|---|---|
| 训练时长 | |
| 辅助情况 | |

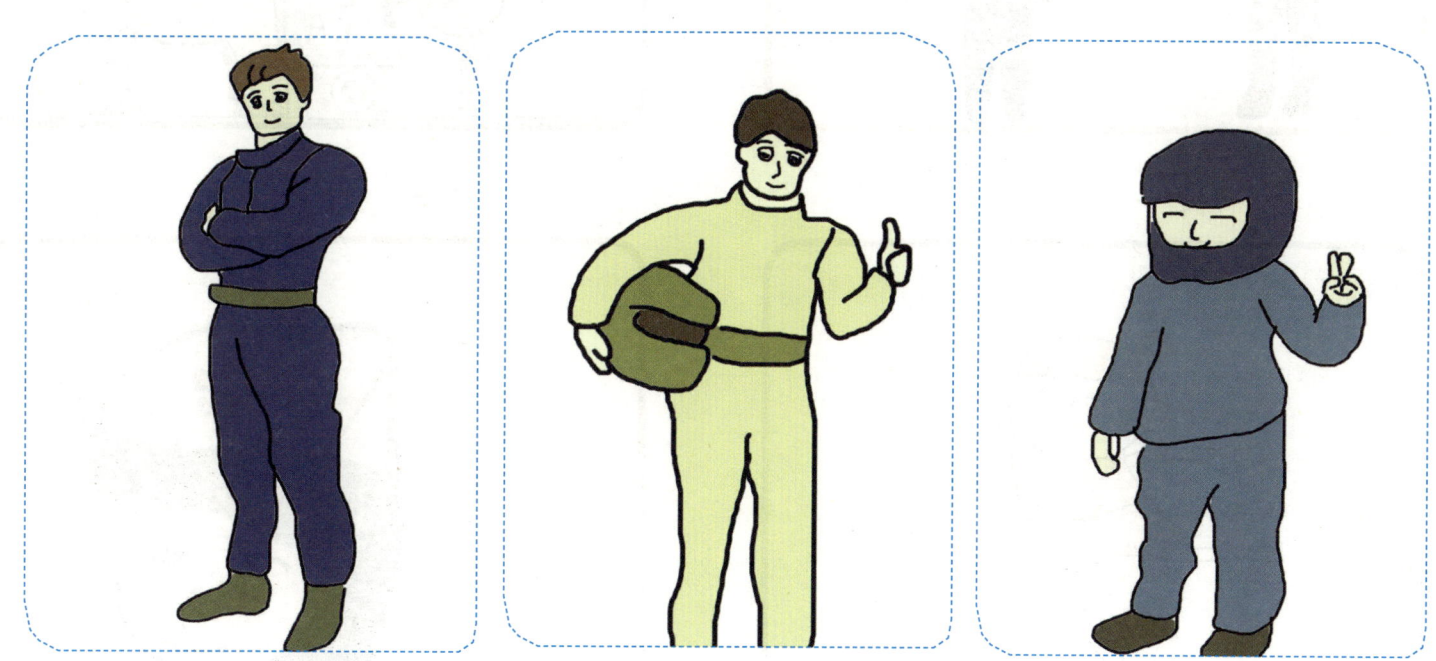

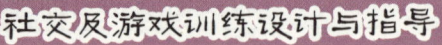

**拓展为律师**

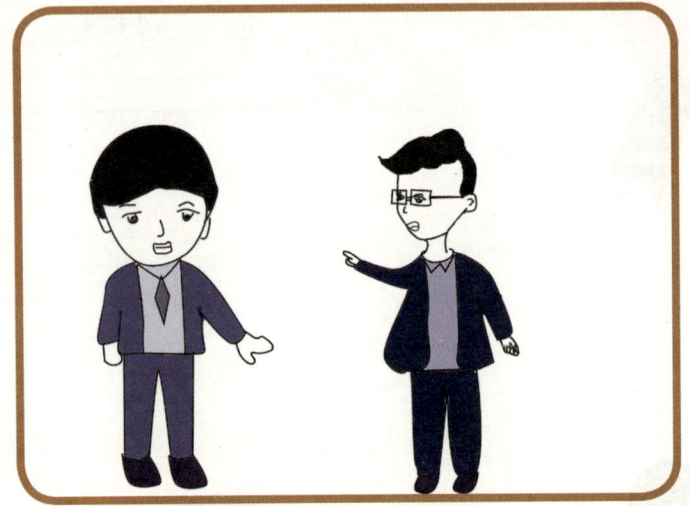

**拓展为歌手**

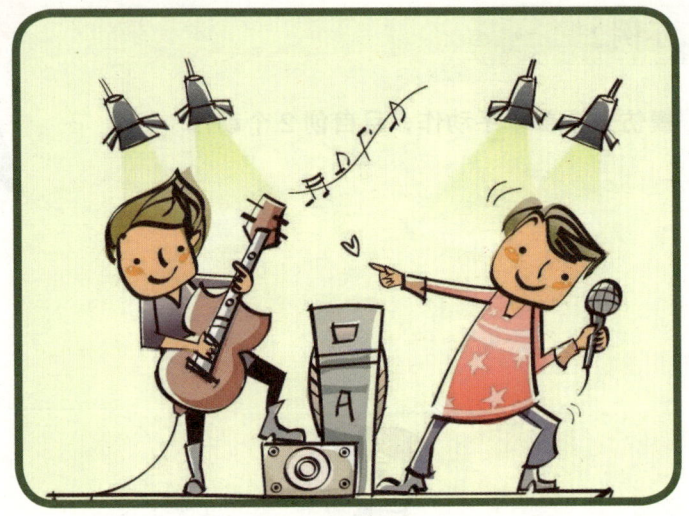

**拓展为舞者**

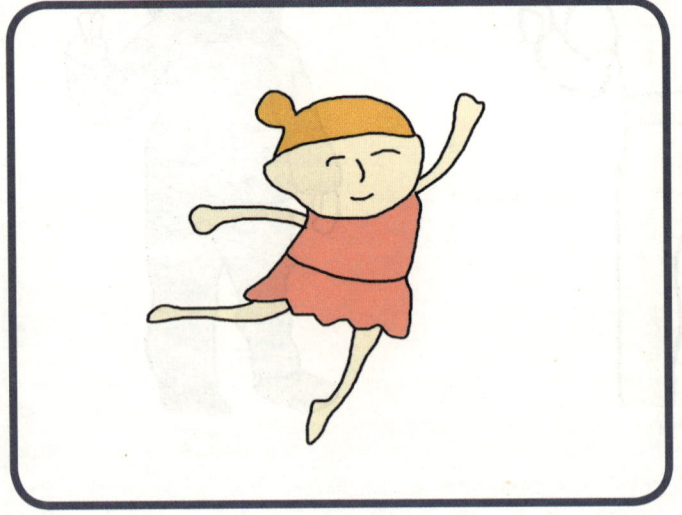

**拓展为护士**

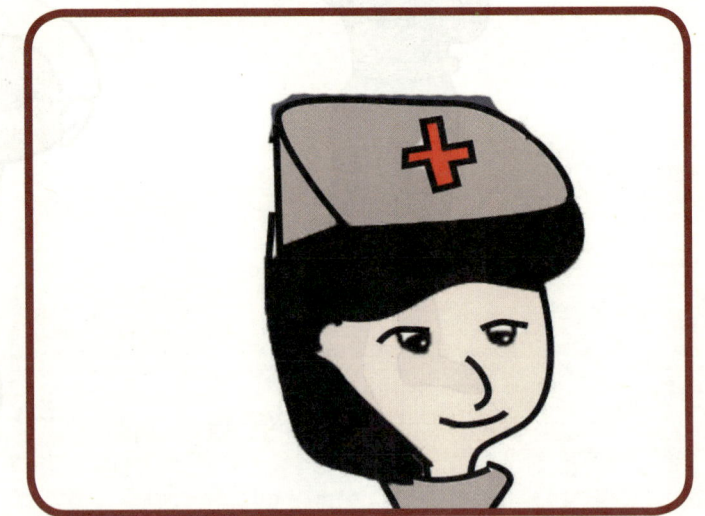

# 第四章 社交游戏初级训练项目

## 22 角色扮演：火车司机

该技能的训练目的是提高患者的模仿能力与社交游戏能力。通过该技能的训练，患者应该能达到这样一种水平，即：向患者呈现一套火车司机服装，然后下达指令"让我们来假扮火车司机吧！"，患者将会模仿并自创假装动作。

扫描二维码，打印本技能训练配套表格

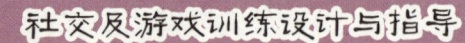

**教学材料**

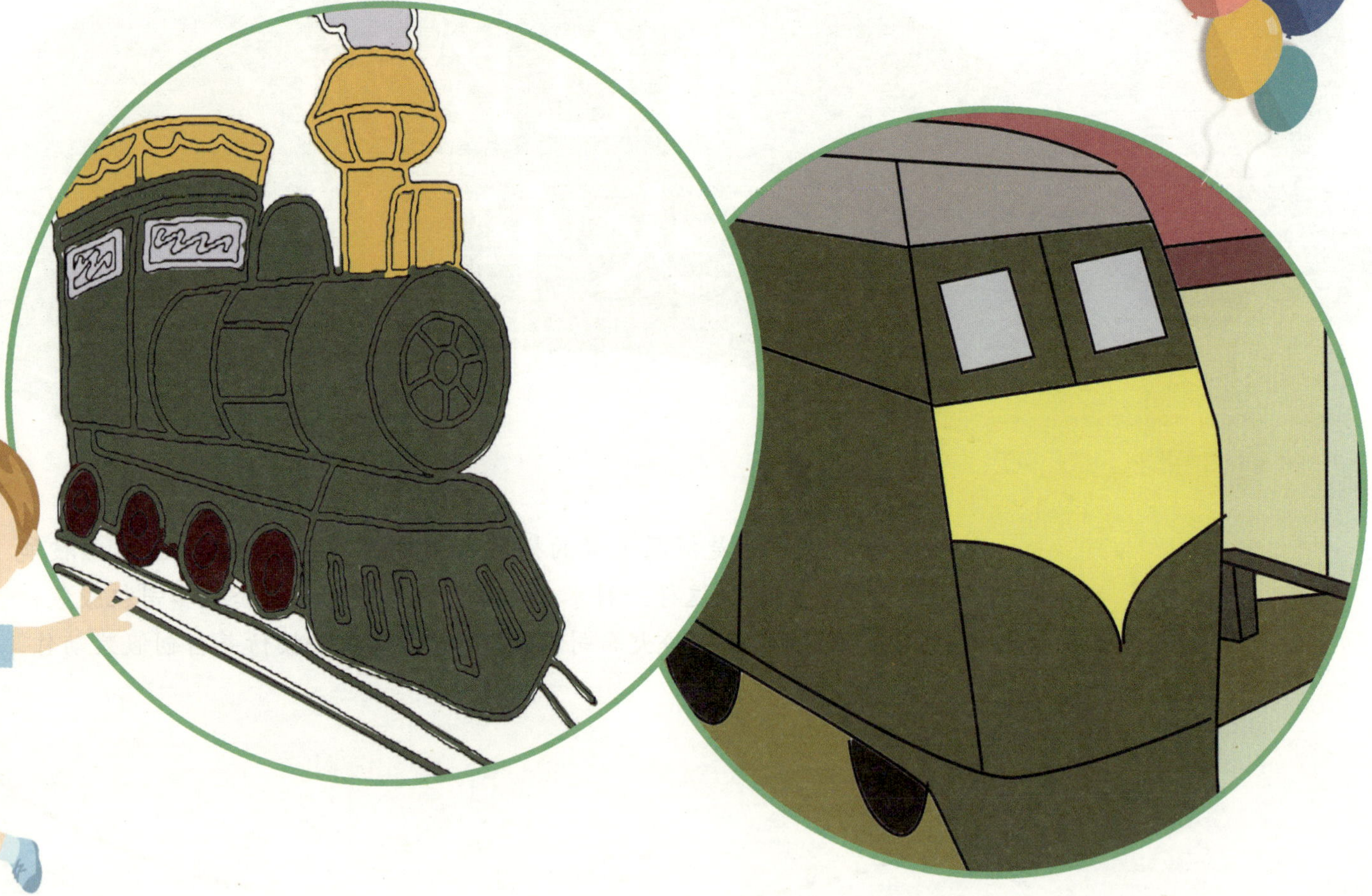

第四章
社交游戏初级训练项目

### 示例 1

模仿 5 个火车司机动作。

| 小档案 | |
|---|---|
| 训练时长 | |
| 辅助情况 | |

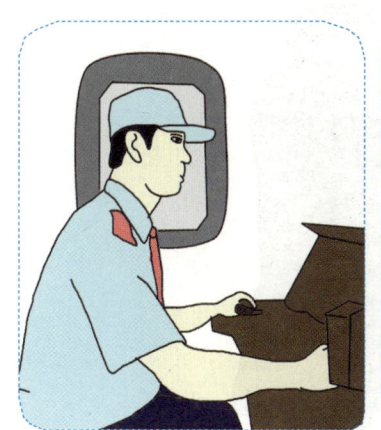 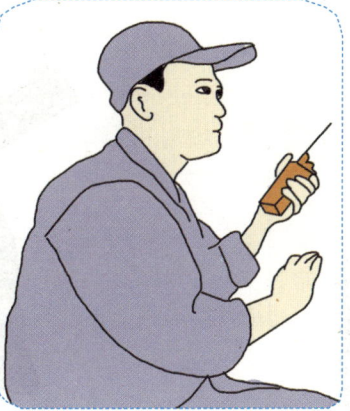 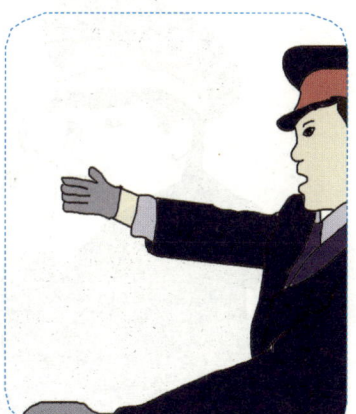 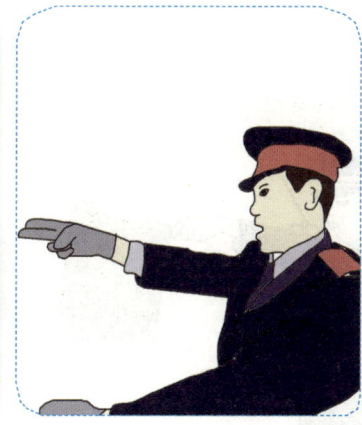 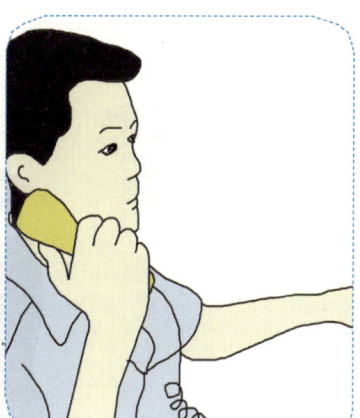

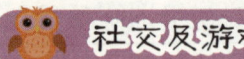 社交及游戏训练设计与指导

示例 2

模仿 3 个火车司机动作，且自创 2 个动作。

| 小档案 | |
|---|---|
| 训练时长 | |
| 辅助情况 | |

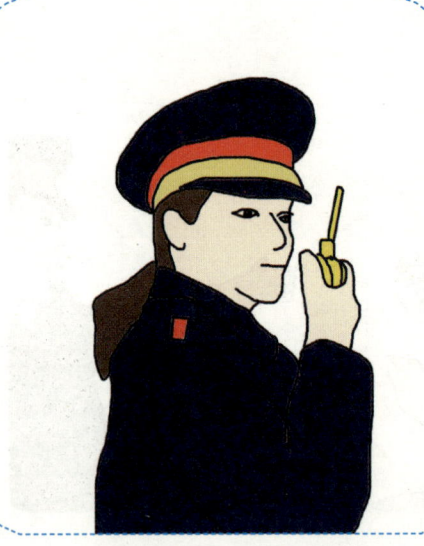
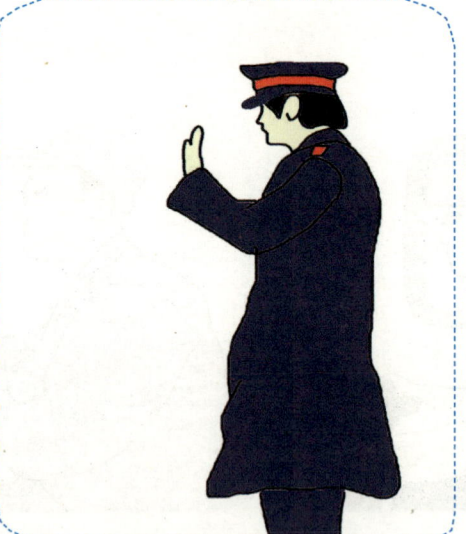

## 第四章 社交游戏初级训练项目

**拓展为** 公交司机

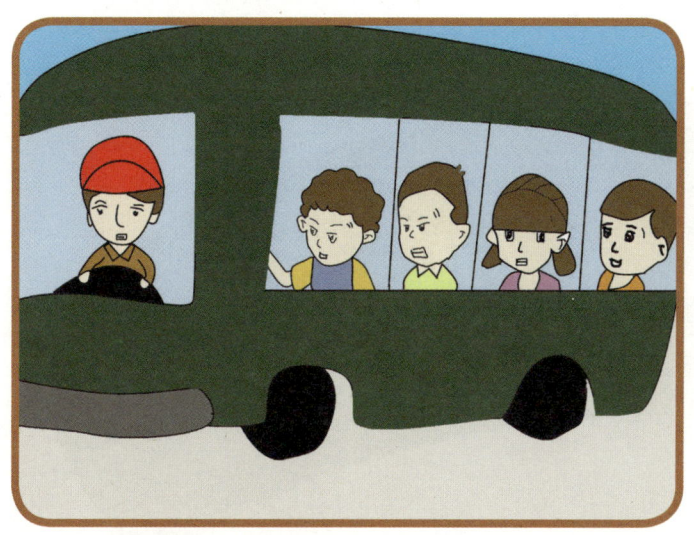

**拓展为** 卡车司机

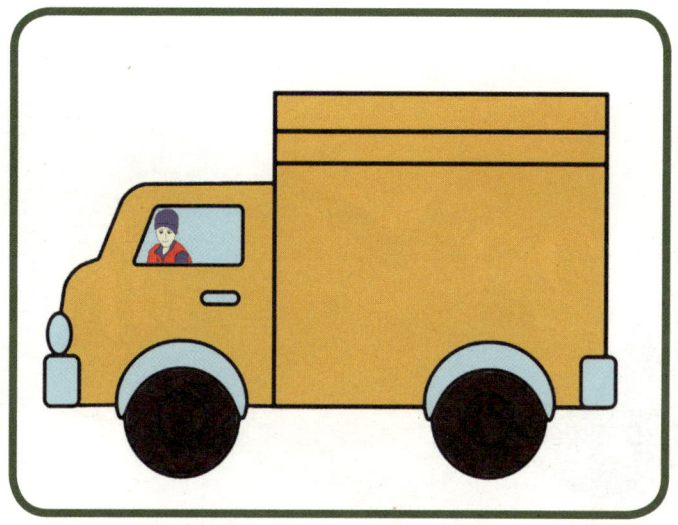

**拓展为** 铲车司机

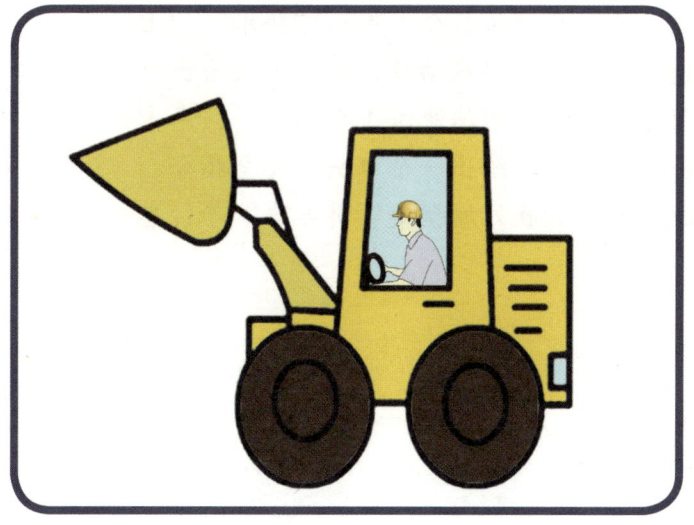

**拓展为** 飞机机长

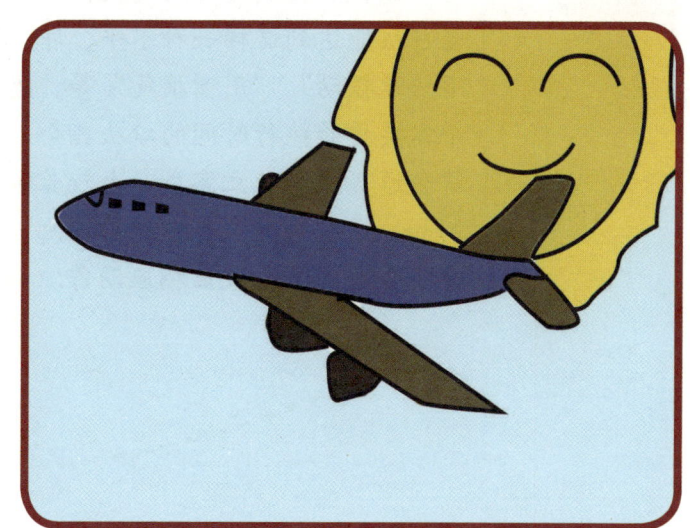

# 23 游泳：1级

　　该技能的训练目的是提高患者的模仿能力与运动能力。通过该技能的训练，患者应该能达到这样一种水平，即：第一阶段给出一个口头指令，例如"踢水""上下快速摆动""用嘴换气"等，患者将会遵循指令做出相应动作；第二阶段给出一个需要更长执行时间的口头指令，例如"使用踢水板在游泳池游1个来回"，患者将会遵循指令独立完成一个较长时间的任务；第三阶段给出一个口头的安全指令，例如，"安全进入和离开游泳池""穿上救生衣""扶好墙壁走下游泳池"等，患者将会遵循指令做出相应动作。

扫描二维码，打印本技能训练配套表格

第四章
社交游戏初级训练项目

**教学材料**

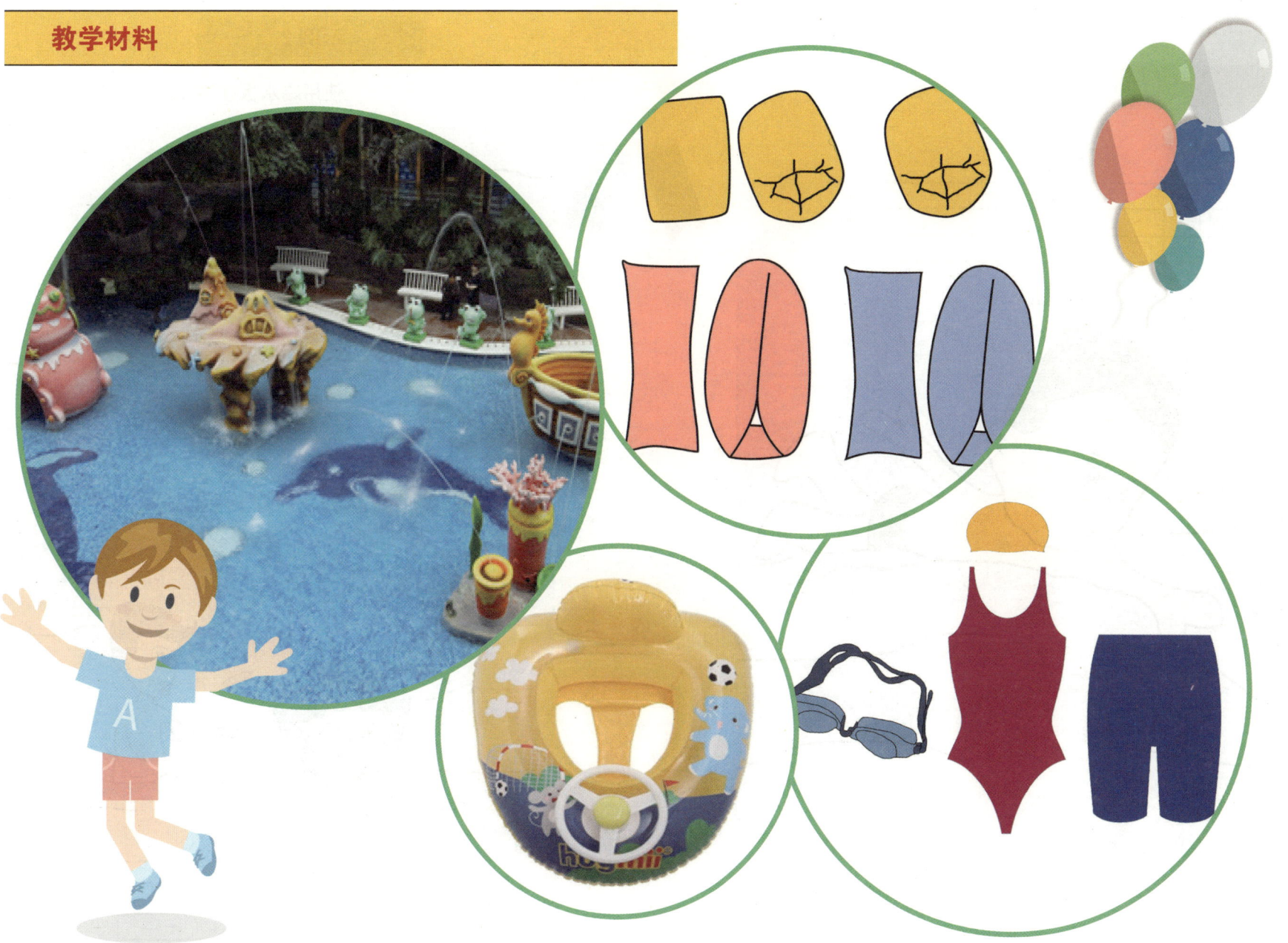

社交及游戏训练设计与指导

训练方法示例

## 示例 1

踢水。

| 小档案 | |
|---|---|
| 训练时长 | |
| 辅助情况 | |

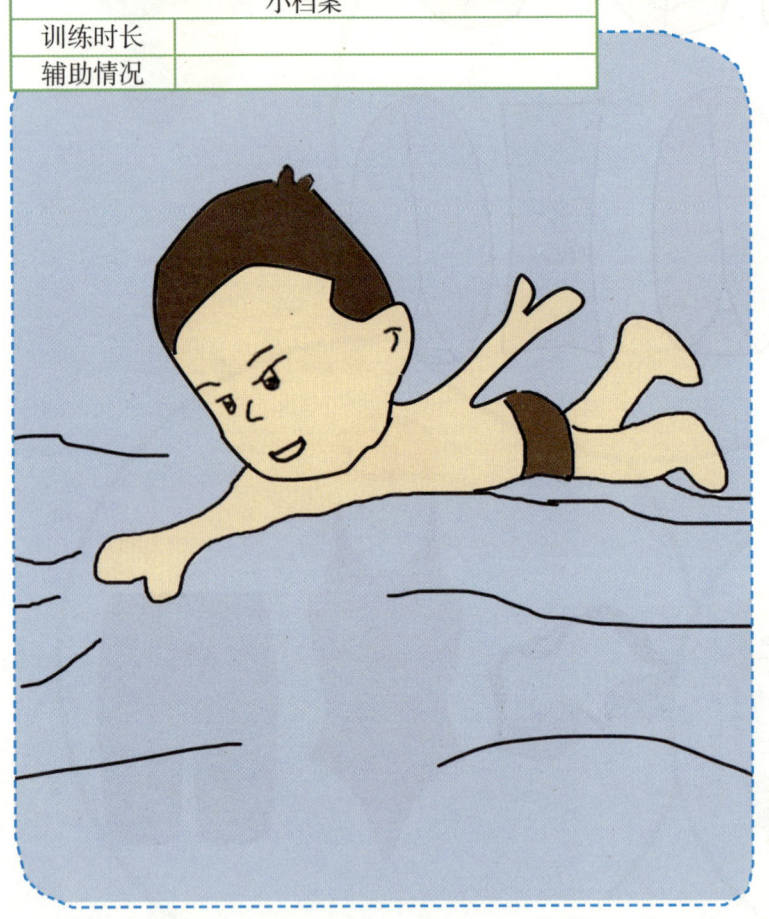

## 示例 2

使用踢水板在游泳池游一个来回。

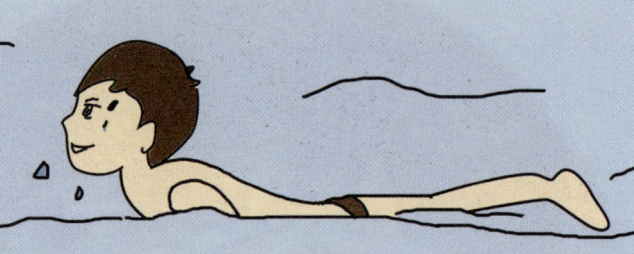

| 小档案 | |
|---|---|
| 训练时长 | |
| 辅助情况 | |

## 示例 3

穿上救生衣。

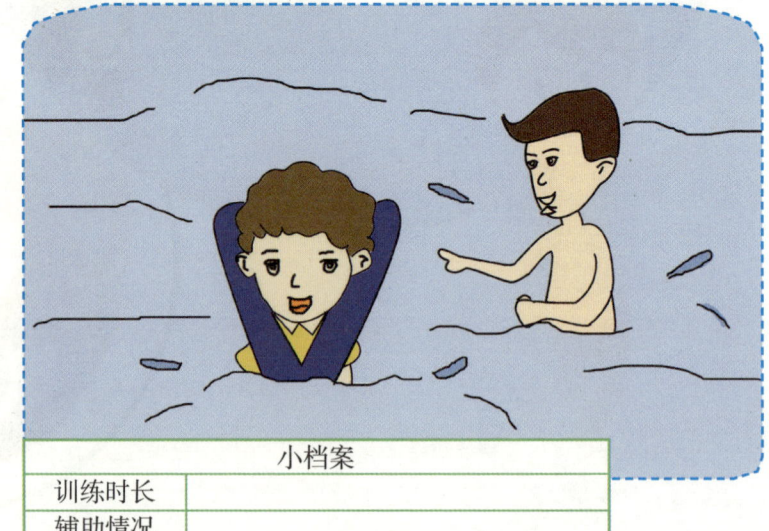

| 小档案 | |
|---|---|
| 训练时长 | |
| 辅助情况 | |

第四章
社交游戏初级训练项目

**泛化到**室内游泳池

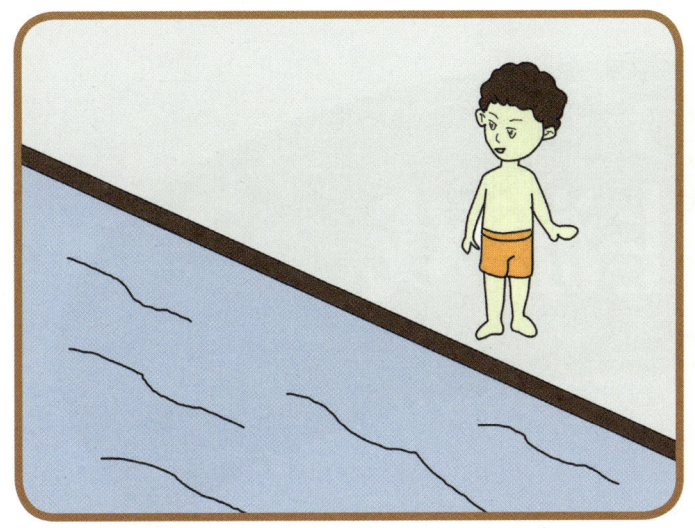

**泛化到**室外游泳池

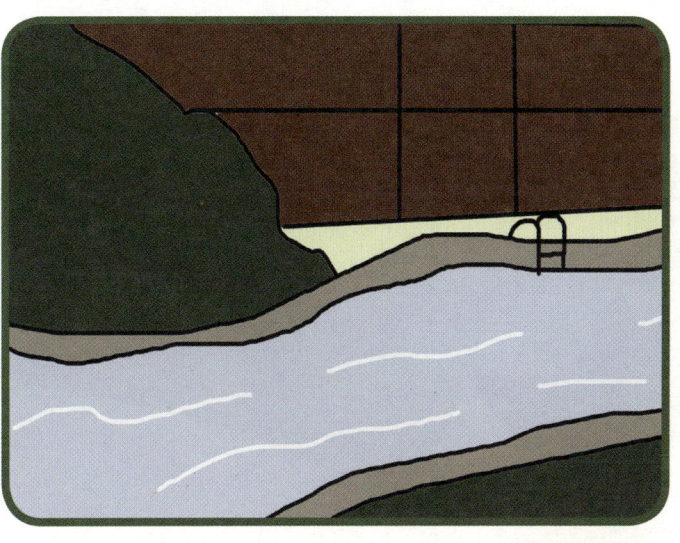

**泛化到**水上乐园

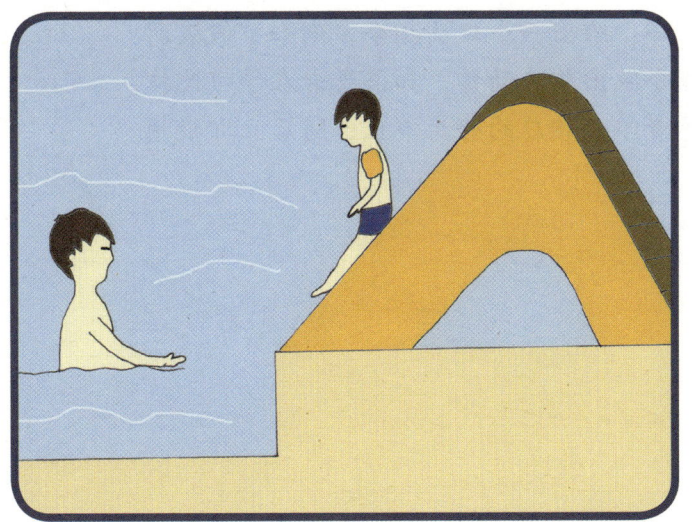

**泛化到**儿童游泳馆

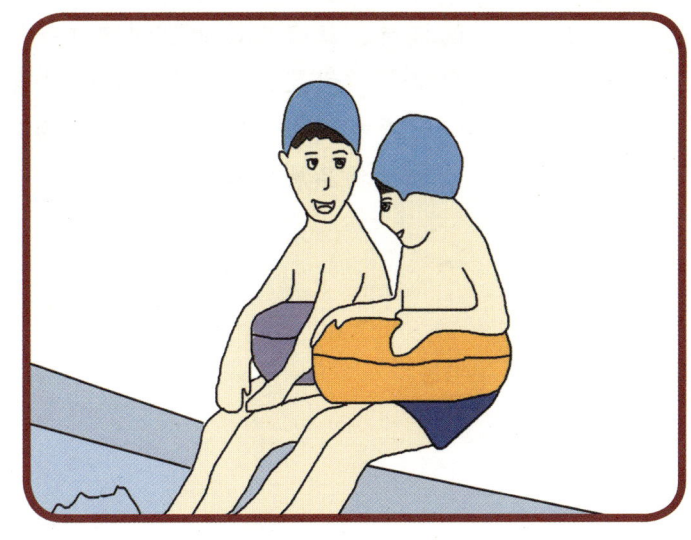

# 24 象征性游戏

该技能的训练目的是提高患者的模仿能力与粗大动作模仿技能。通过该技能的训练，患者应该能达到这样一种水平，即：给出一个口头指令，例如"假装打电话""假装睡觉"等，患者将会遵循指令做出相应动作。如果患者在学习此技能时存在困难，那么使用真实物品教导患者学会相应的行为举止，随后立即换用象征性物品展开教学。

扫描二维码，打印本技能训练配套表格

第四章
社交游戏初级训练项目

**教学材料**

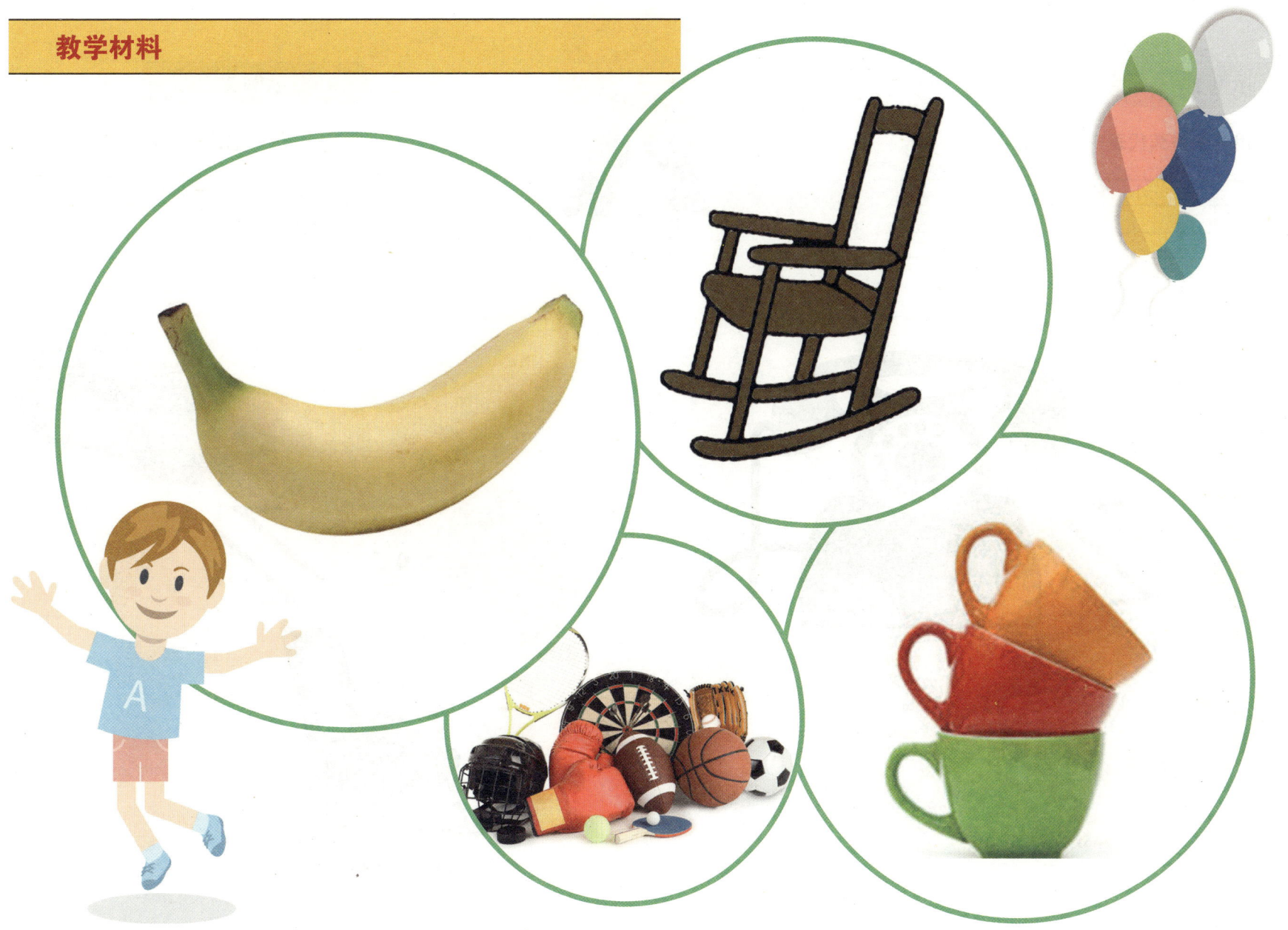

社交及游戏训练设计与指导

### 示例 1

用一根香蕉代表一个电话。

| 小档案 | |
|---|---|
| 训练时长 | |
| 辅助情况 | |

**训练方法示例**

### 示例 2

用一把椅子代表一辆车。

| 小档案 | |
|---|---|
| 训练时长 | |
| 辅助情况 | |

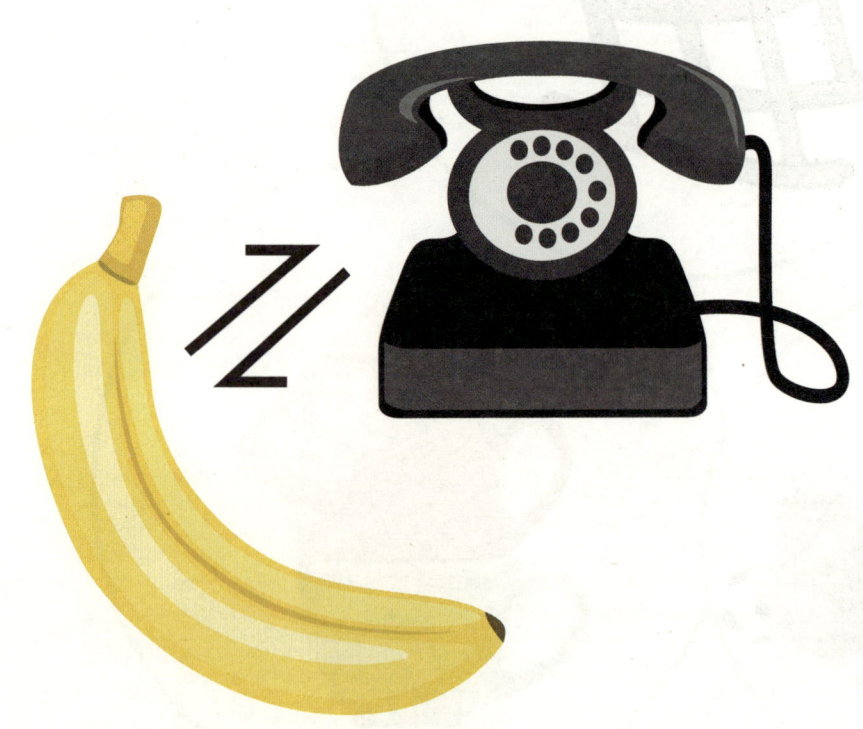

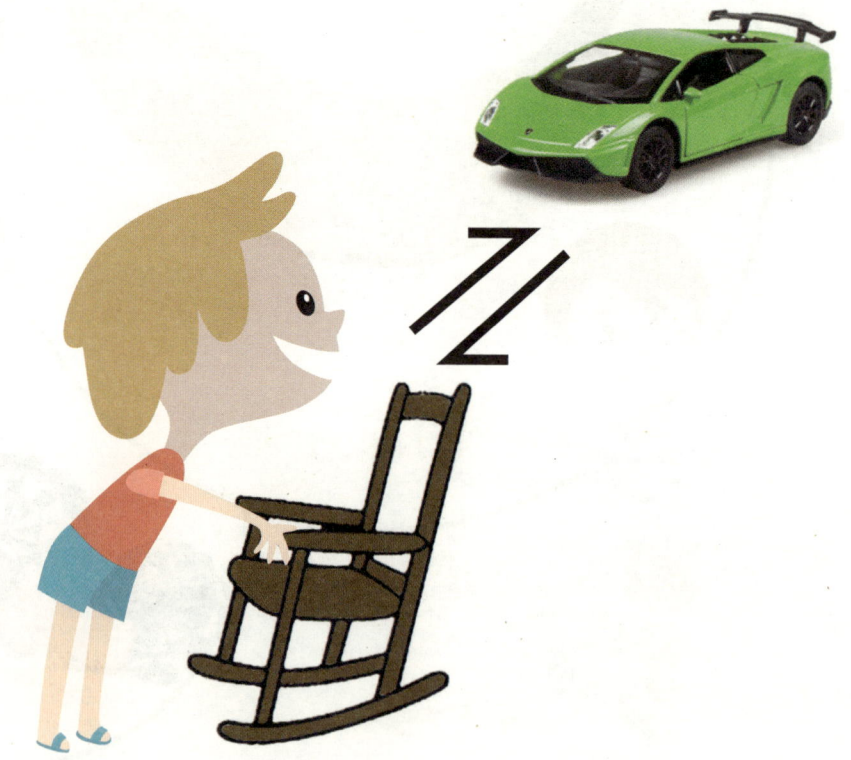

# 第四章
## 社交游戏初级训练项目

泛化到**教室**

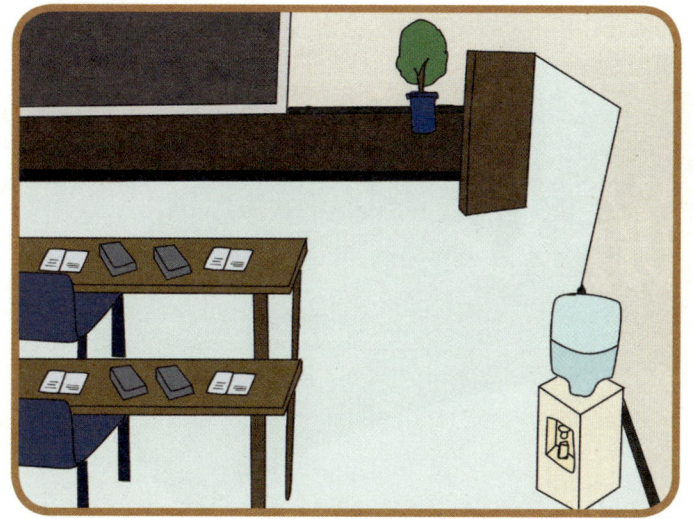

泛化到**卧室**

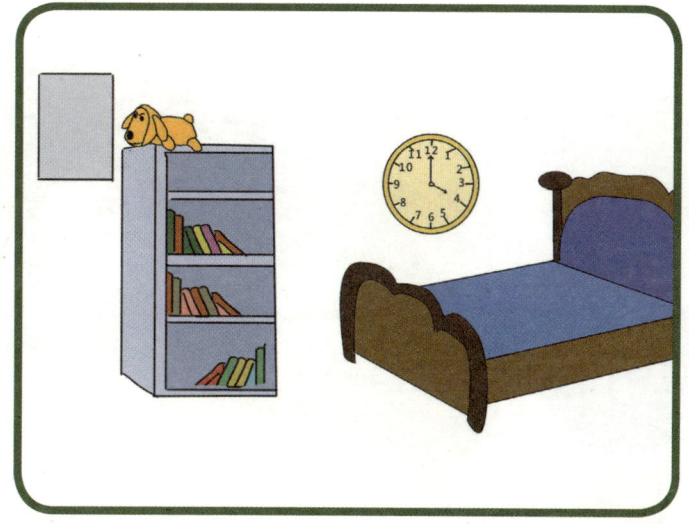

泛化到**客厅**

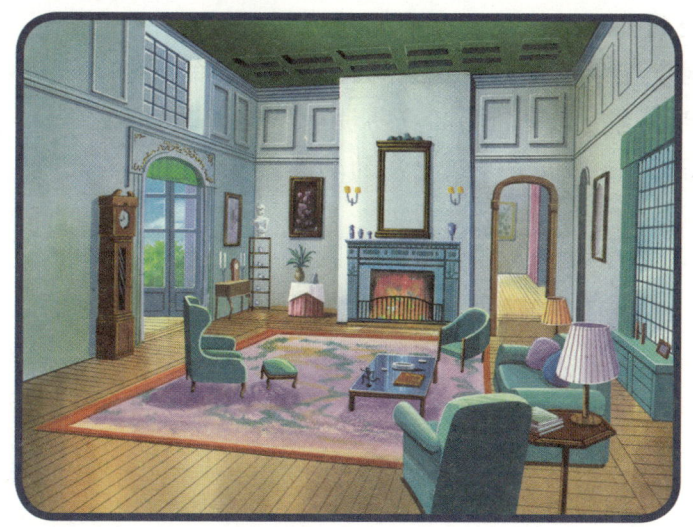

泛化到**室外**

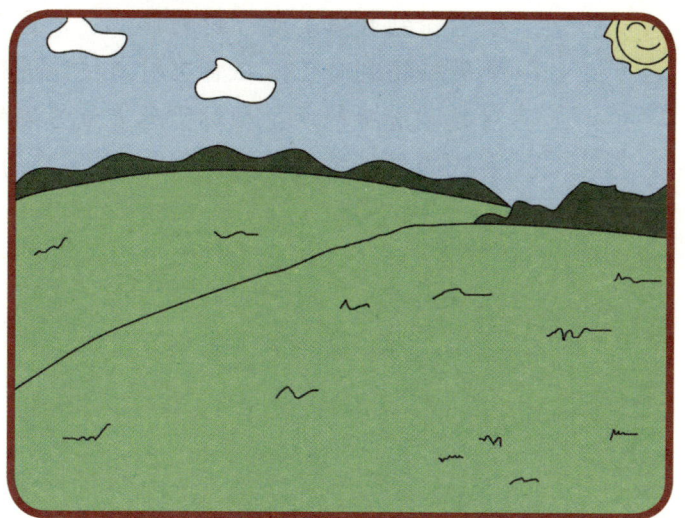

## 25 轮流游戏

该技能的训练目的是提高患者的模仿能力与理解能力。通过该技能的训练，患者应该能达到这样一种水平，即：向患者呈现一个玩具或是一项活动，随后下达指令"轮到我啦"或"轮到你啦"，患者将在轮到自己时玩玩具开展互动，或是得体地等待轮到自己。在首次对本技能进行教学时，使用患者适度偏爱的玩具或物品能对教学有所帮助，相对于患者最为偏爱的物品，适度喜爱的物品更易被患者放手让自己的搭档轮流使用。老师可在之后的教学中逐渐使用偏爱等级更高的物品或玩具。

扫描二维码，打印本技能训练配套表格

第四章
社交游戏初级训练项目

**教学材料**

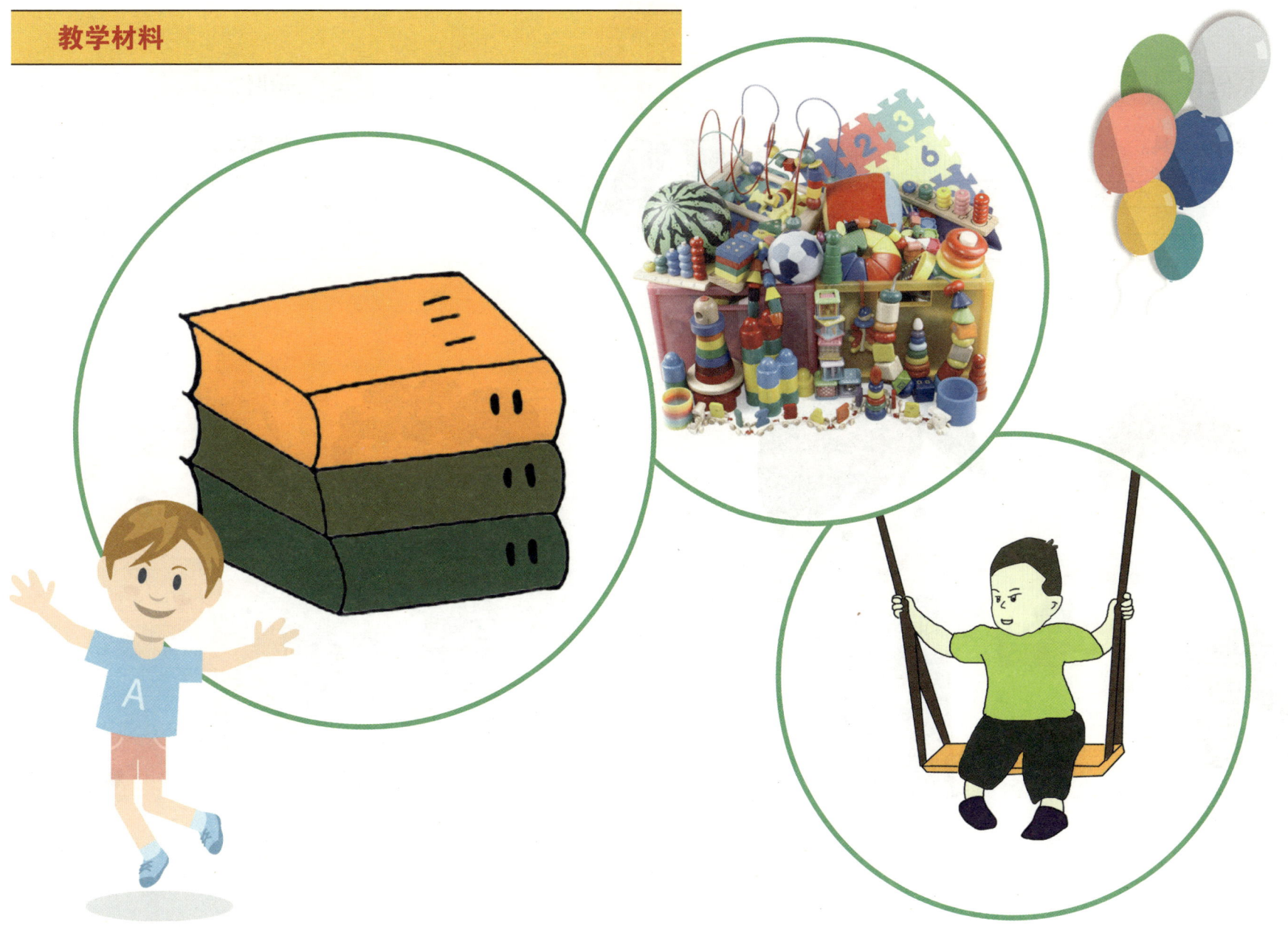

社交及游戏训练设计与指导

训练方法示例

### 示例 1

轮流玩玩具。

| 小档案 | |
|---|---|
| 训练时长 | |
| 辅助情况 | |

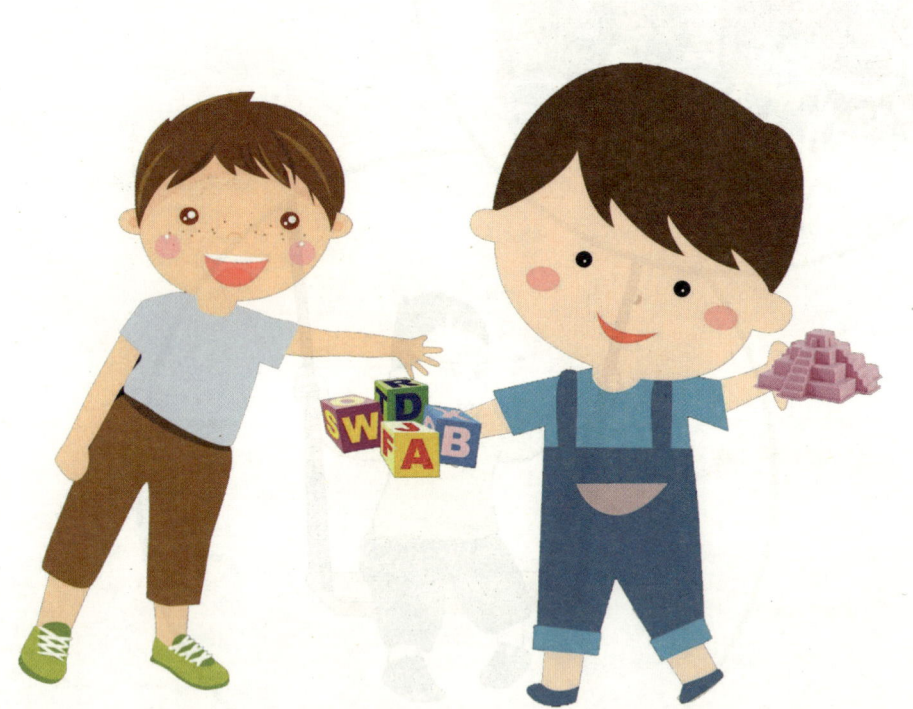

### 示例 2

轮流玩球。

| 小档案 | |
|---|---|
| 训练时长 | |
| 辅助情况 | |

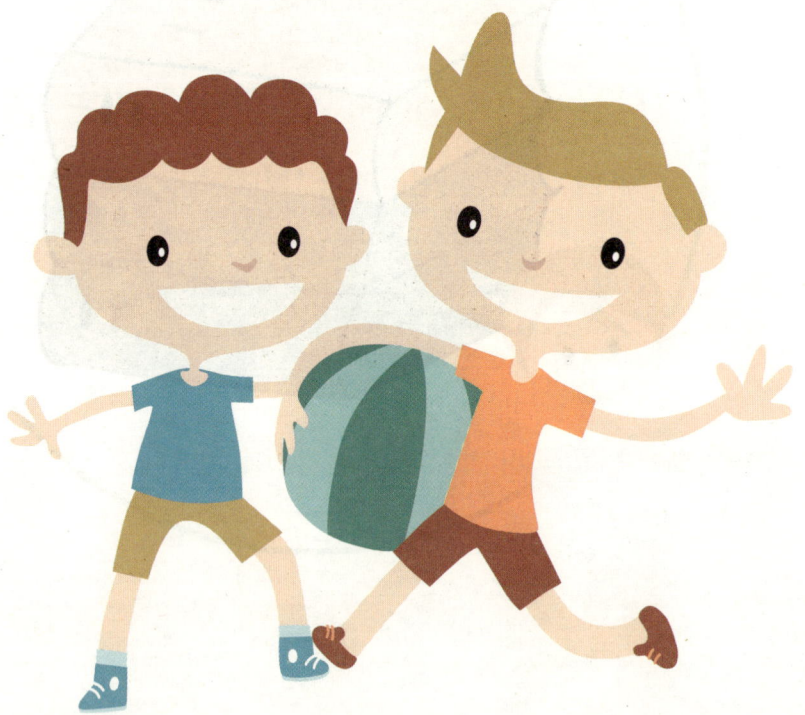

第四章
社交游戏初级训练项目

示例 3

轮流荡秋千。

训练方法示例

| 小档案 | |
|---|---|
| 训练时长 | |
| 辅助情况 | |

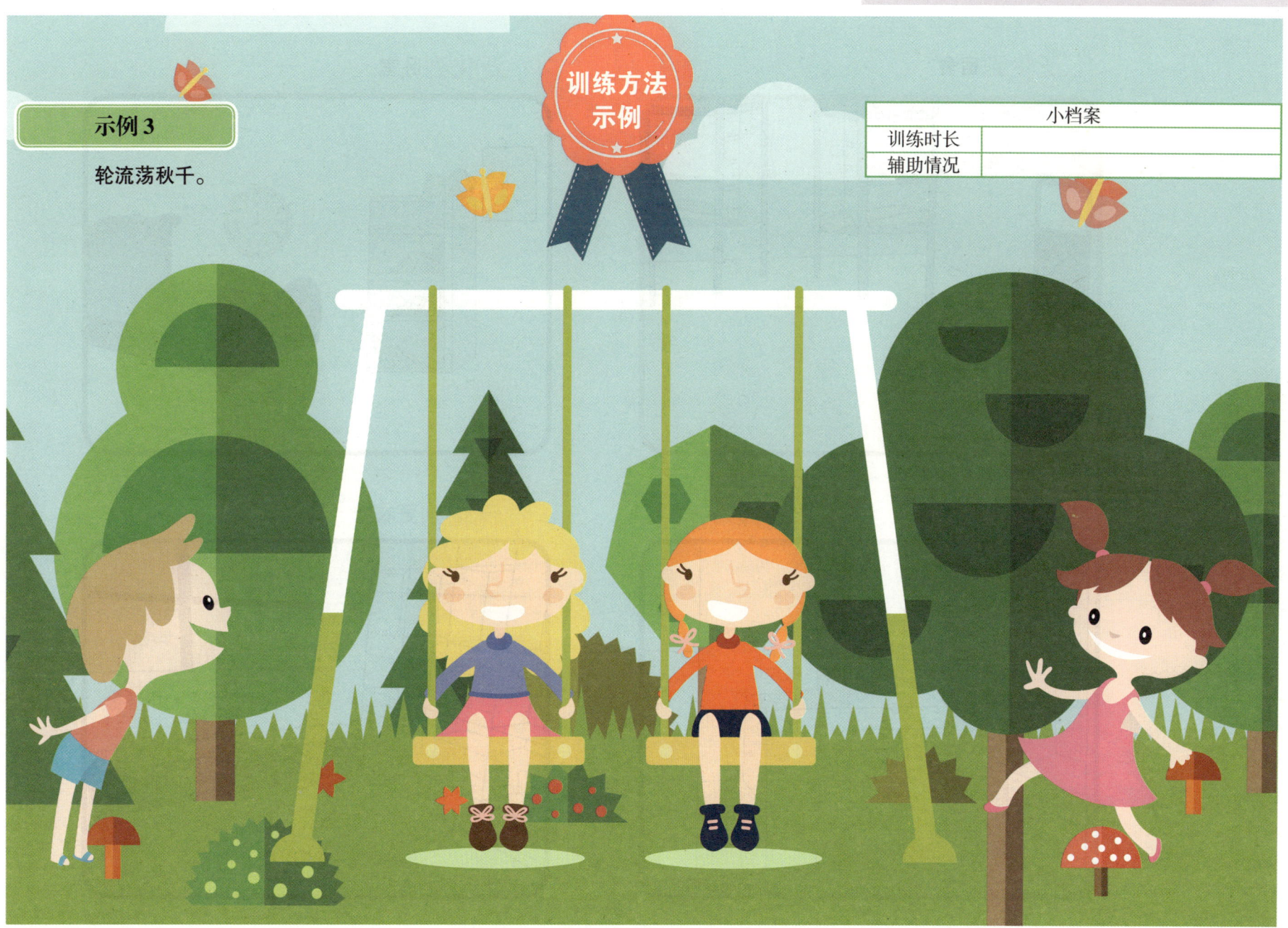

### 泛化到宿舍

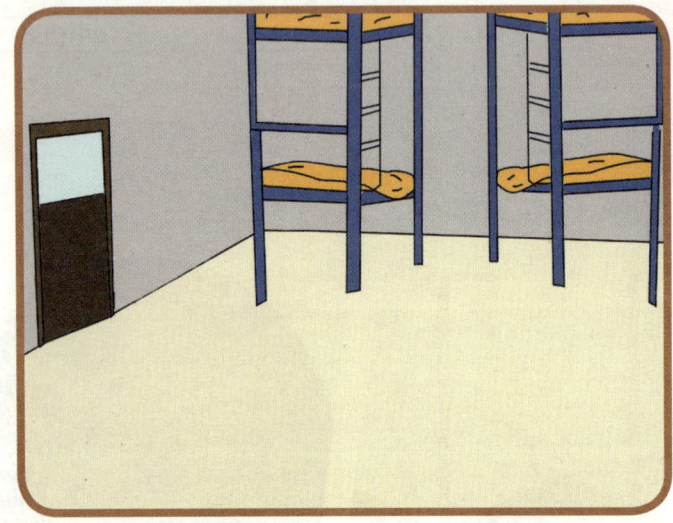

### 泛化到卧室

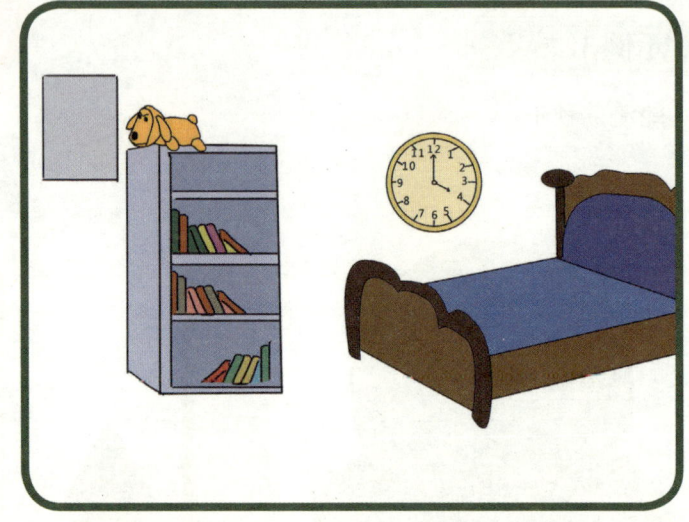

### 泛化到衣帽间

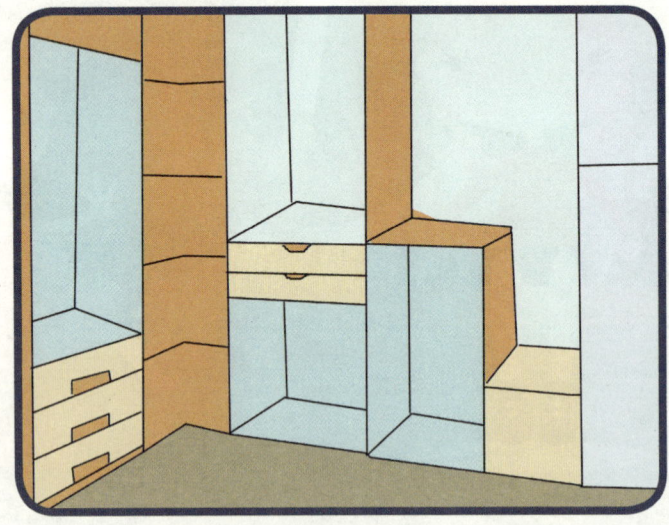

### 泛化到更衣室

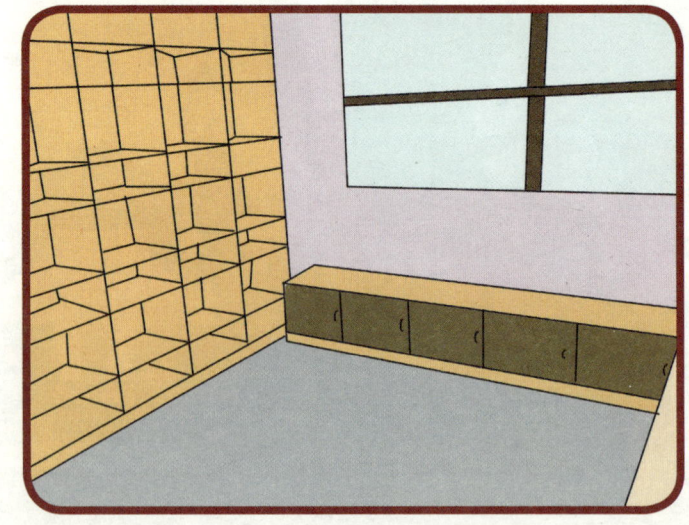

## 第五章

# 社交游戏中级训练项目

## 01 纸牌游戏

该技能的训练目的是提高患者的社交游戏能力。通过该技能的训练，患者应该能达到这样一种水平，即：对患者说"来玩XX"（例如"来玩连出4张"），患者将按照游戏规则成功完成游戏。

扫描二维码，打印本技能训练配套表格

# 第五章
## 社交游戏中级训练项目

**教学材料**

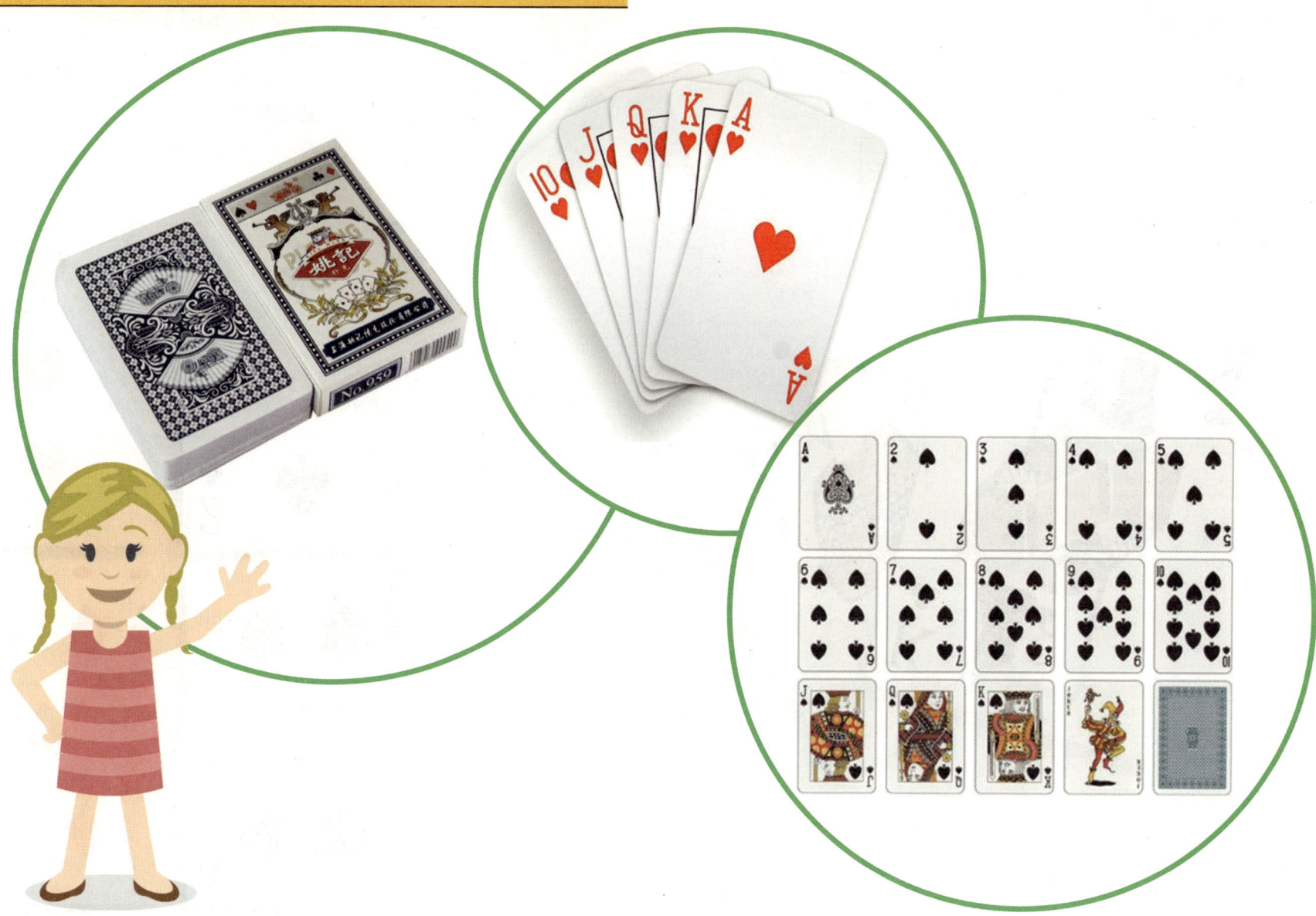

## 社交及游戏训练设计与指导

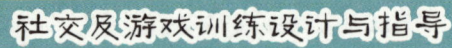

### 示例 1

玩"大王"和"小王"（比比谁的牌上数字大，大的是大王，小的是小王）。

| 小档案 | |
|---|---|
| 训练时长 | |
| 辅助情况 | |

训练方法示例

### 示例 2

连出 4 张牌（牌上的数字必须是连续的）。

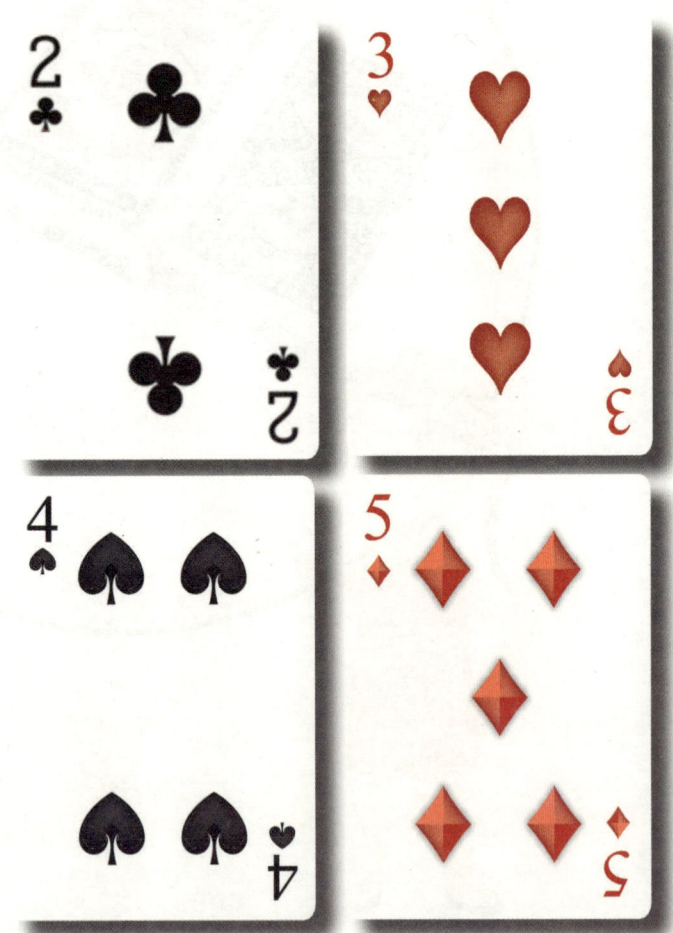

| 小档案 | |
|---|---|
| 训练时长 | |
| 辅助情况 | |

# 第五章
## 社交游戏中级训练项目

**训练方法示例**

### 示例 3

给纸牌排序（按数字的大小排序）。

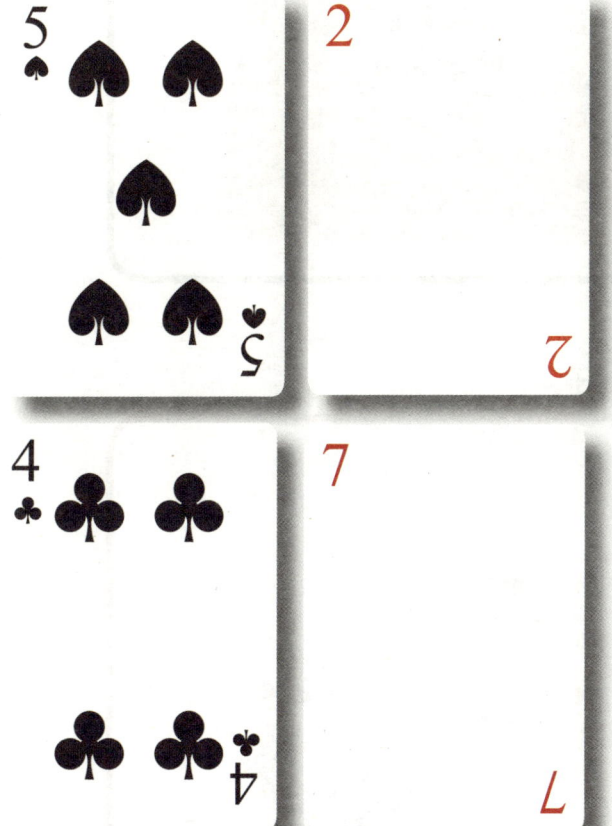

| 小档案 | |
|---|---|
| 训练时长 | |
| 辅助情况 | |

| 小档案 | |
|---|---|
| 训练时长 | |
| 辅助情况 | |

### 示例 4

用纸牌搭建筑。

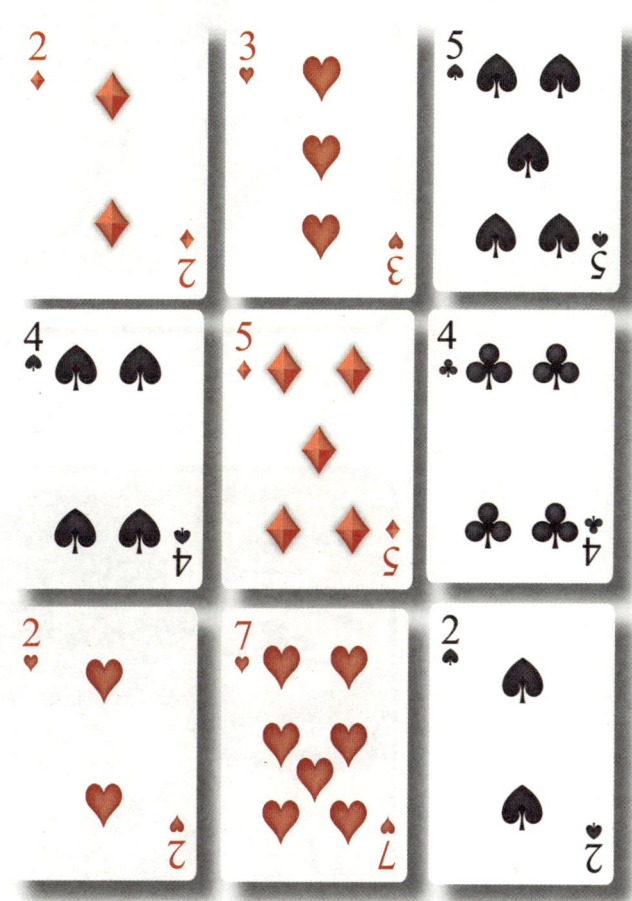

243

**拓展为跳棋**

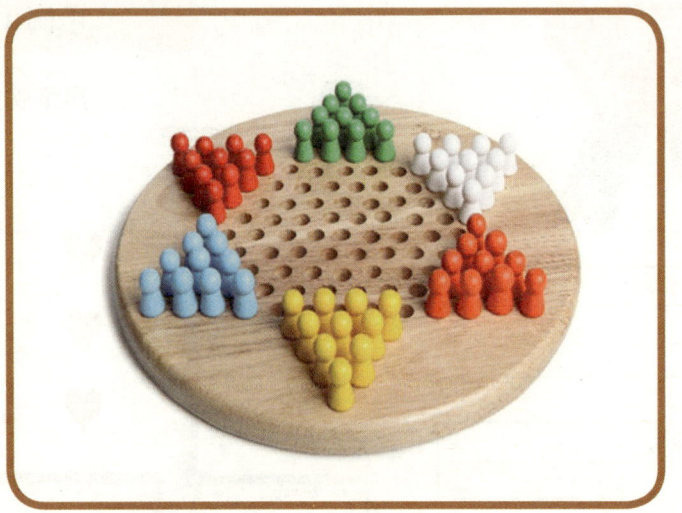

**拓展为五子棋**

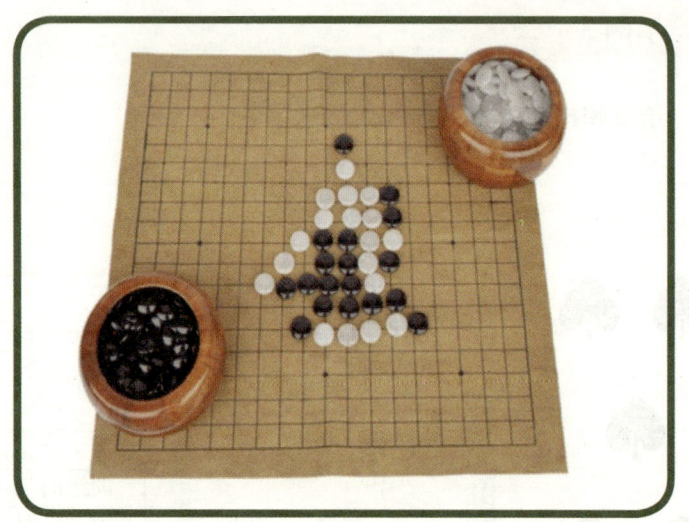

**拓展为象棋**

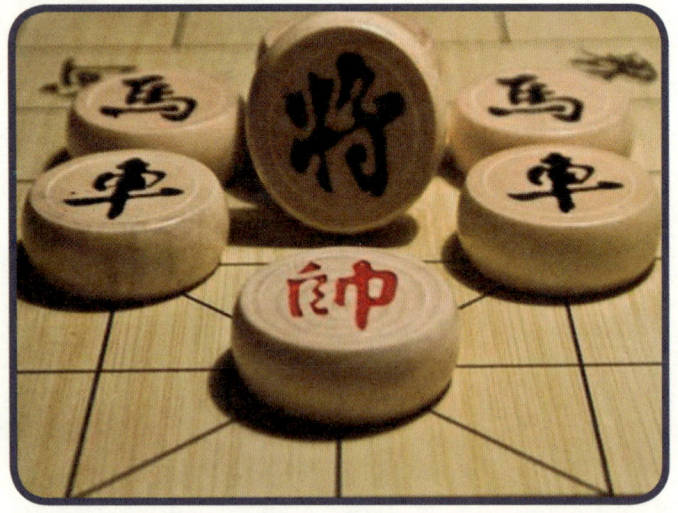

**拓展为骰子**

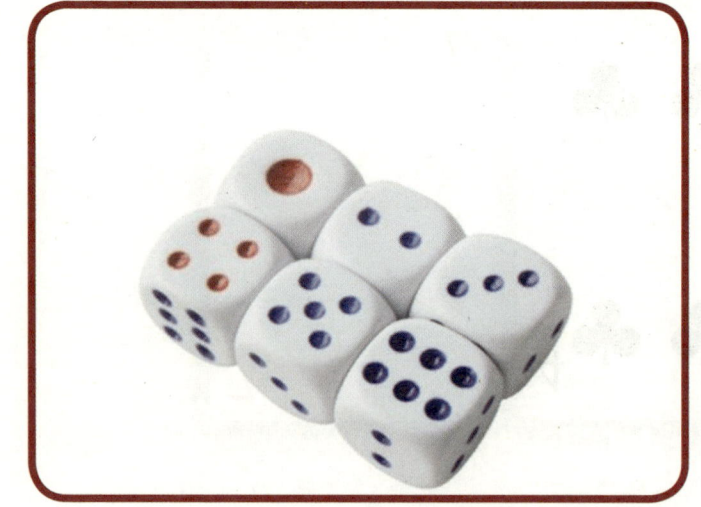

第五章 社交游戏中级训练项目

# 02 五子棋游戏

该技能的训练目的是提高患者的社交游戏能力。通过该技能的训练，患者应该能达到这样一种水平，即：对患者说"来玩五子棋"，患者将按照游戏规则成功完成游戏。本技能应利用逆向链接训练法，帮助患者完成任务。

扫描二维码，打印本技能训练配套表格

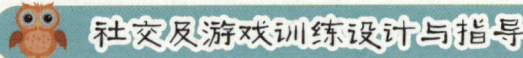

## 教学材料

| 小档案 | |
|---|---|
| 训练时长 | |
| 辅助情况 | |

# 第五章
## 社交游戏中级训练项目

**训练流程**　　　　逆向链接训练

- 行为链第13步：拿走盒子。
- 行为链第12步：把游戏组件放入盒子里。
- 行为链第11步：将所有棋子收起来。
- 行为链第10步：重复步骤7～9一直到所有卡片放入相应位置。
- 行为链第9步：尽量将5个颜色一样的棋子连在一起。
- 行为链第6步：决定谁先走。
- 行为链第7步：走棋。
- 行为链第8步：等待对方走棋。
- 行为链第5步：选择棋子颜色。
- 行为链第4步：等待对手选择棋的颜色。
- 行为链第3步：设置游戏板。
- 行为链第2步：把游戏从盒子里取出来。
- 行为链第1步：找出游戏。

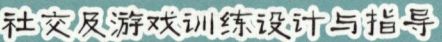

**拓展为**骰子游戏

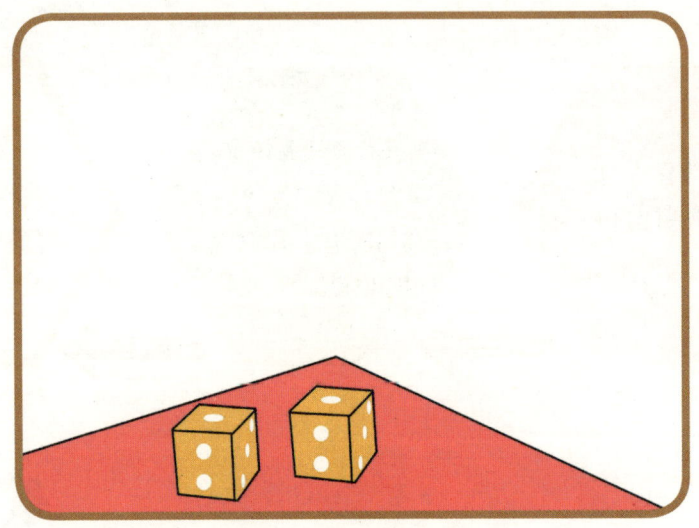

**拓展为**趣味记忆棋

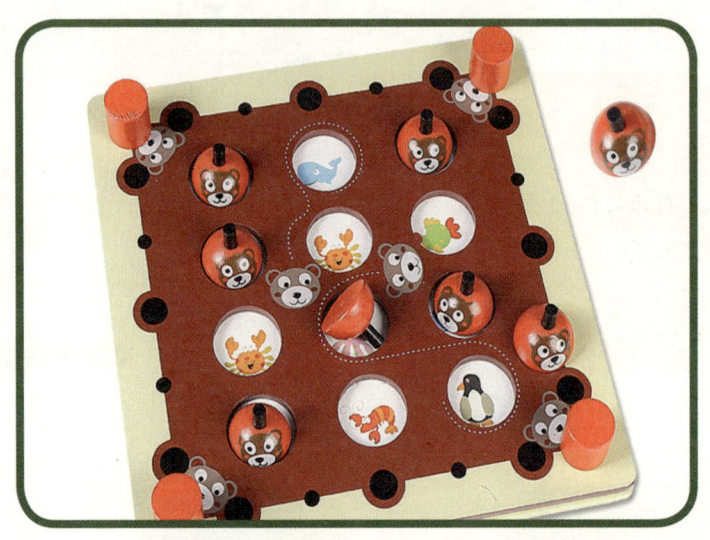

**拓展为**军棋

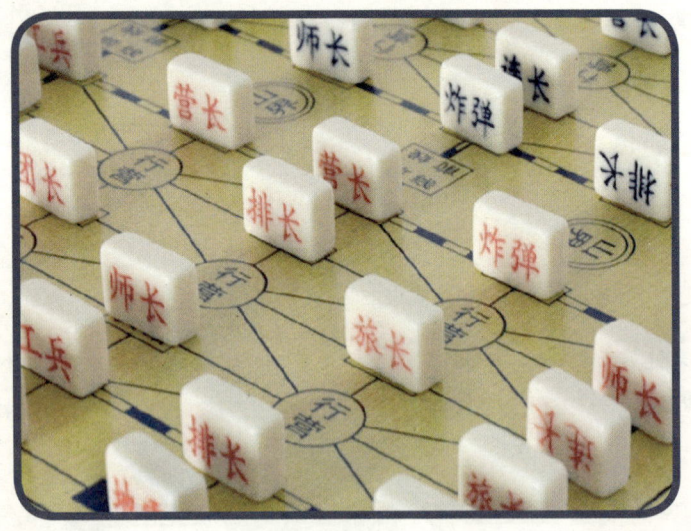

**拓展为**趣味记忆棋

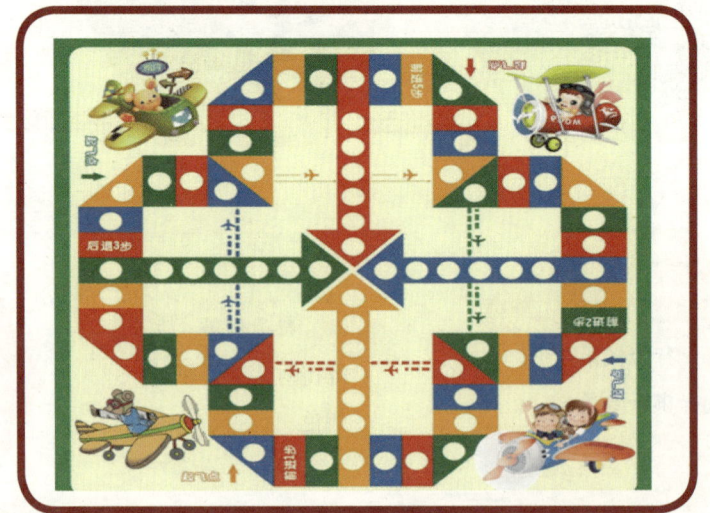

第五章
社交游戏中级训练项目

# 03 桌面游戏：蜜糖世界

该技能的训练目的是提高患者的社交游戏能力。通过该技能的训练，患者应该能达到这样一种水平，即：对患者说"来玩'蜜糖世界'"，患者将按照游戏规则成功完成游戏。本技能应利用逆向链接训练法，帮助患者完成任务。

扫描二维码，打印本技能训练配套表格

社交及游戏训练设计与指导

## 教学材料

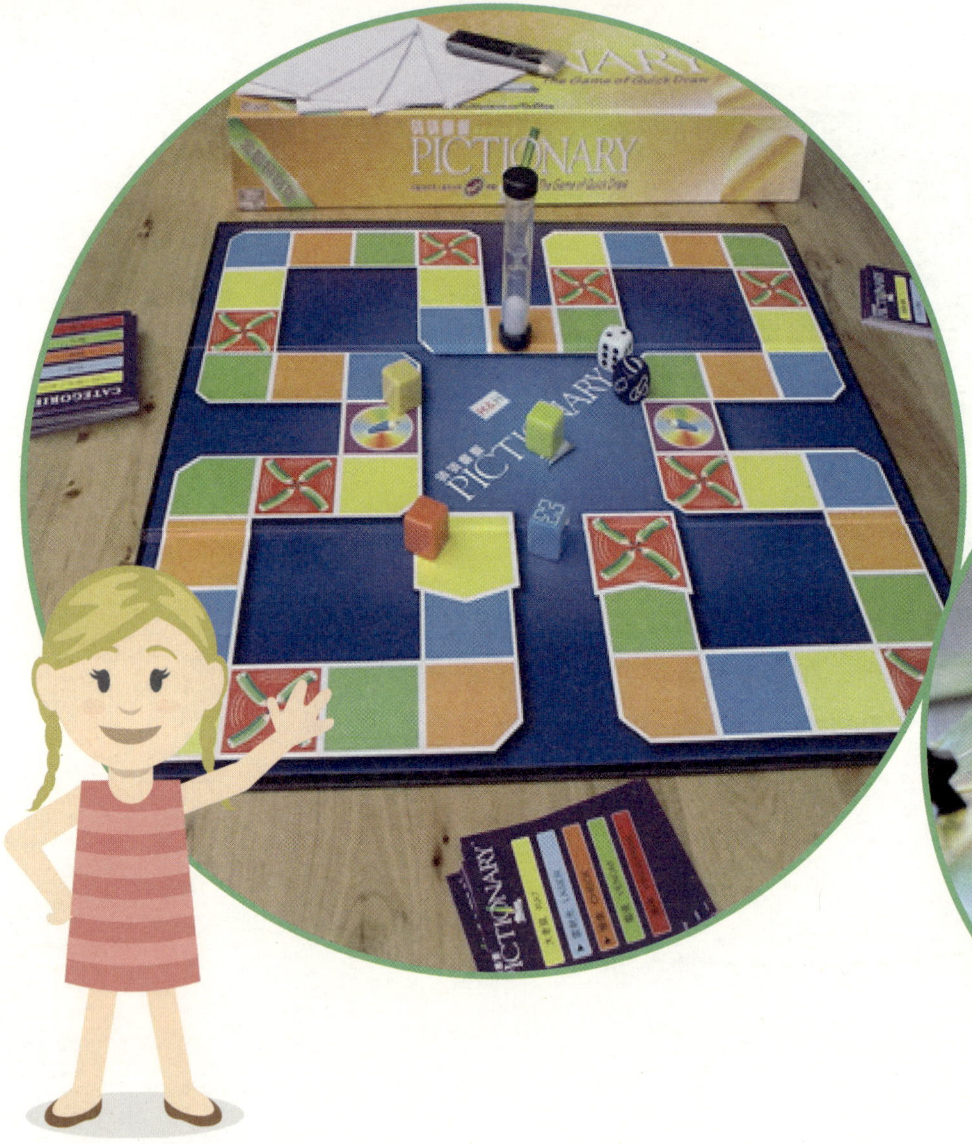

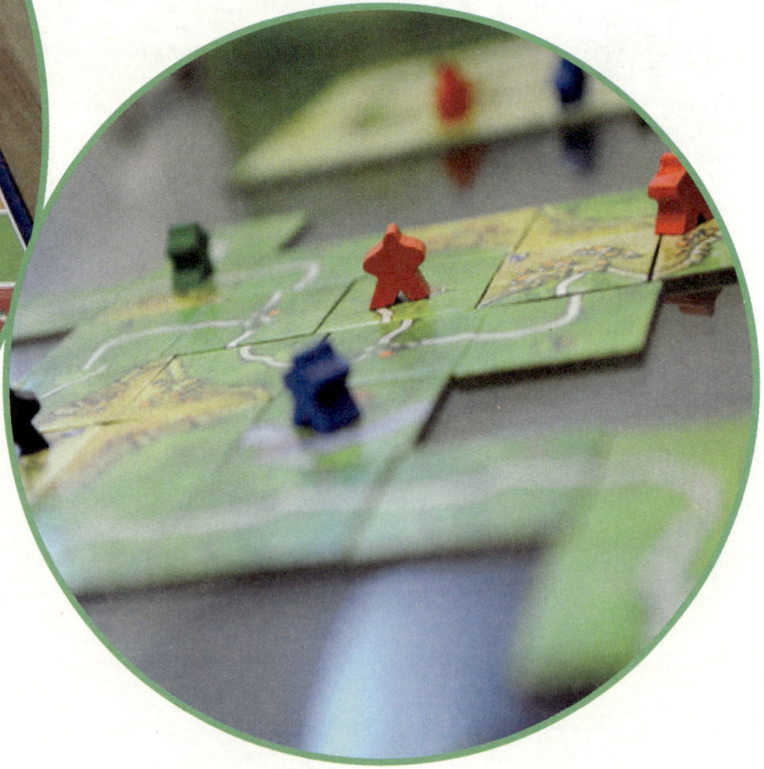

# 第五章
## 社交游戏中级训练项目

**训练流程**

逆向链接训练

| 小档案 | |
|---|---|
| 训练时长 | |
| 辅助情况 | |

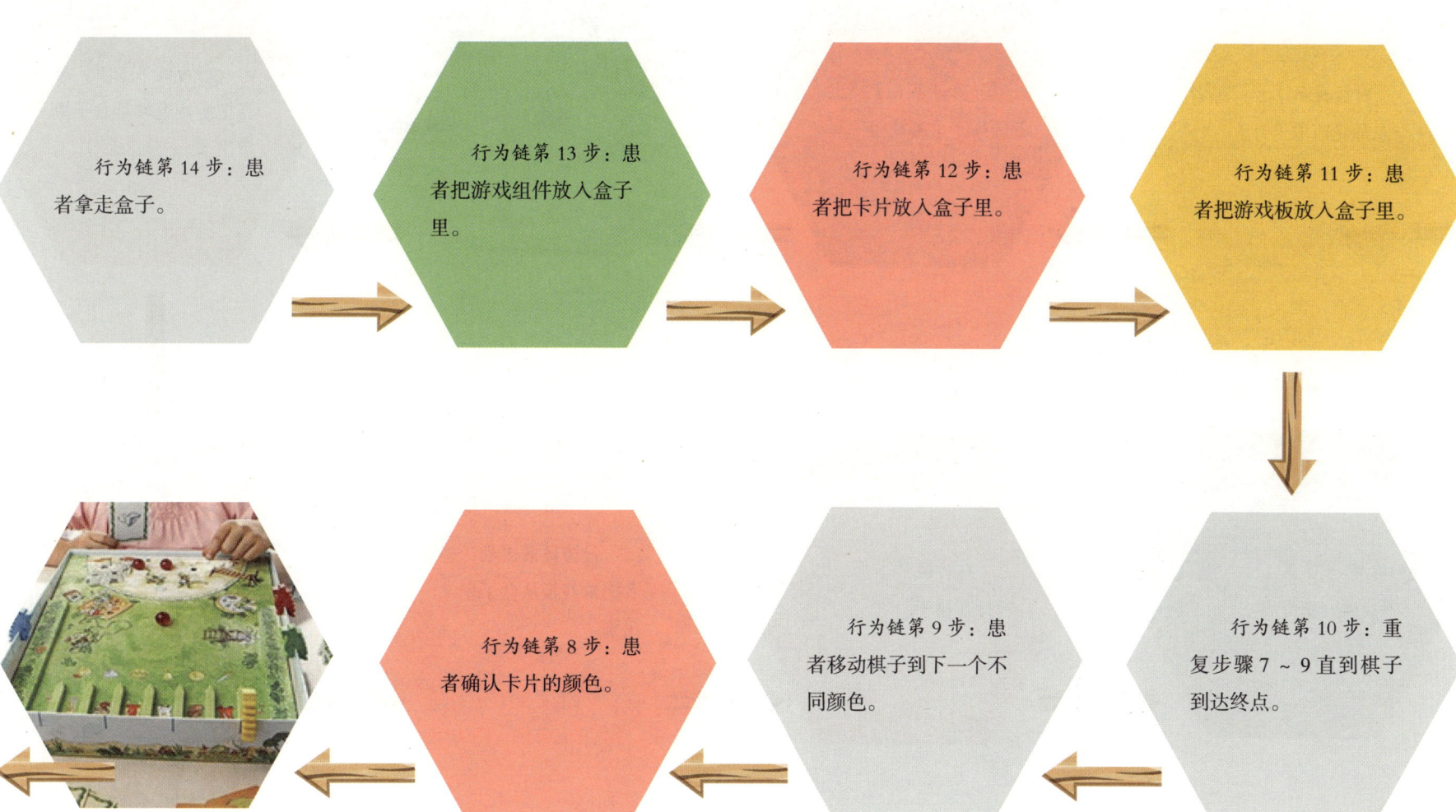

- 行为链第14步：患者拿走盒子。
- 行为链第13步：患者把游戏组件放入盒子里。
- 行为链第12步：患者把卡片放入盒子里。
- 行为链第11步：患者把游戏板放入盒子里。
- 行为链第10步：重复步骤7~9直到棋子到达终点。
- 行为链第9步：患者移动棋子到下一个不同颜色。
- 行为链第8步：患者确认卡片的颜色。

251

# 社交及游戏训练设计与指导

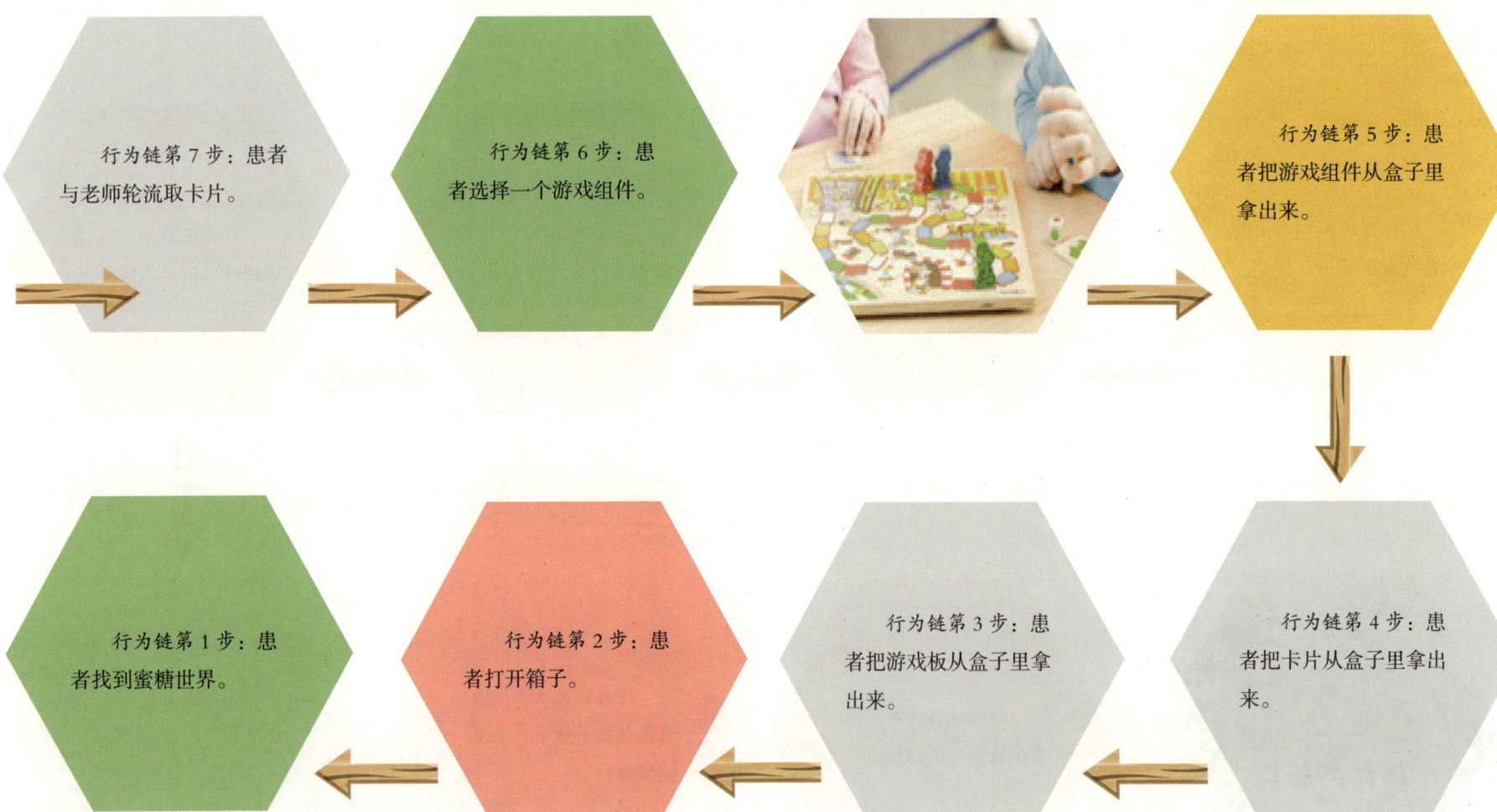

行为链第7步：患者与老师轮流取卡片。 → 行为链第6步：患者选择一个游戏组件。 → 行为链第5步：患者把游戏组件从盒子里拿出来。 → 行为链第4步：患者把卡片从盒子里拿出来。 → 行为链第3步：患者把游戏板从盒子里拿出来。 → 行为链第2步：患者打开箱子。 → 行为链第1步：患者找到蜜糖世界。

# 第五章
## 社交游戏中级训练项目

**拓展为** 益智桌游

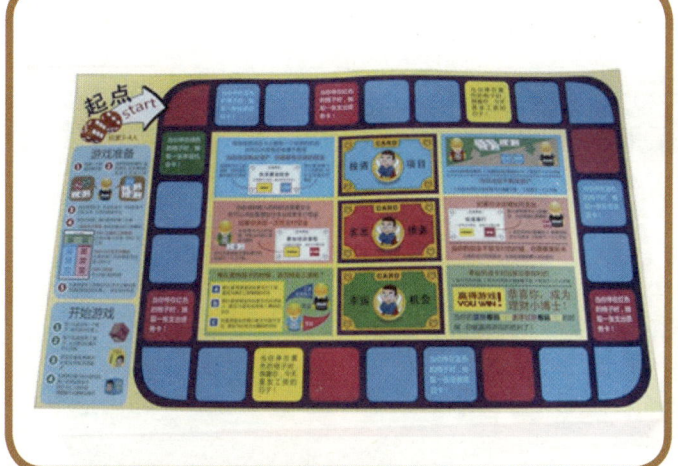

**拓展为** 揪耳朵

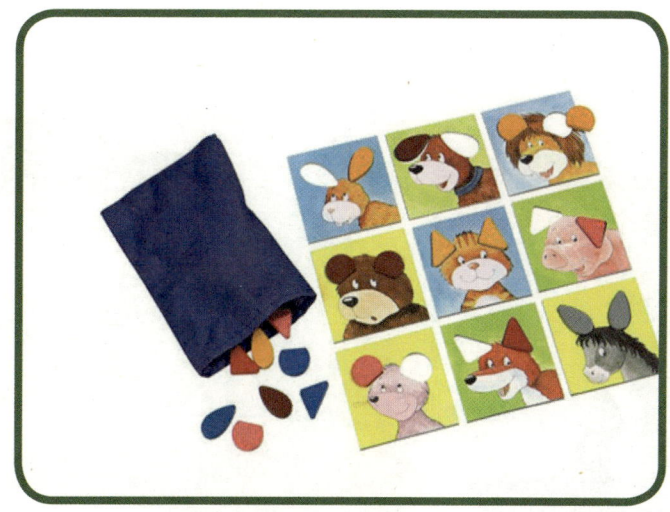

**拓展为** 桌面投篮

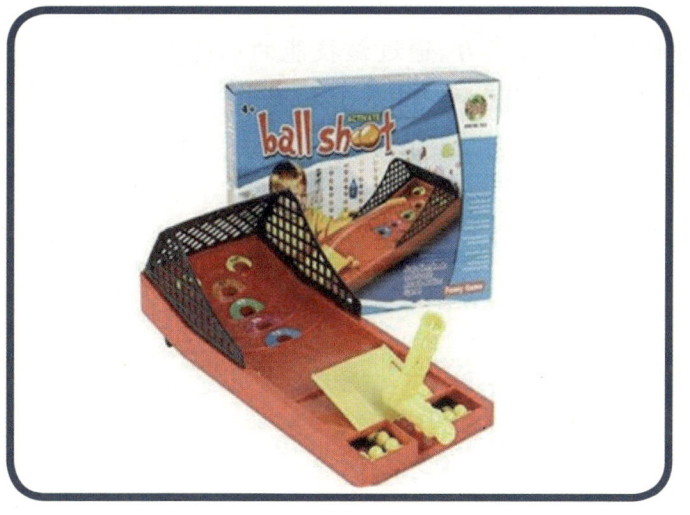

**拓展为** 水上钓鱼

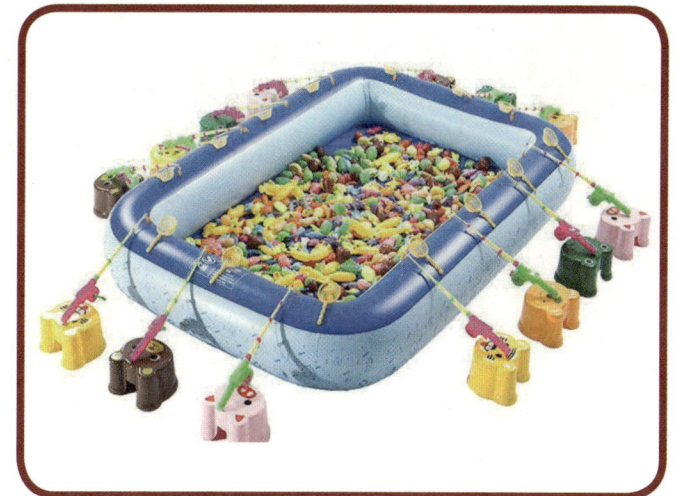

## 04 桌面游戏：降落伞和梯子

该技能的训练目的是提高患者的社交游戏能力。通过该技能的训练，患者应该能达到这样一种水平，即：对患者说"来玩'降落伞和梯子'"，患者将按照游戏规则成功完成游戏。本技能应利用逆向链接训练法，帮助患者完成任务。

扫描二维码，打印本技能训练配套表格

第五章
社交游戏中级训练项目

教学材料

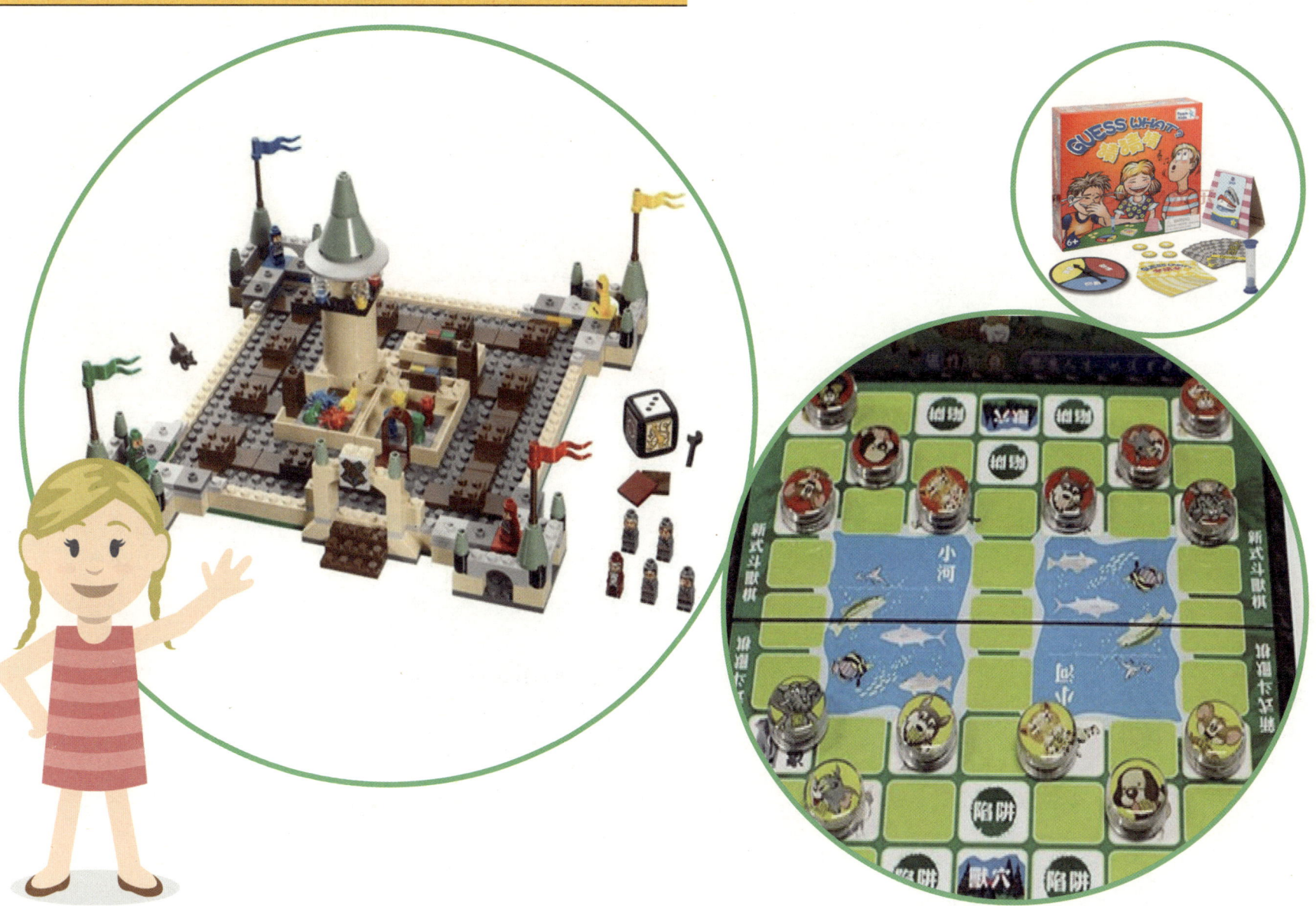

## 训练流程

逆向链接训练

| 小档案 | |
|---|---|
| 训练时长 | |
| 辅助情况 | |

行为链第 20 步：患者把游戏说明放入盒子里。患者拿走盒子。

→

行为链第 19 步：患者把游戏组件放入盒子里。

→

行为链第 18 步：患者把转盘放入盒子里。

→

行为链第 17 步：患者把游戏板放入盒子里。

↓

行为链第 16 步：重复步骤 10~15 直到游戏结束。

←

行为链第 15 步：患者将等待下一轮。

←

行为链第 14 步：当掉下一个降落伞时，患者会把它放到合适的位置上。

←

行为链第 13 步：当降落一个梯子时，患者移动梯子到合适的位置。

←

# 第五章
## 社交游戏中级训练项目

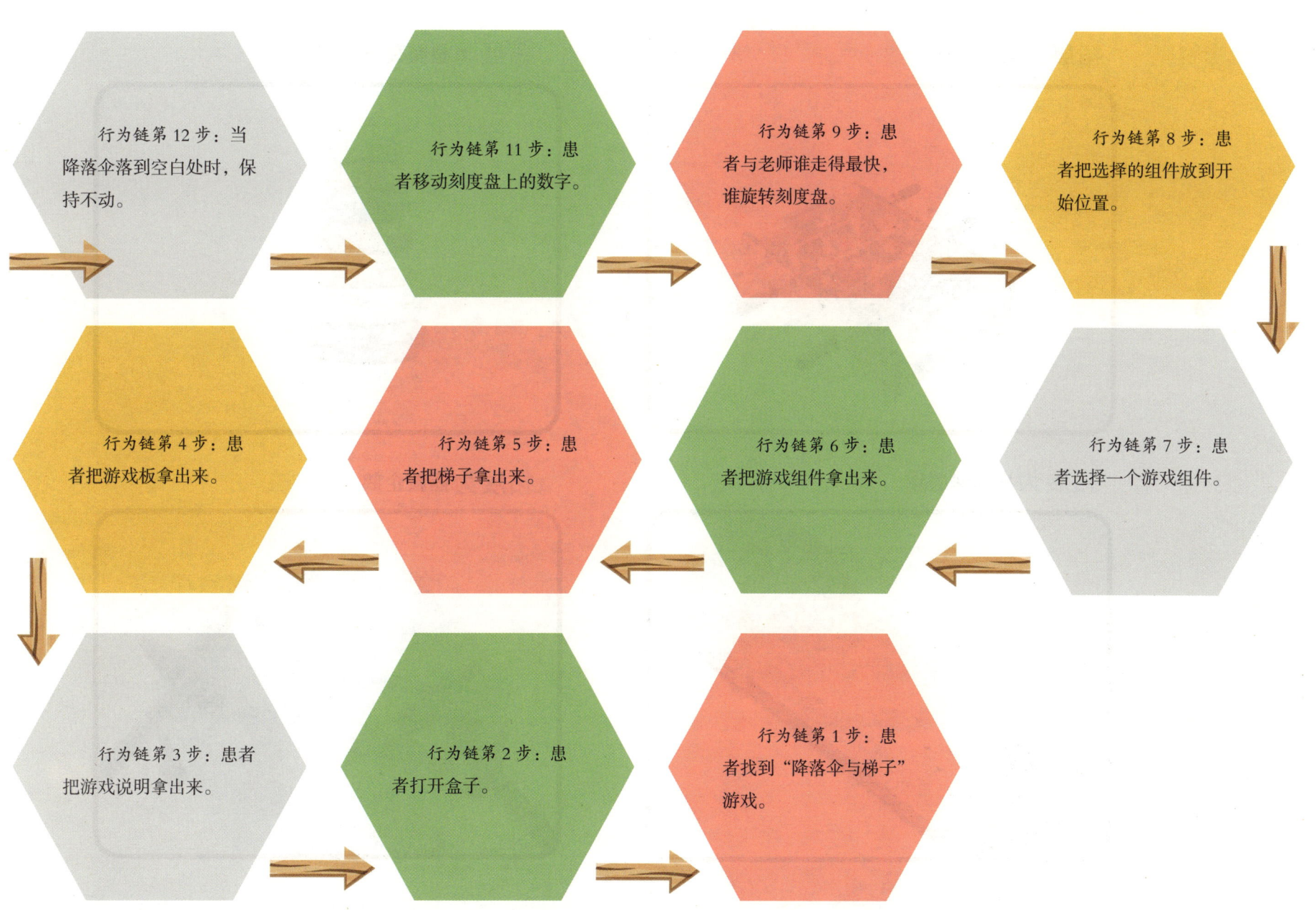

257

## 社交及游戏训练设计与指导

**拓展为**桌面足球

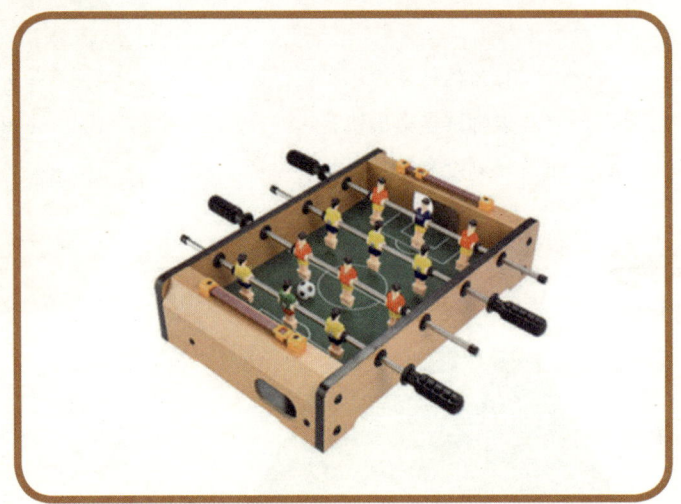

**拓展为**叠叠高

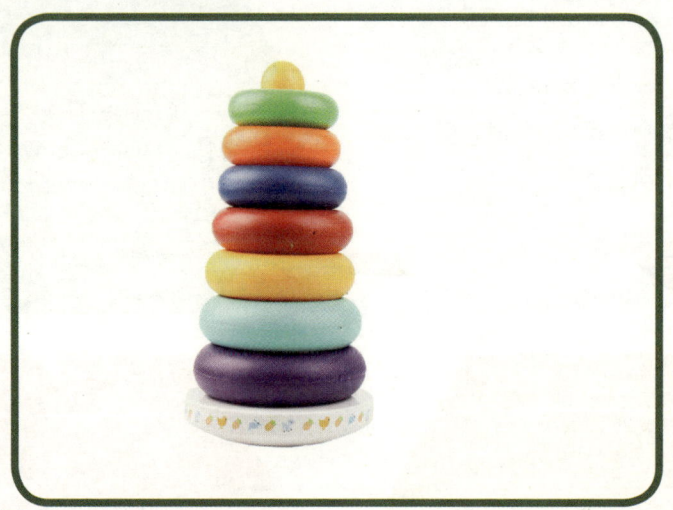

**拓展为**桌面保龄球

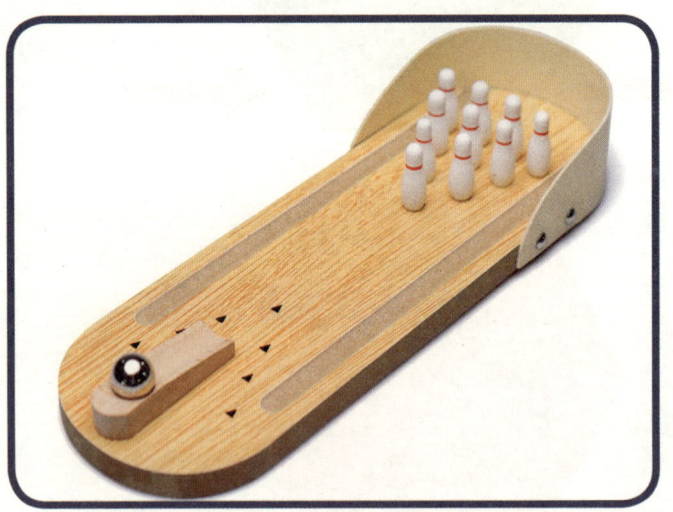

**拓展为**拯救企鹅

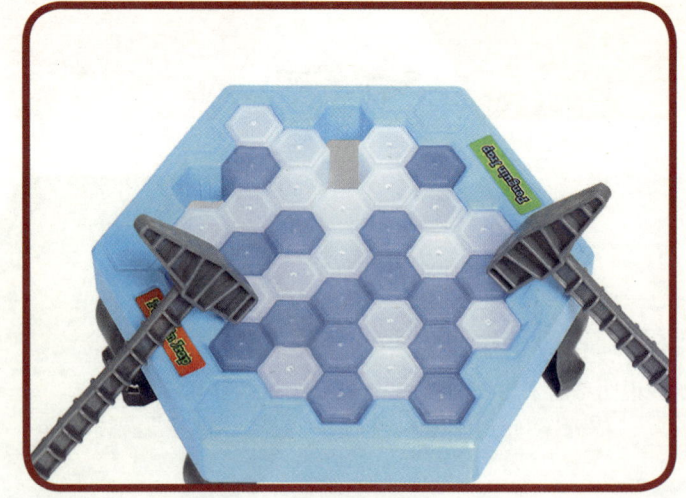

第五章　社交游戏中级训练项目

# 05 桌面游戏：饥饿的河马

该技能的训练目的是提高患者的社交游戏能力。通过该技能的训练，患者应该能达到这样一种水平，即：对患者说"来玩'饥饿的河马'"，患者将按照游戏规则成功完成游戏。本技能应利用逆向链接训练法，帮助患者完成任务。

扫描二维码，打印本技能训练配套表格

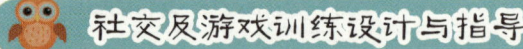

**教学材料**

| 小档案 | |
|---|---|
| 训练时长 | |
| 辅助情况 | |

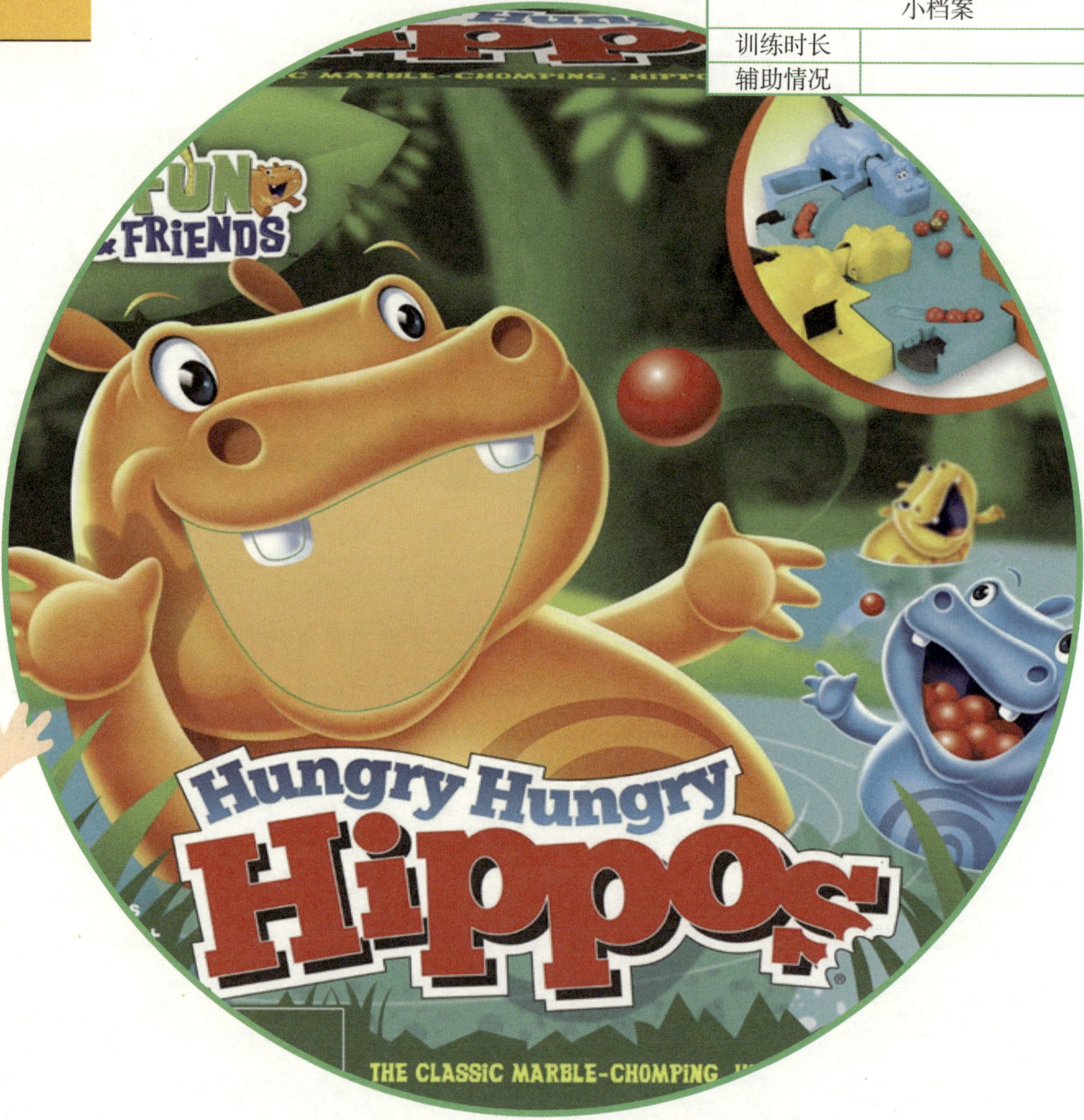

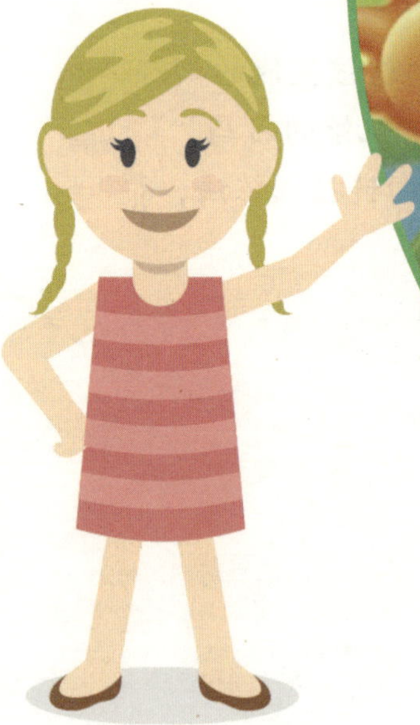

# 第五章
## 社交游戏中级训练项目

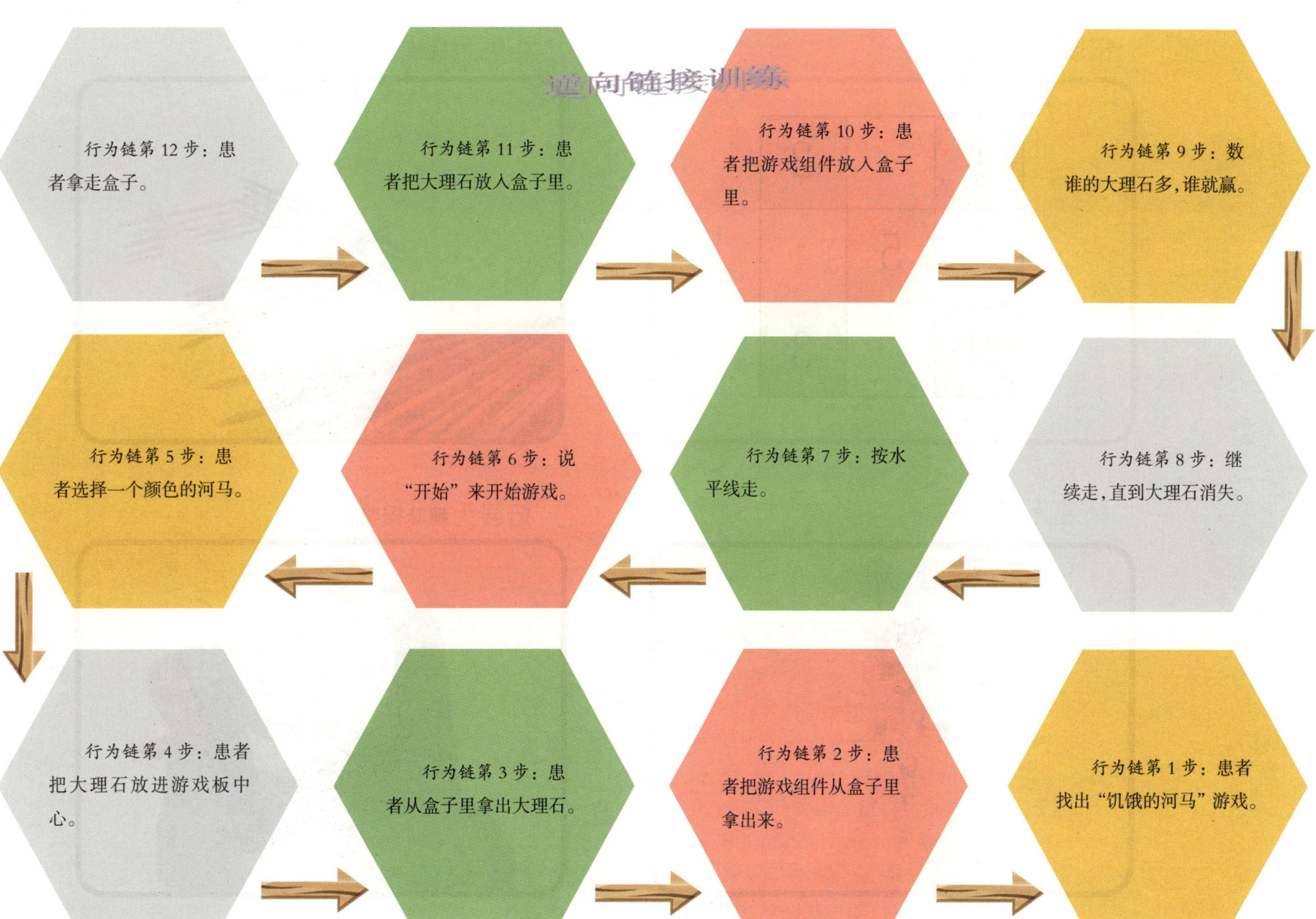

**拓展为九宫格**

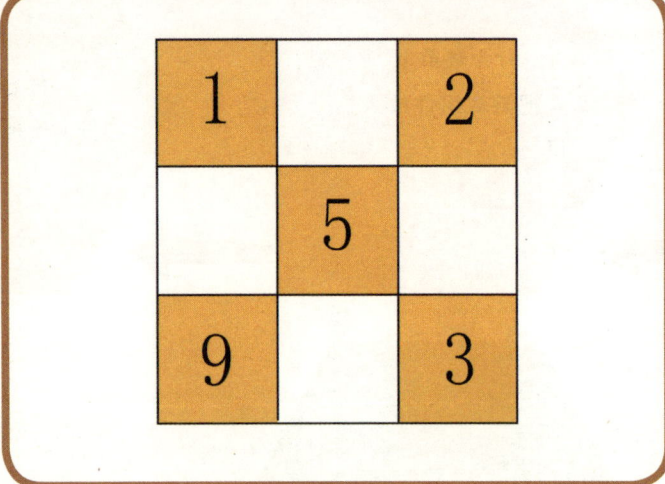

**拓展为挑棒**

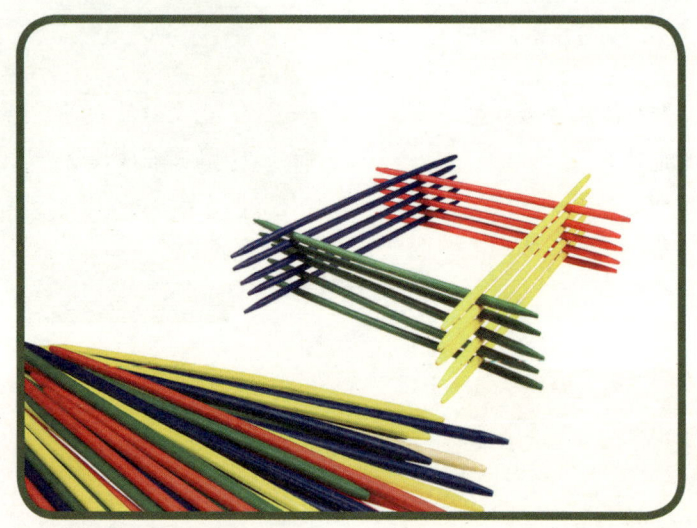

**拓展为反斗猴子**

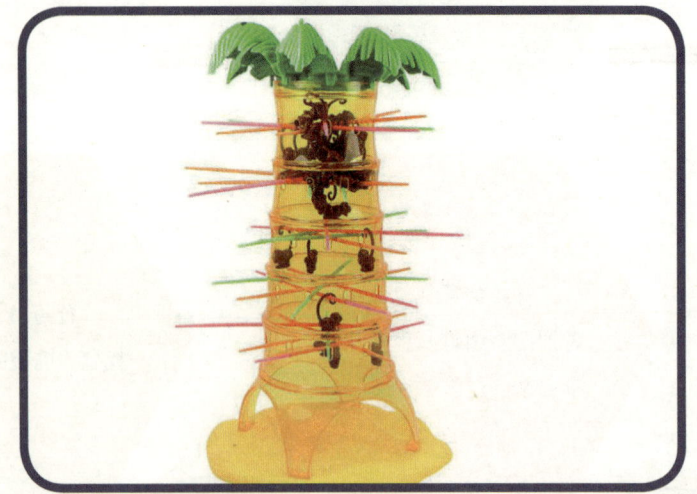

**拓展为趣味摇奖机**

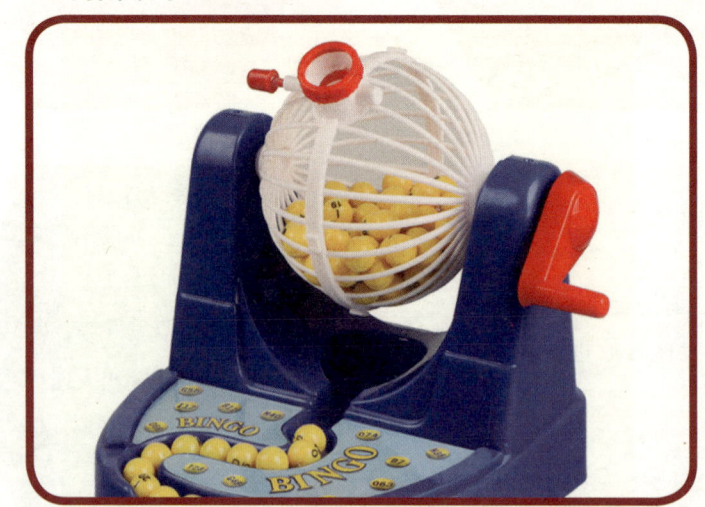

# 06 桌面游戏：飞行棋

　　该技能的训练目的是提高患者的社交游戏能力。通过该技能的训练，患者应该能达到这样一种水平，即：对患者说"来玩'飞行棋'"，患者将按照游戏规则成功完成游戏。本技能应利用逆向链接训练法，帮助患者完成任务。

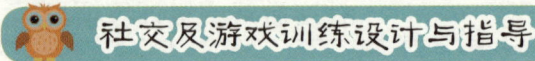

**教学材料**

| 小档案 | |
|---|---|
| 训练时长 | |
| 辅助情况 | |

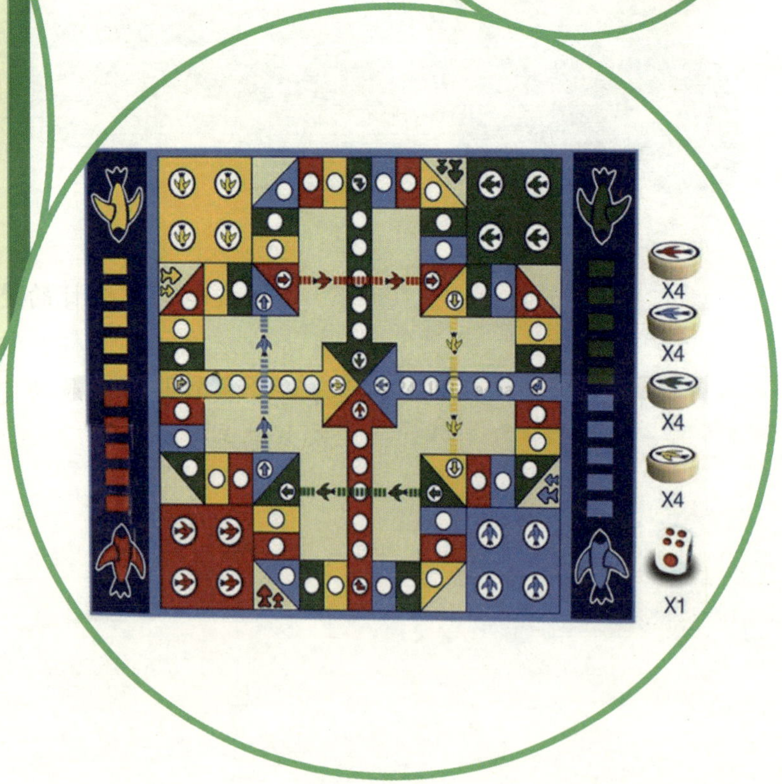

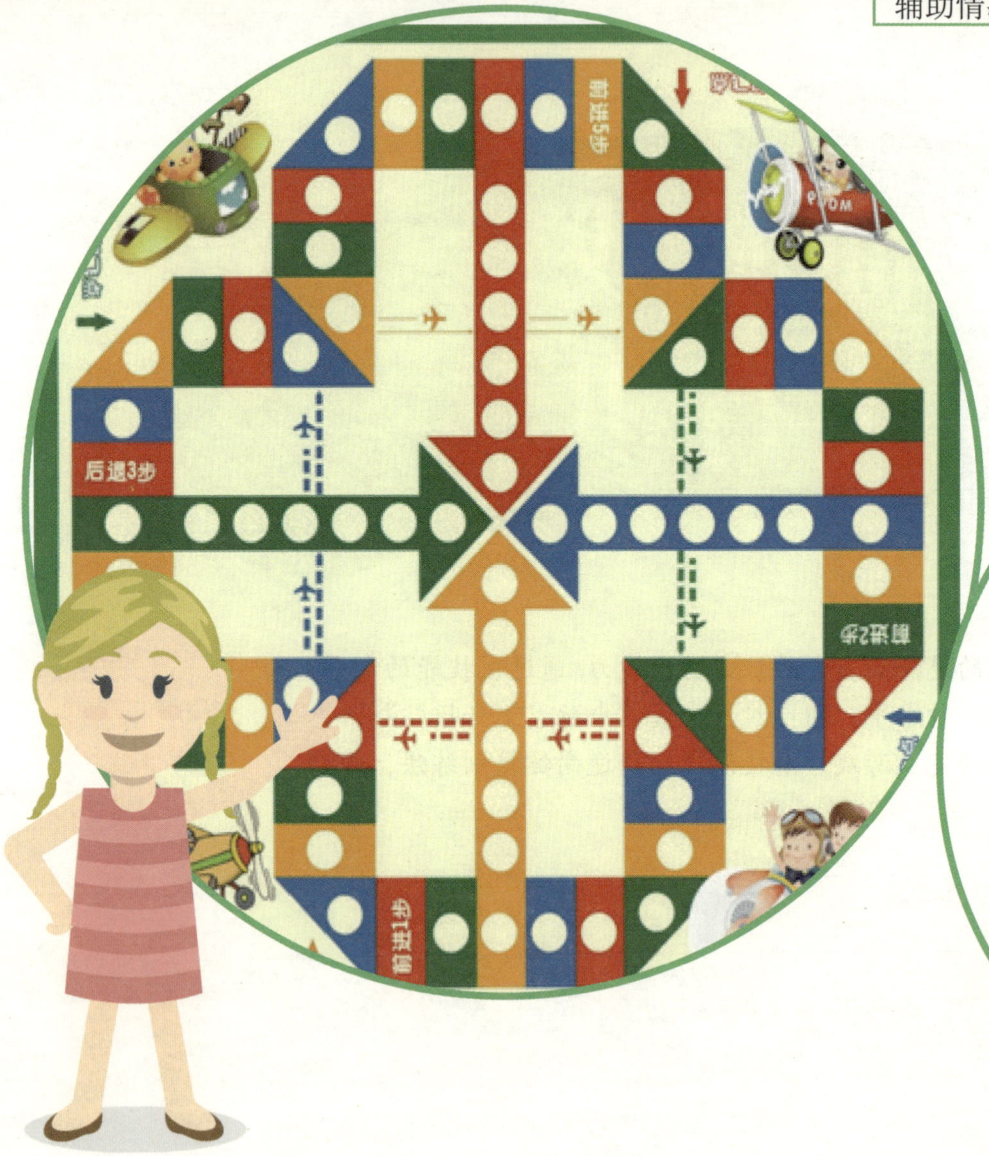

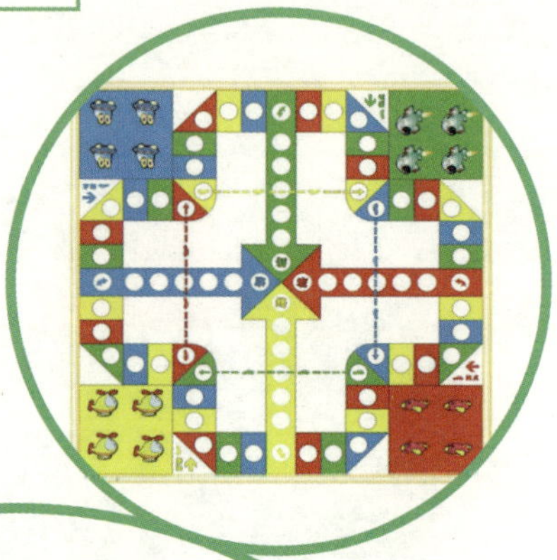

# 第五章
## 社交游戏中级训练项目

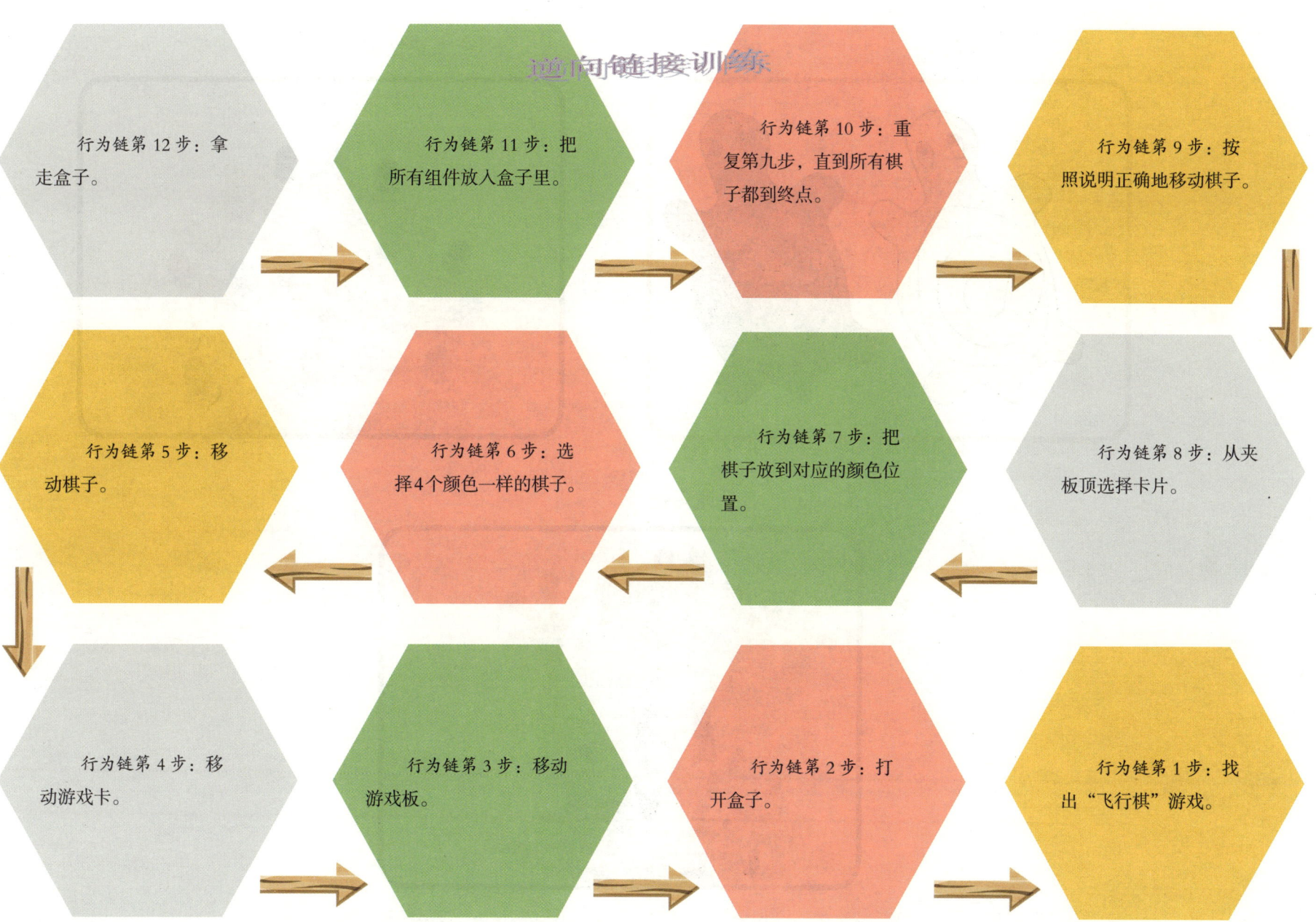

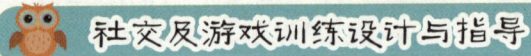 社交及游戏训练设计与指导

拓展为 **跑跑龟**

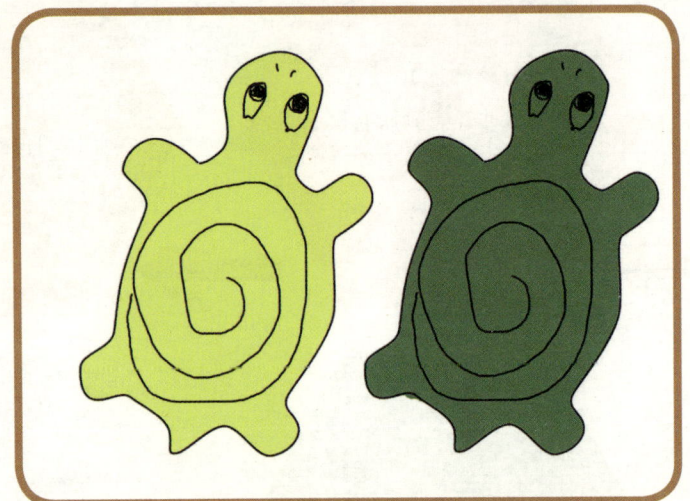

拓展为 **记忆棋**

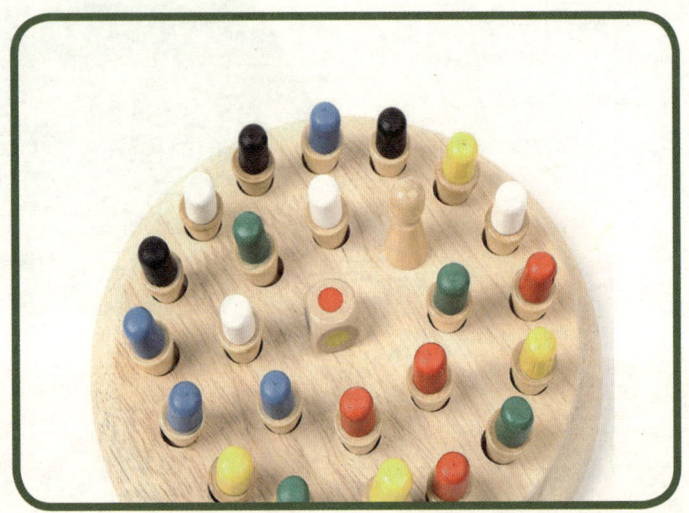

拓展为 **贪吃青蛙**

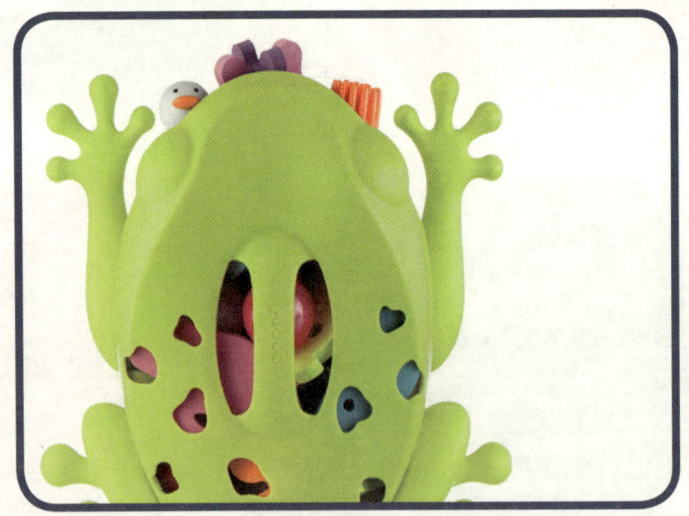

# 第五章 社交游戏中级训练项目

## 07 优诺纸牌游戏

该技能的训练目的是提高患者的社交游戏能力。通过该技能的训练，患者应该能达到这样一种水平，即：对患者说"来玩'优诺'"，患者将按照游戏规则成功完成游戏。本技能应利用逆向链接训练法，帮助患者完成任务。

扫描二维码，打印本技能训练配套表格

社交及游戏训练设计与指导

## 教学材料

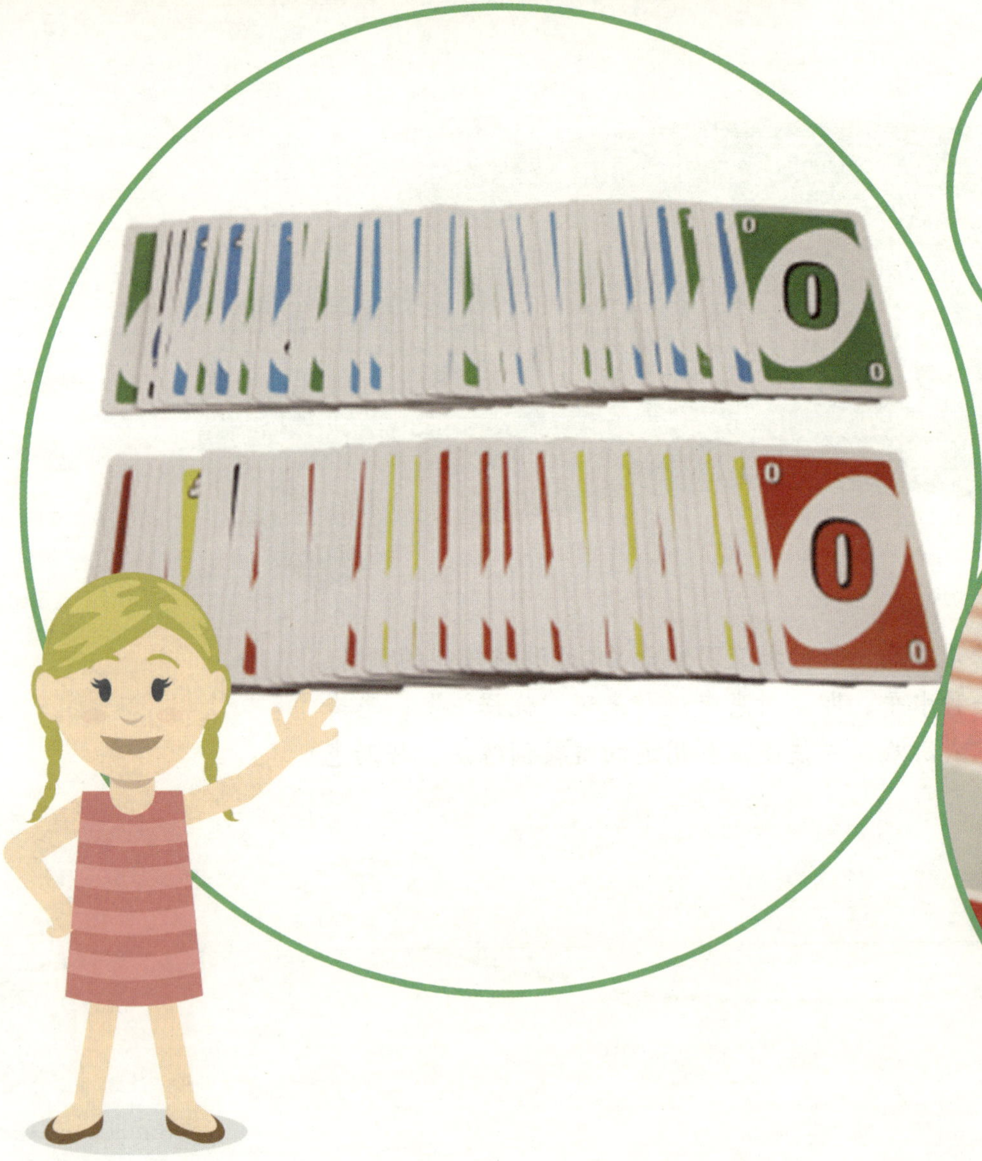

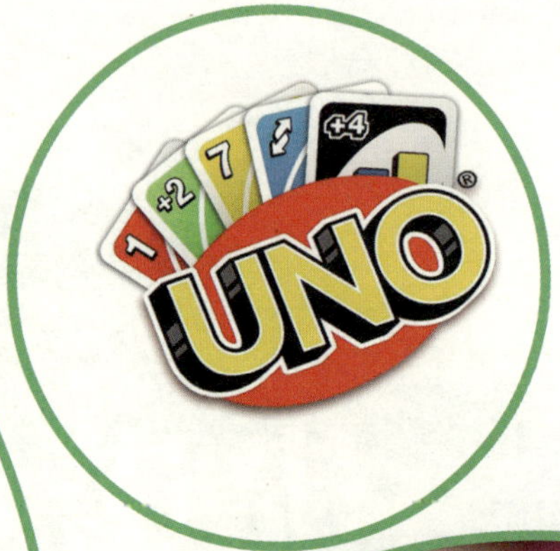

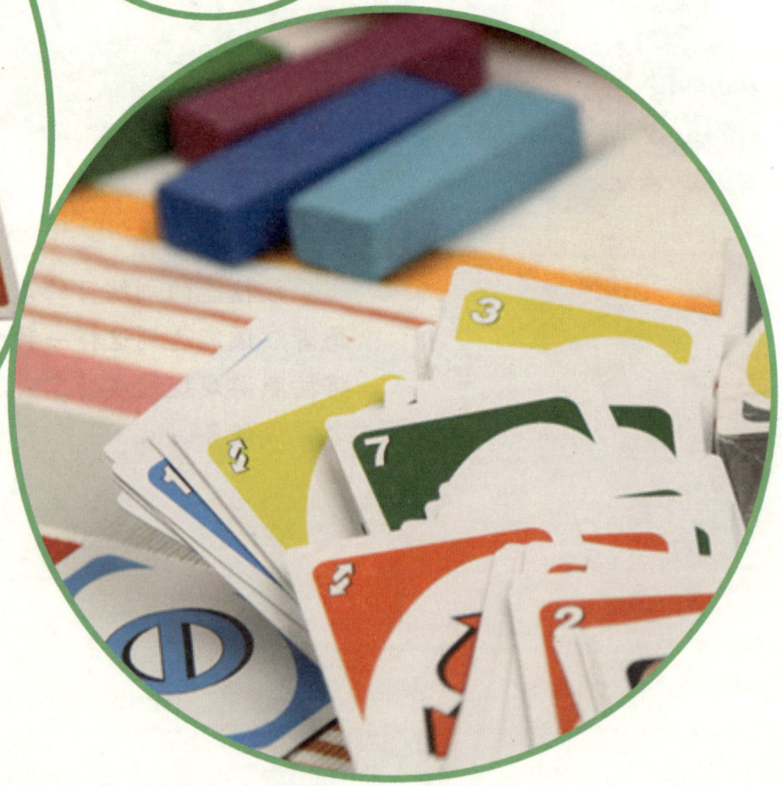

# 第五章
## 社交游戏中级训练项目

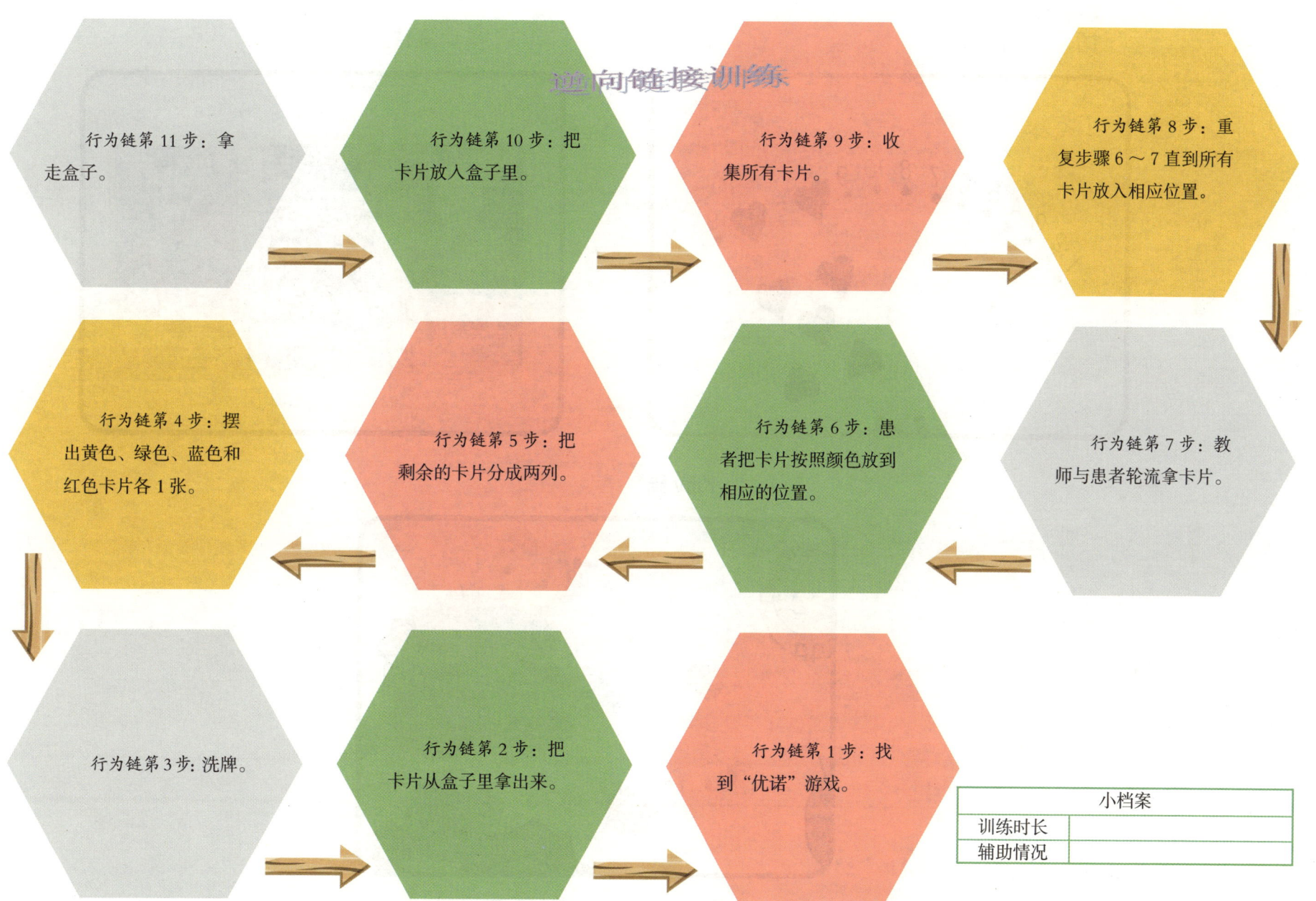

| 小档案 | |
|---|---|
| 训练时长 | |
| 辅助情况 | |

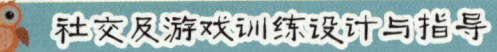 社交及游戏训练设计与指导

**拓展为扑克**

**拓展为奥特曼卡片**

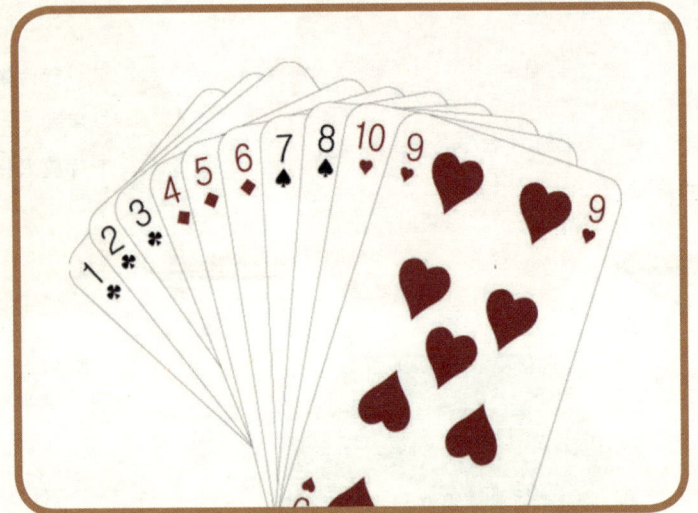

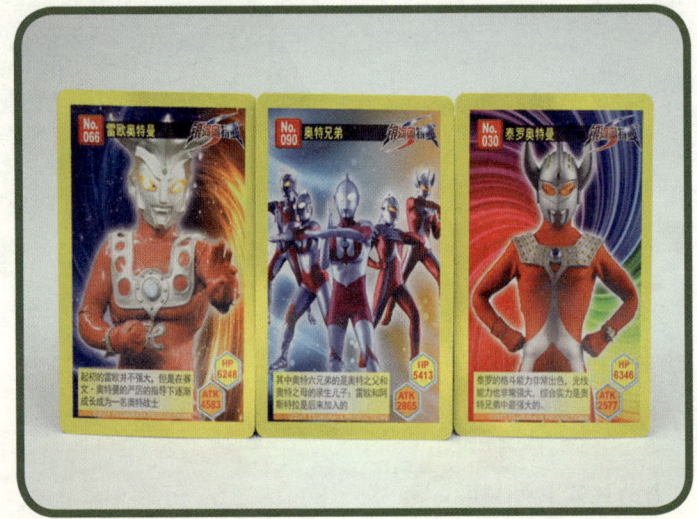

**拓展为 Kitty 猫**

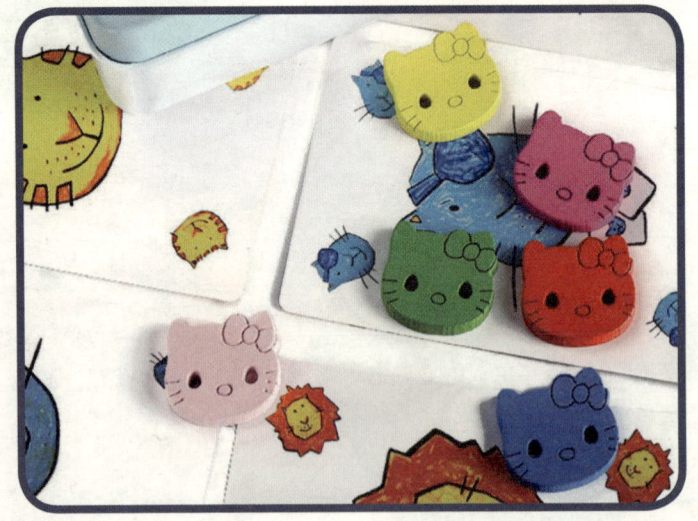

第五章
社交游戏中级训练项目

# 08 抽出相同花色的两张牌

该技能的训练目的是提高患者的社交游戏能力。通过该技能的训练，患者应该能达到这样一种水平，即：对患者说"来玩抽纸牌"，患者将按照游戏规则成功完成游戏。本技能应利用逆向链接训练法，帮助患者完成任务。

扫描二维码，打印本技能训练配套表格

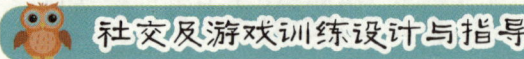社交及游戏训练设计与指导

## 教学材料

| 小档案 | |
|---|---|
| 训练时长 | |
| 辅助情况 | |

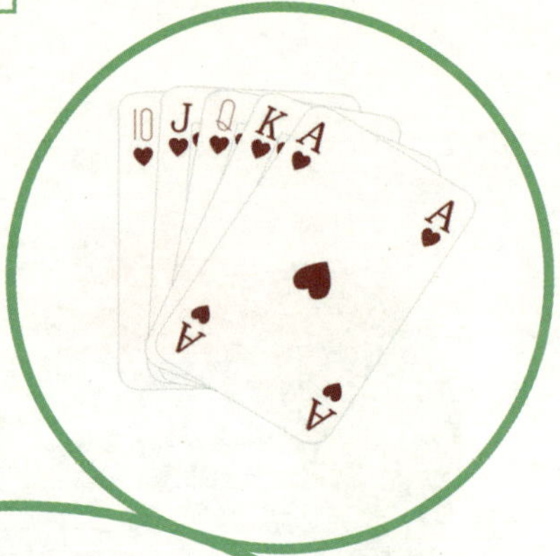

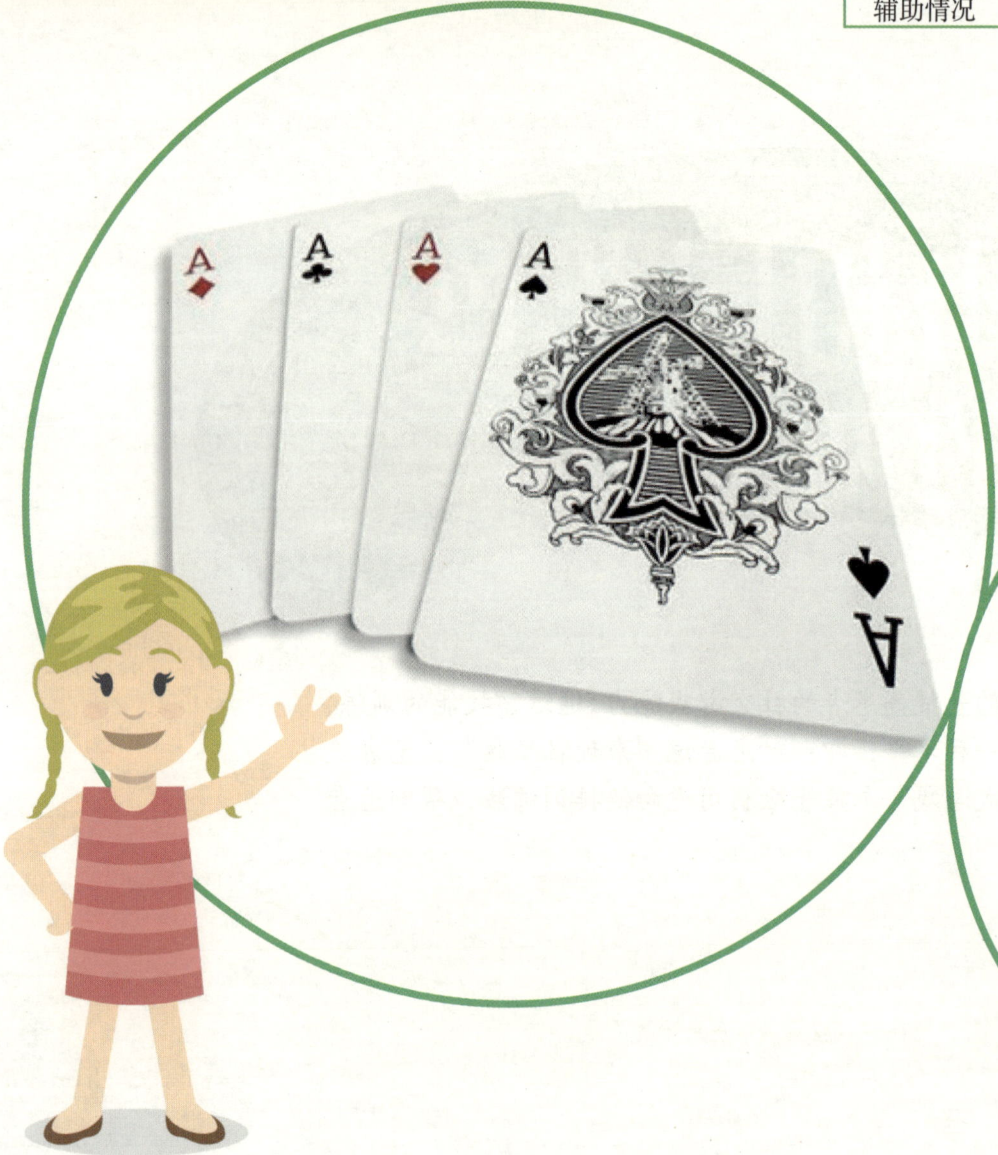

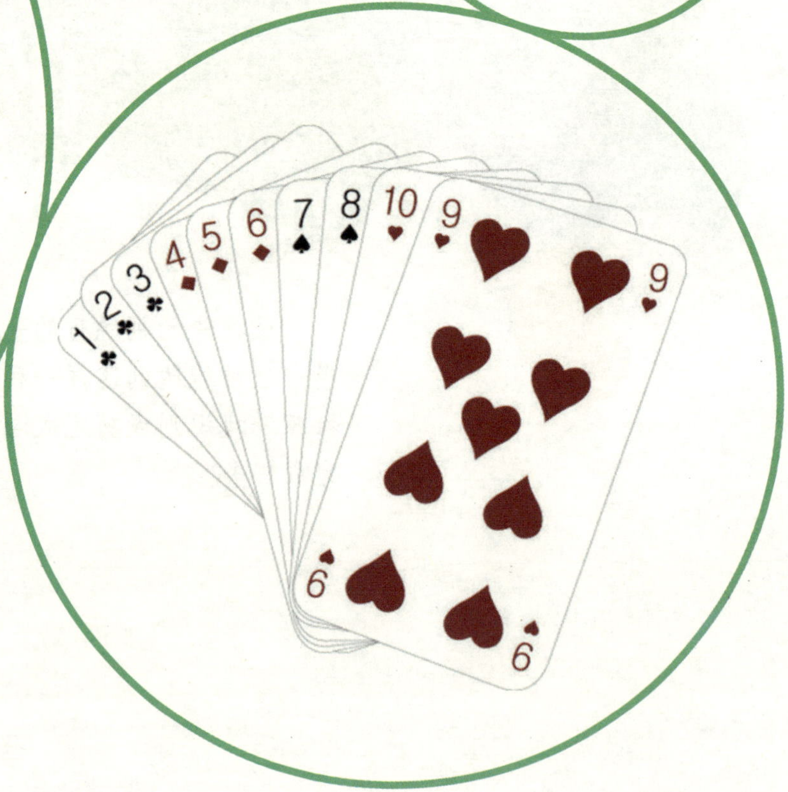

# 第五章
## 社交游戏中级训练项目

### 逆向链接训练

行为链第15步：拿走盒子。 → 行为链第14步：把卡片放入盒子里。 → 行为链第13步：收集所有卡片。 → 行为链第12步：重复步骤7~11直到所有卡片放入相应位置。 → 行为链第11步：教师也取两张花色的牌。

行为链第6步：取一张牌，然后直接扔到弃牌堆里。 ← 行为链第7步：从手里取一张相同花色的牌。 ← 行为链第8步：取一张牌放入手里。 ← 行为链第9步：如果患者拿到4张牌是不同花色，他会说"4种"。 ← 行为链第10步：患者会配置相同花色的两张牌。

行为链第5步：将牌放在中间的游戏区。 → 行为链第4步：患者可以分配7张牌给自己和老师。 → 行为链第3步：洗牌。 → 行为链第2步：把纸牌拿出来。 → 行为链第1步：找到纸牌游戏。

社交及游戏训练设计与指导

## 09 抽出相同数字的两张牌

该技能的训练目的是提高患者的社交游戏能力。通过该技能的训练,患者应该能达到这样一种水平,即:对患者说:"来玩抽纸牌",患者将按照游戏规则成功完成游戏。本技能应利用逆向链接训练法,帮助患者完成任务。

扫描二维码,打印本技能训练配套表格

# 第五章
## 社交游戏中级训练项目

**教学材料**

| | 小档案 |
|---|---|
| 训练时长 | |
| 辅助情况 | |

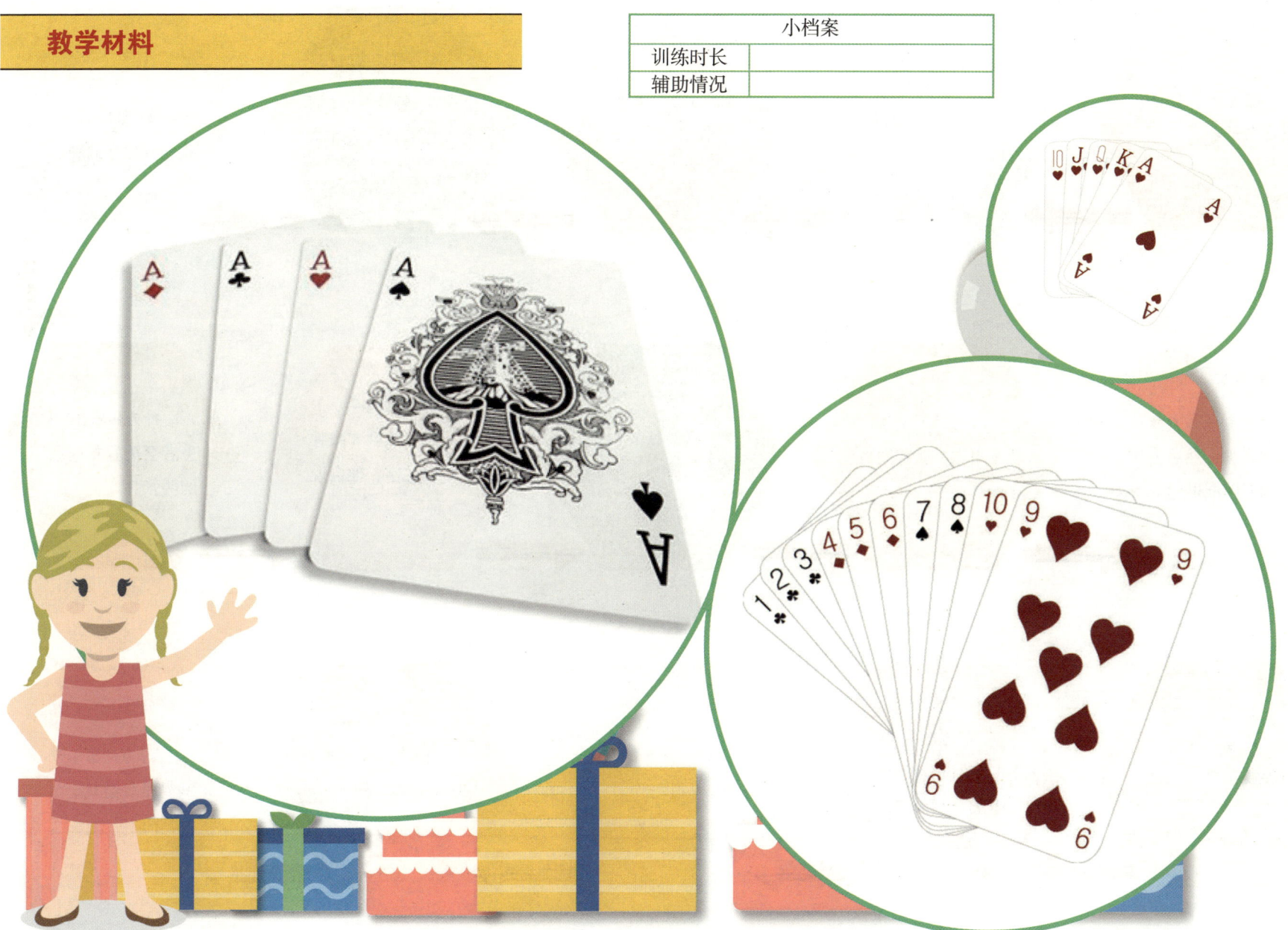

社交及游戏训练设计与指导

## 逆向链接训练

- 行为链第15步：拿走盒子。
- → 行为链第14步：把卡片放入盒子里。
- → 行为链第13步：收集所有卡片。
- → 行为链第12步：重复步骤7～11直到所有卡片放入相应位置。
- → 行为链第11步：教师也取到2张相同数字的牌。
- ↓
- 行为链第6步：取一张牌，然后直接扔到弃牌堆里。
- ← 行为链第7步：从手里取一张相同数字的牌。
- ← 行为链第8步：取一张牌放入手里。
- ← 行为链第9步：如果患者拿到4张牌是不同数字，他会说"4种"。
- ← 行为链第10步：患者会配置相同数字的两张牌。
- ↓
- 行为链第5步：将牌放在中间的游戏区。
- → 行为链第4步：患者可以分配7张牌给自己和老师。
- → 行为链第3步：洗牌。
- → 行为链第2步：把纸牌拿出来。
- → 行为链第1步：找到纸牌游戏。

# 第五章 社交游戏中级训练项目

## 10 发表见解

　　该技能的训练目的是提高患者的社交游戏与语言表达能力。通过该技能的训练，患者应该能达到这样一种水平，即：在游戏的过程中，患者的同伴会做一些评论，当患者听到这些评论时可以与他们进行讨论（例如，当听到"我喜欢玩皮球""我的小狗在追一只猫"时，患者能够发表自己的见解）。

扫描二维码，打印本技能训练配套表格

社交及游戏训练设计与指导

## 教学材料

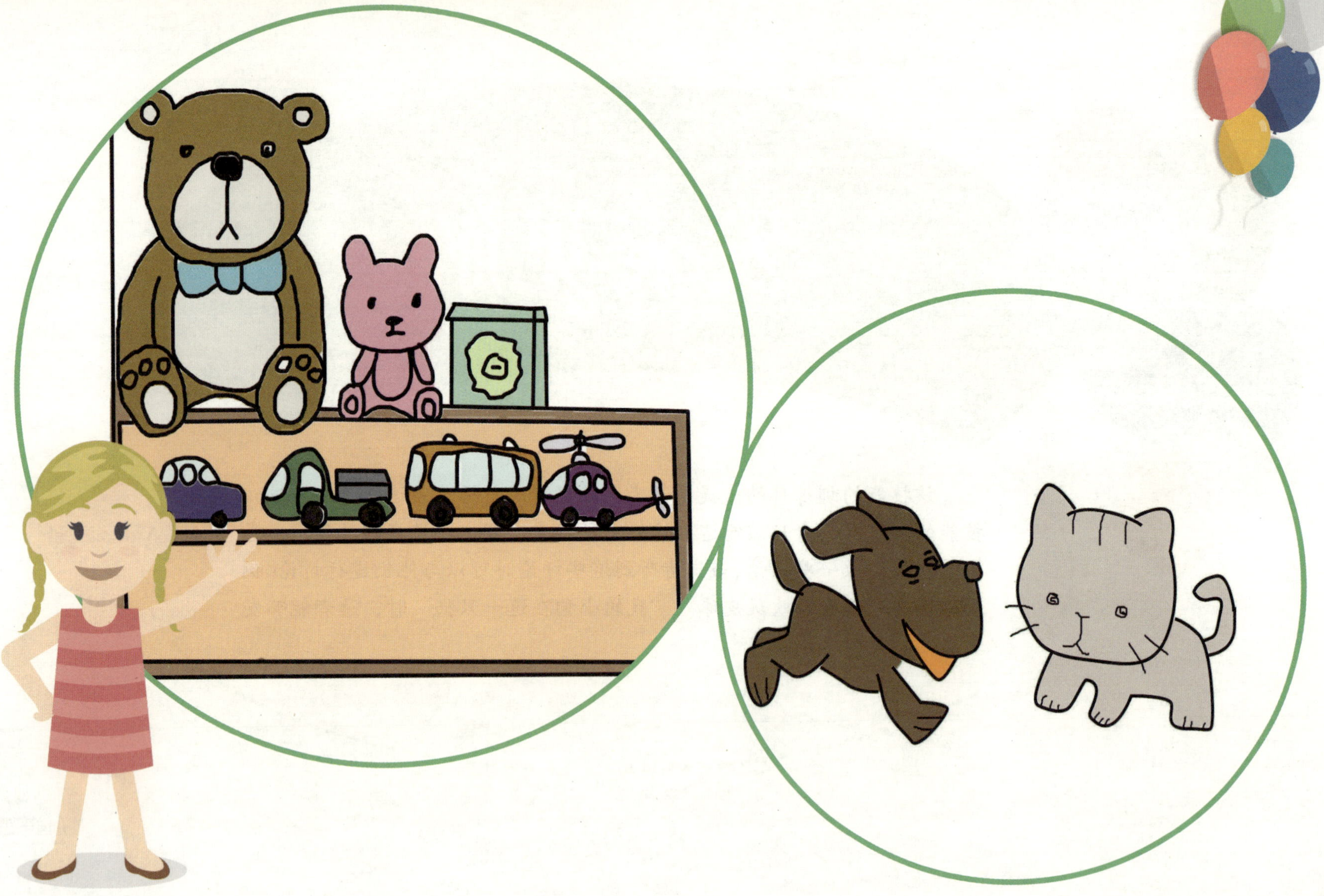

第五章
社交游戏中级训练项目

### 示例 1

看她可以跳多高。

| 小档案 | |
|---|---|
| 训练时长 | |
| 辅助情况 | |

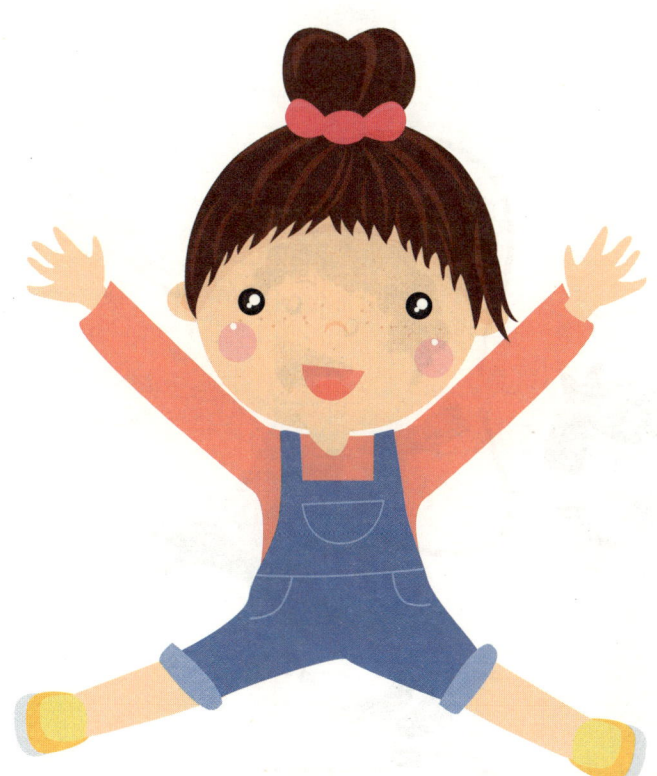

### 示例 2

我的小狗很饿。

| 小档案 | |
|---|---|
| 训练时长 | |
| 辅助情况 | |

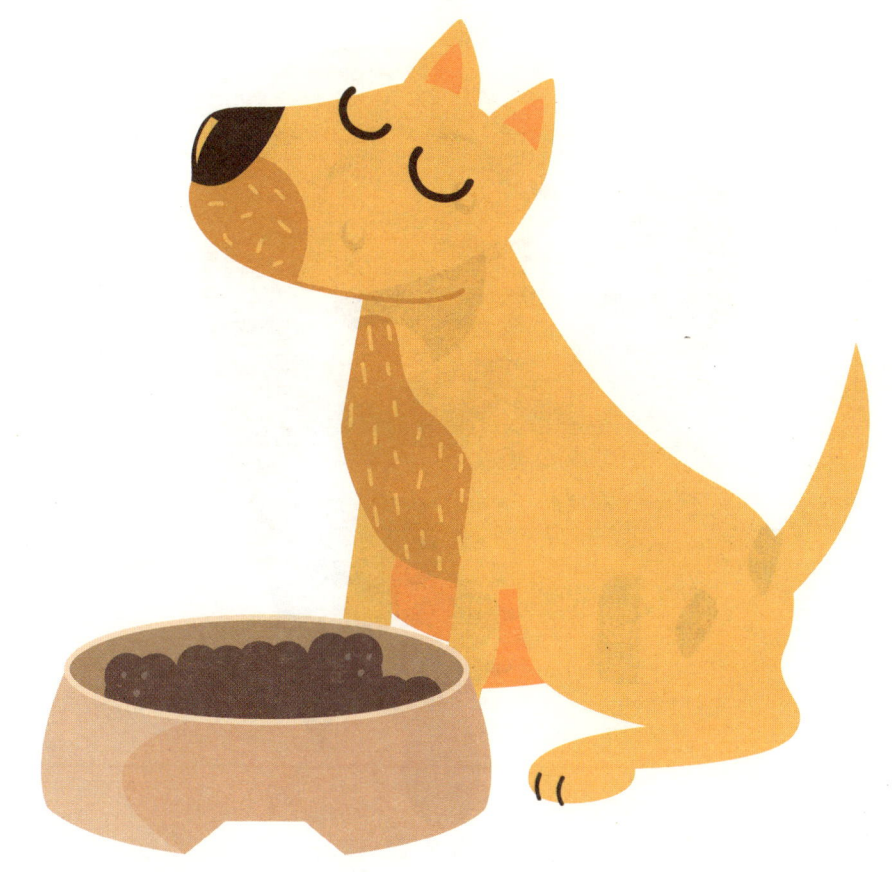

社交及游戏训练设计与指导

训练方法示例

### 示例 3

我的娃娃很可爱。

| 小档案 | |
|---|---|
| 训练时长 | |
| 辅助情况 | |

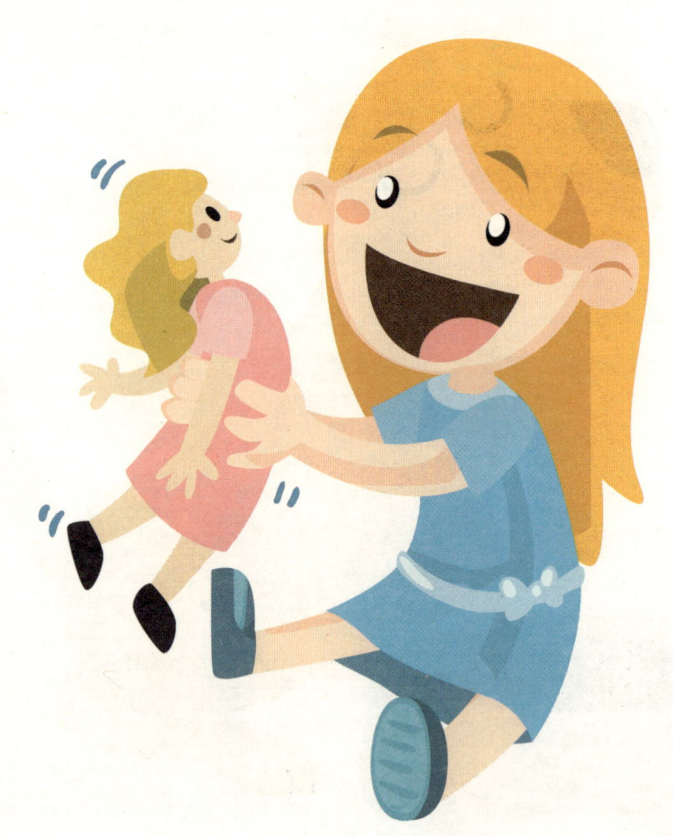

### 示例 4

这个真有趣。

| 小档案 | |
|---|---|
| 训练时长 | |
| 辅助情况 | |

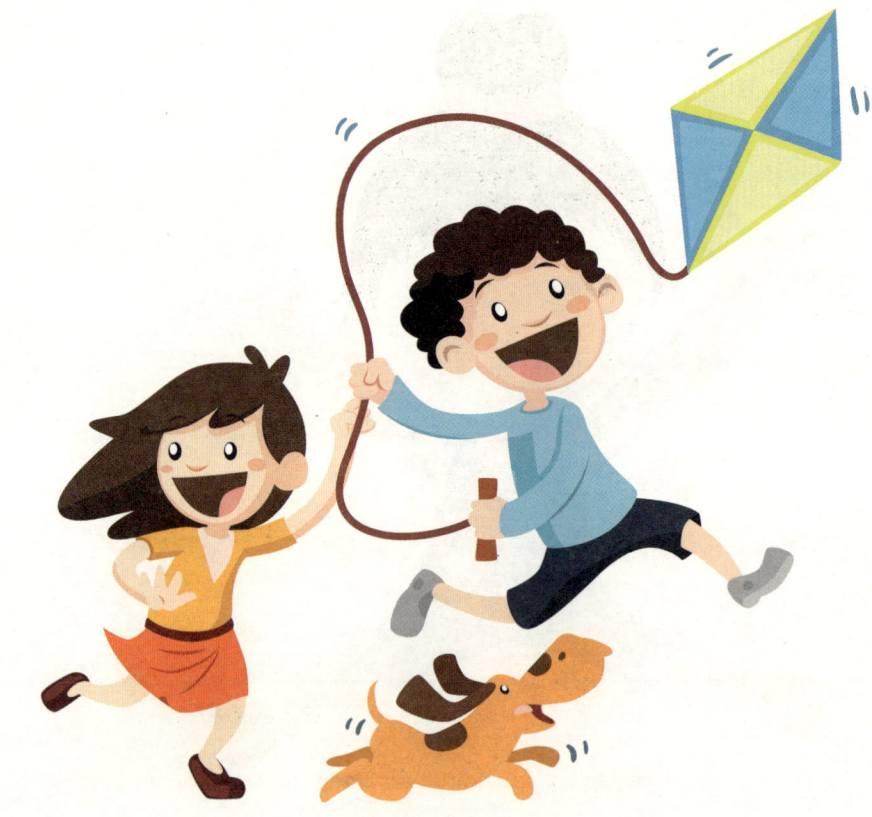

# 第五章
## 社交游戏中级训练项目

**拓展为**小组讨论

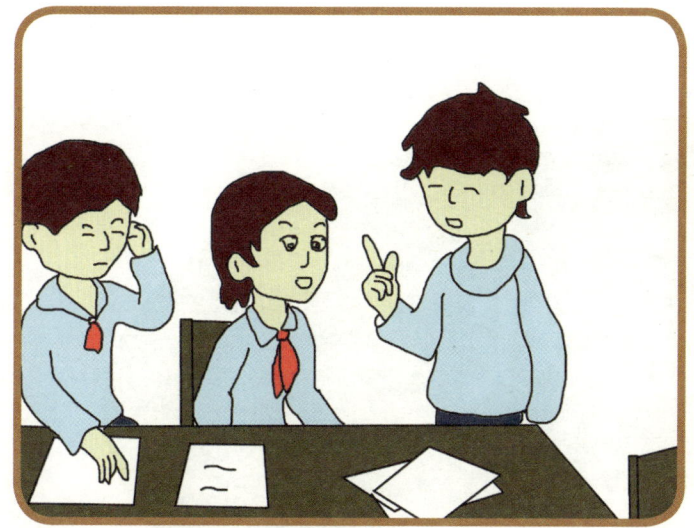

**拓展为**一问一答

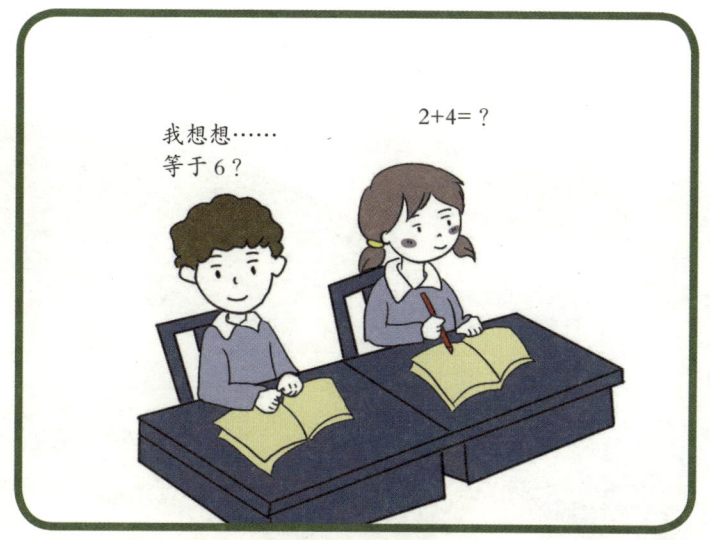

**拓展为**儿童辩论

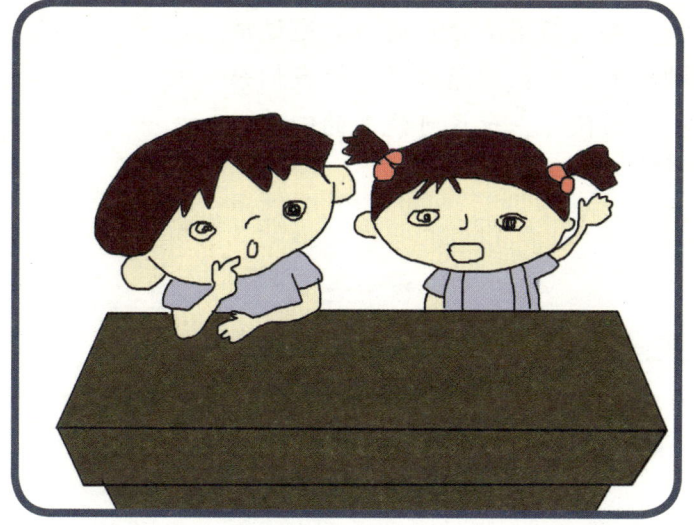

**拓展为**小组活动

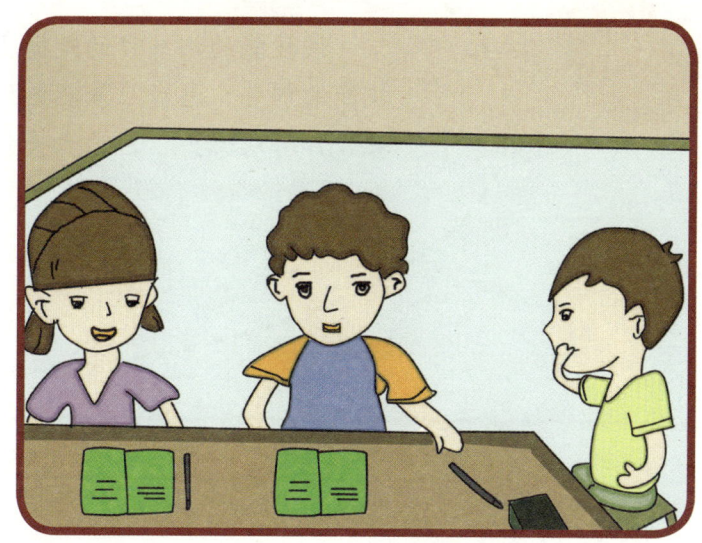

# 11 合作游戏

该技能的训练目的是提高患者的社交游戏与团队合作能力。通过该技能的训练,患者应该能达到这样一种水平,即:对患者说"让我们来玩合作游戏吧!",患者将会和尽可能多的伙伴,玩尽可能多的回合。

# 第五章
## 社交游戏中级训练项目

**教学材料**

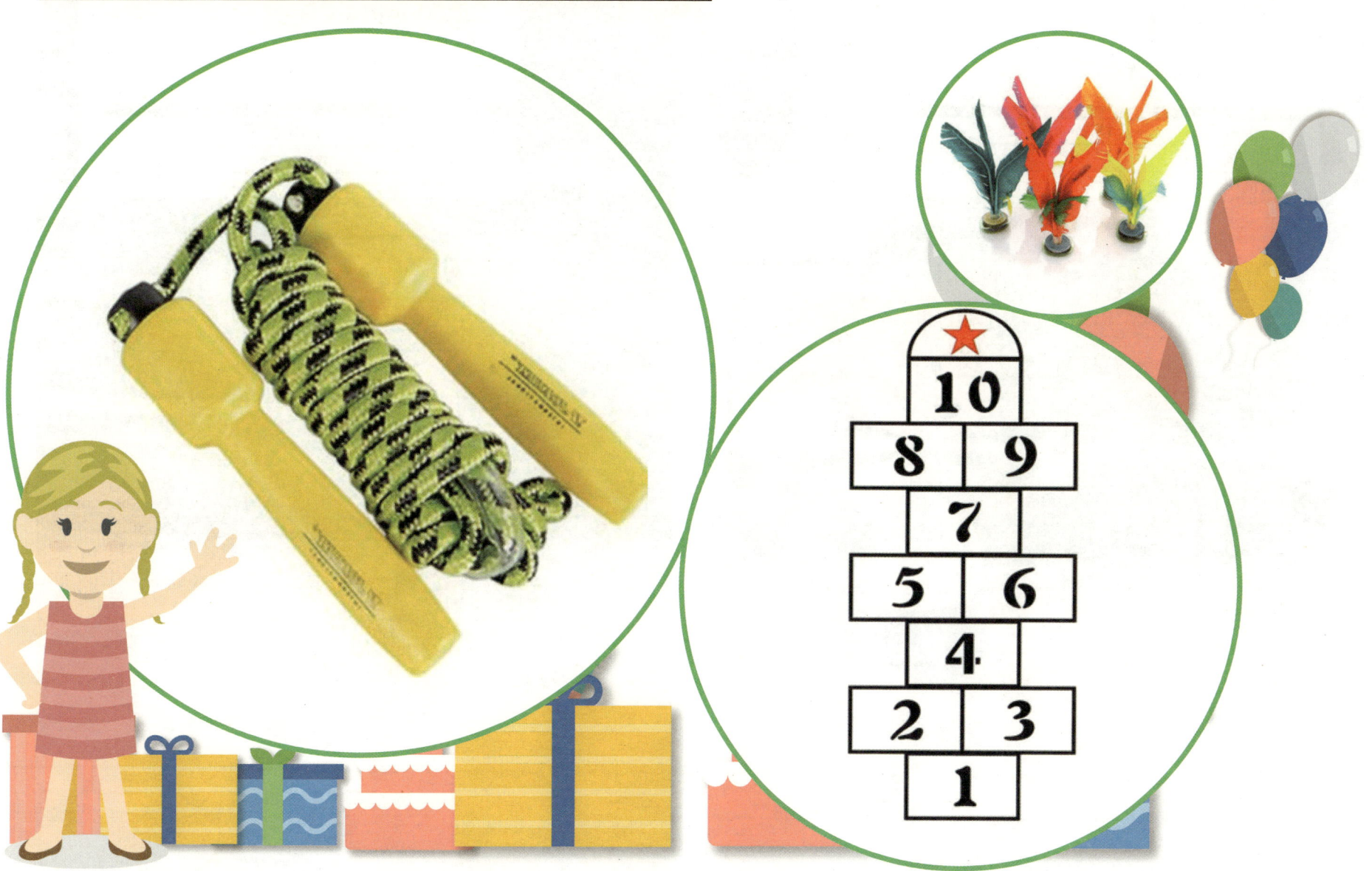

社交及游戏训练设计与指导

**训练方法示例**

示例 1

踢毽子游戏。

| 小档案 | |
|---|---|
| 训练时长 | |
| 辅助情况 | |

示例 2

跳房子游戏。

| 小档案 | |
|---|---|
| 训练时长 | |
| 辅助情况 | |

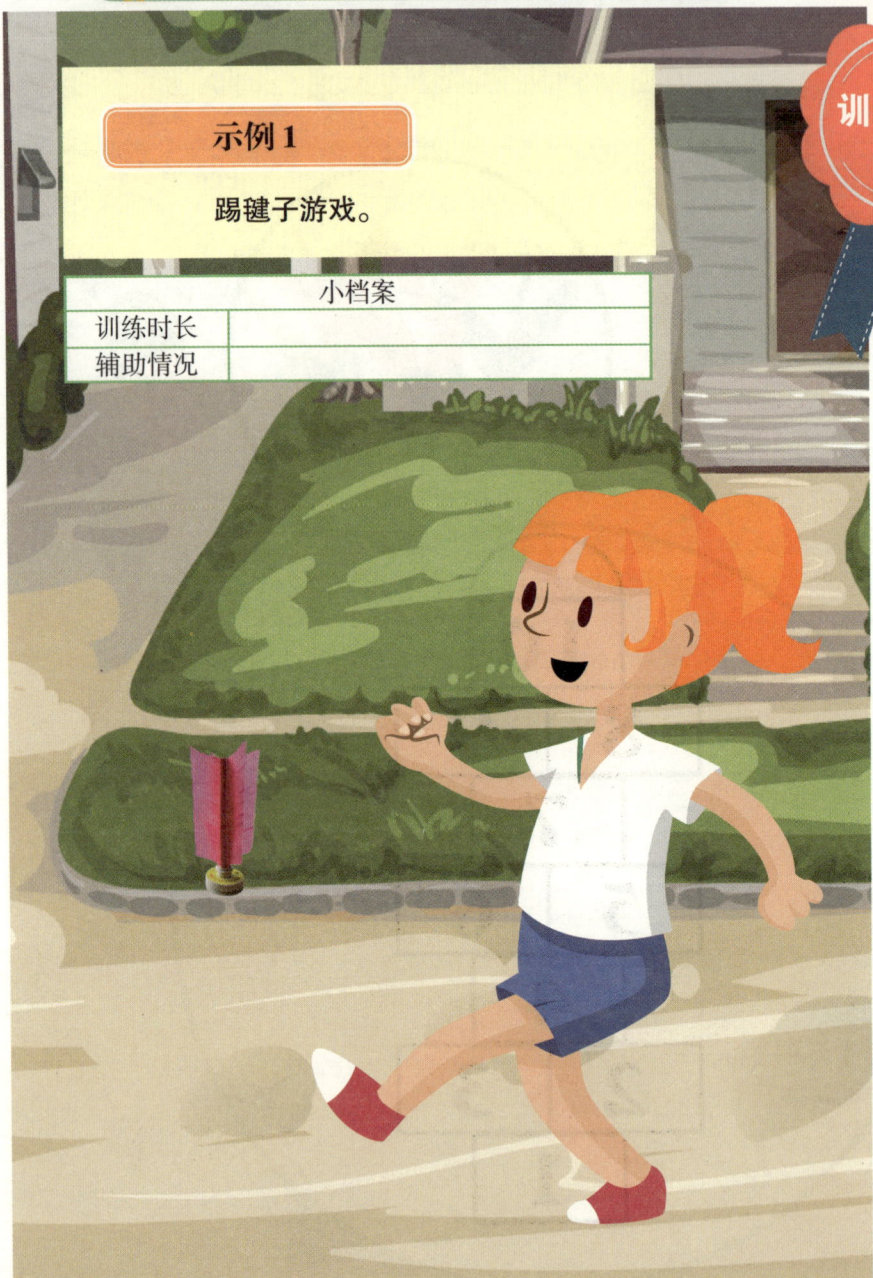

第五章
社交游戏中级训练项目

训练方法示例

示例 3

拔河游戏。

| 小档案 | |
|---|---|
| 训练时长 | |
| 辅助情况 | |

示例 4

接力赛跑。

| 小档案 | |
|---|---|
| 训练时长 | |
| 辅助情况 | |

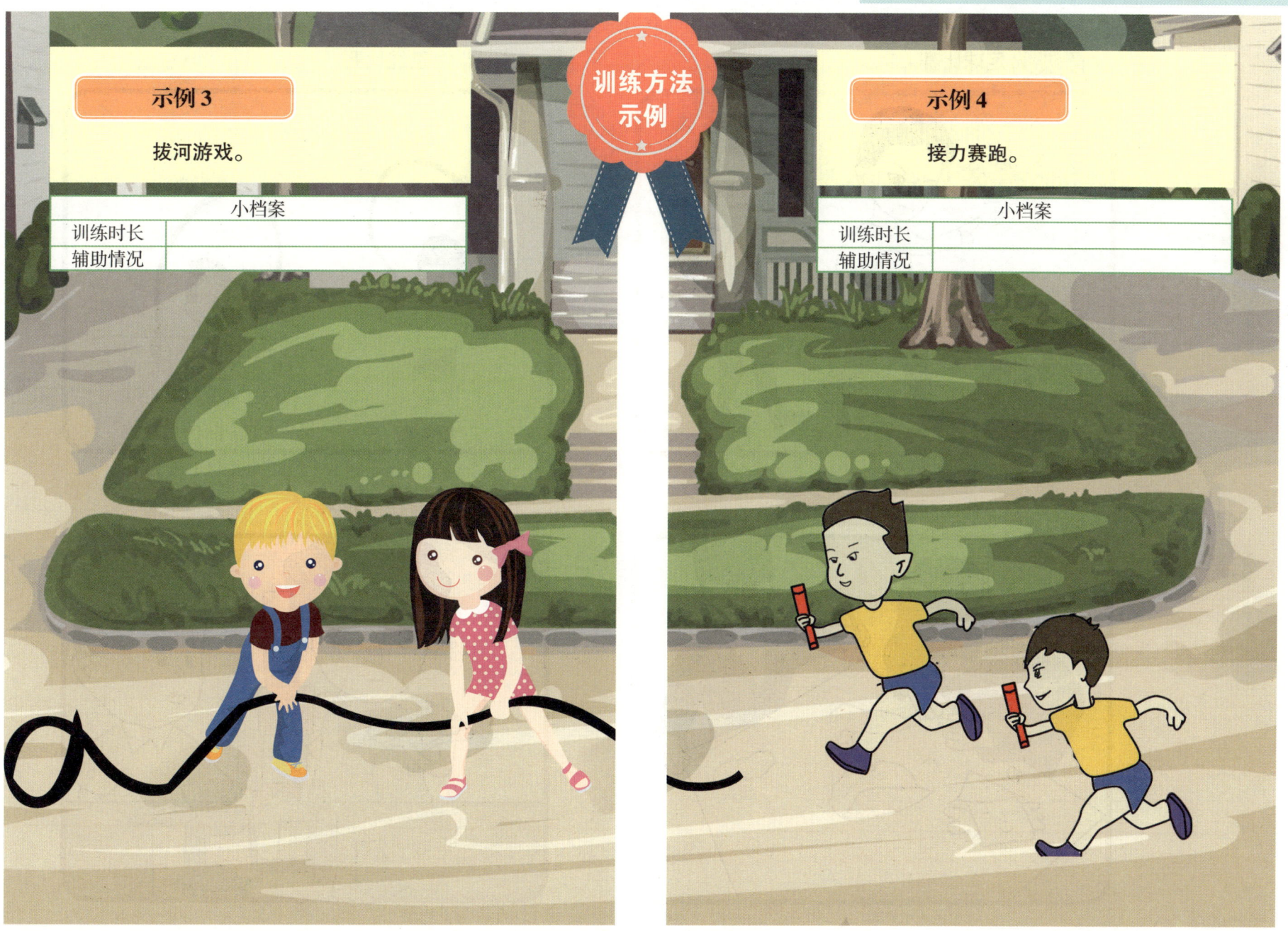

拓展为**足球比赛**

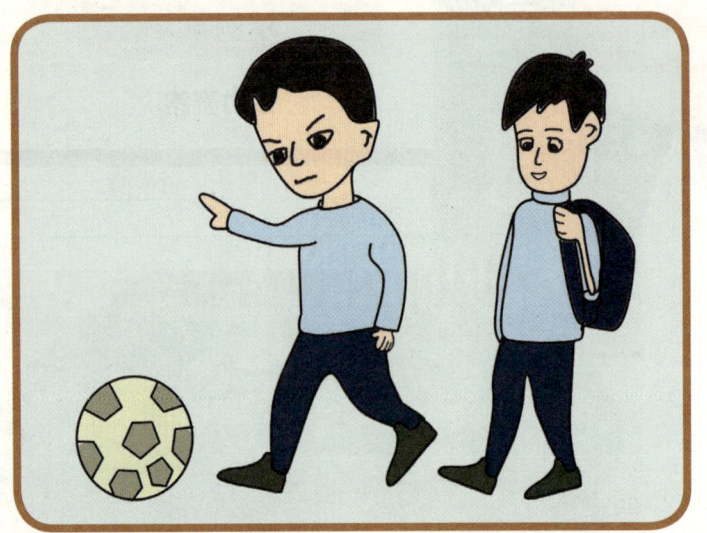

拓展为**跳绳比赛**

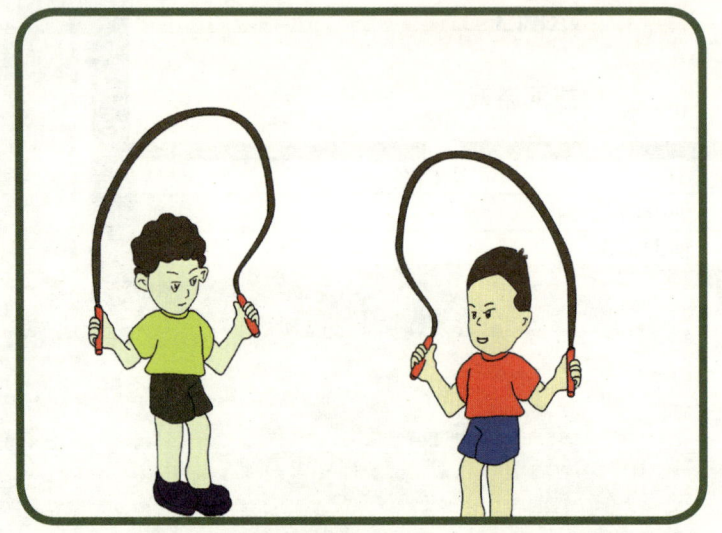

拓展为**合作画画**

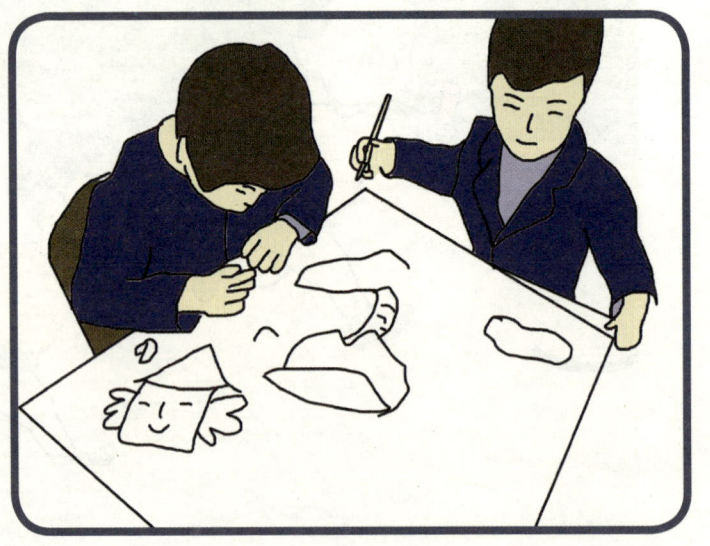

拓展为**合作搭积木**

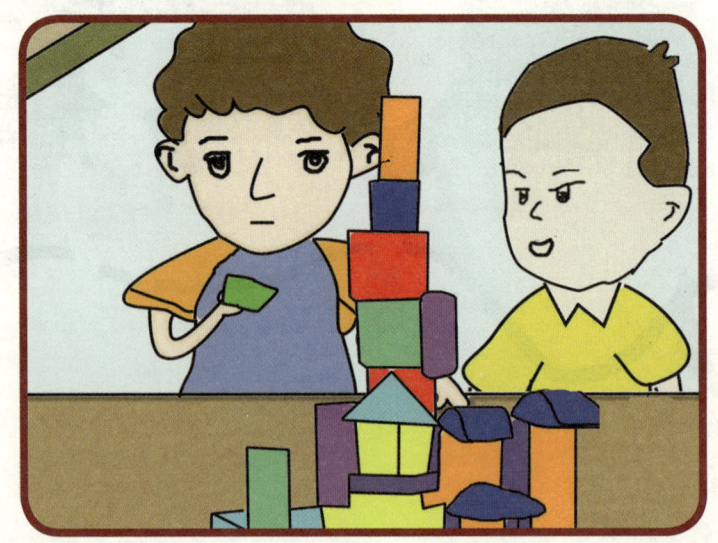

第五章
社交游戏中级训练项目

# 12 角色扮演游戏

该技能的训练目的是提高患者的社交游戏与模仿能力。通过该技能的训练，患者应该能达到这样一种水平，即：对患者说"让我们来玩角色扮演游戏吧！"，患者将会和尽可能多的伙伴，玩尽可能多的回合。

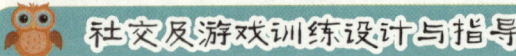

## 教学材料

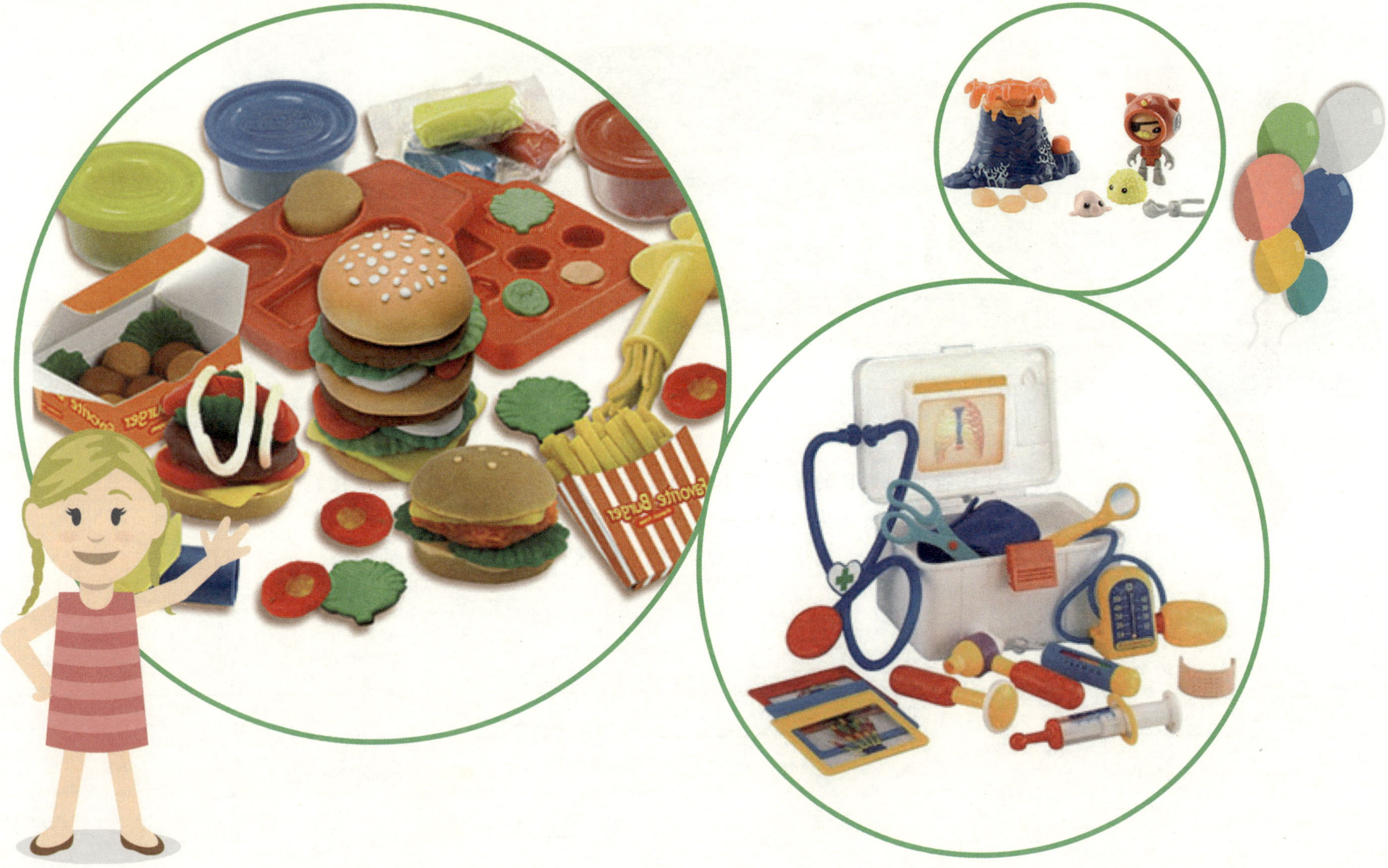

# 第五章
## 社交游戏中级训练项目

训练方法示例

**示例 1**

扮演厨师。

| 小档案 | |
|---|---|
| 训练时长 | |
| 辅助情况 | |

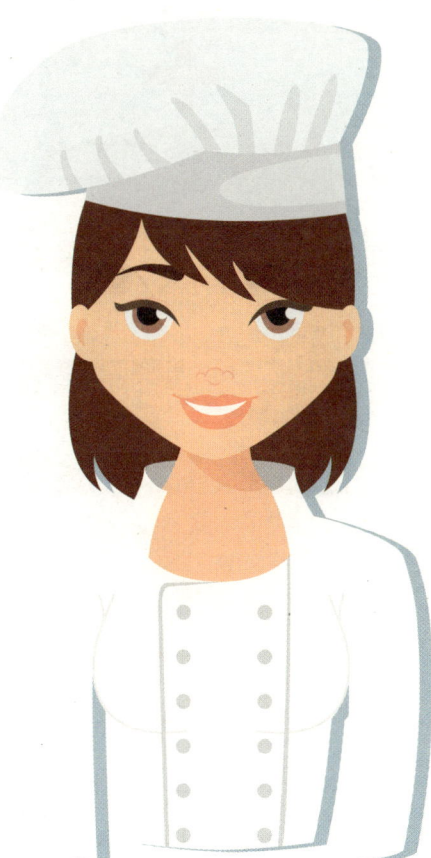

**示例 2**

扮演工人。

| 小档案 | |
|---|---|
| 训练时长 | |
| 辅助情况 | |

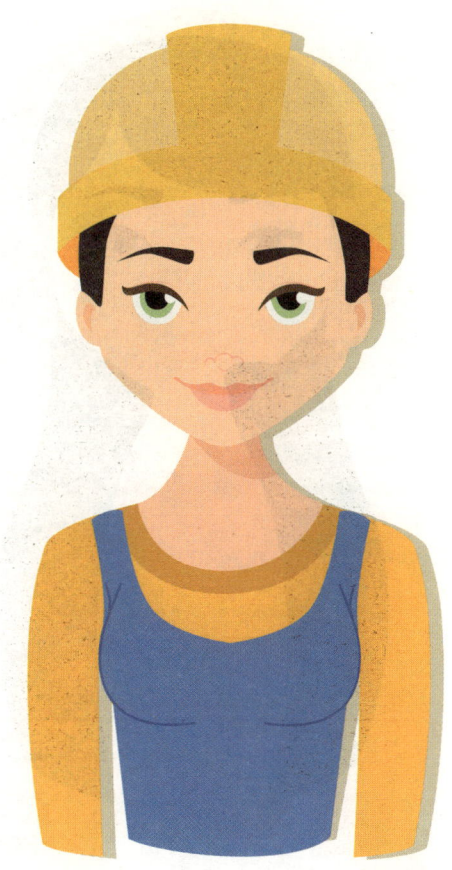

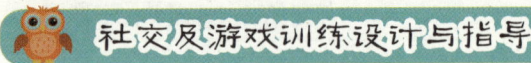

## 社交及游戏训练设计与指导

### 示例 3

扮演话务员。

| 小档案 | |
|---|---|
| 训练时长 | |
| 辅助情况 | |

训练方法示例

### 示例 4

扮演护士。

| 小档案 | |
|---|---|
| 训练时长 | |
| 辅助情况 | |

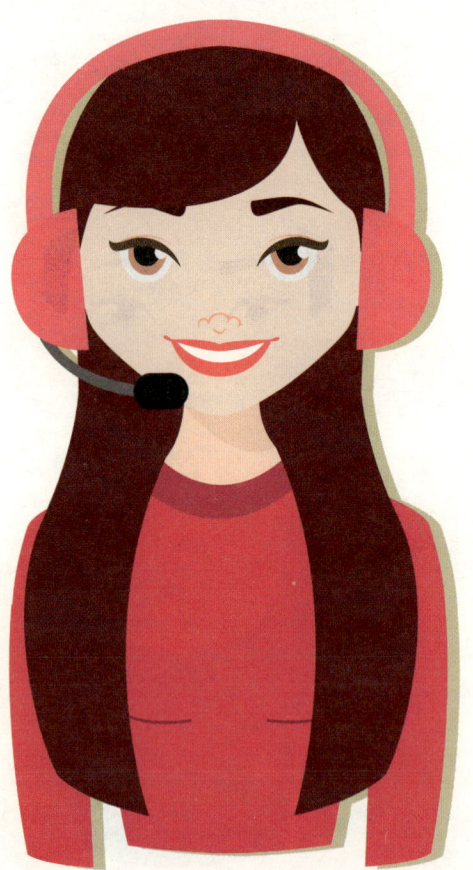

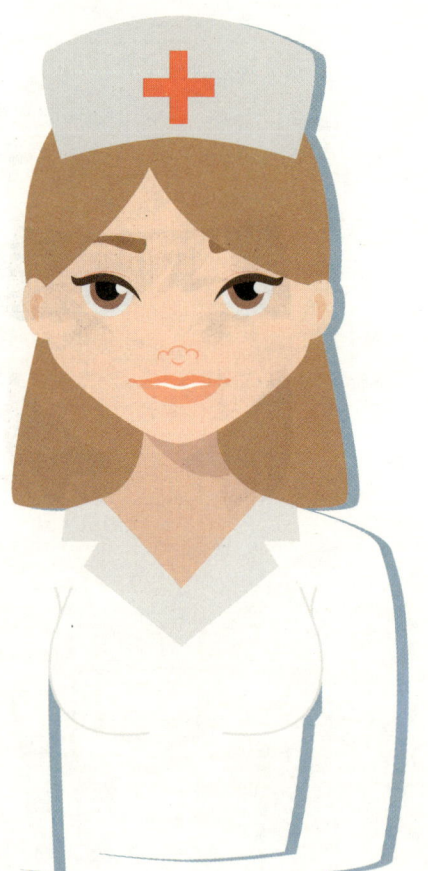

# 第五章
## 社交游戏中级训练项目

**拓展为** 扮演工人

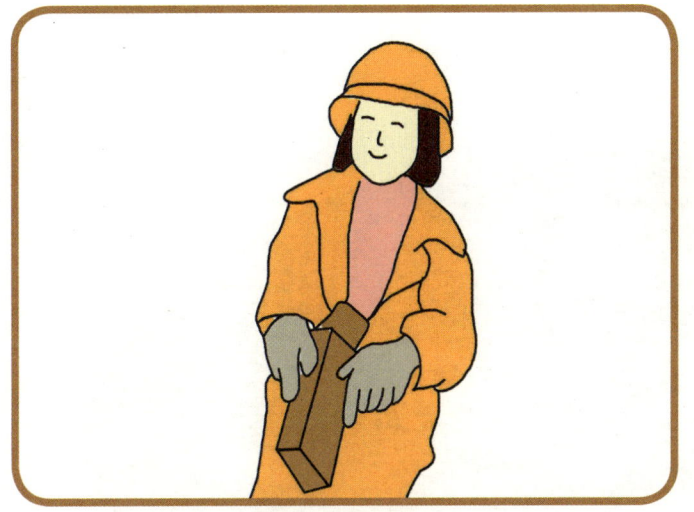

**拓展为** 扮演出纳

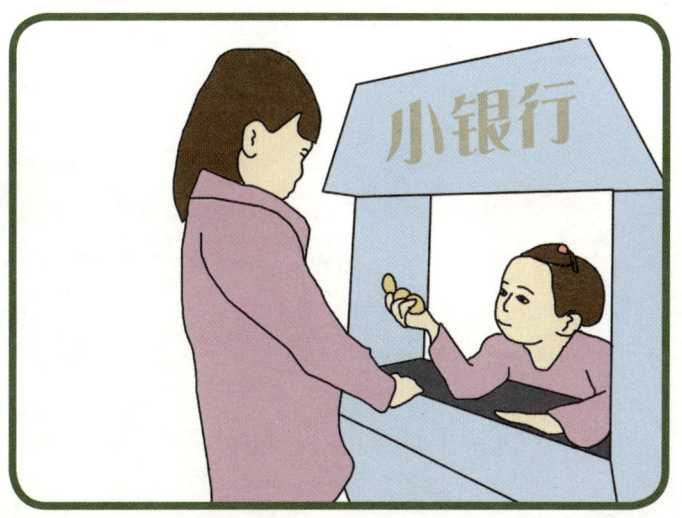

**拓展为** 扮演售货员

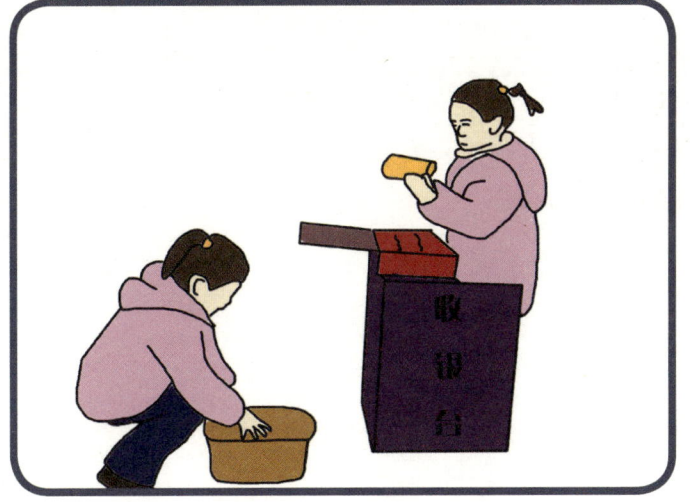

**拓展为** 扮演美甲师

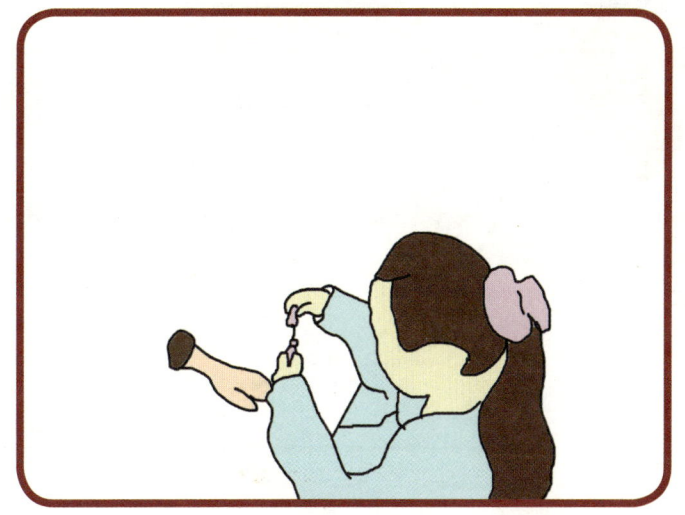

# 13 一起做运动

该技能的训练目的是提高患者的运动能力。通过该技能的训练,患者应该能达到这样一种水平,即:对患者说"让我们来一起做运动吧!",患者将会和尽可能多的伙伴,玩尽可能多的回合。

第五章
社交游戏中级训练项目

**教学材料**

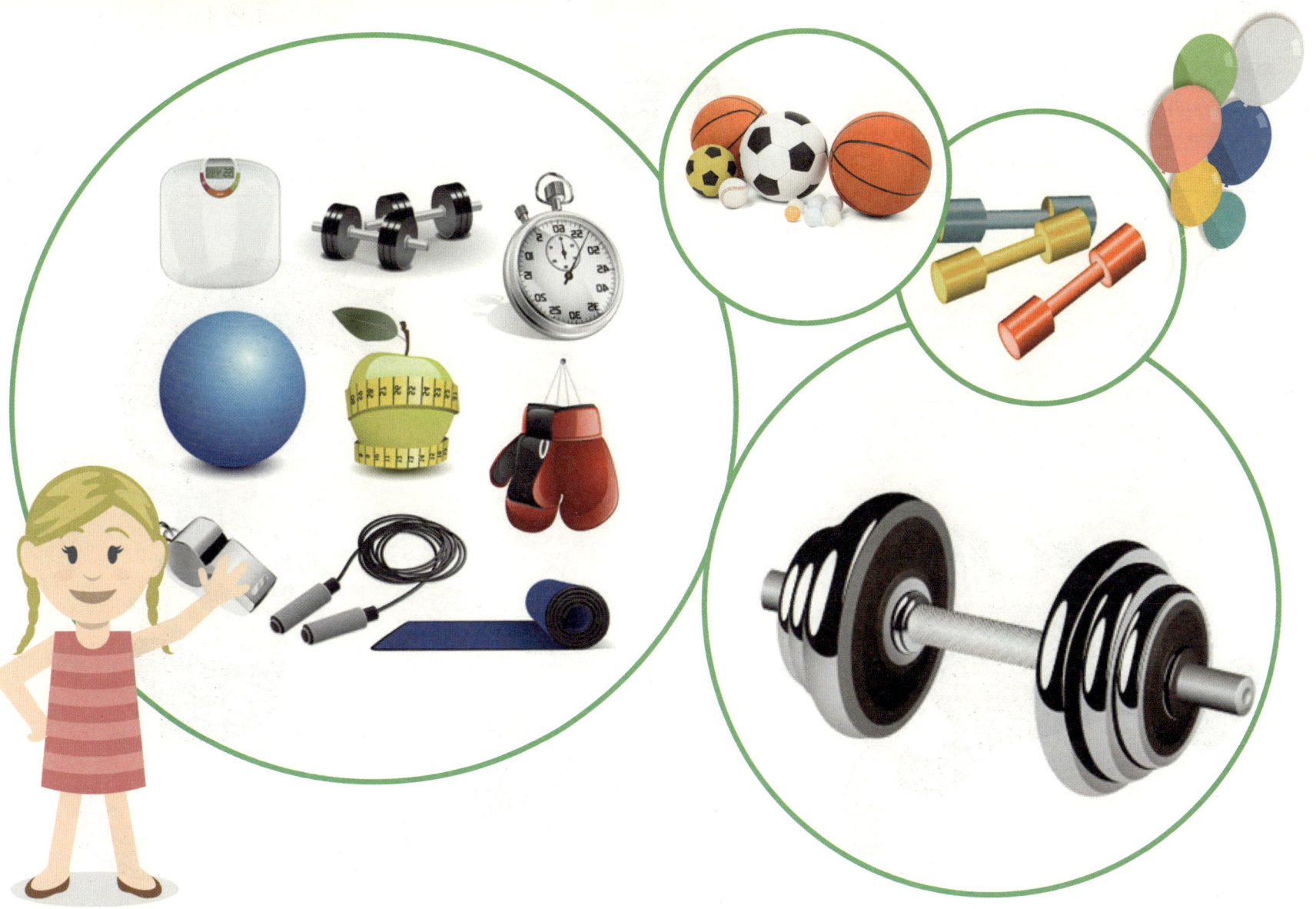

293

社交及游戏训练设计与指导

**训练方法示例**

### 示例 1

跑步。

| 小档案 | |
|---|---|
| 训练时长 | |
| 辅助情况 | |

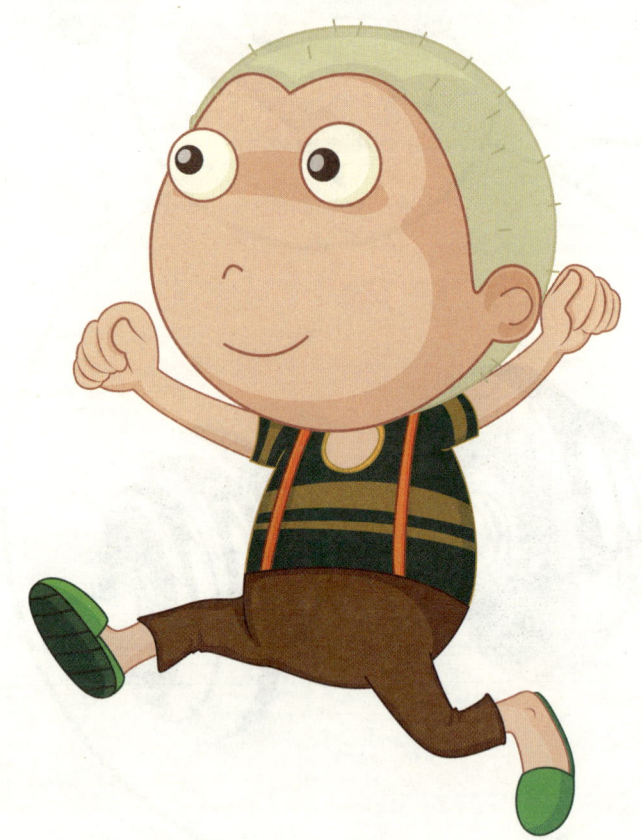

### 示例 2

踢足球。

| 小档案 | |
|---|---|
| 训练时长 | |
| 辅助情况 | |

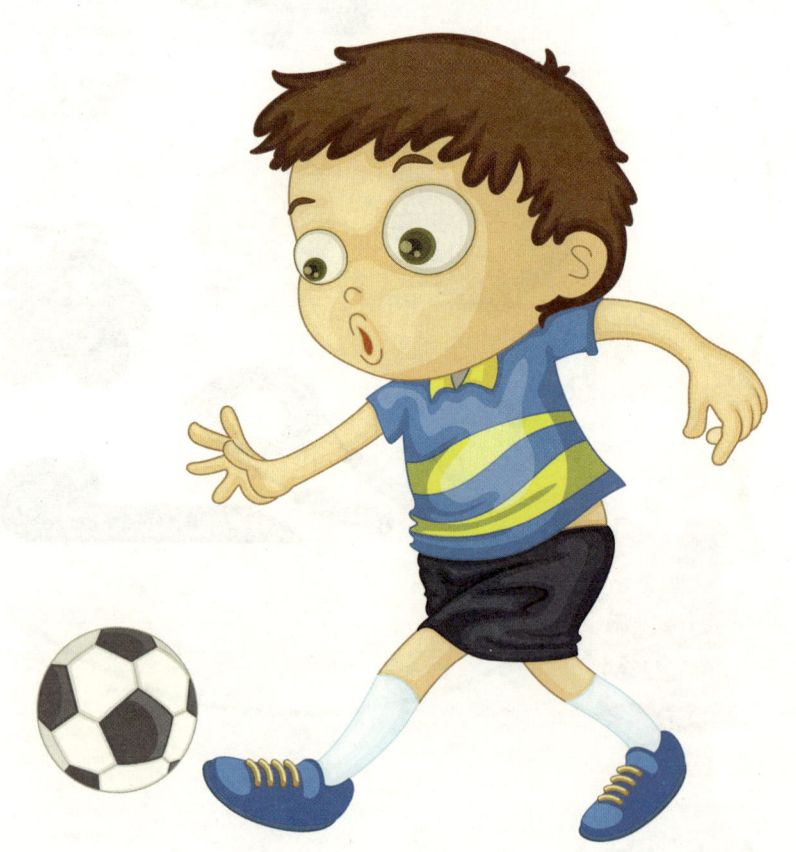

# 第五章
## 社交游戏中级训练项目

**训练方法示例**

### 示例 3

做操。

| 小档案 | |
|---|---|
| 训练时长 | |
| 辅助情况 | |

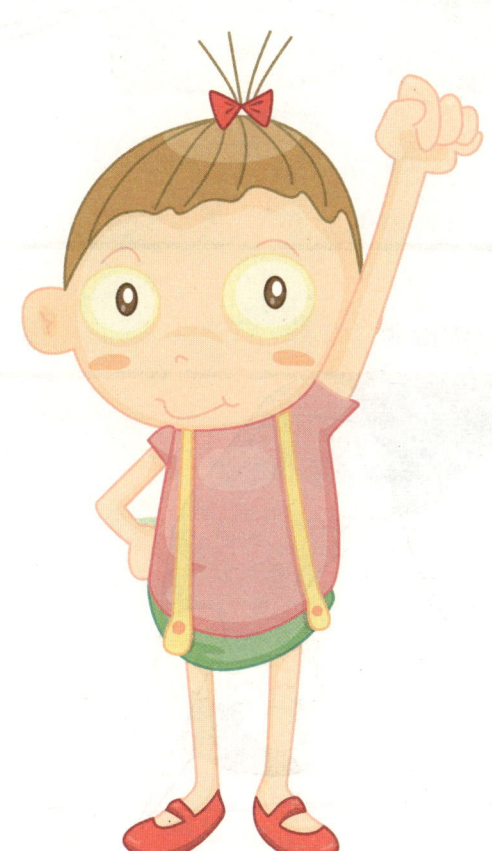

### 示例 4

打排球。

| 小档案 | |
|---|---|
| 训练时长 | |
| 辅助情况 | |

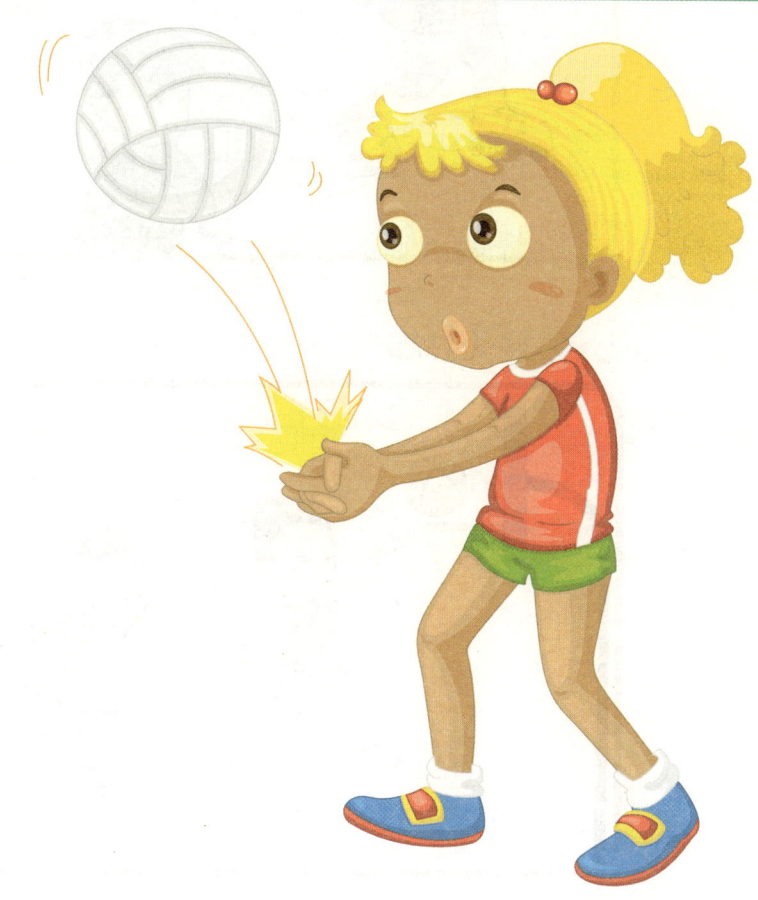

拓展为溜冰

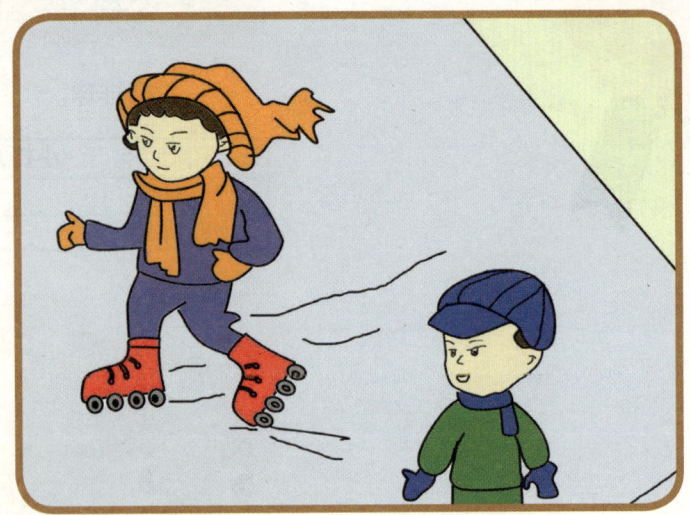

拓展为游泳

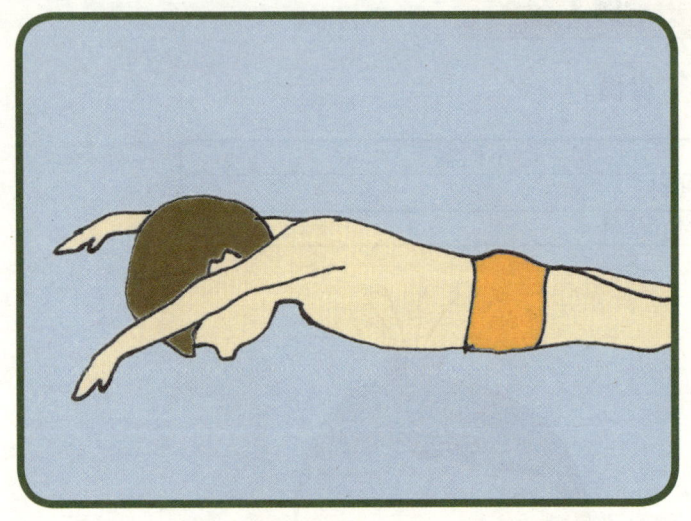

拓展为打篮球

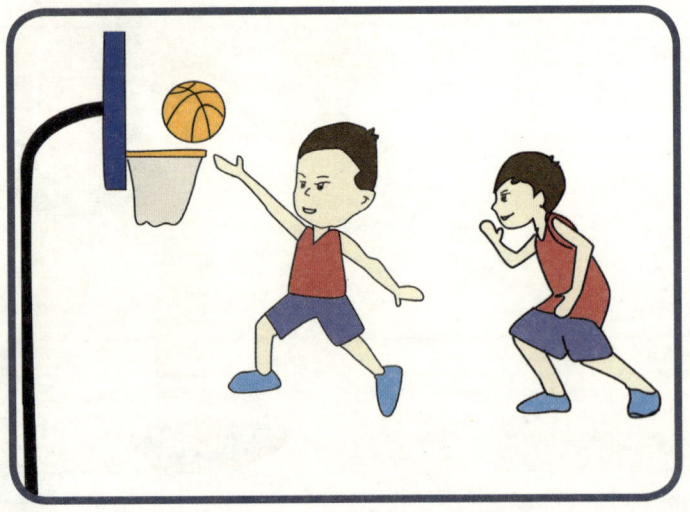

拓展为练瑜伽

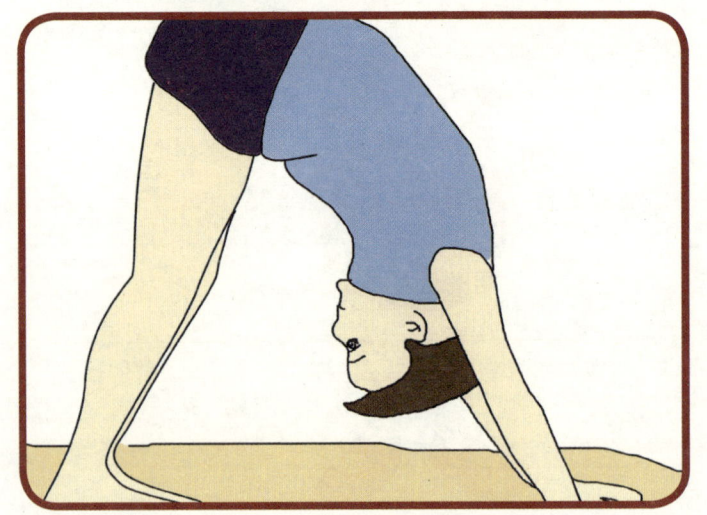

第五章 社交游戏中级训练项目

# 14 邀请同伴玩游戏

该技能的训练目的是提高患者的语言表达与社交游戏能力。通过该技能的训练，患者应该能达到这样一种水平，即：对患者说"让某某来和我们一起玩XX吧！"（比如"让妈妈来和我们一起玩捉迷藏吧！"），患者会去靠近某某，并问对方"你想和我们一起玩XX吗？"。

扫描二维码，打印本技能训练配套表格

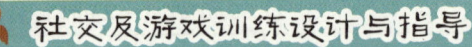

## 教学材料

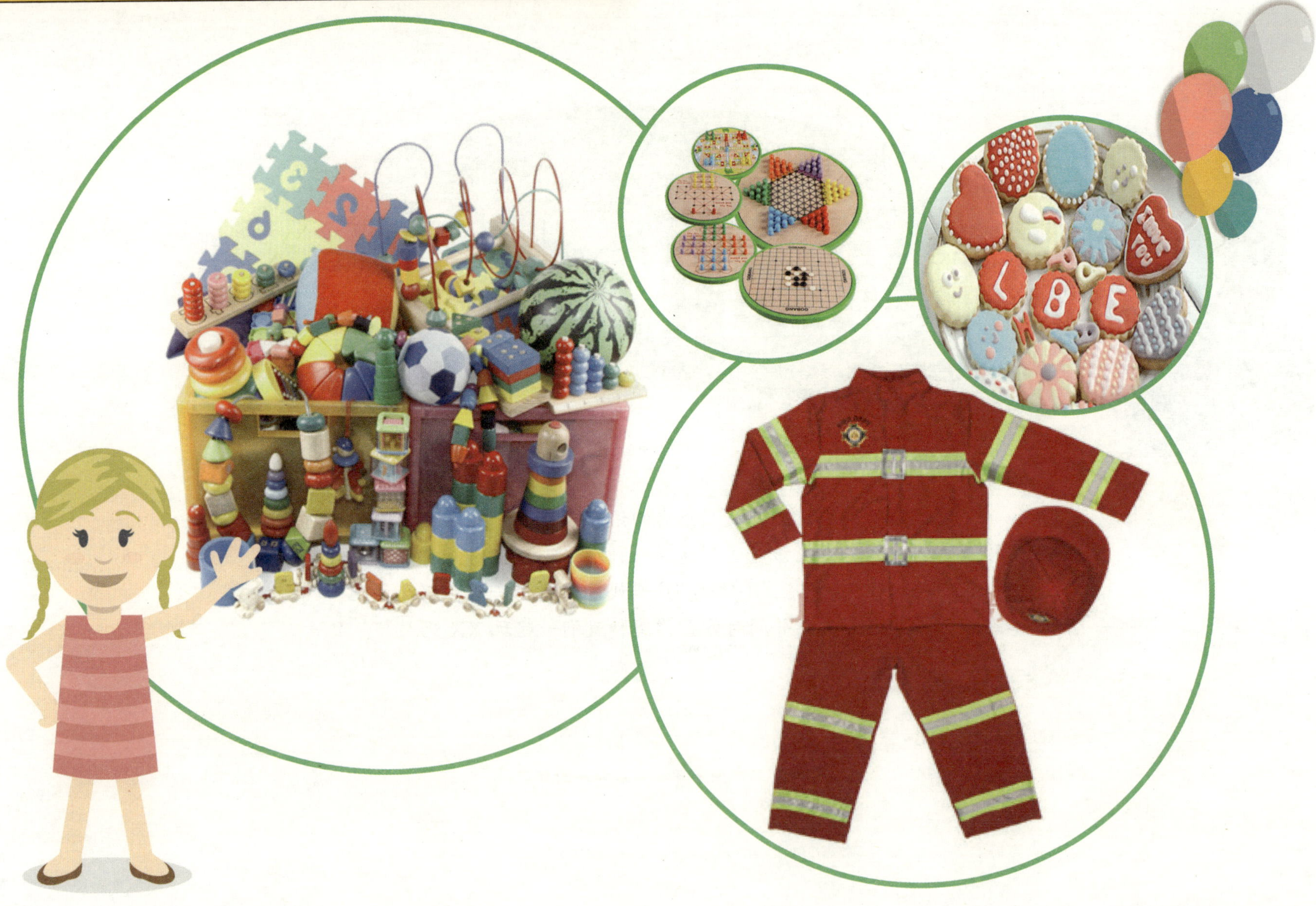

# 第五章
## 社交游戏中级训练项目

训练方法示例

### 示例 1

让丽丽来和我们一起玩跳棋吧！

| 小档案 | |
|---|---|
| 训练时长 | |
| 辅助情况 | |

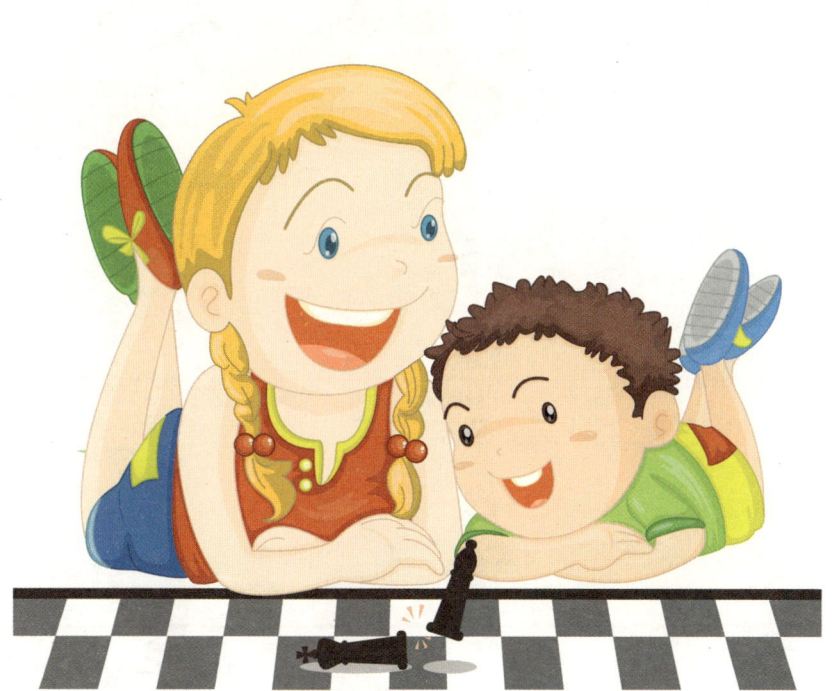

### 示例 2

让亮亮来和我们一起玩扮演消防员吧！

| 小档案 | |
|---|---|
| 训练时长 | |
| 辅助情况 | |

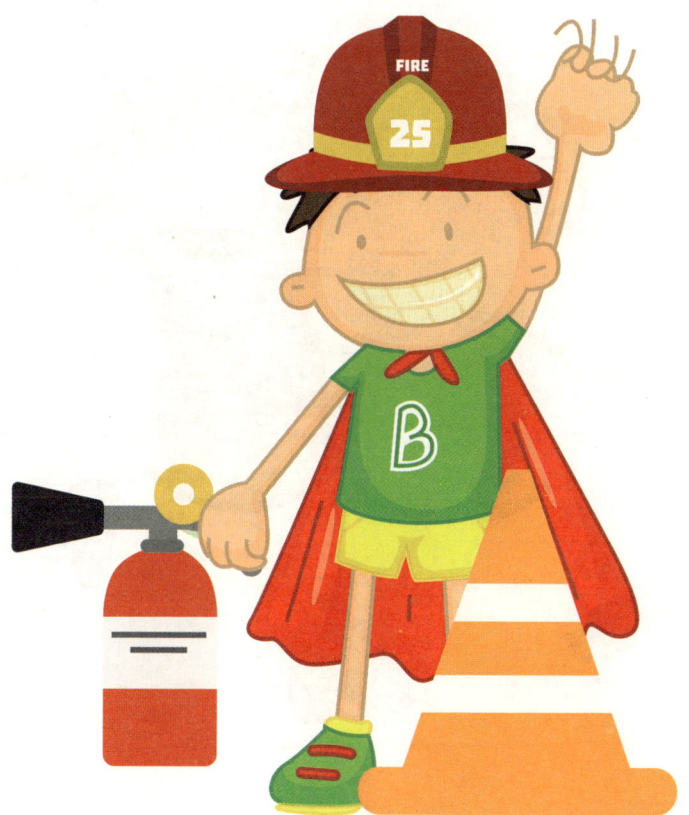

社交及游戏训练设计与指导

## 训练方法示例

### 示例 3

让那两个小伙伴来和我们一起玩两人三足比赛吧!

| 小档案 | |
|---|---|
| 训练时长 | |
| 辅助情况 | |

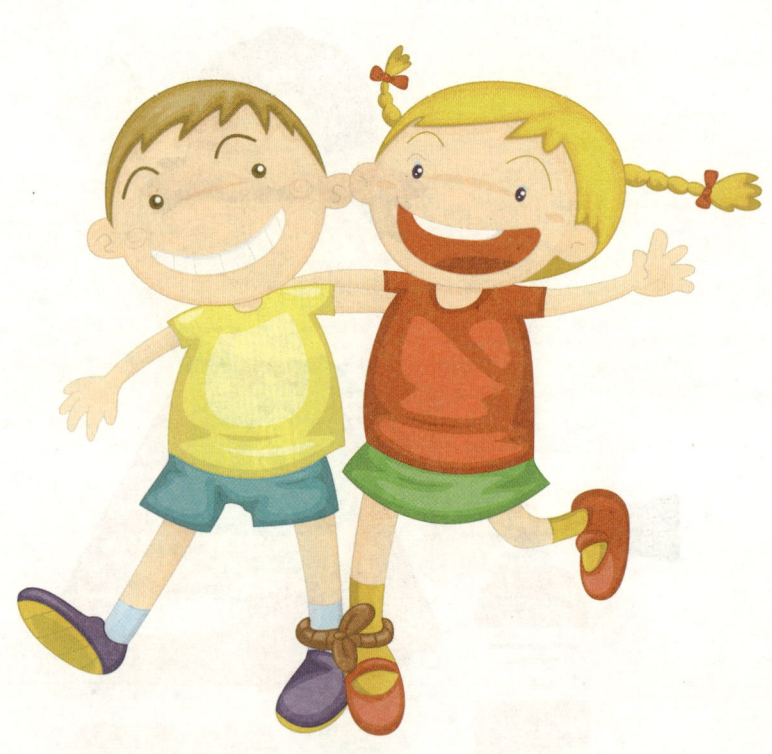

### 示例 4

让妈妈来和我们一起玩捉迷藏吧!

| 小档案 | |
|---|---|
| 训练时长 | |
| 辅助情况 | |

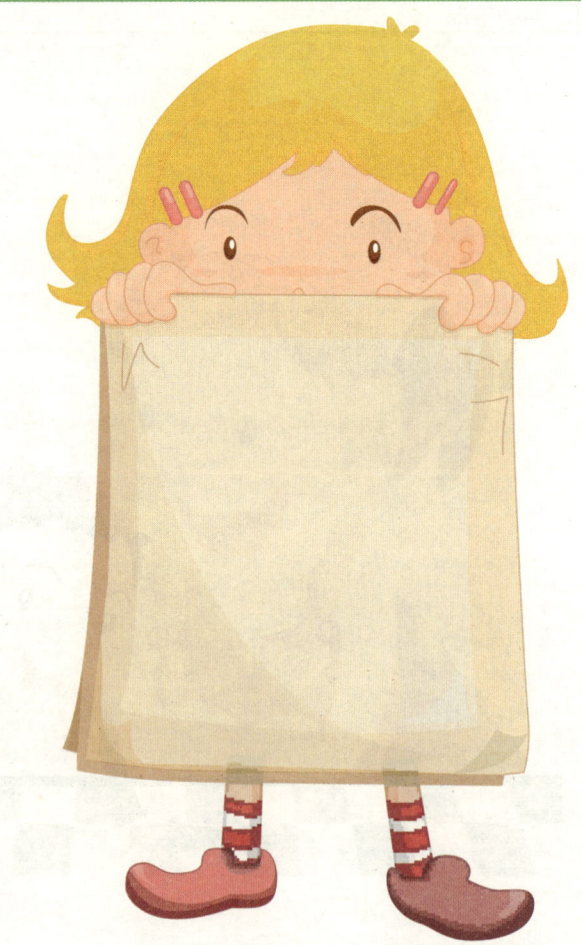

# 第五章
## 社交游戏中级训练项目

**拓展为**过家家

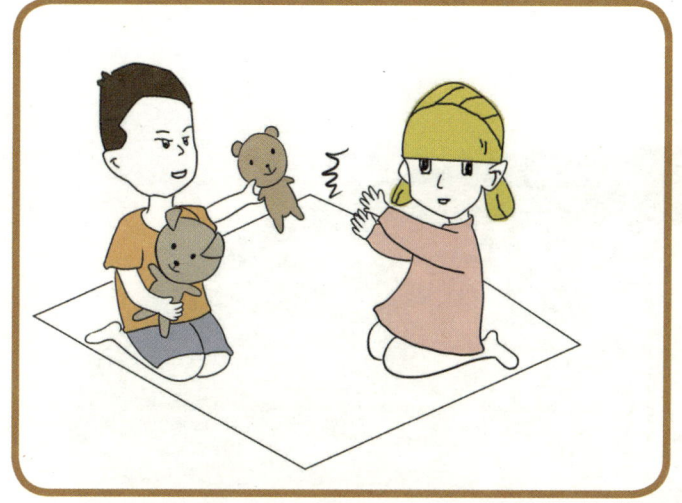

**拓展为**跆拳道

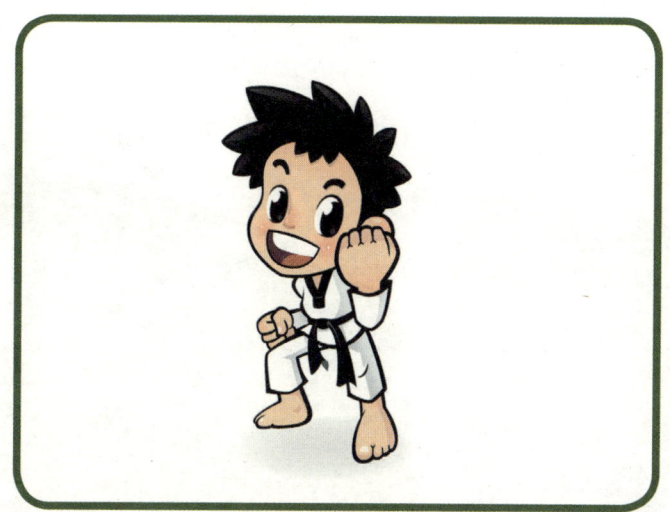

**拓展为**老鹰捉小鸡

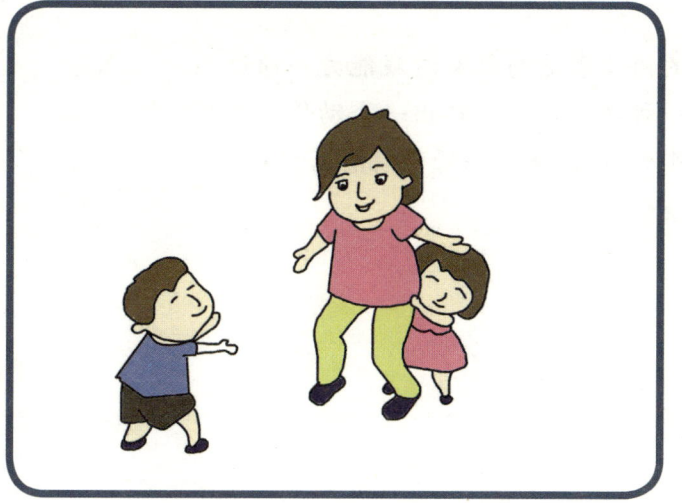

**拓展为**跳舞

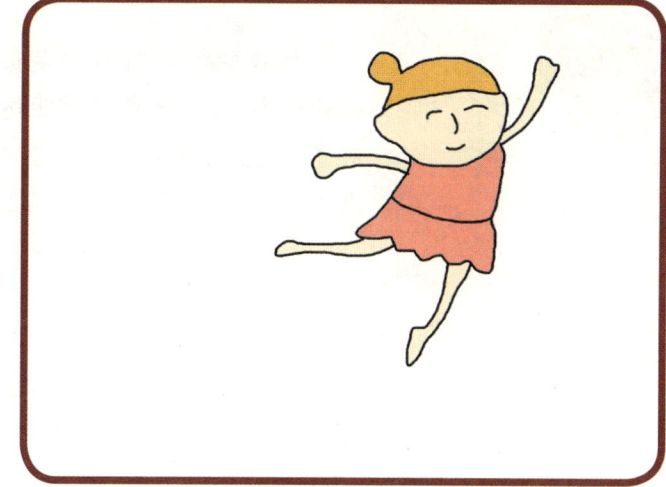

## 15 模拟游戏：去野营

该技能的训练目的是提高患者的语言表达与社交游戏能力。通过该技能的训练，患者应该能达到这样一种水平，即：摆出一个动作，然后对患者说"来模拟野营XX吧！"（例如"我们来模拟野营烤蘑菇吧！"），患者能够完成模拟3个以上的较复杂动作。

扫描二维码，打印本技能训练配套表格

第五章
社交游戏中级训练项目

**教学材料**

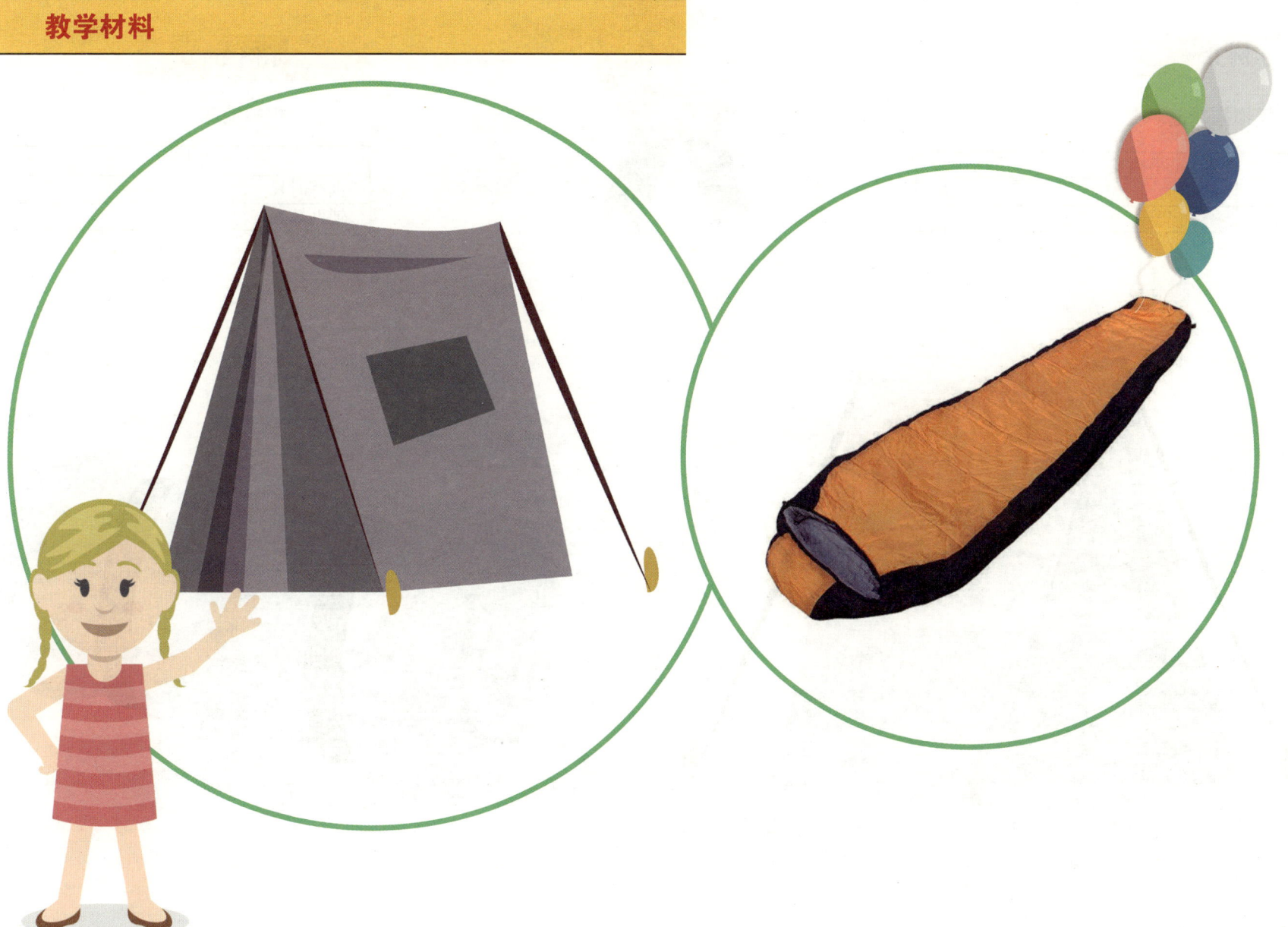

303

## 社交及游戏训练设计与指导

### 示例 1

模拟搭帐篷。

| 小档案 | |
|---|---|
| 训练时长 | |
| 辅助情况 | |

训练方法示例

### 示例 2

模拟铺床。

| 小档案 | |
|---|---|
| 训练时长 | |
| 辅助情况 | |

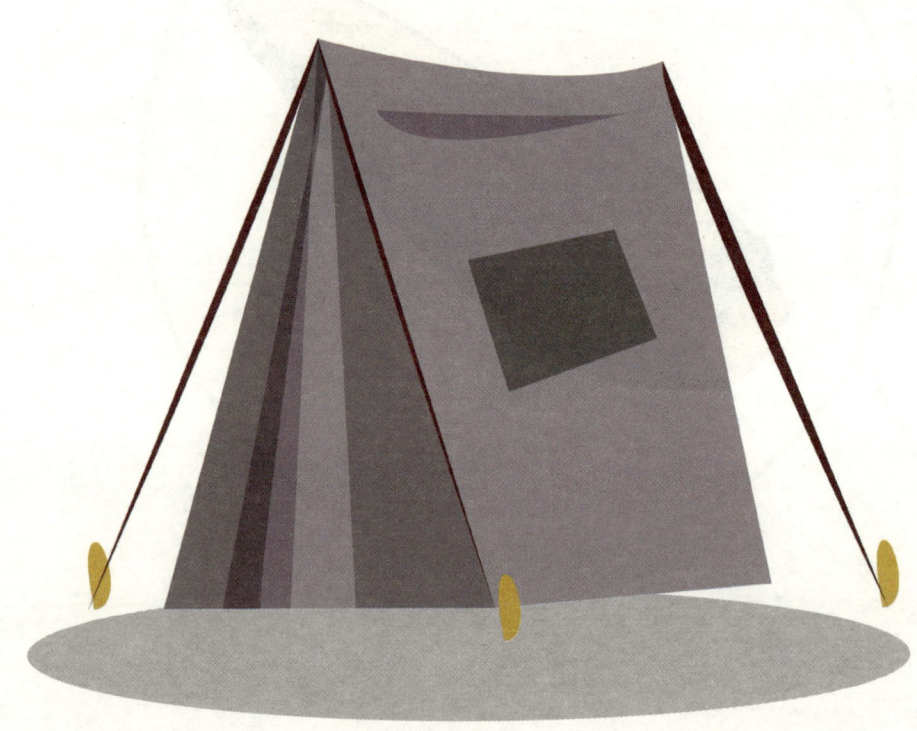

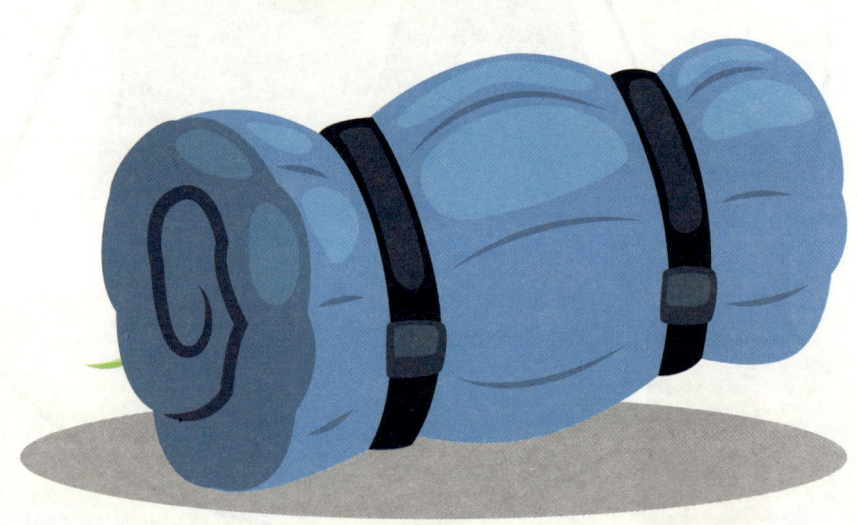

第五章
社交游戏中级训练项目

## 示例 3

模拟捉鱼。

| 小档案 | |
|---|---|
| 训练时长 | |
| 辅助情况 | |

训练方法
示例

## 示例 4

模拟烧烤。

| 小档案 | |
|---|---|
| 训练时长 | |
| 辅助情况 | |

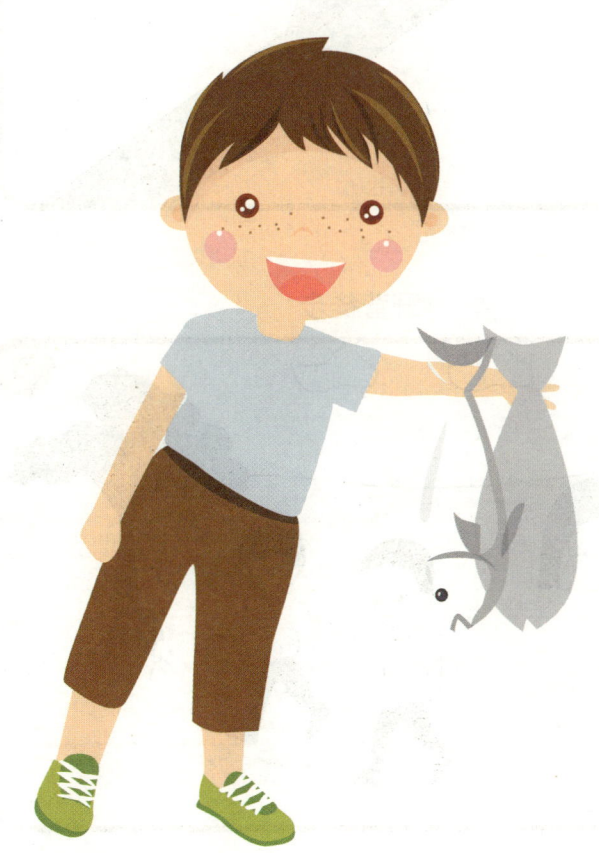

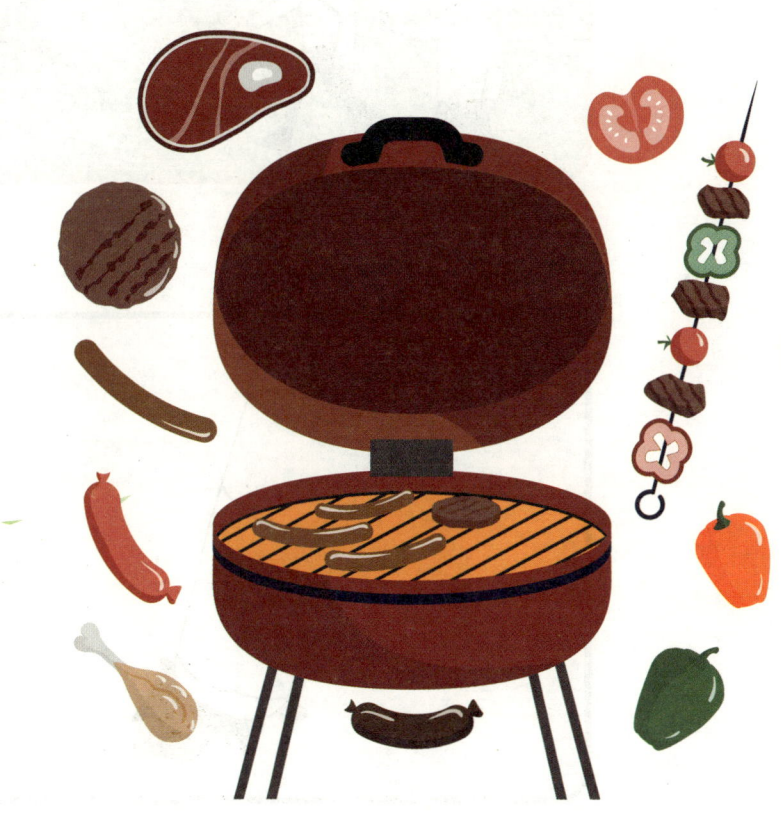

305

拓展为**野外找食物**

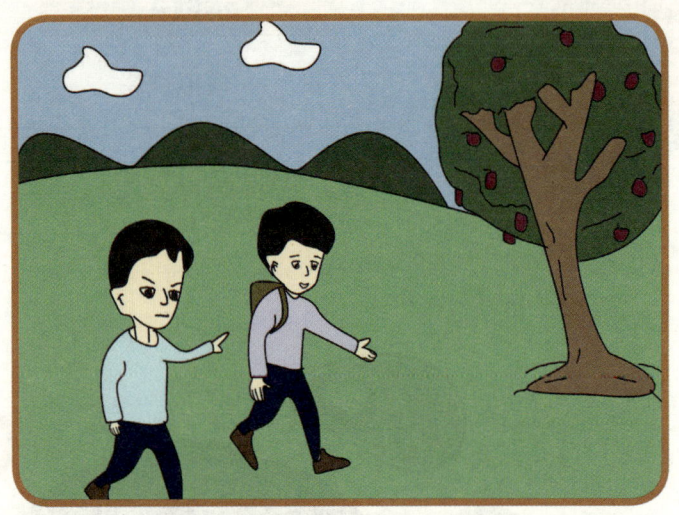

拓展为**野外取火**

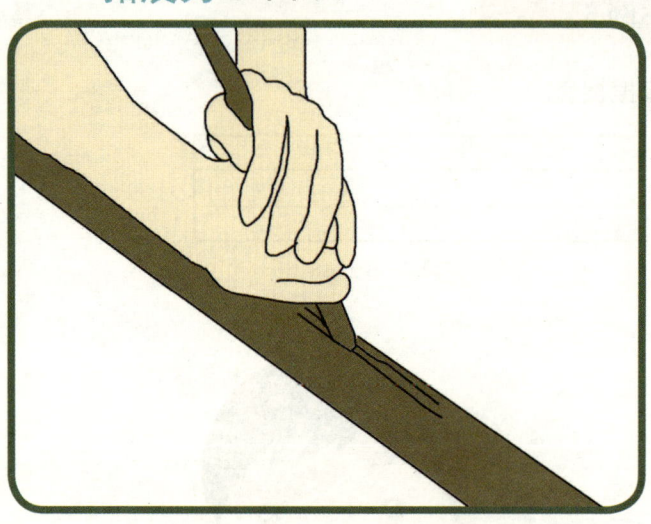

拓展为**野外取水**

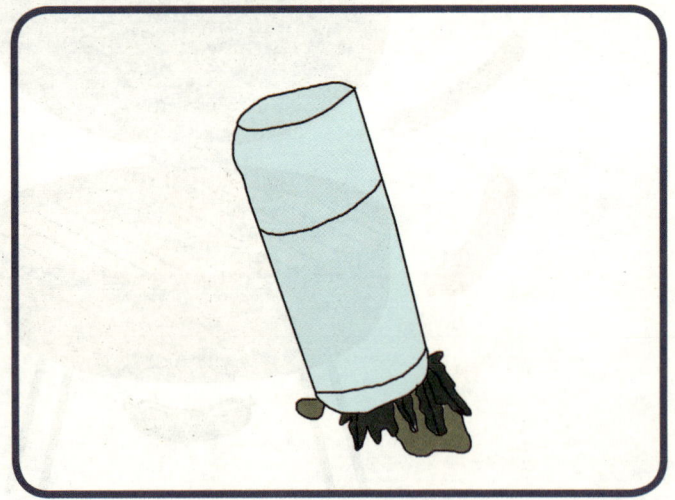

拓展为**野营徒步**

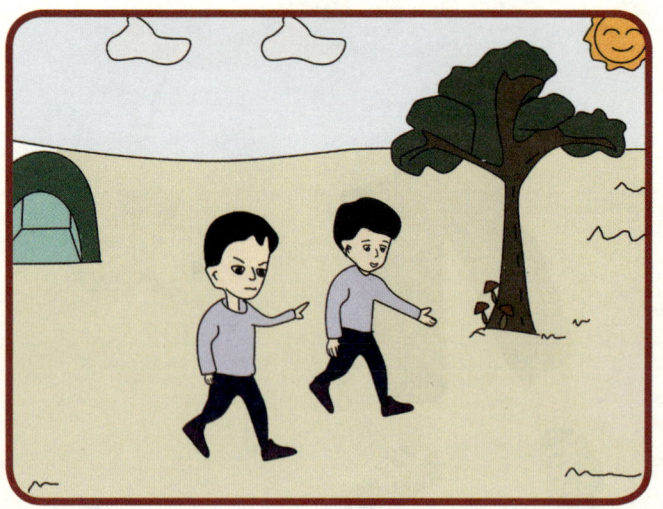

第五章
社交游戏中级训练项目

# 16 模拟游戏：去海滩

该技能的训练目的是提高患者的语言表达与社交游戏能力。通过该技能的训练，患者应该能达到这样一种水平，即：摆出一个动作，然后对患者说"来模拟海滩XX吧！"（例如"我们来模拟海滩堆沙子吧！"），患者能够完成模拟3个以上的较复杂动作。

扫描二维码，打印本技能训练配套表格

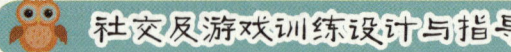

社交及游戏训练设计与指导

## 教学材料

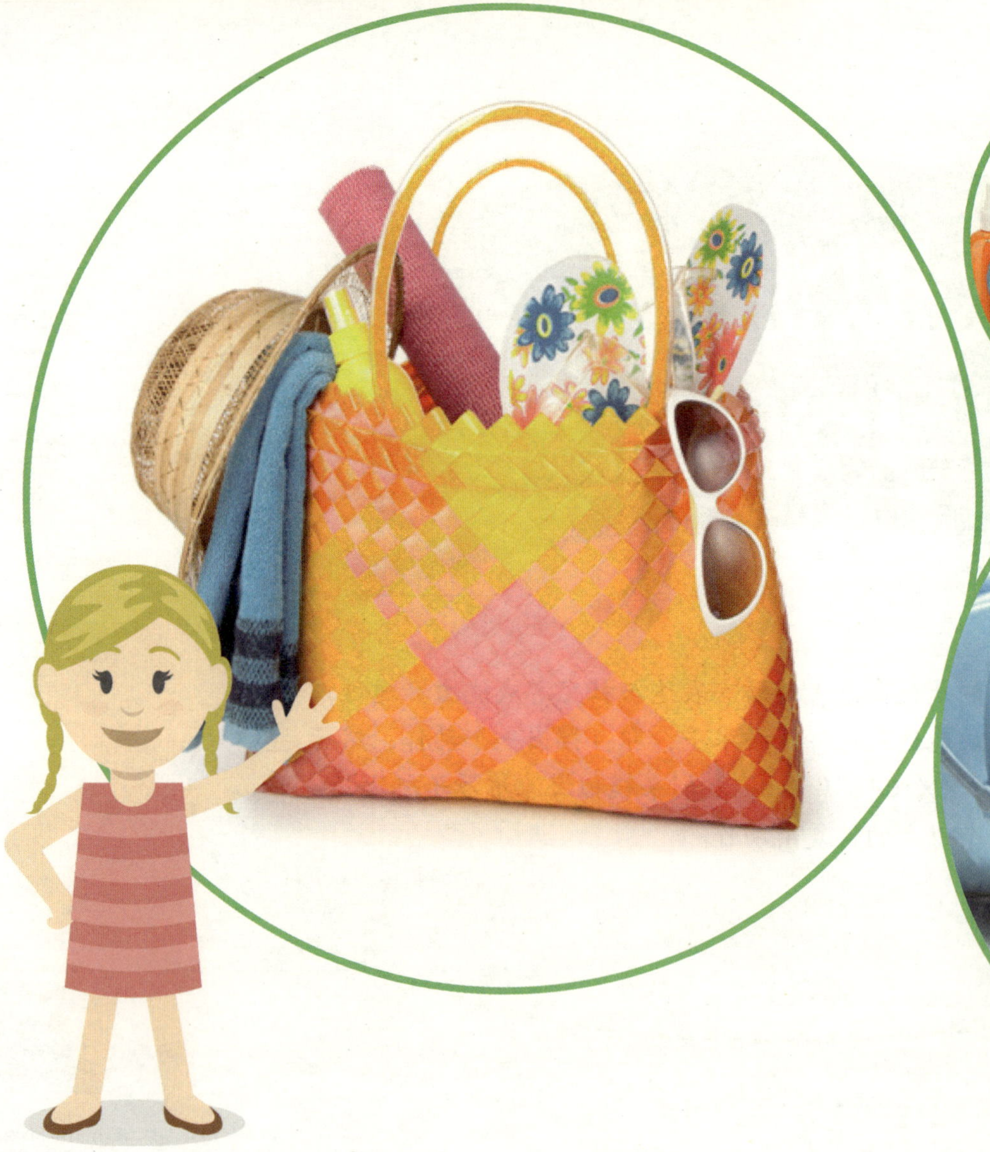

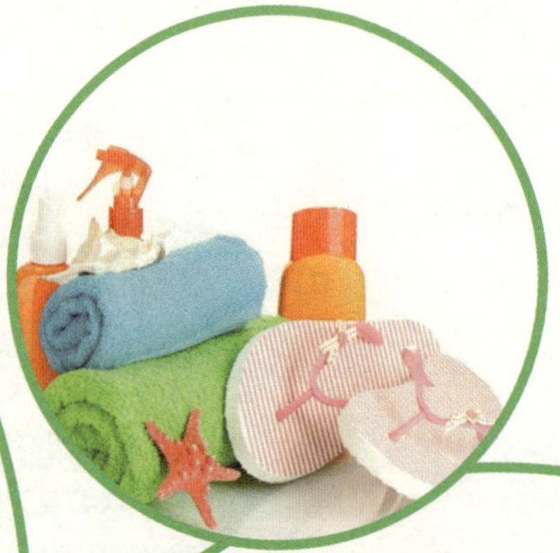

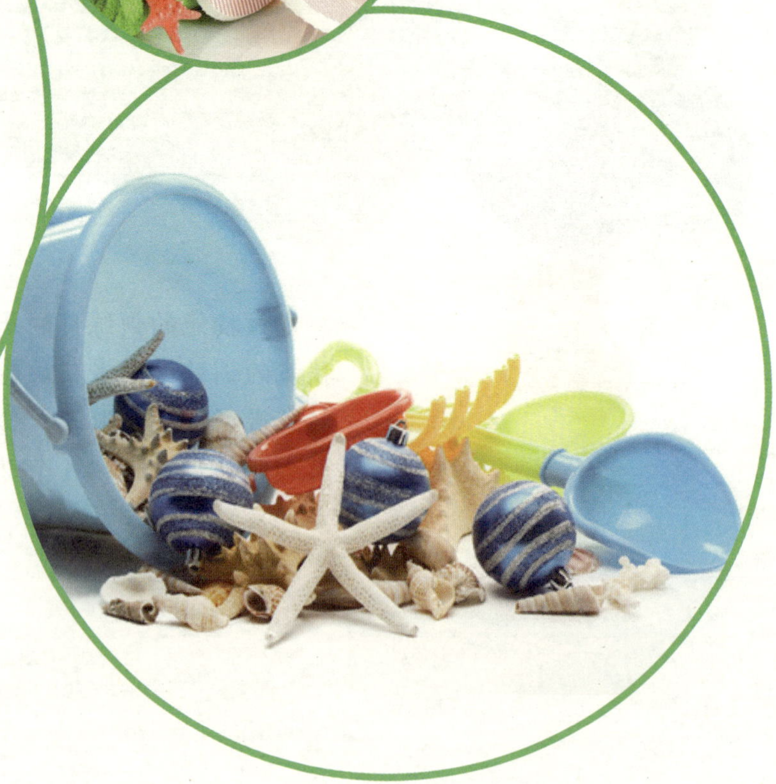

第五章
社交游戏中级训练项目

### 训练方法示例

#### 示例1

模拟海滩堆沙子。

| 小档案 | |
|---|---|
| 训练时长 | |
| 辅助情况 | |

#### 示例2

模拟日光浴。

| 小档案 | |
|---|---|
| 训练时长 | |
| 辅助情况 | |

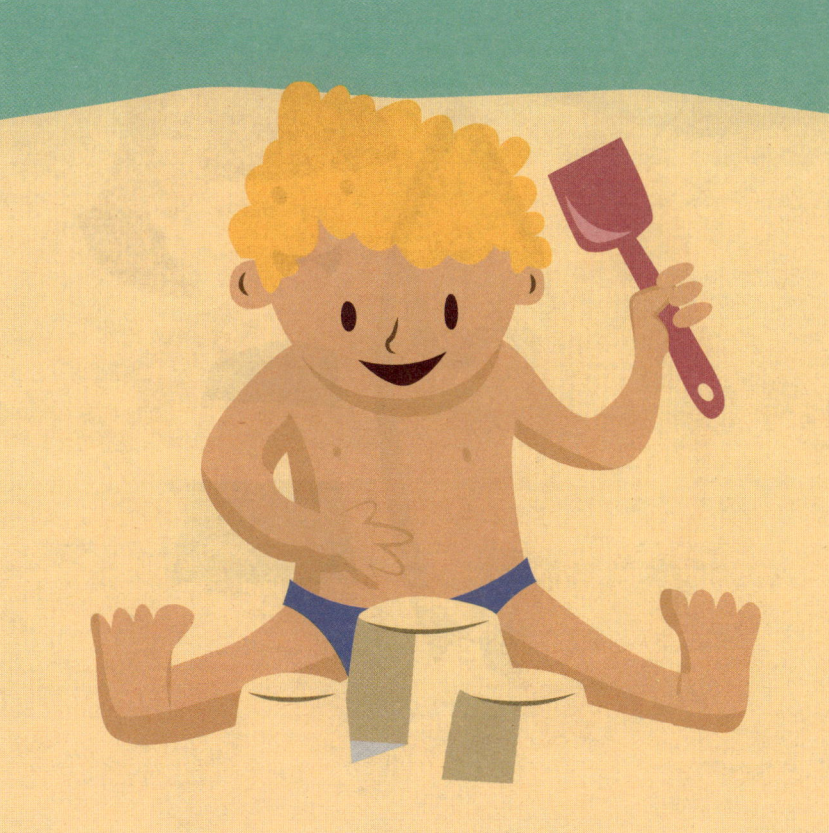
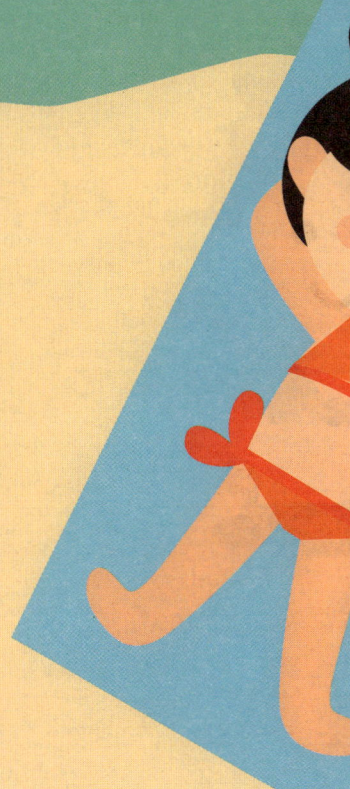

社交及游戏训练设计与指导

训练方法示例

## 示例 3

模拟捡贝壳。

| 小档案 | |
|---|---|
| 训练时长 | |
| 辅助情况 | |

## 示例 4

模拟冲浪。

| 小档案 | |
|---|---|
| 训练时长 | |
| 辅助情况 | |

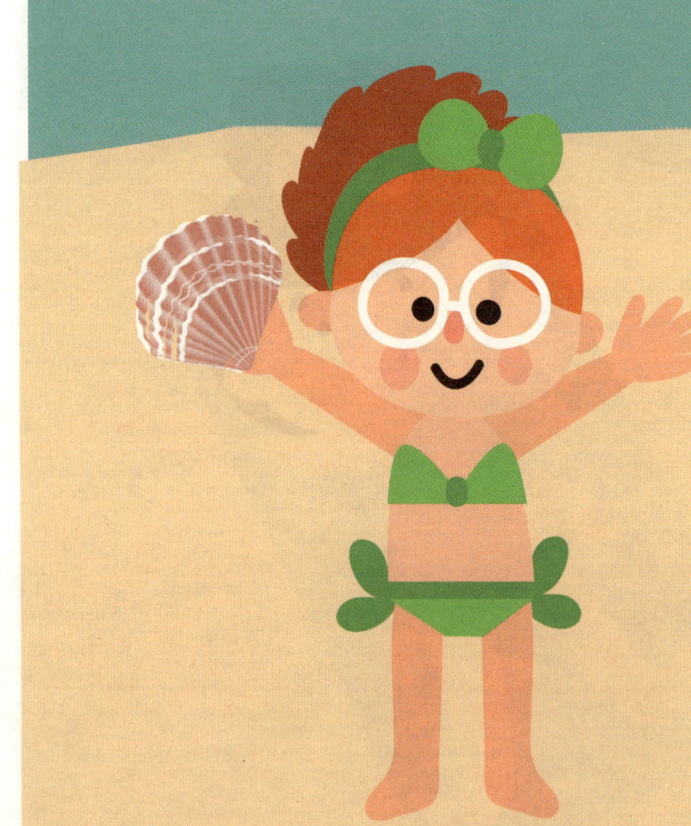
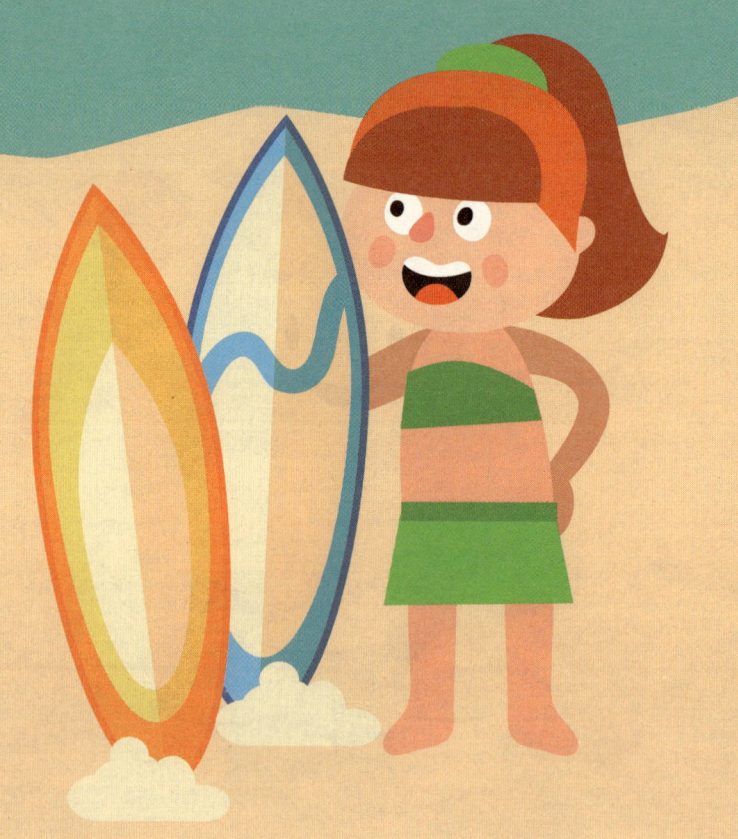

第五章
社交游戏中级训练项目

拓展为赶海

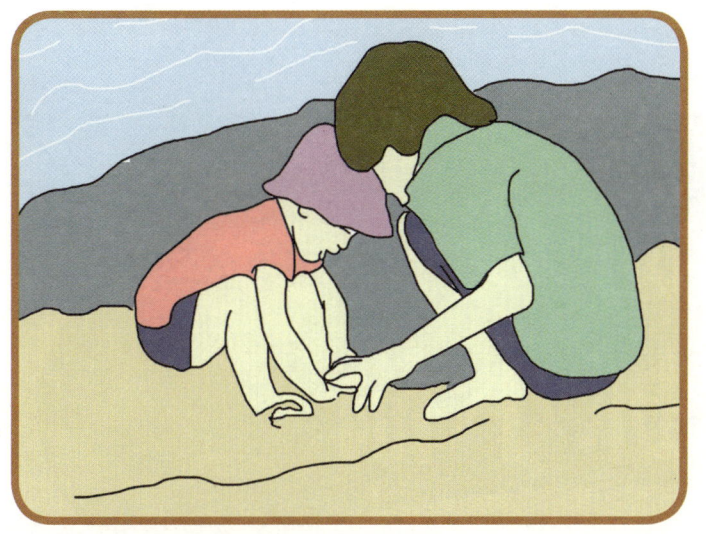

拓展为在沙滩游戏

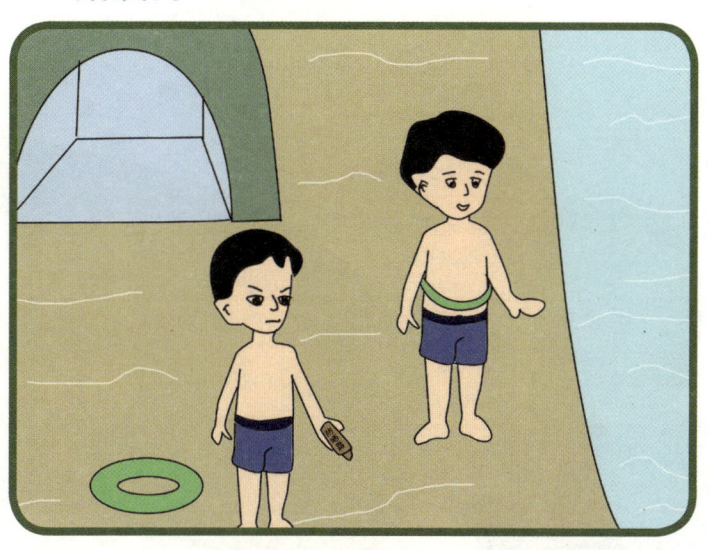

拓展为在海滩玩球

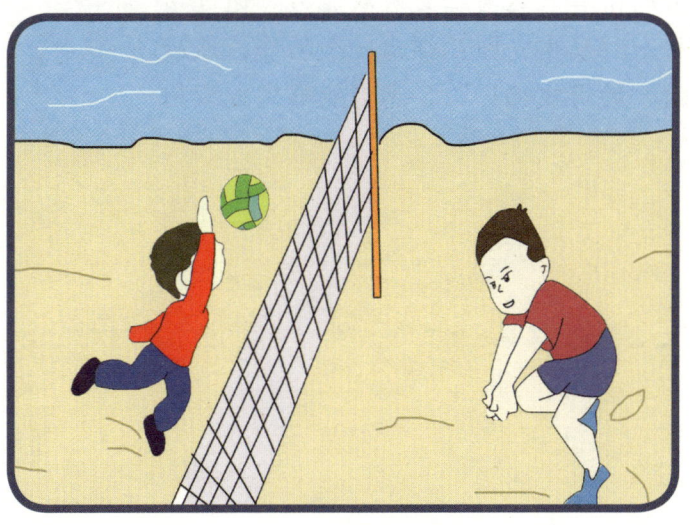

拓展为在海滩喝椰汁

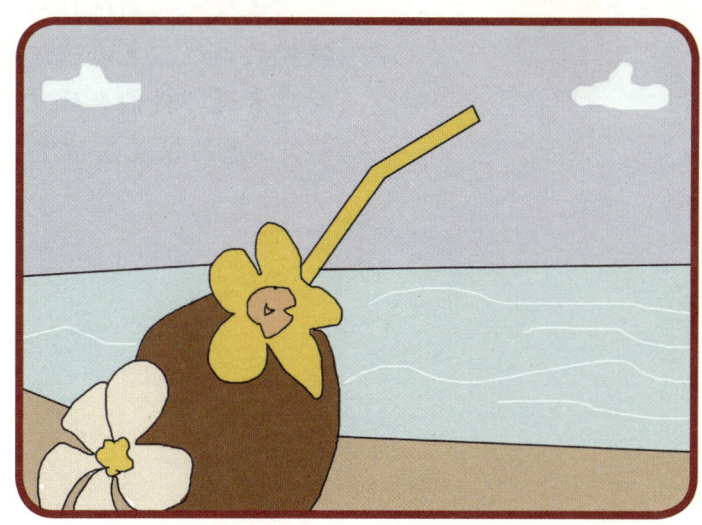

社交及游戏训练设计与指导

# 17 模拟游戏：警察抓小偷

该技能的训练目的是提高患者的语言表达与社交游戏能力。通过该技能的训练，患者应该能达到这样一种水平，即：摆出一个动作，然后对患者说"我们来玩'警察抓小偷'的游戏吧！"，患者能够完成模拟3个以上的较复杂动作。

扫描二维码，打印本技能训练配套表格

第五章
社交游戏中级训练项目

**教学材料**

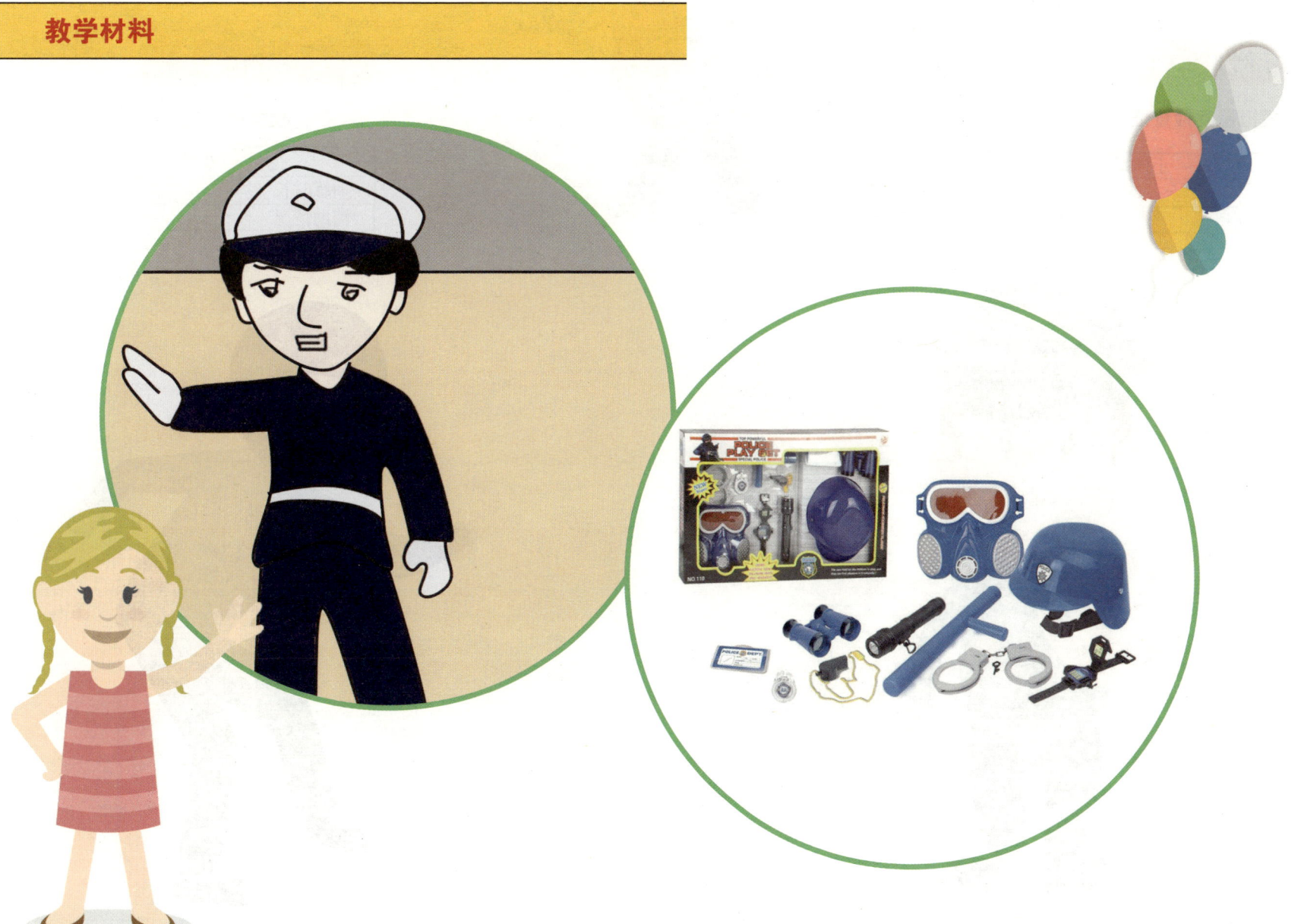

社交及游戏训练设计与指导

 训练方法示例

### 示例 1

模拟警察检查证件。

| 小档案 | |
|---|---|
| 训练时长 | |
| 辅助情况 | |

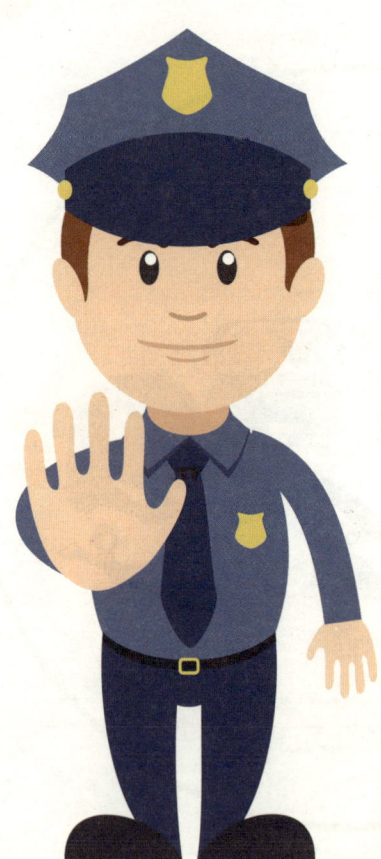

### 示例 2

模拟小偷撬窗户。

| 小档案 | |
|---|---|
| 训练时长 | |
| 辅助情况 | |

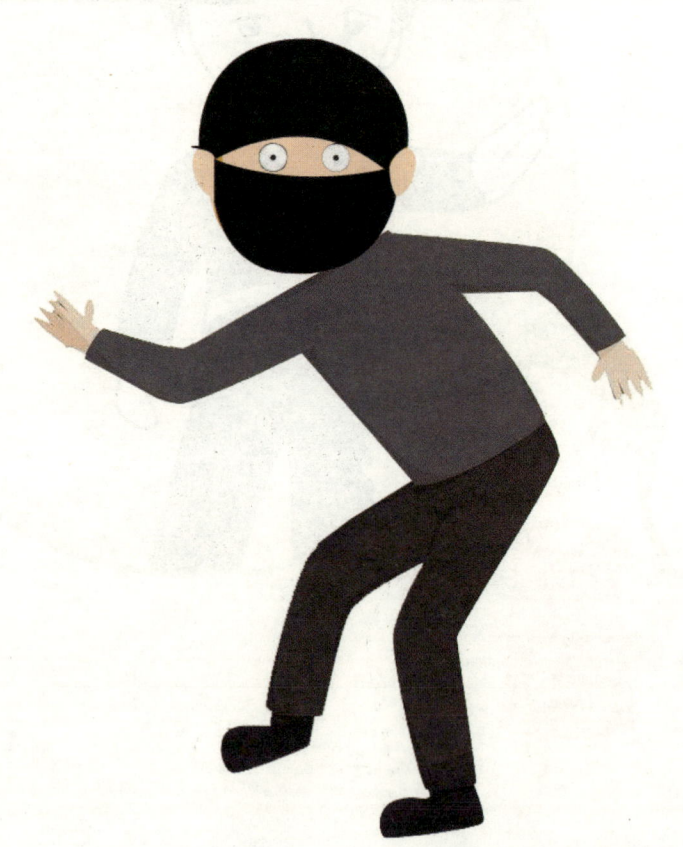

第五章
社交游戏中级训练项目

训练方法示例

示例 3

模拟警察敬礼。

| 小档案 | |
|---|---|
| 训练时长 | |
| 辅助情况 | |

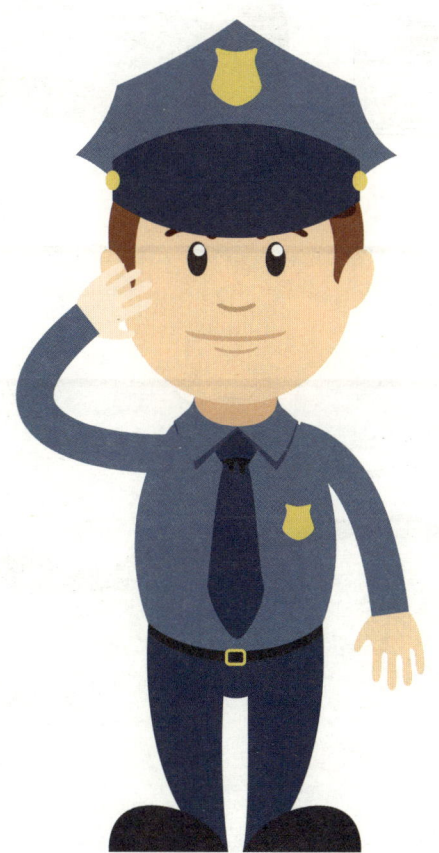

示例 4

模拟小偷偷东西。

| 小档案 | |
|---|---|
| 训练时长 | |
| 辅助情况 | |

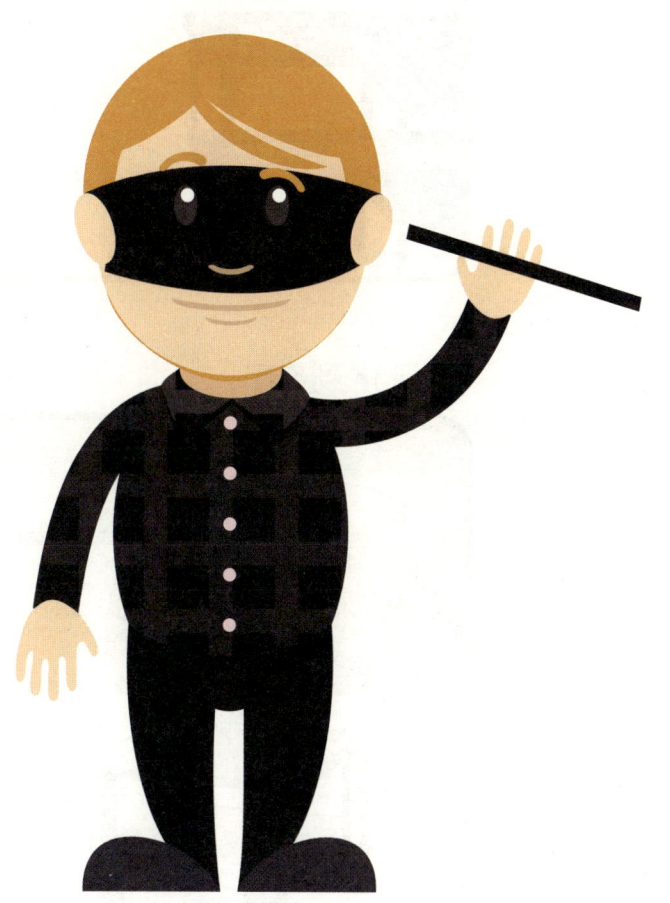

泛化到教室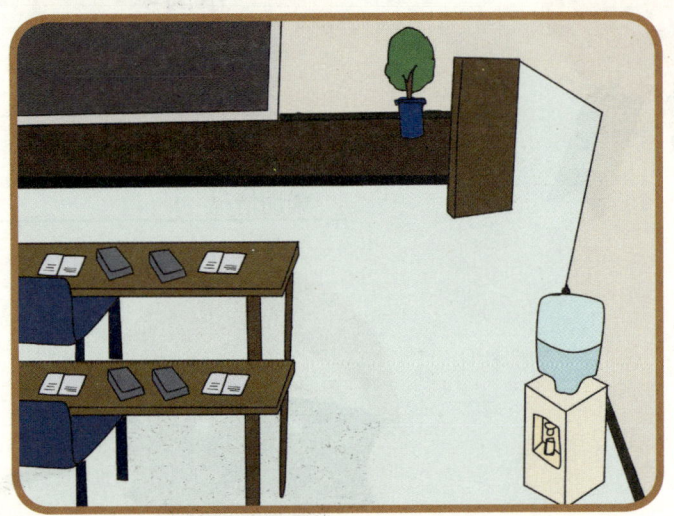

泛化到卧室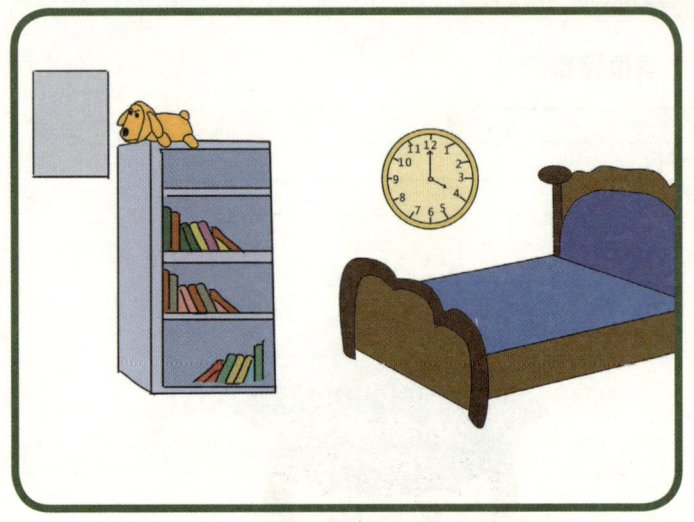

泛化到客厅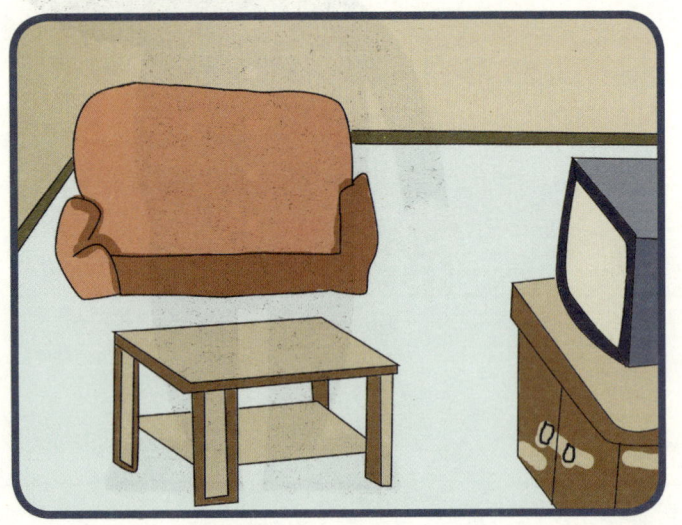

泛化到室外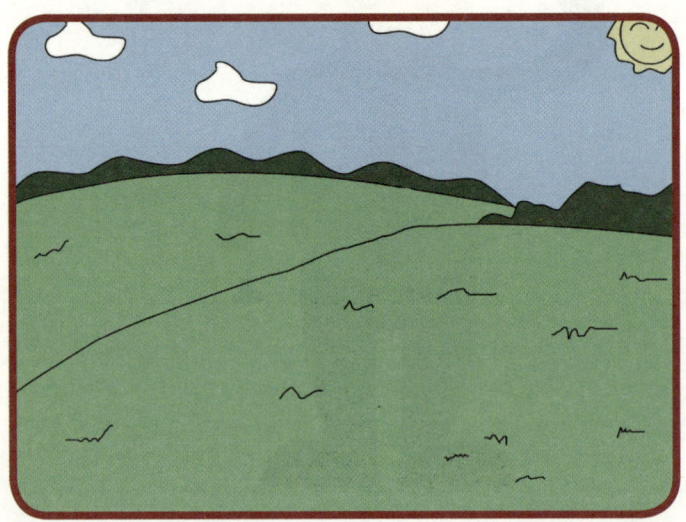

# 第五章 社交游戏中级训练项目

## 18 模拟游戏：超人和怪兽

该技能的训练目的是提高患者的语言表达与社交游戏能力。通过该技能的训练，患者应该能达到这样一种水平，即：摆出一个动作，然后对患者说"我们来玩'超人与怪兽'的游戏吧！"，患者能够完成模拟3个以上的较复杂动作。

扫描二维码，打印本技能训练配套表格

# 社交及游戏训练设计与指导

## 教学材料

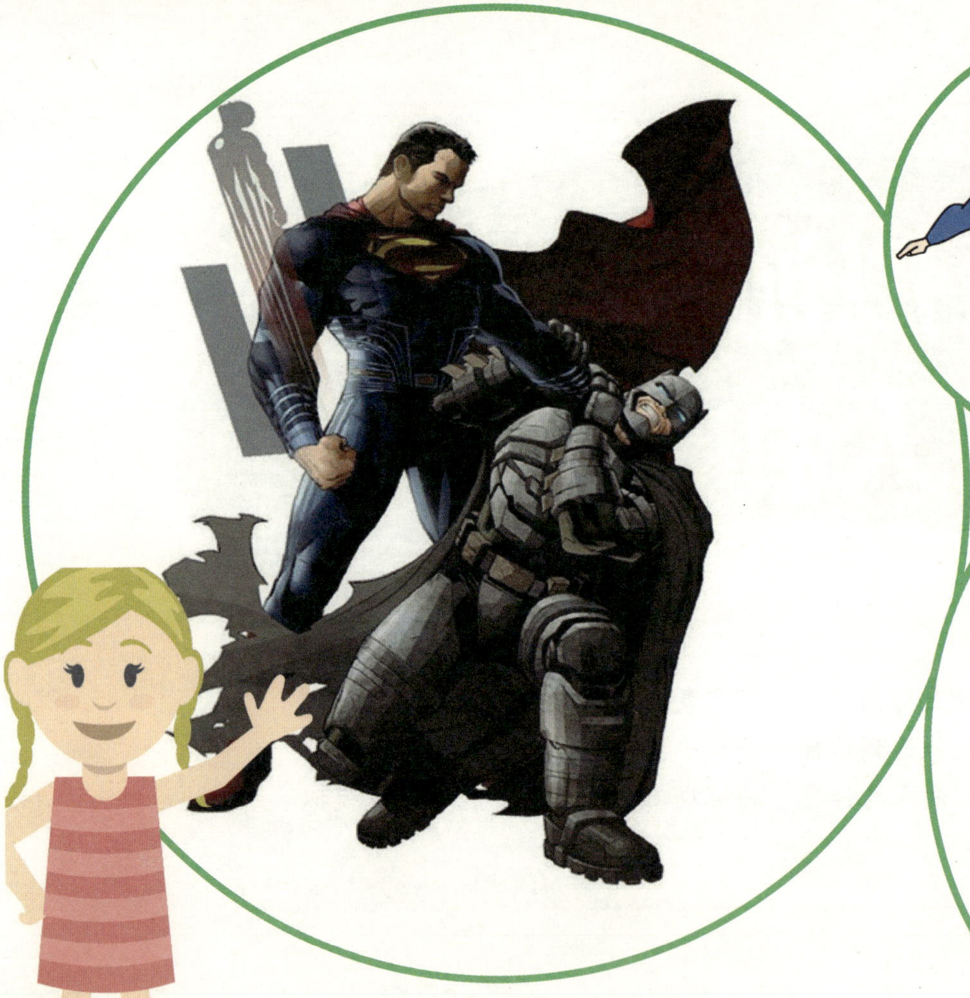

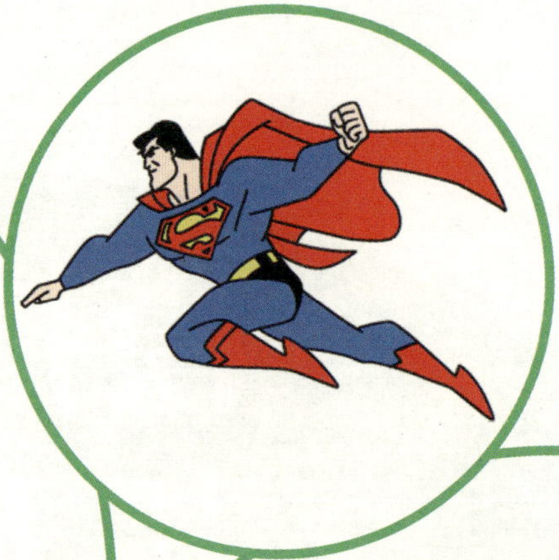

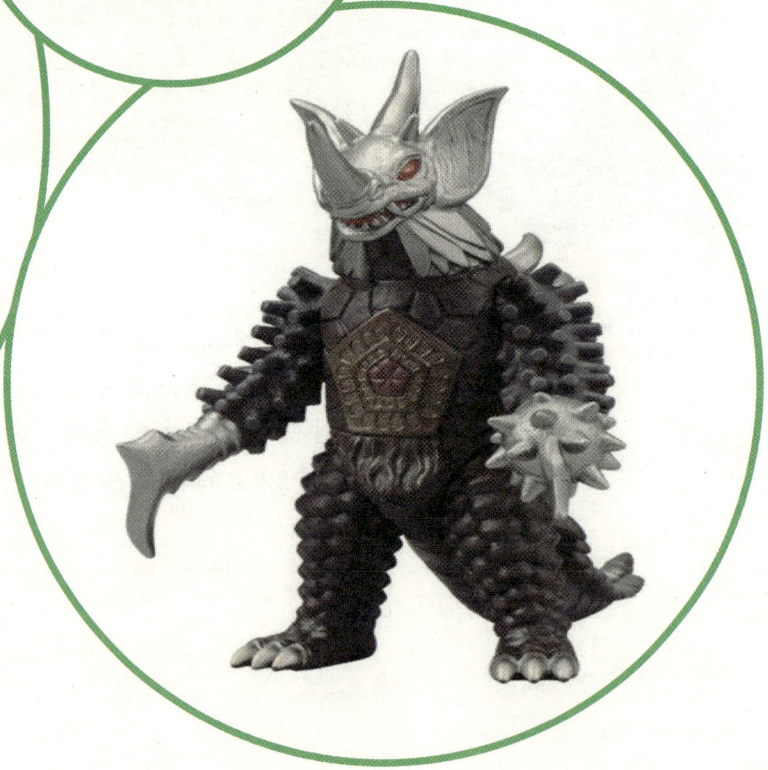

# 第五章
## 社交游戏中级训练项目

训练方法示例

### 示例 1

模拟超人搜寻呼救的人。

| 小档案 | |
|---|---|
| 训练时长 | |
| 辅助情况 | |

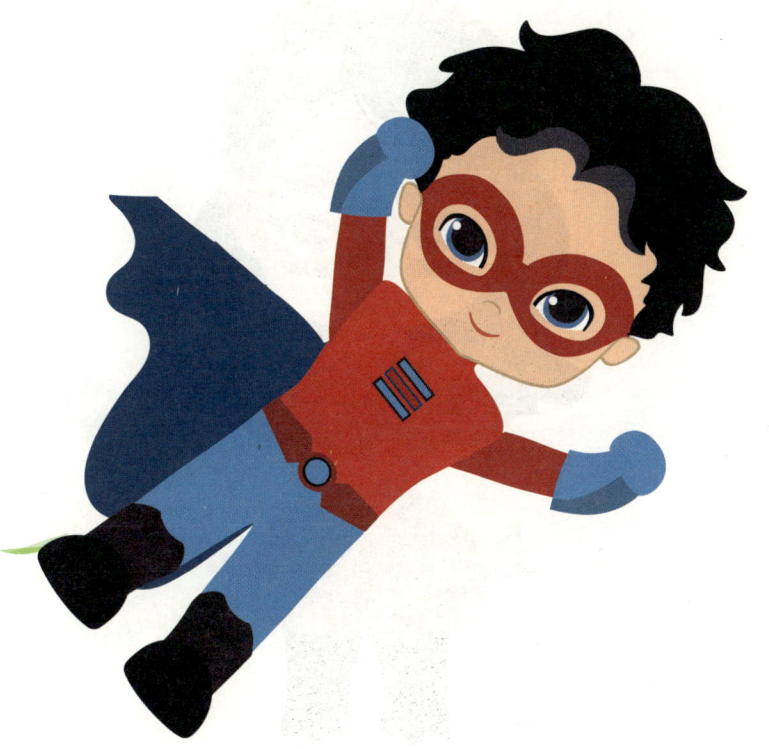

### 示例 2

模拟怪兽破坏城市。

| 小档案 | |
|---|---|
| 训练时长 | |
| 辅助情况 | |

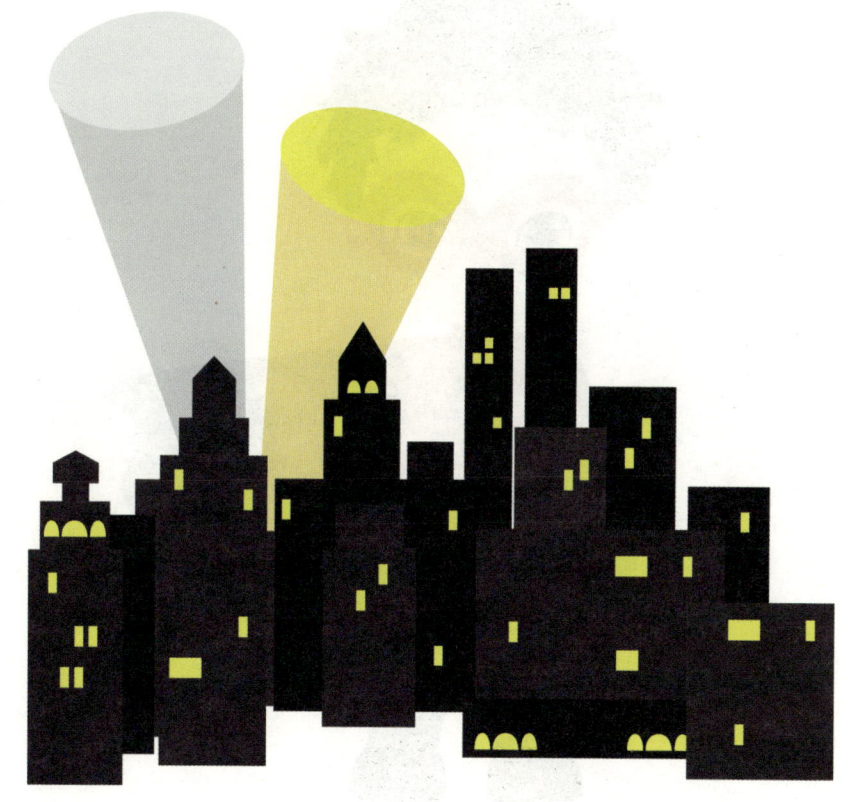

社交及游戏训练设计与指导

### 示例 3

模拟超人的动作 1。

| 小档案 | |
|---|---|
| 训练时长 | |
| 辅助情况 | |

训练方法示例

### 示例 4

模拟超人的动作 2。

| 小档案 | |
|---|---|
| 训练时长 | |
| 辅助情况 | |

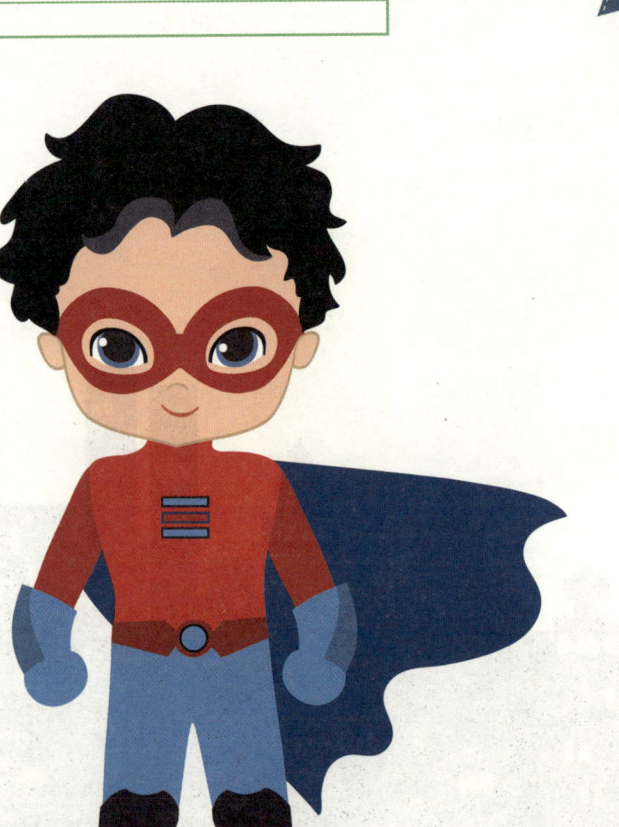

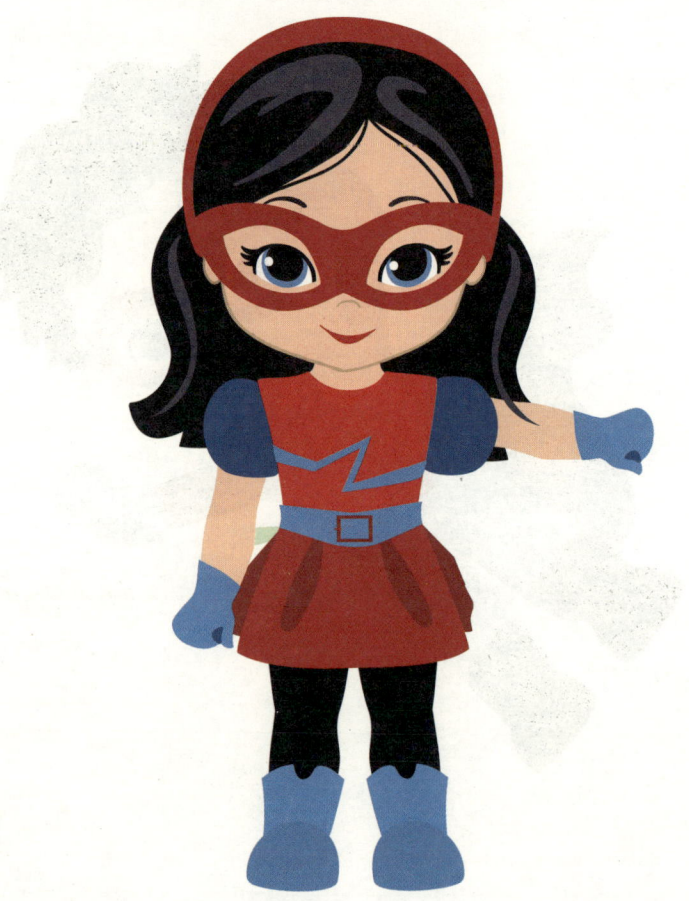

第五章
社交游戏中级训练项目

**拓展为**蜘蛛侠

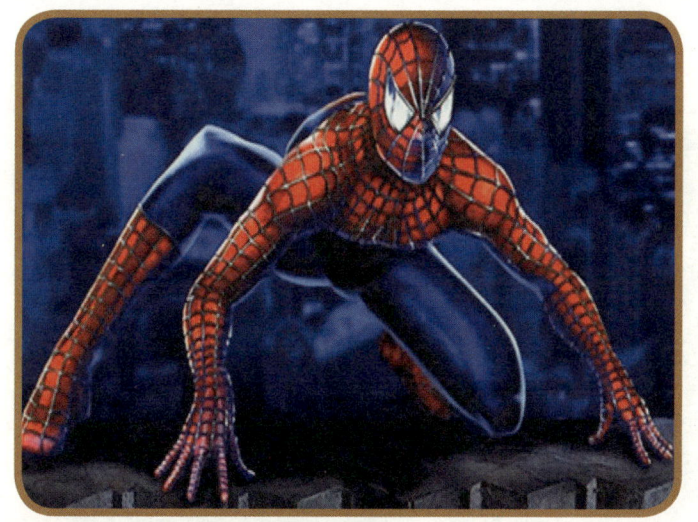

**拓展为**黑猫警长

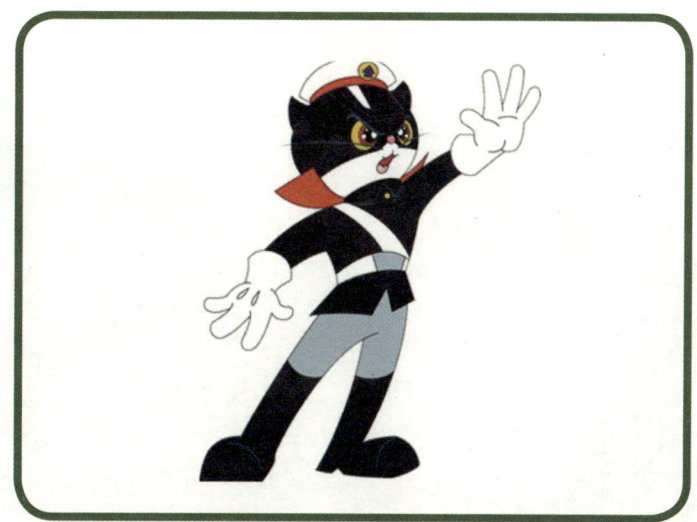

**拓展为**阿童木

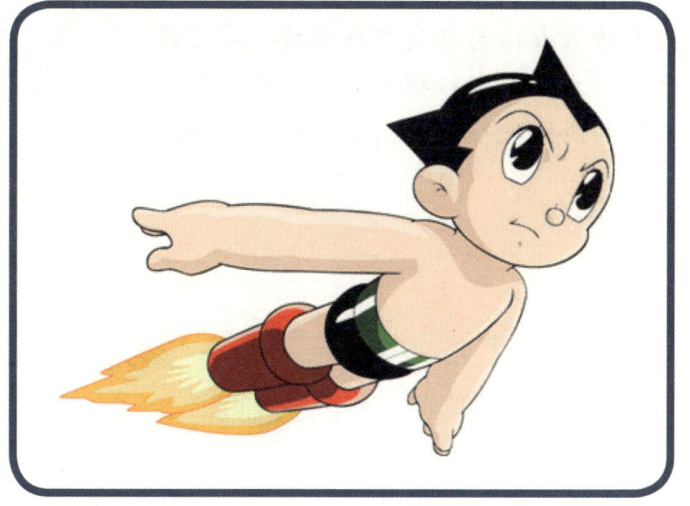

**拓展为**奥特曼

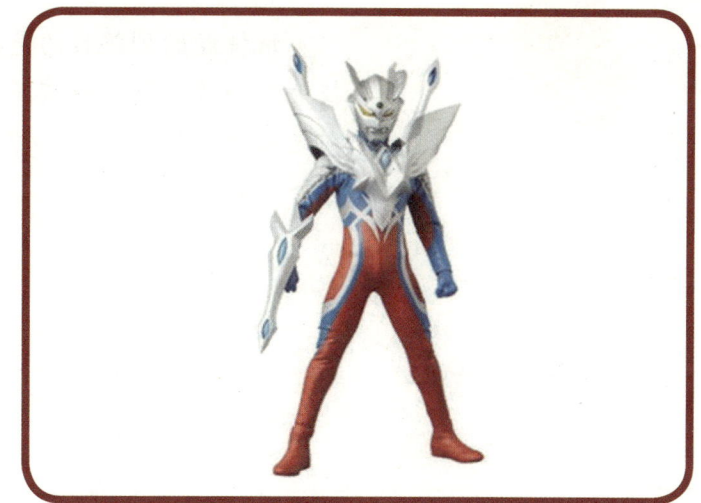

# 19 模拟游戏：侍者和客人

该技能的训练目的是提高患者的语言表达与社交游戏能力。通过该技能的训练，患者应该能达到这样一种水平，即：摆出一个动作，然后对患者说"我们来玩'侍者与客人'的游戏吧！"，患者能够完成模拟3个以上的较复杂动作。

扫描二维码，打印本技能训练配套表格

# 第五章
## 社交游戏中级训练项目

**教学材料**

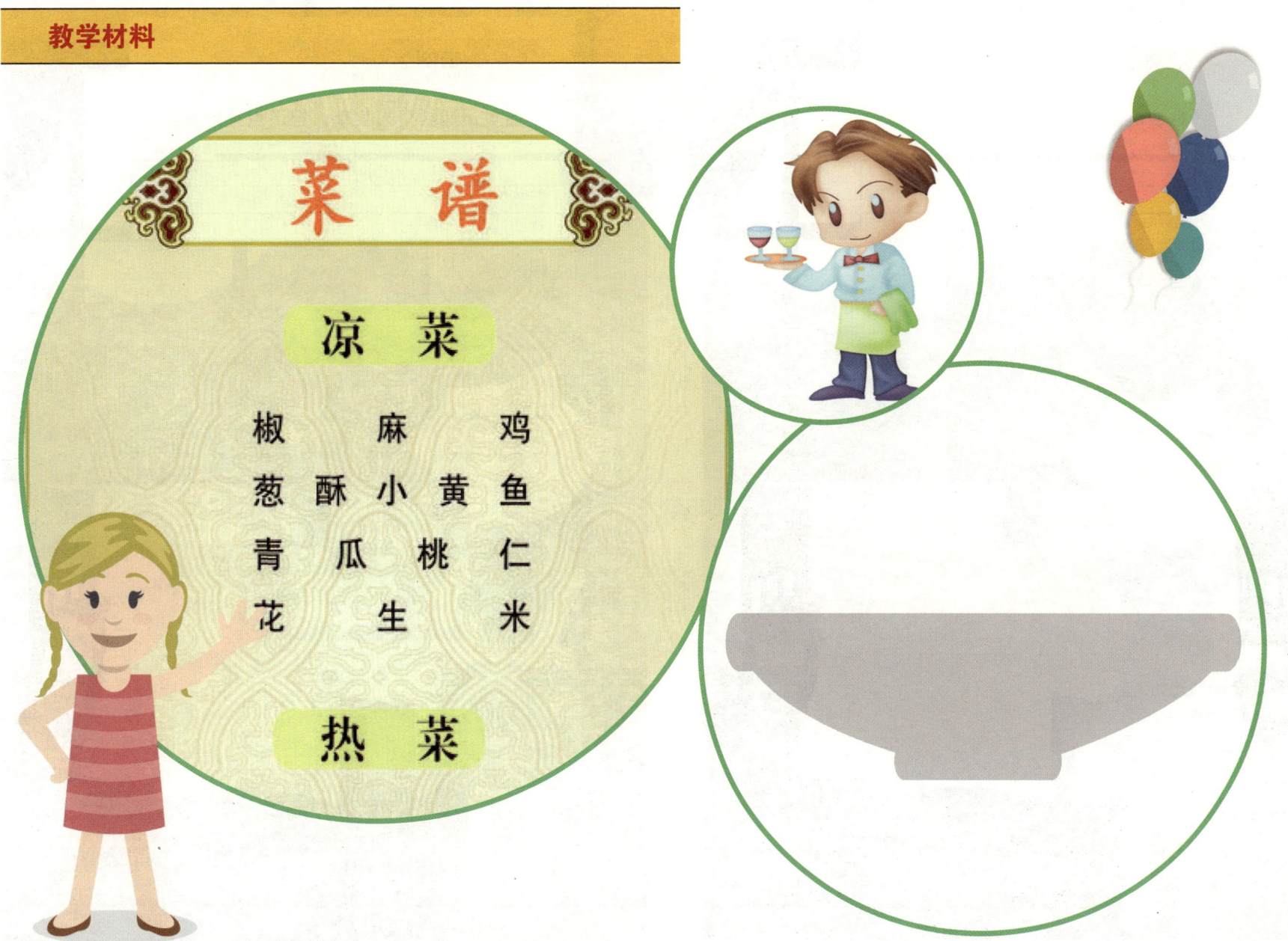

菜　谱

凉　菜

椒　麻　鸡
葱　酥　小　黄　鱼
青　瓜　桃　仁
花　　生　　米

热　菜

## 训练方法示例

### 示例1

服务员向客人鞠躬表示欢迎。

| 小档案 | |
|---|---|
| 训练时长 | |
| 辅助情况 | |

### 示例2

服务员递给客人菜单,记下点菜内容。

| 小档案 | |
|---|---|
| 训练时长 | |
| 辅助情况 | |

第五章 社交游戏中级训练项目

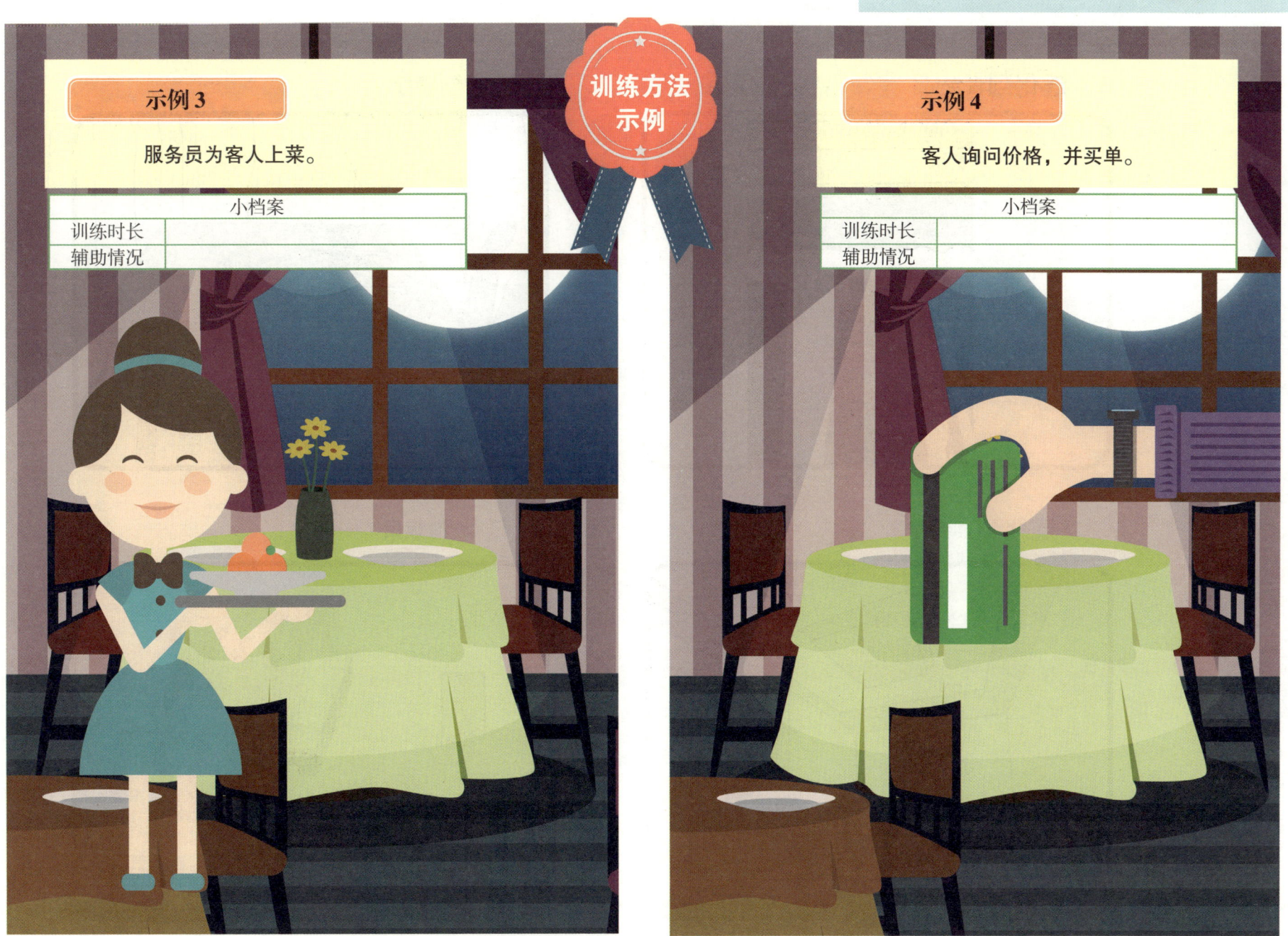

**示例3**

服务员为客人上菜。

| 小档案 | |
|---|---|
| 训练时长 | |
| 辅助情况 | |

**训练方法示例**

**示例4**

客人询问价格，并买单。

| 小档案 | |
|---|---|
| 训练时长 | |
| 辅助情况 | |

社交及游戏训练设计与指导

**泛化到**食堂

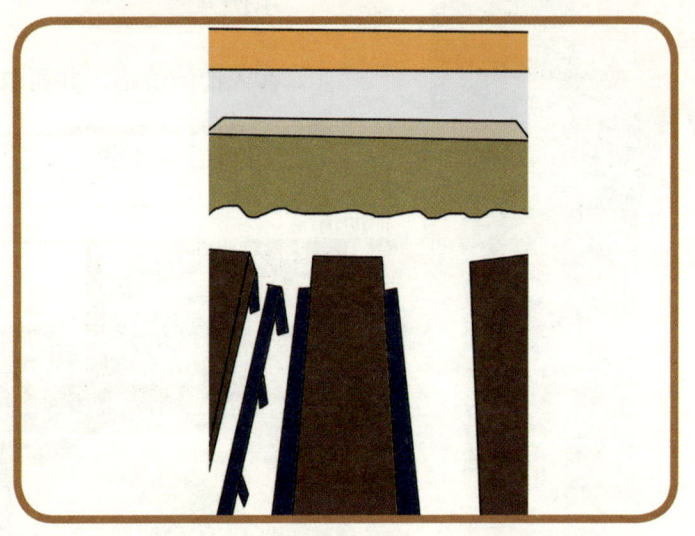

**泛化到**餐厅

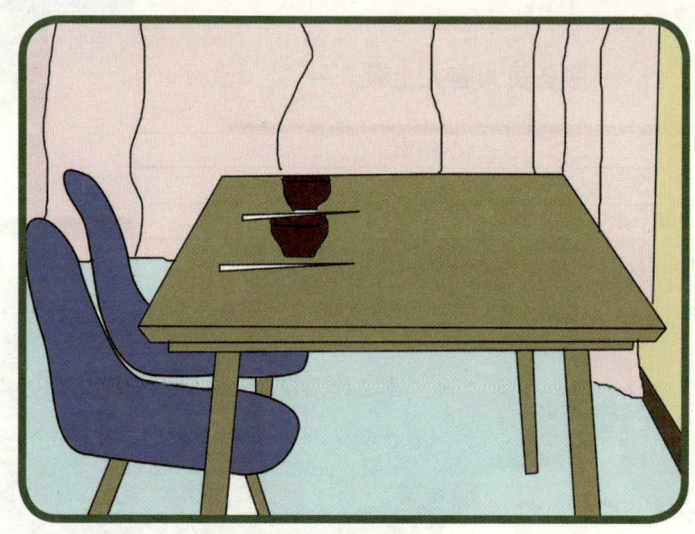

**泛化到**宴会厅

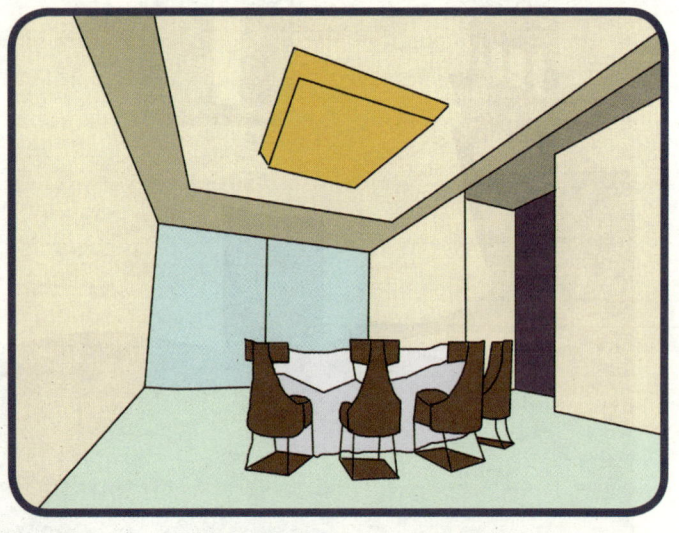

**泛化到**饭馆

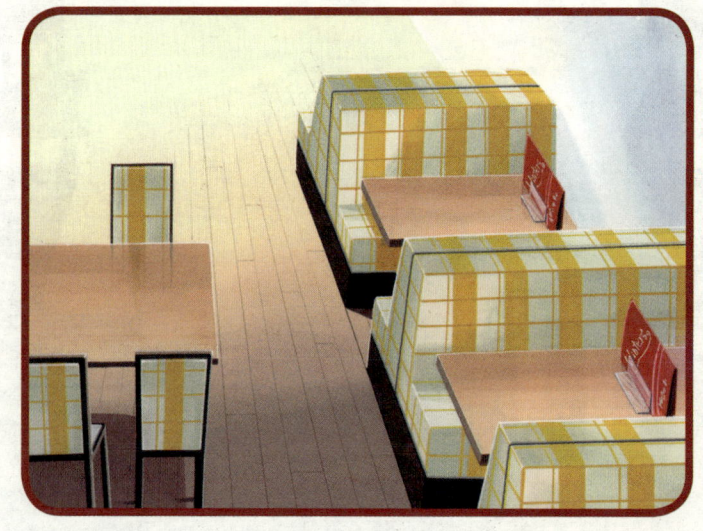

第五章
社交游戏中级训练项目

# 20 骑自行车

该技能的训练目的是提高患者的运动与社交游戏能力。通过该技能的训练，患者应该能达到这样一种水平，即：对患者说"骑你的车"，患者会穿戴护具，然后骑自行车。训练中要确保孩子的安全性。

扫描二维码，打印本技能训练配套表格

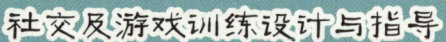

## 教学材料

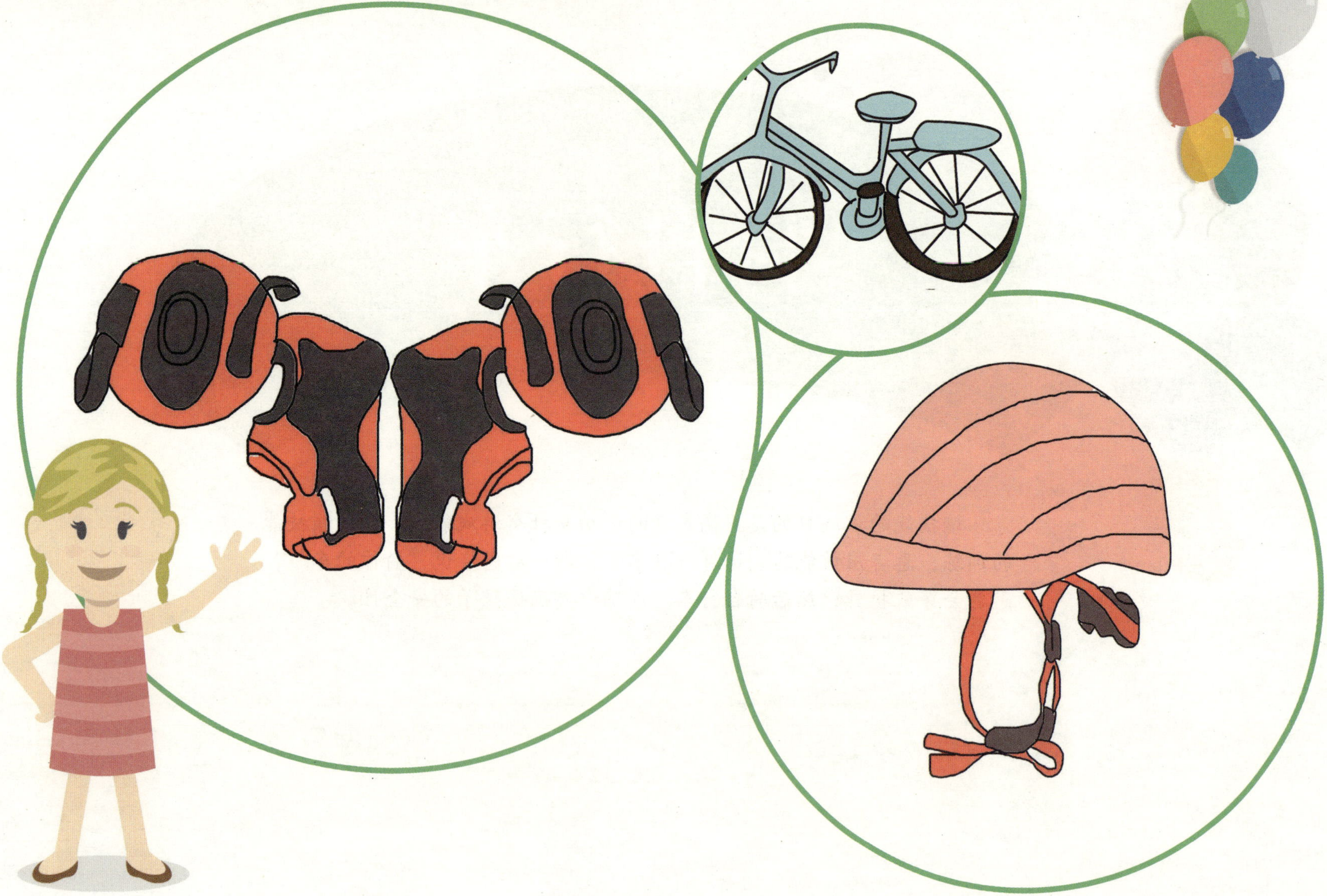

第五章
社交游戏中级训练项目

### 示例 1

骑自行车 2 米。

| 小档案 | |
|---|---|
| 训练时长 | |
| 辅助情况 | |

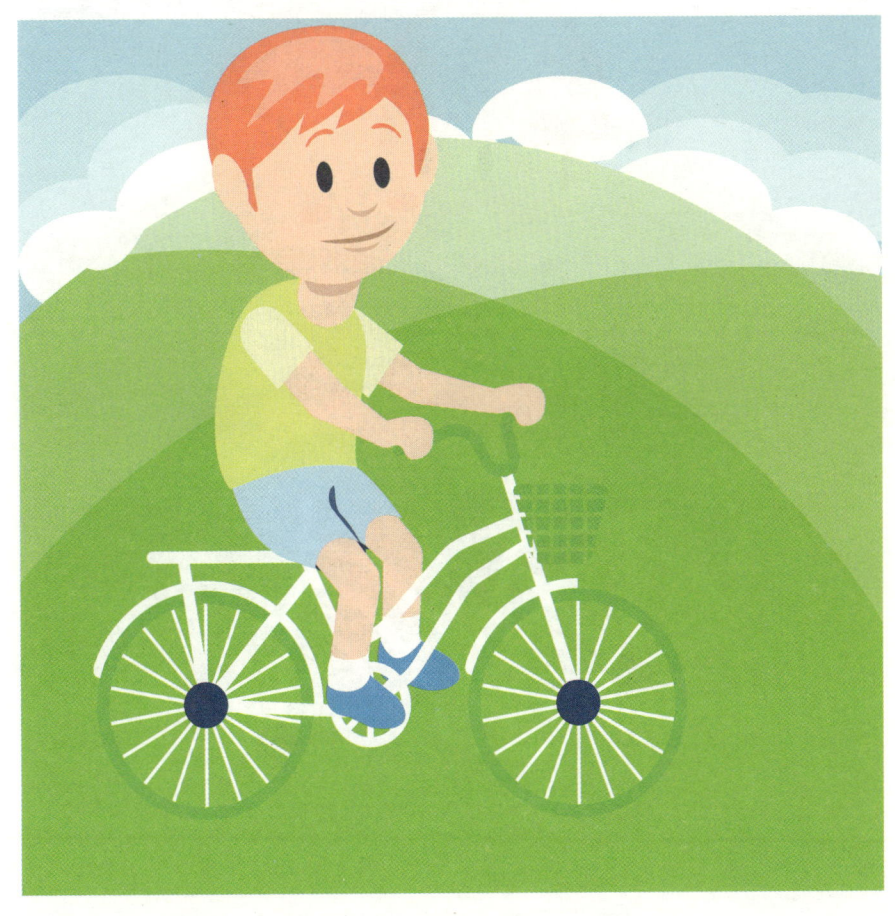

### 示例 2

骑自行车 3 米，并向左转弯 1 次。

| 小档案 | |
|---|---|
| 训练时长 | |
| 辅助情况 | |

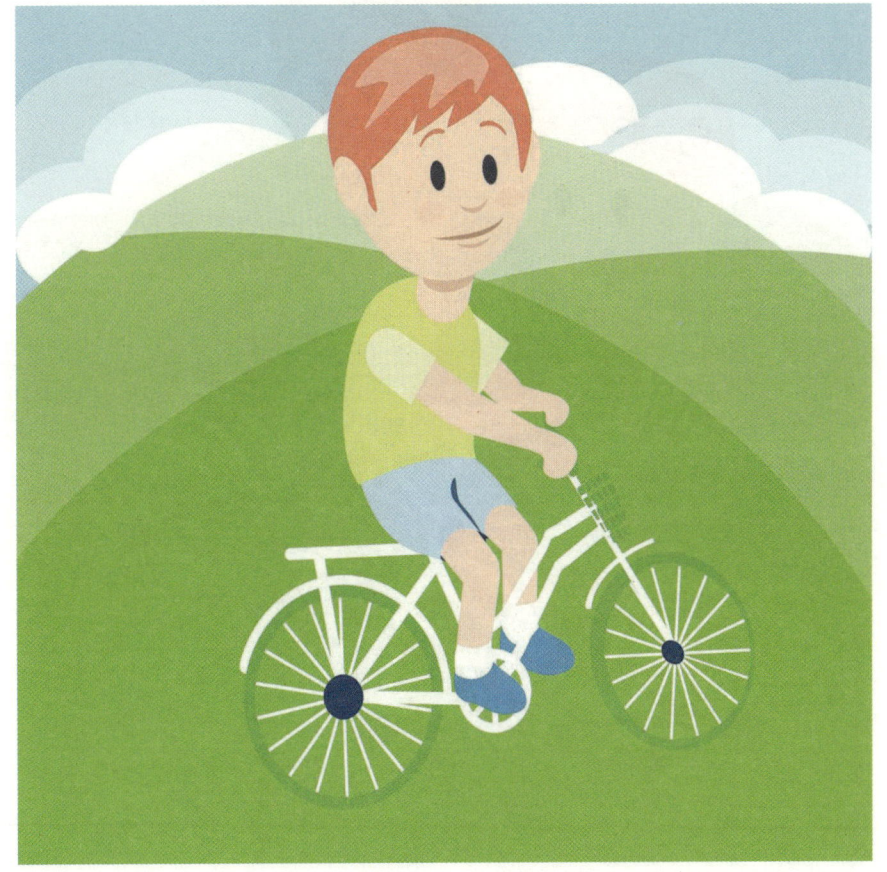

社交及游戏训练设计与指导

训练方法示例

### 示例 3

患者与伙伴一起骑车。

| 小档案 | |
|---|---|
| 训练时长 | |
| 辅助情况 | |

### 示例 4

路况不好时,患者将推车前行。

| 小档案 | |
|---|---|
| 训练时长 | |
| 辅助情况 | |

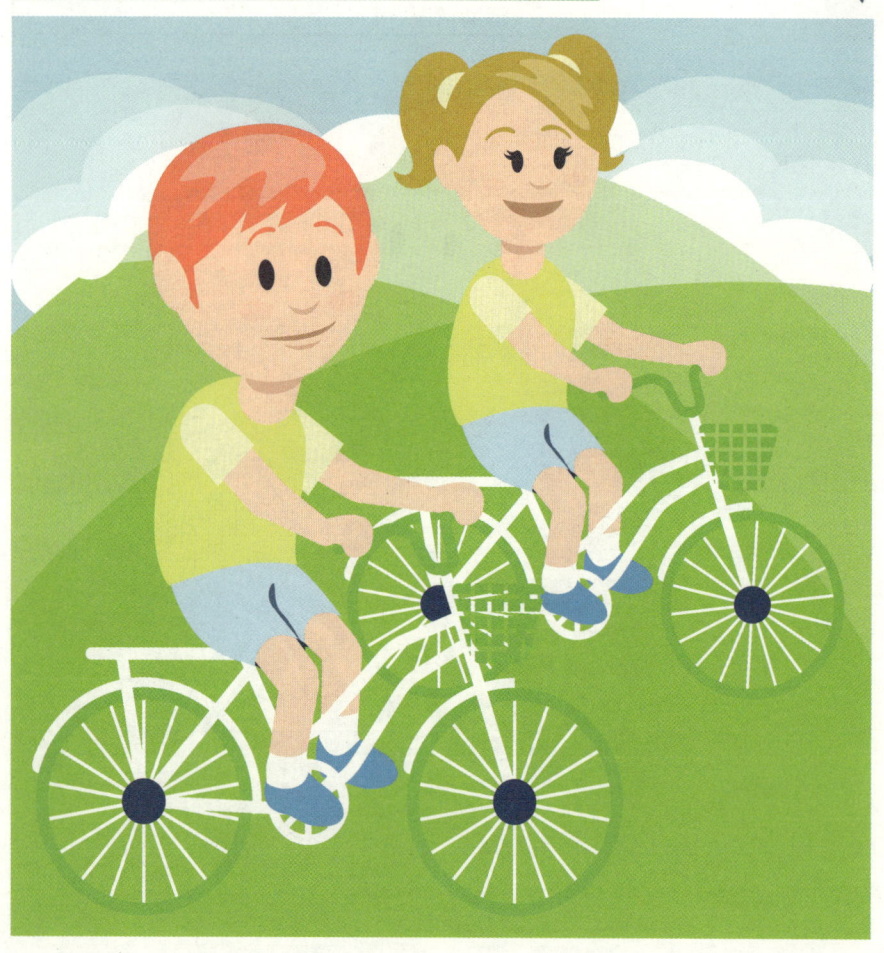
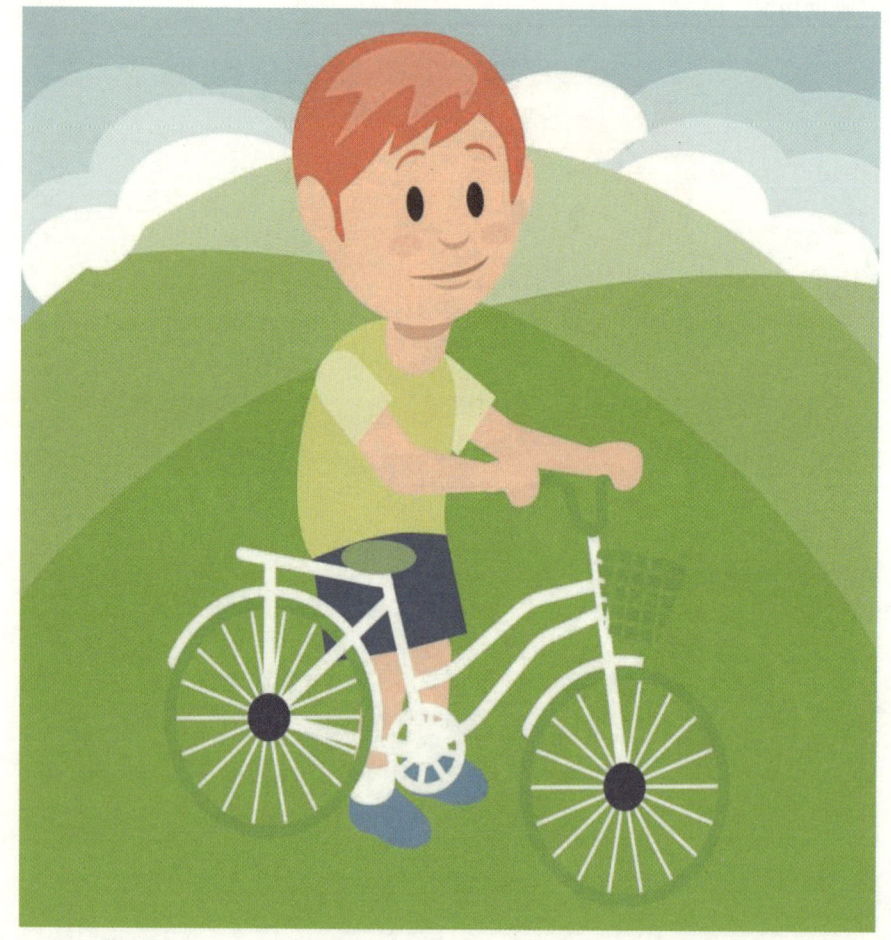

第五章
社交游戏中级训练项目

**拓展为**溜冰

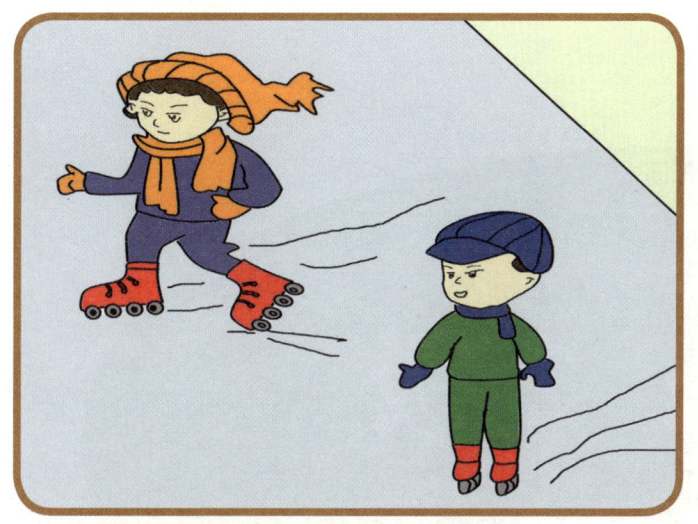

**拓展为**骑滑板车

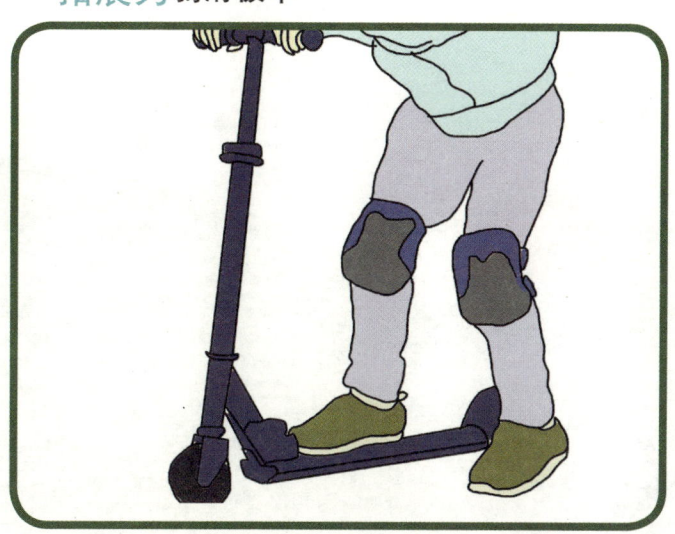

**拓展为**划船

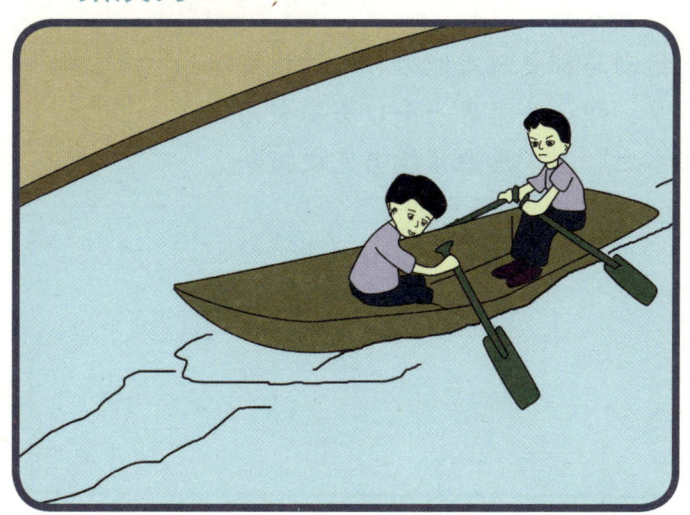

**拓展为**开碰碰车

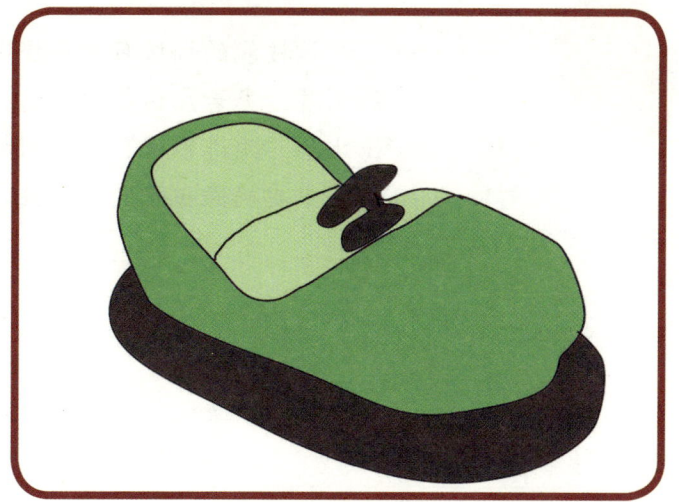

# 21 游泳：2级

该技能的训练目的是提高患者的运动与社交游戏能力。通过该技能的训练，患者应该能达到这样一种水平，即：给患者一个口头安全指令（比如"跳进水里""利用梯子爬出水池"），患者将能够完成指令。训练中要确保孩子的安全性。

扫描二维码，打印本技能训练配套表格

第五章
社交游戏中级训练项目

**教学材料**

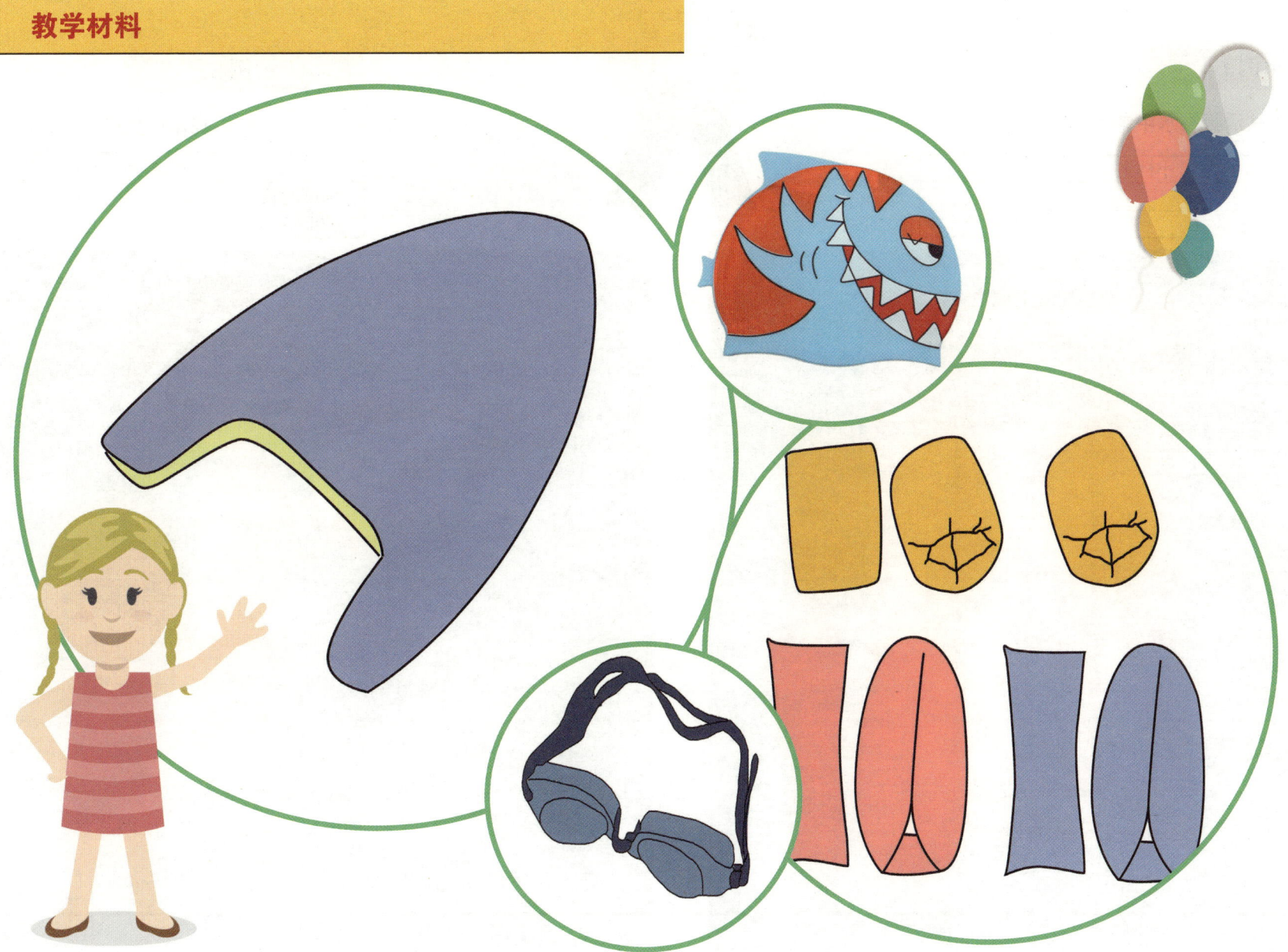

社交及游戏训练设计与指导

## 训练方法示例

### 示例 1

手扶滑板在水中游 5 秒。

| 小档案 | |
|---|---|
| 训练时长 | |
| 辅助情况 | |

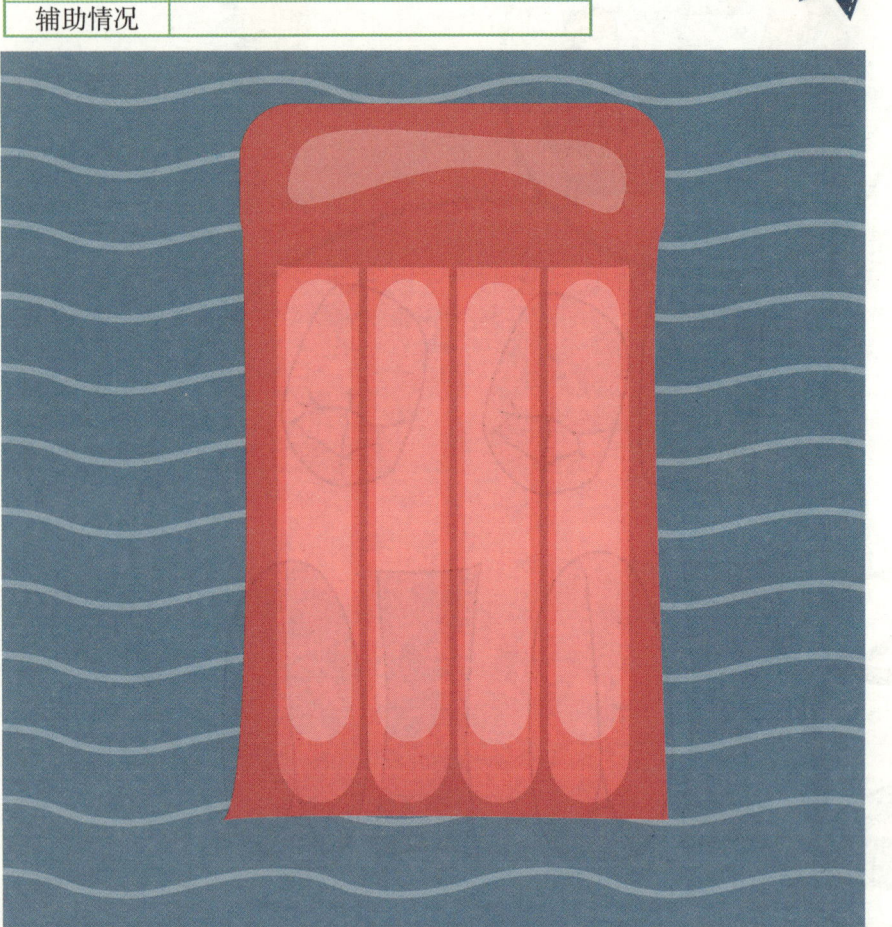

### 示例 2

在水中玩球 2 分钟。

| 小档案 | |
|---|---|
| 训练时长 | |
| 辅助情况 | |

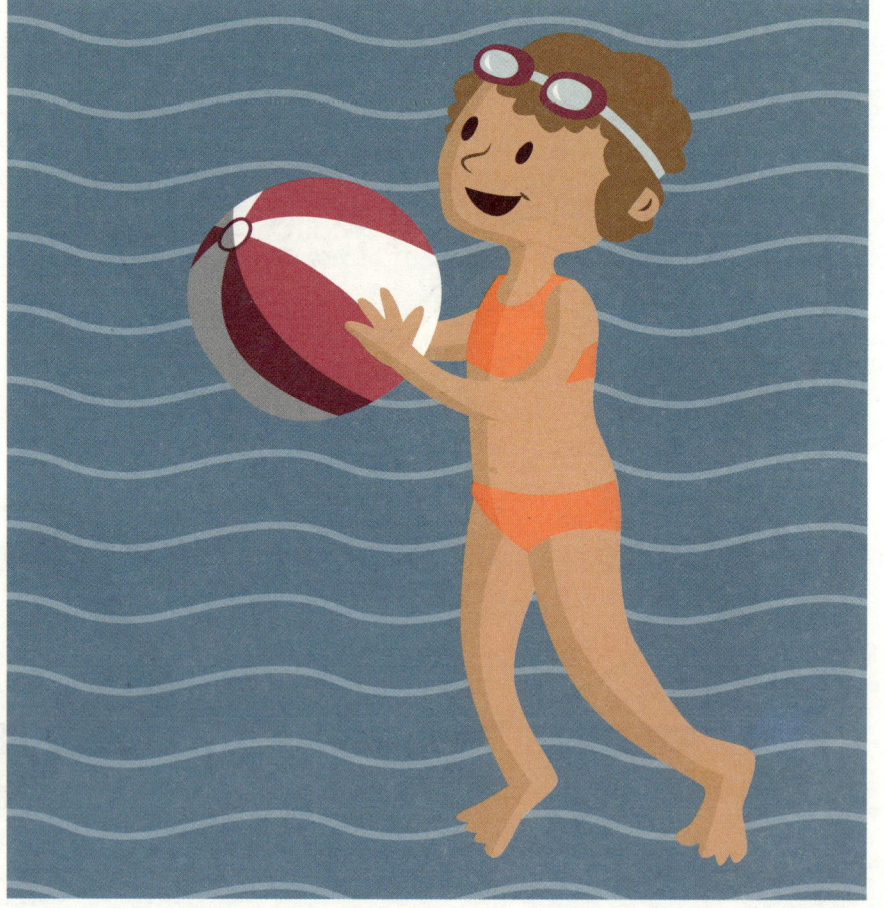

第五章
社交游戏中级训练项目

训练方法示例

### 示例 3

利用梯子爬出游泳池。

| 小档案 | |
|---|---|
| 训练时长 | |
| 辅助情况 | |

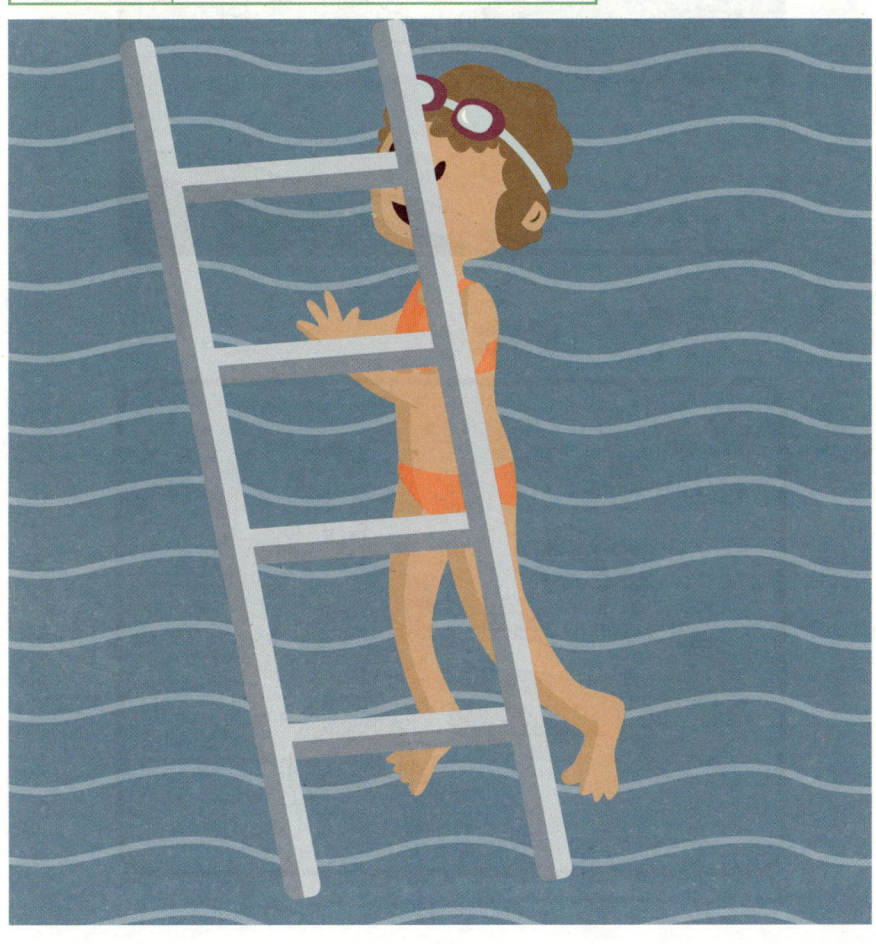

### 示例 4

穿着救生圈在水面漂浮 10 秒。

| 小档案 | |
|---|---|
| 训练时长 | |
| 辅助情况 | |

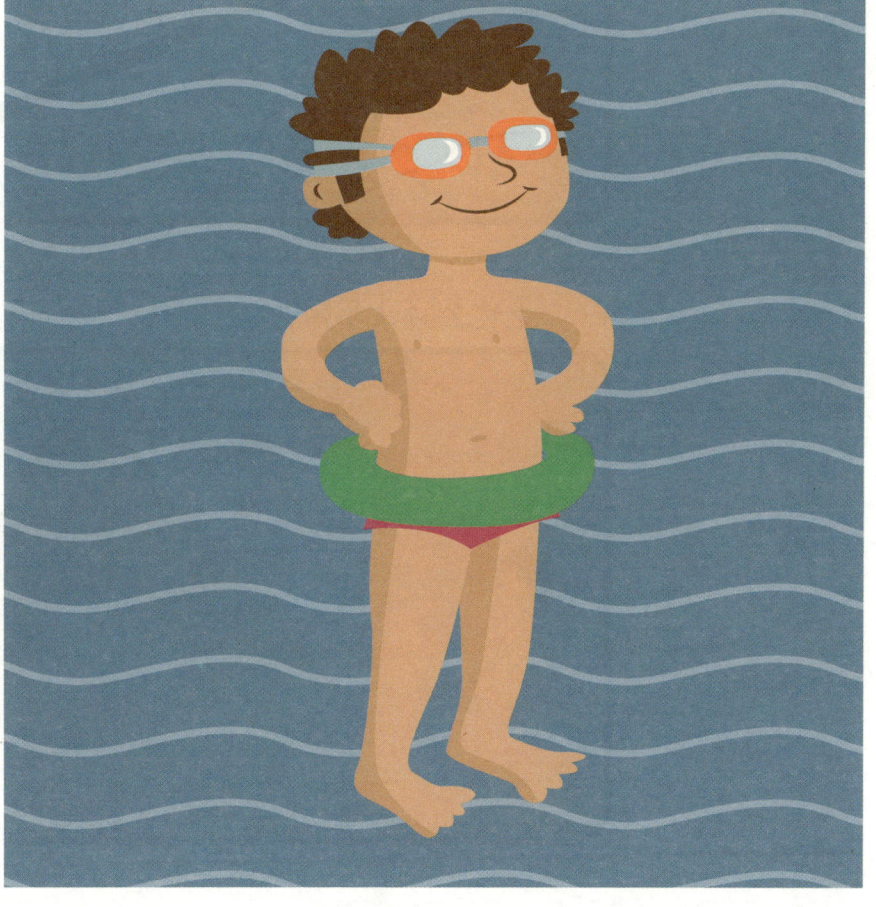

泛化到室内游泳池

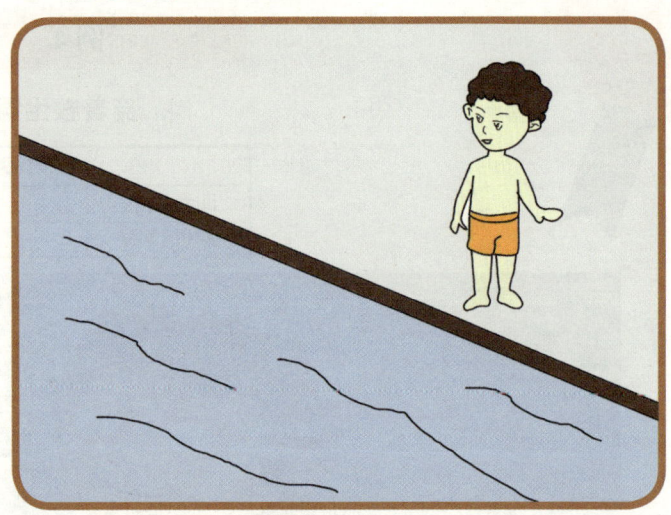

泛化到室外游泳池

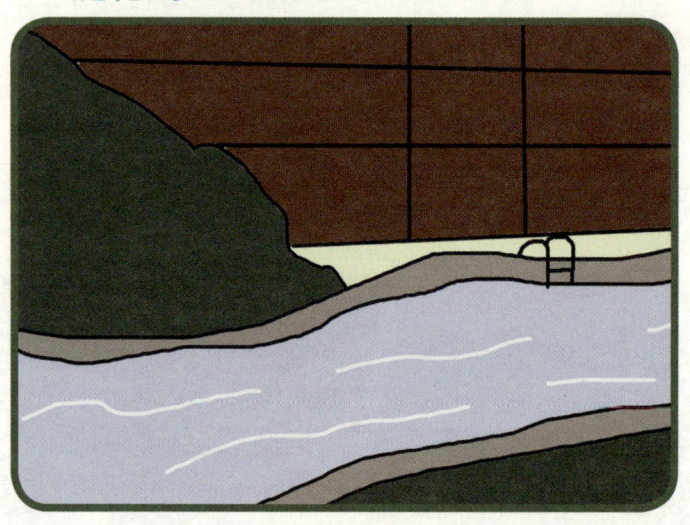

泛化到水上乐园

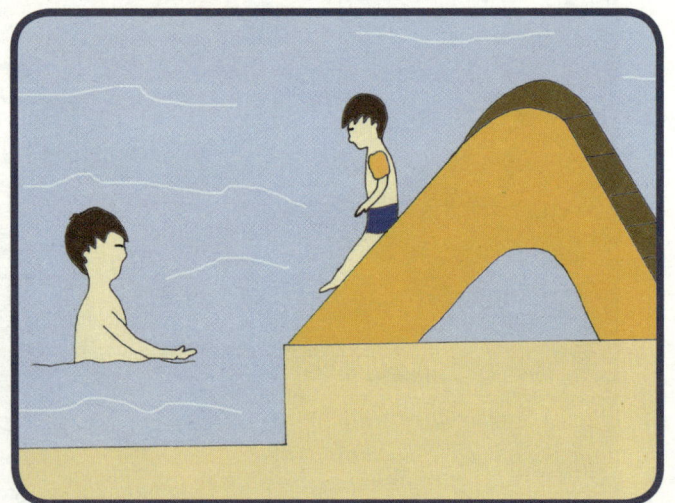

泛化到儿童游泳馆

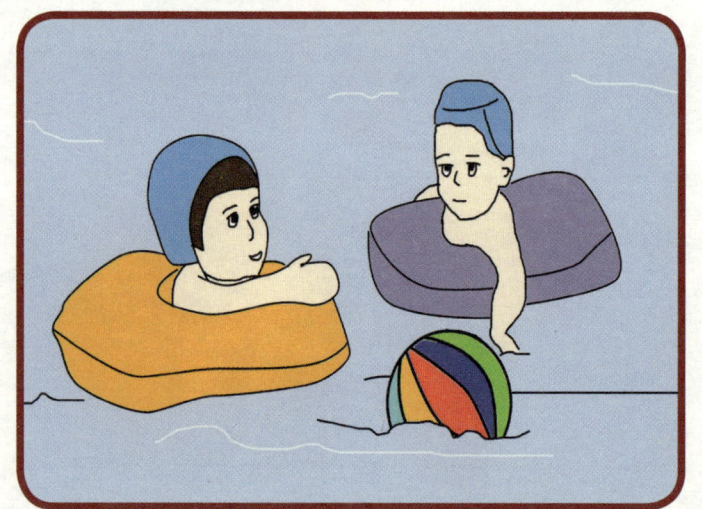

# 22 游泳：3级

该技能的训练目的是提高患者的运动与社交游戏能力。通过该技能的训练，患者应该能达到这样一种水平，即：给患者一个口头安全指令（比如"从一侧跳入泳池"），患者将能够完成指令。训练中要确保孩子的安全性。

扫描二维码，打印本技能训练配套表格

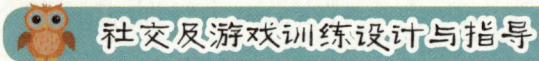

**教学材料**

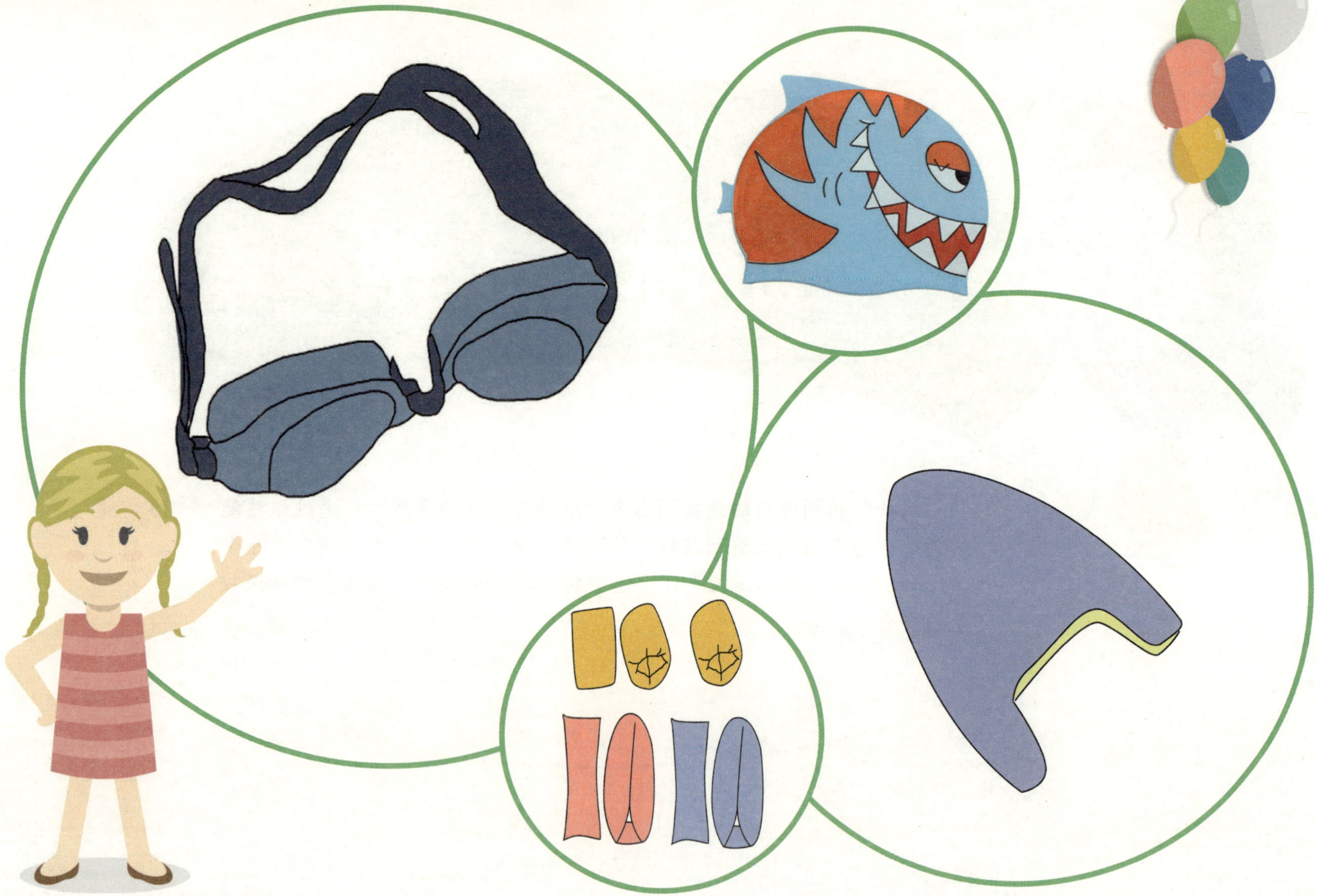

第五章
社交游戏中级训练项目

训练方法示例

| 示例 1 |

海豚踢。

| 小档案 ||
|---|---|
| 训练时长 | |
| 辅助情况 | |

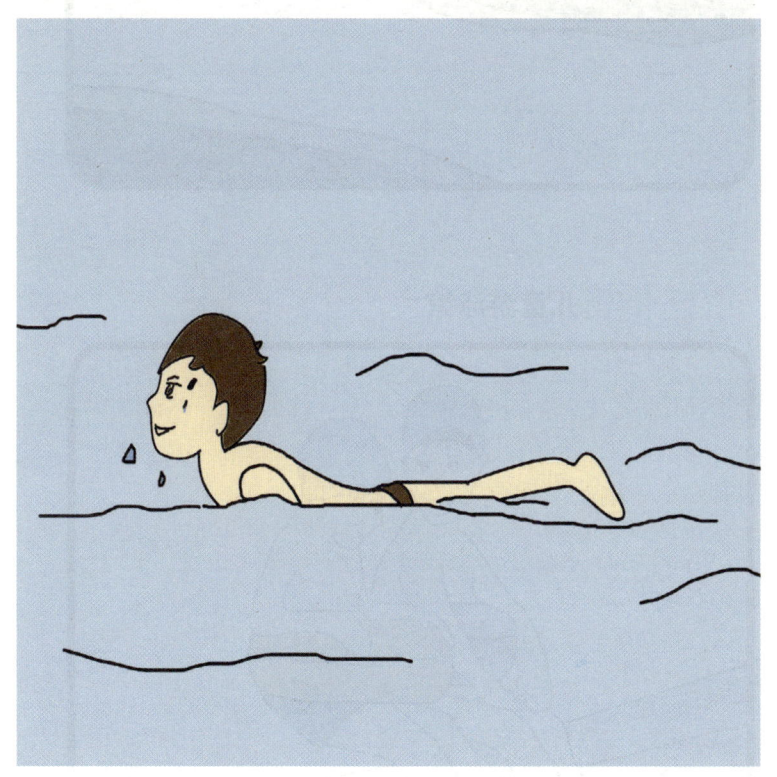

| 示例 2 |

从泳池一侧跳入水中。

| 小档案 ||
|---|---|
| 训练时长 | |
| 辅助情况 | |

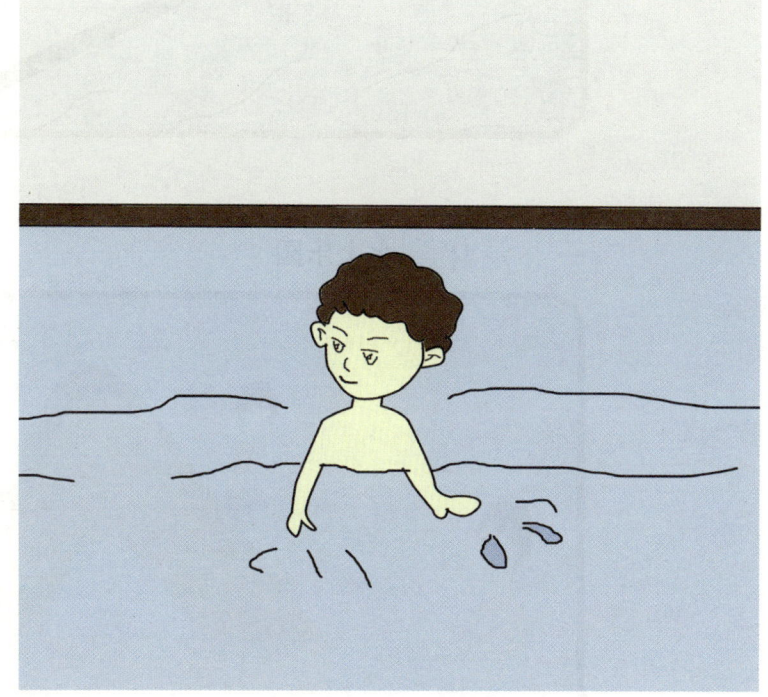

**泛化到室内游泳池**

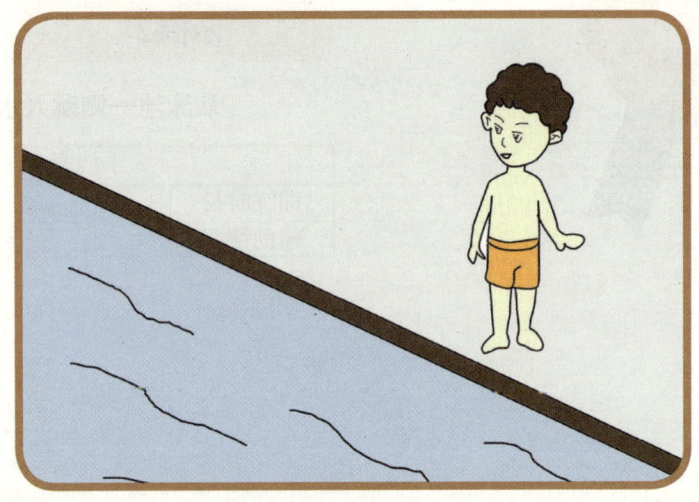

**泛化到室外游泳池**

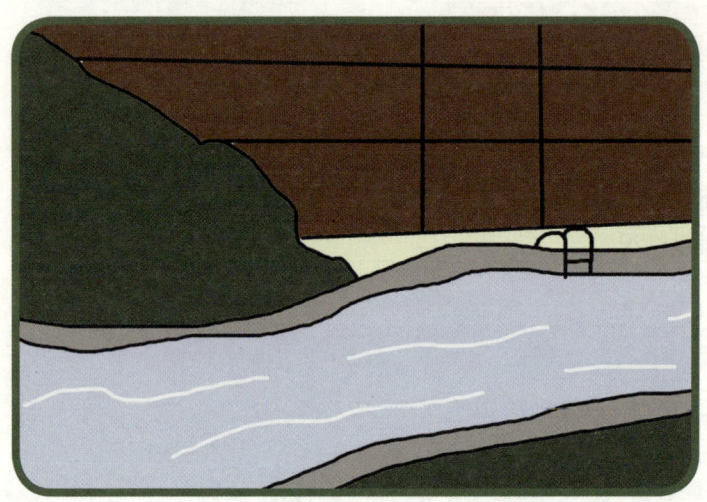

**泛化到水上乐园**

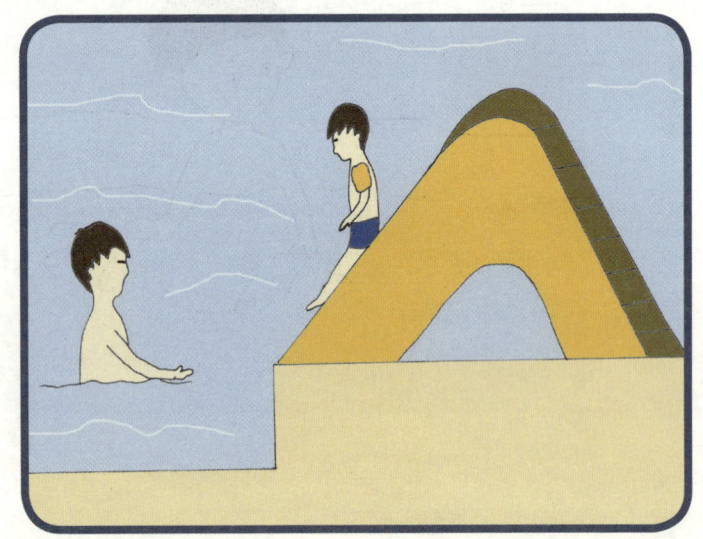

**泛化到儿童游泳馆**

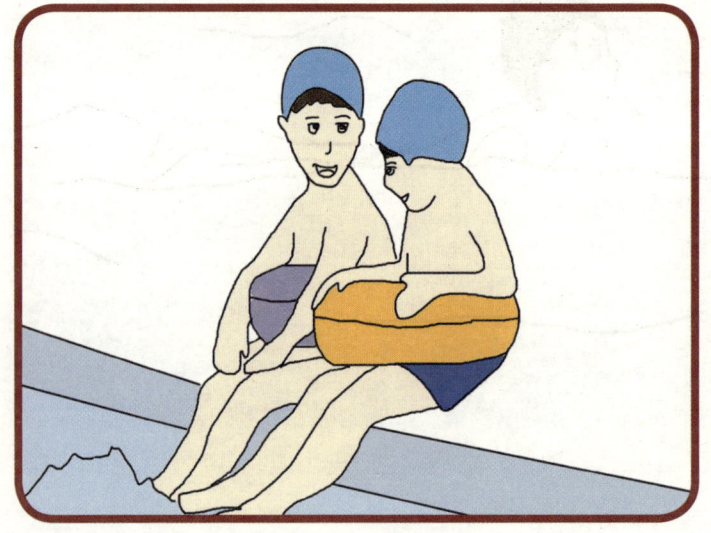

第五章
社交游戏中级训练项目

# 23 理解表情和肢体语言

该技能的训练目的是提高患者的理解能力与社交游戏能力。通过该技能的训练，患者应该能达到这样一种水平，即：静音播放一段60秒的社会场景视频，然后问"这些人物在想什么？他们的感受如何？"，待患者推理场景之后，再放一遍有声音的同段视频，然后再问"这些人物在想什么？他们的感受如何？"，通过这些人的面部表情、手势和非语言的表达患者将会推断这些人物的感受、想法，以及他们之间的关系，看完重播后，患者会比较前后给出的答案，确定哪个才是正确的。

扫描二维码，打印本技能训练配套表格

## 教学材料

你 — 一只手指指向对方
们 — 一手横身，掌心向下，在胸前顺时针平行转半圈
好 — 一手伸出拇指

请停止　我介意　不可以

# 第五章
## 社交游戏中级训练项目

### 示例 1

视频剪辑 1。

| 小档案 | |
|---|---|
| 训练时长 | |
| 辅助情况 | |

**训练方法示例**

### 示例 2

视频剪辑 2。

| 小档案 | |
|---|---|
| 训练时长 | |
| 辅助情况 | |

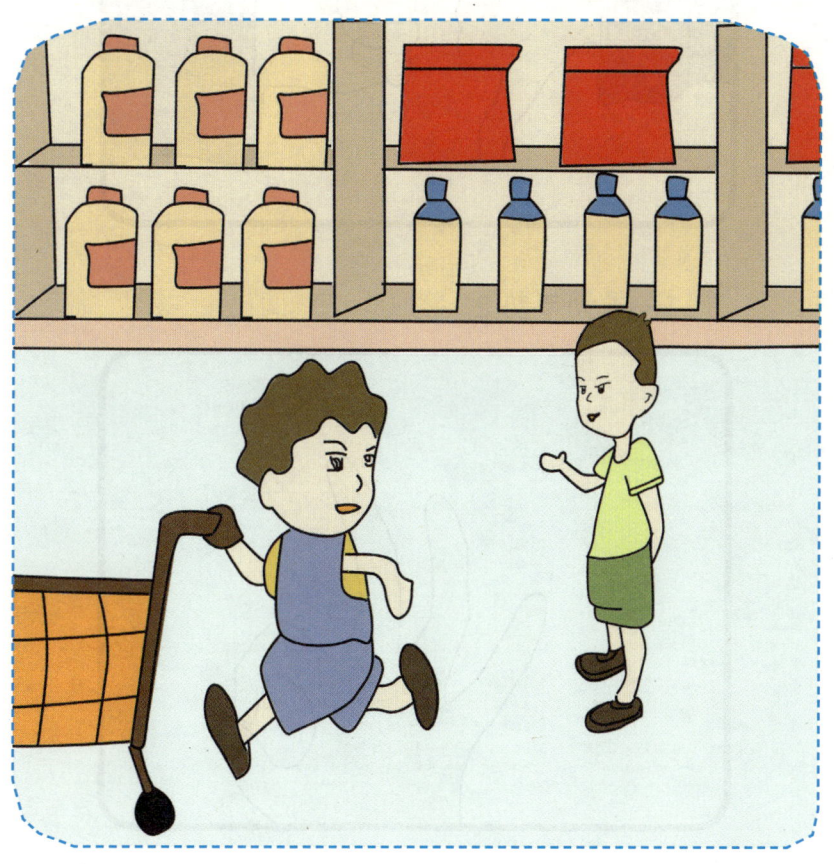

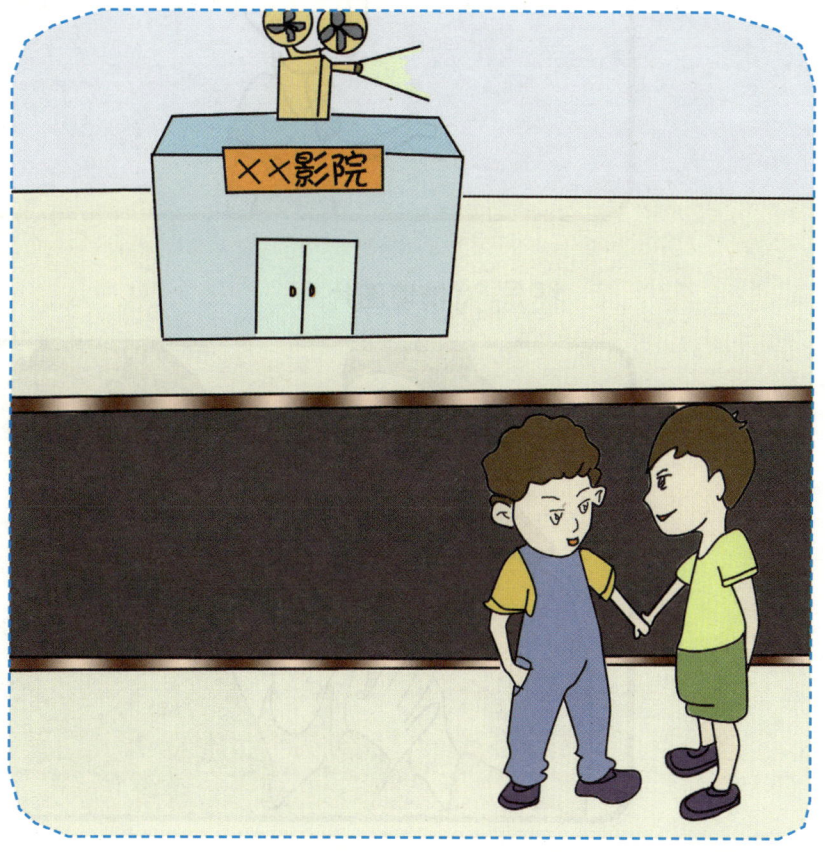

343

社交及游戏训练设计与指导

拓展为**肢体语言**

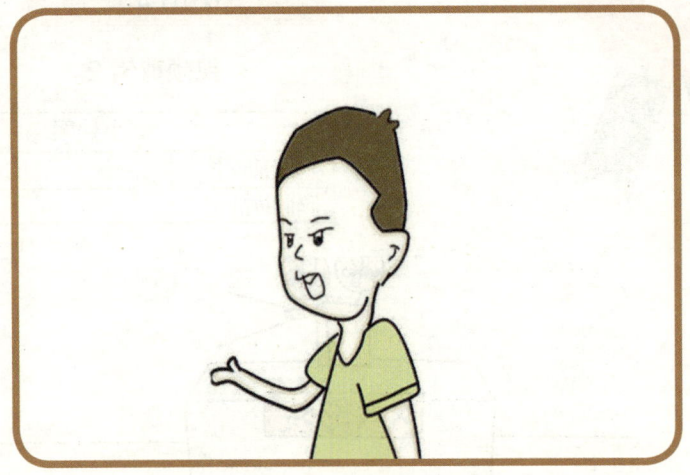

拓展为**手势 1**

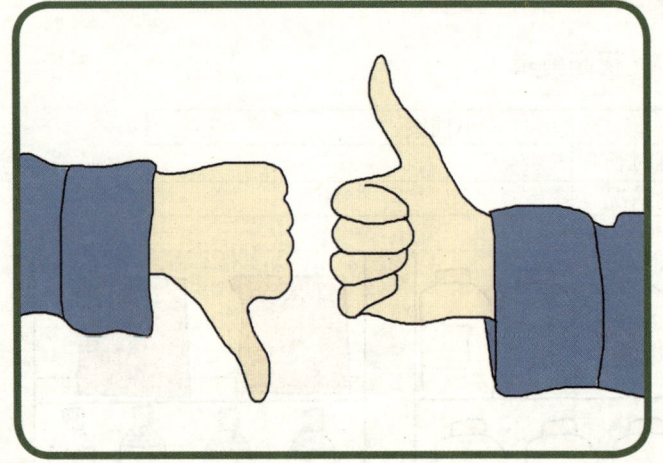

拓展为**情境图片**

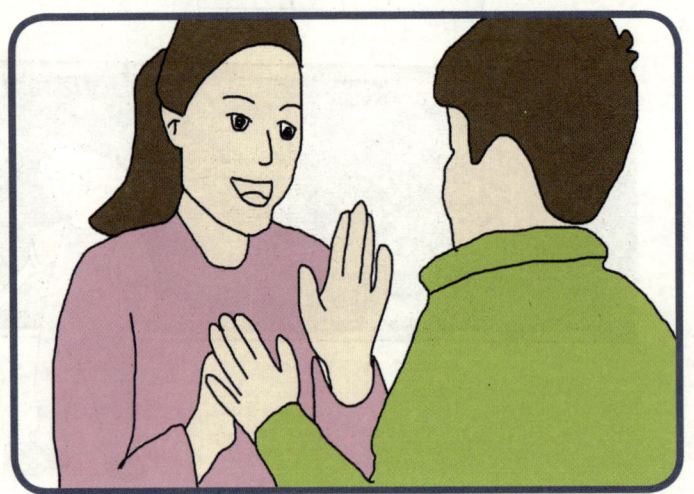

拓展为**手势 2**

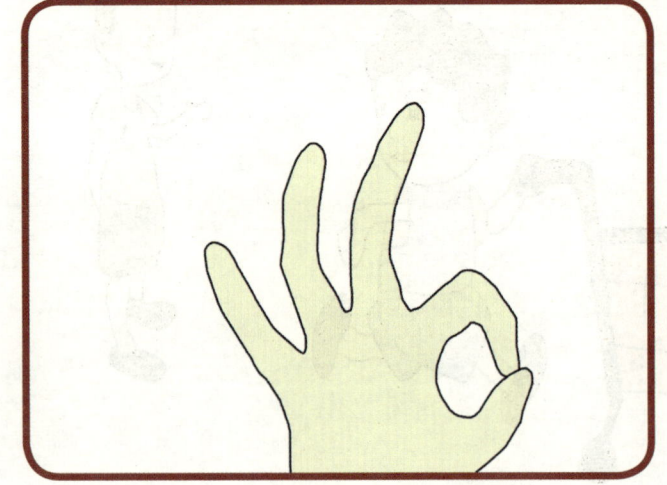

# 第五章 社交游戏中级训练项目

## 24 电子游戏：赛跑

该技能的训练目的是提高患者的理解能力与社交游戏能力。通过该技能的训练，患者应该能达到这样一种水平，即：对患者说"我们来玩赛跑游戏吧！"，患者将玩电子赛跑游戏。该技能训练可采用逆向链接训练法。

扫描二维码，打印本技能训练配套表格

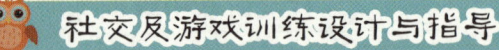

**教学材料**

# 第五章
## 社交游戏中级训练项目

**训练流程**

| 小档案 | |
|---|---|
| 训练时长 | |
| 辅助情况 | |

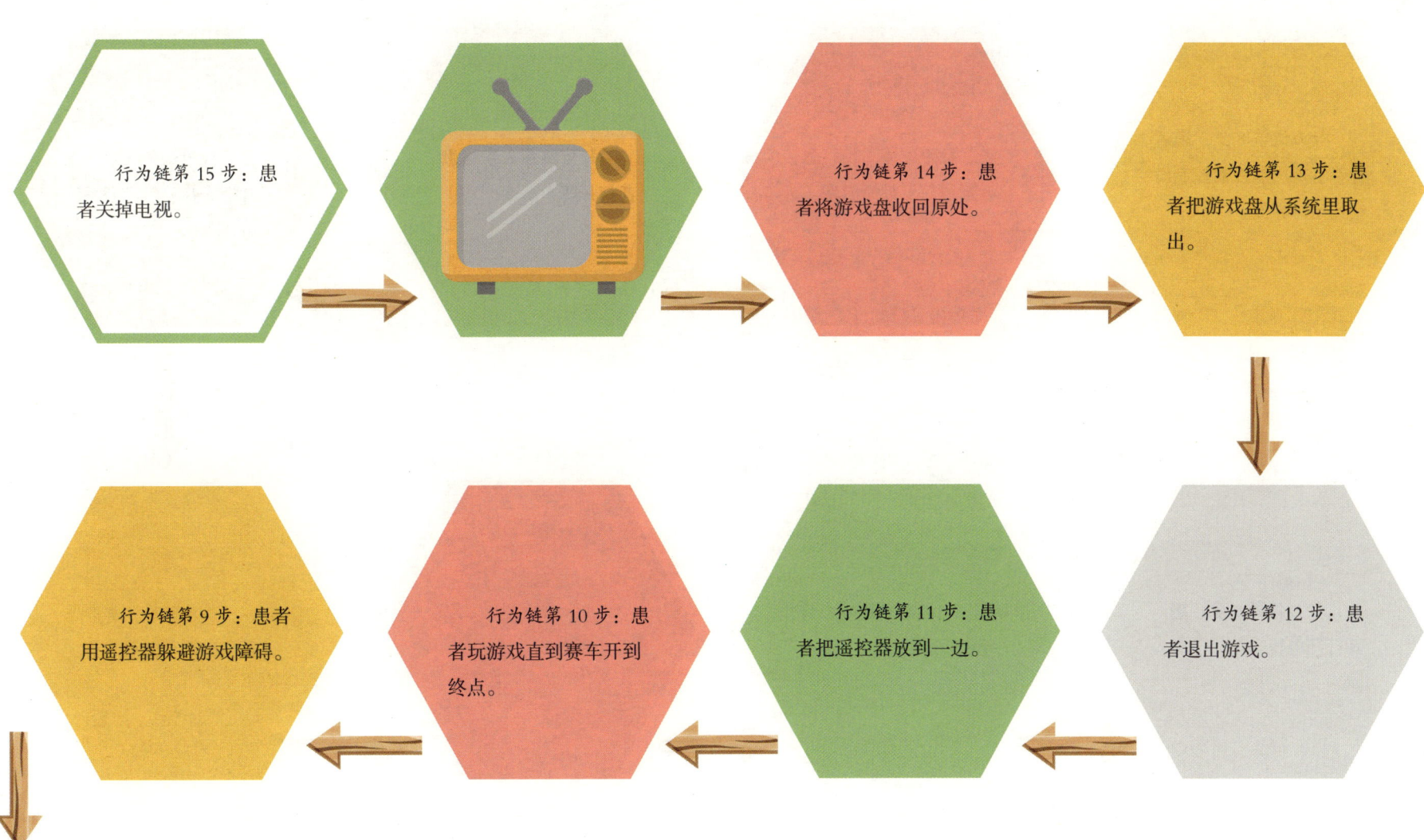

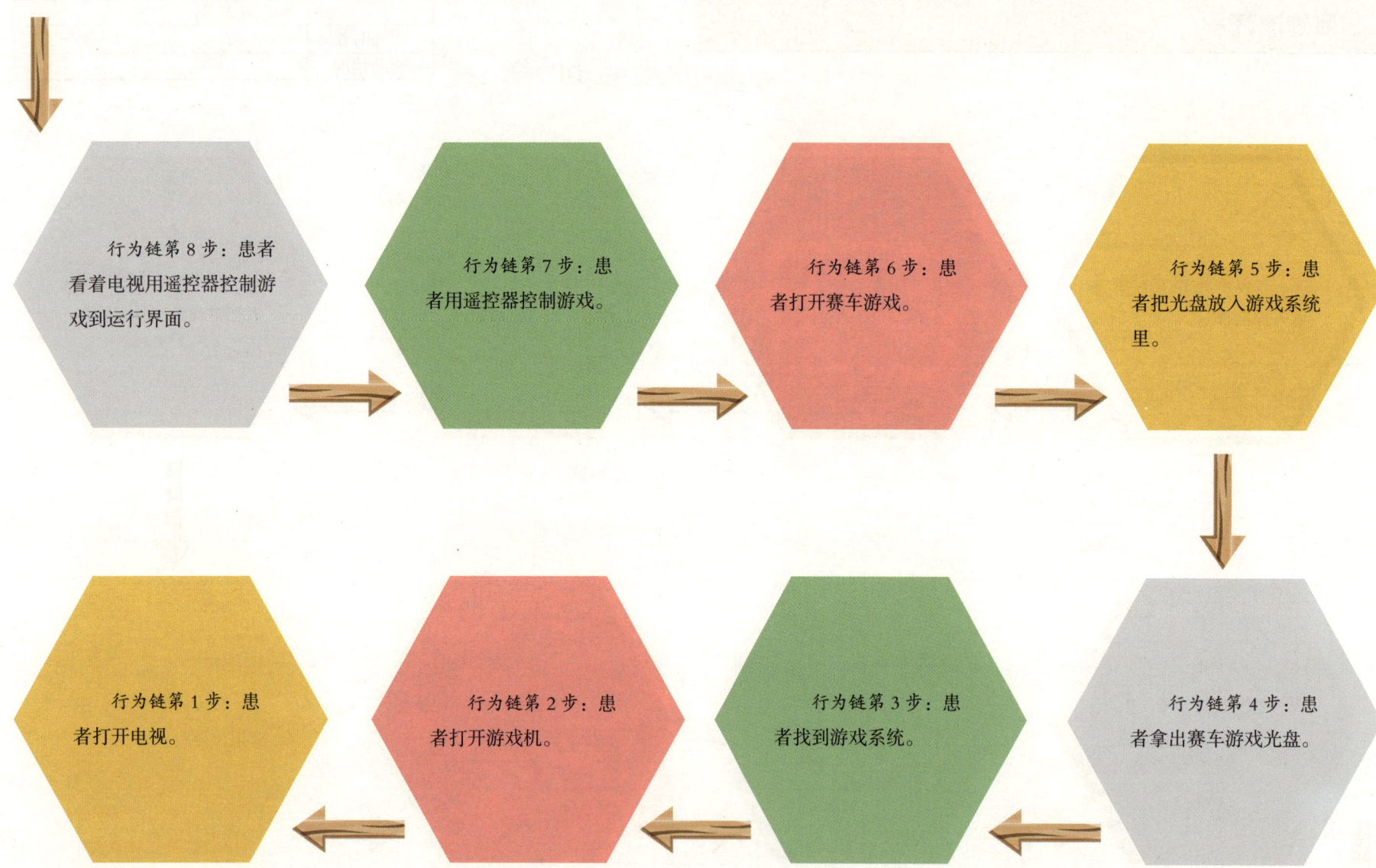

# 第五章
## 社交游戏中级训练项目

**拓展为**汤姆猫游戏

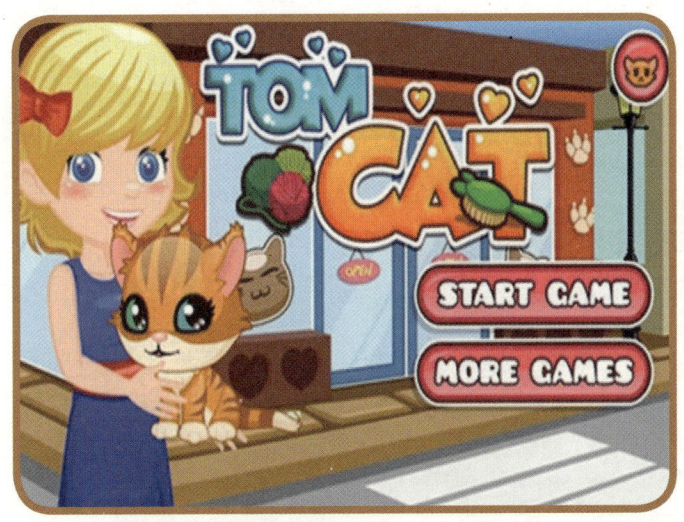

**拓展为**公主娃娃屋游戏

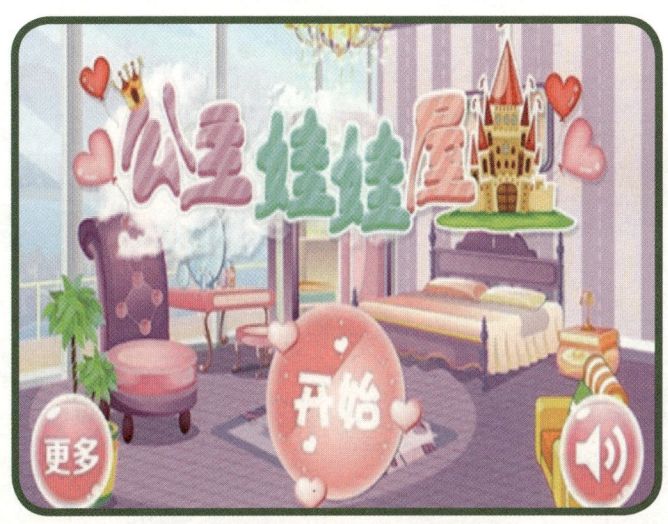

**拓展为**堆雪人游戏

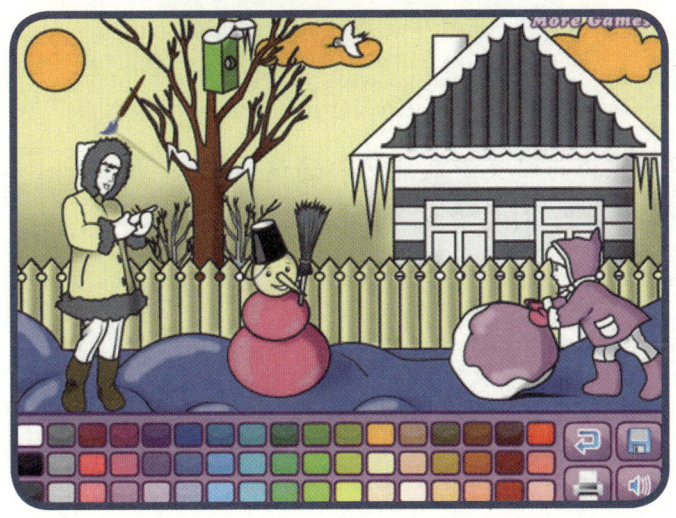

**拓展为**做家务游戏

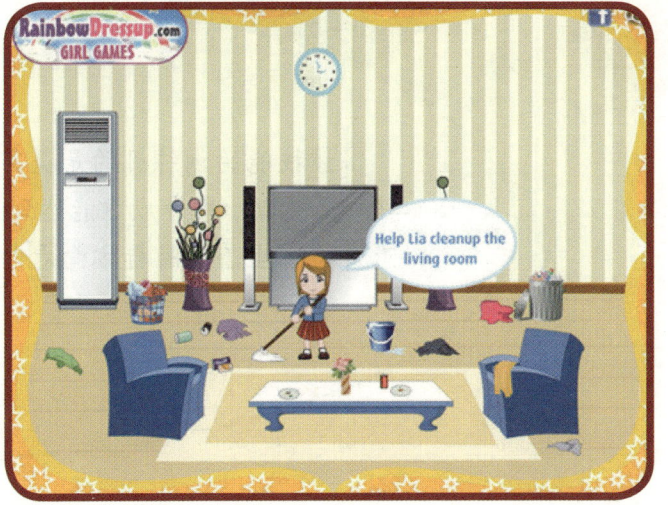

## 25 看电视

该技能的训练目的是提高患者的理解能力与社交游戏能力。通过该技能的训练，患者应该能达到这样一种水平，即：对患者说"看电视吧"，患者将会坐着朝目标方向看电视。

扫描二维码，打印本技能训练配套表格

第五章
社交游戏中级训练项目

**教学材料**

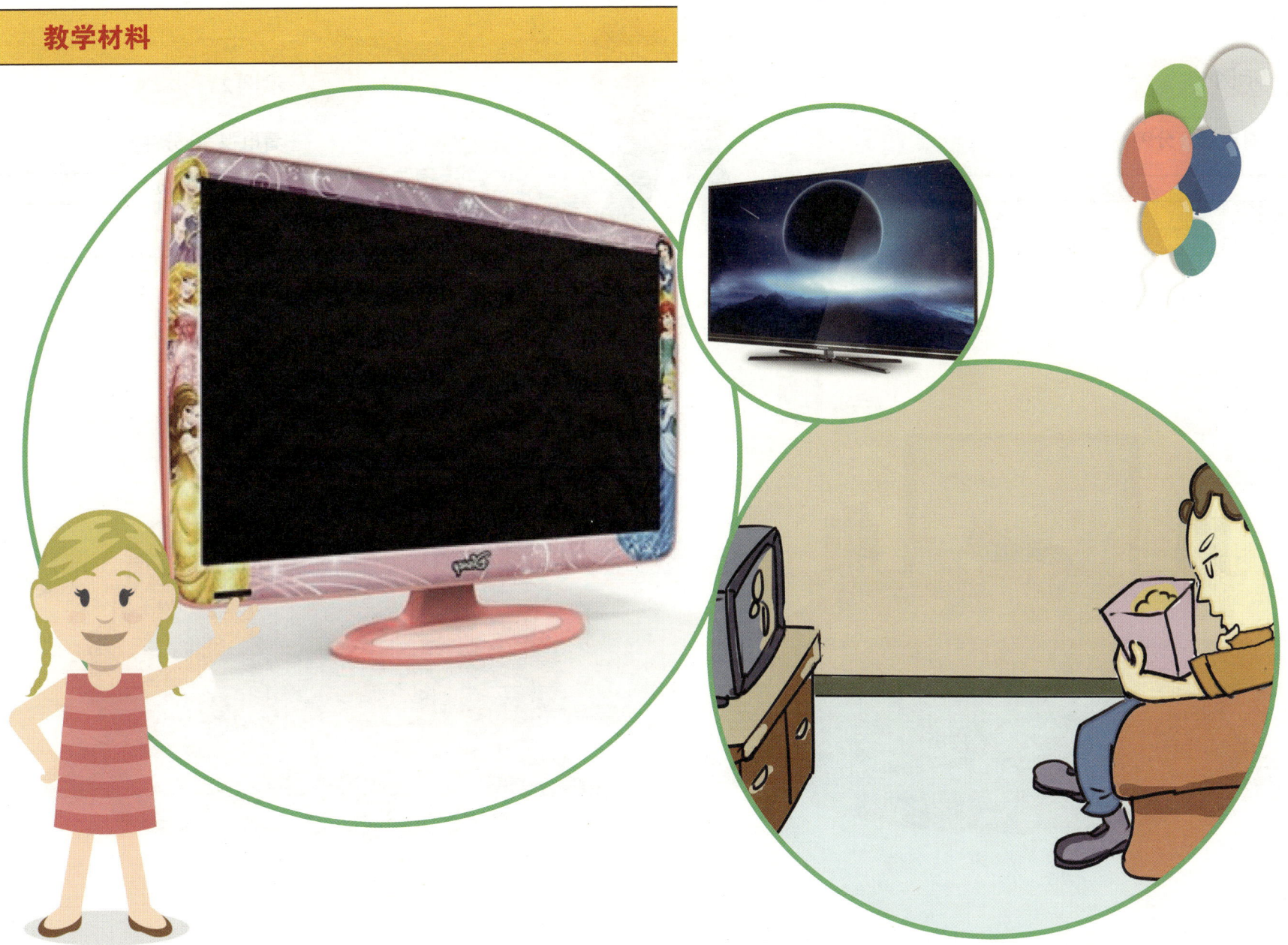

社交及游戏训练设计与指导

训练方法示例

### 示例 1

看电视 5 分钟。

| 小档案 | |
|---|---|
| 训练时长 | |
| 辅助情况 | |

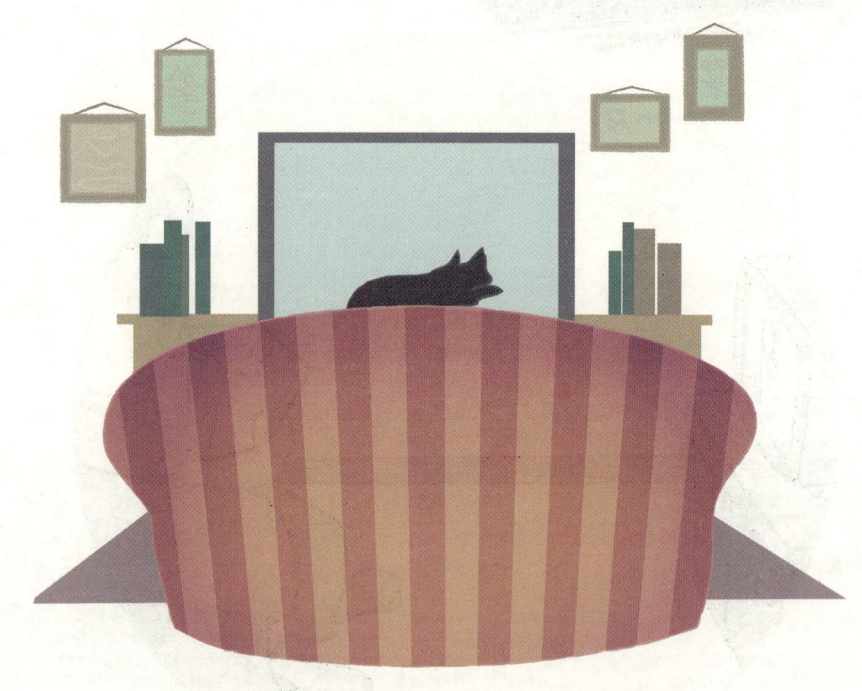

### 示例 2

看电视 10 分钟。

| 小档案 | |
|---|---|
| 训练时长 | |
| 辅助情况 | |

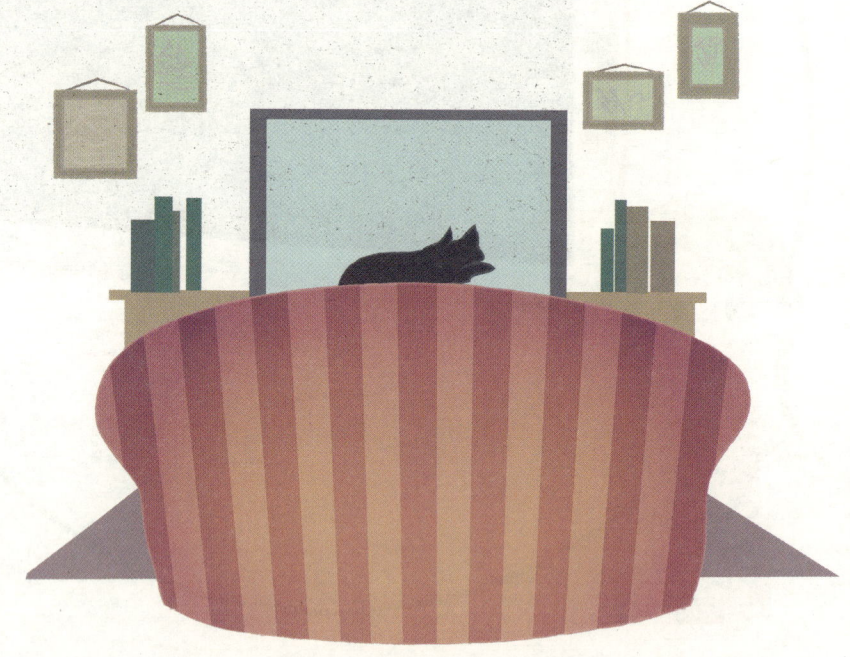

第五章
社交游戏中级训练项目

训练方法示例

### 示例 3

和伙伴一起看电视 10 分钟。

| 小档案 | |
|---|---|
| 训练时长 | |
| 辅助情况 | |

### 示例 4

和伙伴一起看电视 20 分钟。

| 小档案 | |
|---|---|
| 训练时长 | |
| 辅助情况 | |

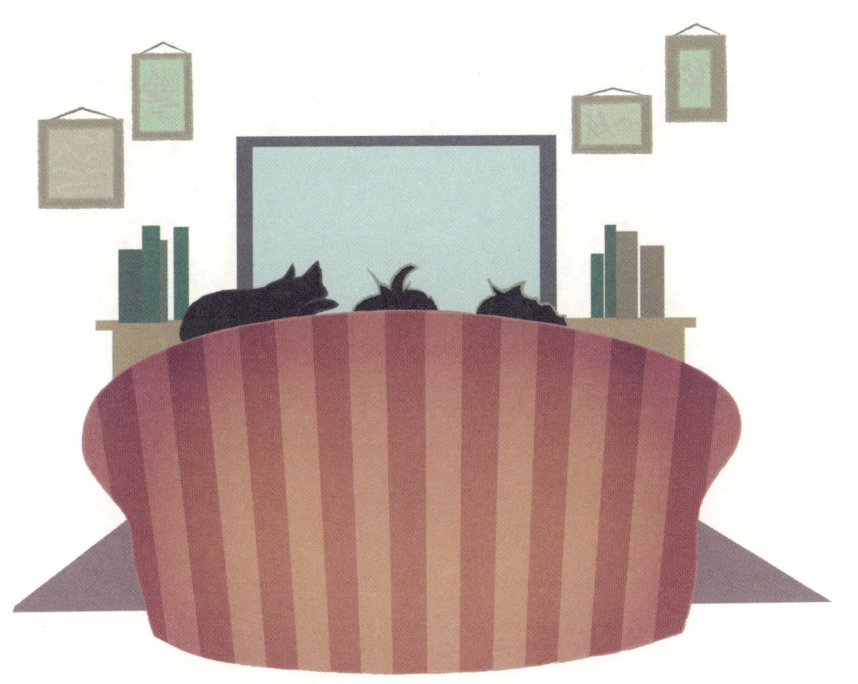
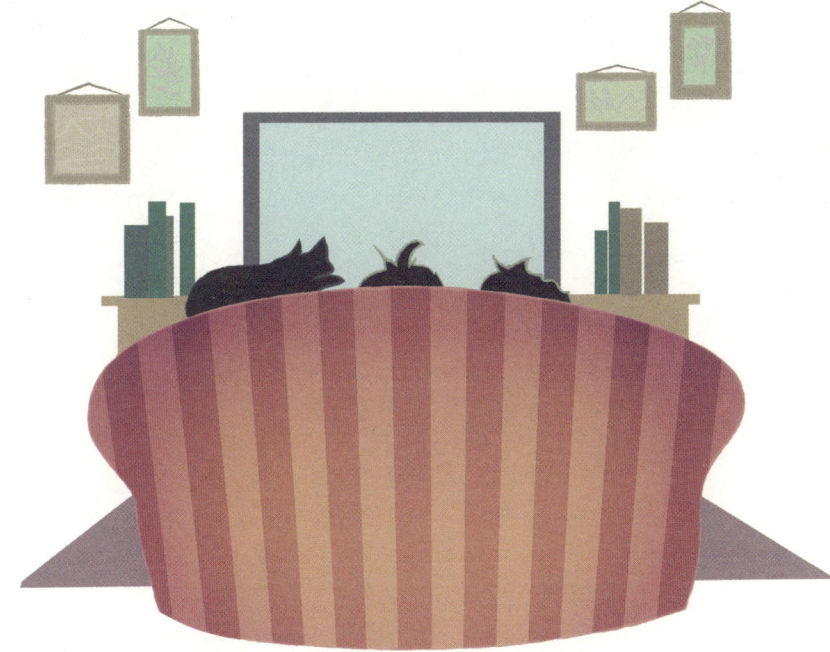